U0237376

全国高级卫生专业技术资格考试指导

眼　科　学

主　审　赵家良

主　编　王宁利

副主编　马建民　邹海东　李俊红

人民卫生出版社
·北京·

图书在版编目（CIP）数据

眼科学/王宁利主编. —北京：人民卫生出版社，
2022.7（2024.4重印）

全国高级卫生专业技术资格考试指导

ISBN 978-7-117-29758-5

Ⅰ.①眼…　Ⅱ.①王…　Ⅲ.①眼科学–资格考试–自
学参考资料　Ⅳ.①R77

中国版本图书馆 CIP 数据核字（2022）第 102102 号

人卫智网	www.ipmph.com	医学教育、学术、考试、健康， 购书智慧智能综合服务平台
人卫官网	www.pmph.com	人卫官方资讯发布平台

全国高级卫生专业技术资格考试指导　眼科学

Quanguo Gaoji Weisheng Zhuanye Jishu Zige Kaoshi Zhidao
Yankexue

主　　编：王宁利
出版发行：人民卫生出版社（中继线 010-59780011）
地　　址：北京市朝阳区潘家园南里 19 号
邮　　编：100021
E - mail：pmph @ pmph. com
购书热线：010-59787592　010-59787584　010-65264830
印　　刷：人卫印务（北京）有限公司
经　　销：新华书店
开　　本：889×1194　1/16　　印张：25　　插页：4
字　　数：757 千字
版　　次：2022 年 7 月第 1 版
印　　次：2024 年 4 月第 2 次印刷
标准书号：ISBN 978-7-117-29758-5
定　　价：169.00 元

打击盗版举报电话：010-59787491　E-mail：WQ @ pmph. com
质量问题联系电话：010-59787234　E-mail：zhiliang @ pmph. com
数字融合服务电话：4001118166　E-mail：zengzhi @ pmph. com

编 者

(以姓氏笔画为序)

马 翔	大连医科大学附属第一医院	吴苗琴	浙江省人民医院
马建民	首都医科大学附属北京同仁医院	邹海东	上海交通大学医学院附属第一人民医院
王 康	首都医科大学附属北京友谊医院	张 弘	哈尔滨医科大学附属第一医院
王 鲜	贵州医科大学附属医院	张 妍	吉林大学第二医院
王大江	中国人民解放军总医院眼科医学部	张 虹	天津医科大学中新生态城医院
王宁利	首都医科大学附属北京同仁医院	张 晗	山东第一医科大学附属省立医院
王军明	华中科技大学同济医学院附属同济医院	张晓敏	天津医科大学眼科医院
王海彬	承德医学院附属医院	陆培荣	苏州大学附属第一医院
邓爱军	潍坊医学院附属医院	林 明	上海交通大学医学院附属第九人民医院
龙 琴	中国医学科学院北京协和医院	周 清	暨南大学附属第一医院
曲 超	四川省人民医院	周翔天	温州医科大学附属眼视光医院
朱德海	北京大学第一医院	郑雅娟	吉林大学第二医院
刘 虎	江苏省人民医院	封利霞	安徽医科大学第一附属医院
孙大卫	哈尔滨医科大学附属第二医院	赵 晨	复旦大学附属眼耳鼻喉科医院
孙传宾	浙江大学医学院附属第二医院	赵海霞	内蒙古医科大学附属医院
严 宏	西安市人民医院(陕西省眼科医院)	柳夏林	中山大学中山眼科中心
李 运	山东第一医科大学附属省立医院	律 鹏	兰州大学第二医院
李世迎	厦门大学附属翔安医院	袁 玲	昆明医科大学第一附属医院
李学民	北京大学第三医院	梁 皓	广西医科大学第一附属医院
李贵刚	华中科技大学同济医学院附属同济医院	童剑萍	浙江大学医学院附属第一医院
李俊红	山西省眼科医院	裴 澄	西安交通大学第一附属医院

编写秘书

王军明 华中科技大学同济医学院附属同济医院

序 一

"国以才立,政以才治,业以才兴。"人才是最活跃的先进生产力,是支撑发展的第一资源和核心要素。党的十九大报告把人才工作作为保证党和国家事业发展的重要举措,强调"人才是实现民族振兴、赢得国际竞争主动的战略资源"。卫生健康人才是国家人才队伍的重要组成部分,是推进健康中国建设的重要保障。

我国每年有数十万卫生专业技术人员需要晋升副高级和正高级职称,这部分专业技术人员是我国卫生健康事业发展的中坚力量,肩负承上启下的重任。为进一步深化卫生专业技术职称改革工作,不断完善职称聘任制,根据国家有关文件规定,我国卫生行业工作人员的高级专业技术资格采取考试和评审结合的办法取得。高级卫生专业技术资格考试有助于促进不同地区的同专业、同职称的医务人员职称与实践能力的同质化和均衡化,有助于推动提高专业技术人员的能力和水平。

为满足卫生行业专业技术人员应试需要,同时也为加强科学、客观、公正的社会化卫生人才评价体系建设,国家卫生健康委人才交流服务中心《中国卫生人才》杂志社与人民卫生出版社共同组织国内权威专家,编写了"全国高级卫生专业技术资格考试指导用书"。本套书的内容包括了卫生行业高年资专业技术人员应掌握的知识,反映了各学科国内外现状及发展趋势,不仅能帮助巩固和提高主治医师及以上职称专业技术人员综合分析疑难案例、开展先进技术应用与临床实践的能力,还可作为职称考试的参考依据之一。

相信本套书的出版不仅能帮助广大考生做好考前复习工作,还将凭借其不断更新的权威知识成为高年资专业技术人员的案头工具书,指导并提高其临床综合服务能力,推进我国卫生健康事业蓬勃发展。

国家卫生健康委人才交流服务中心

序 二

健康是每个国民的立身之本,也是一个国家的立国之基。人民健康是民族昌盛和国家富强的重要标志。习近平总书记在 2016 年全国卫生与健康大会上指出,健康是促进人的全面发展的必然要求,要把人民健康放在优先发展的战略地位,努力全方位全周期保障人民健康。健康中国建设离不开一支高素质、专业化的医药卫生人才队伍。2016 年 10 月中共中央、国务院印发《"健康中国 2030"规划纲要》,要求加强健康人力资源建设,推进健康中国建设,提高人民健康水平。

高层次卫生专业技术人才专业理论基础扎实、临床经验丰富,对医学发展和人类健康发挥了重要作用。根据《关于深化卫生事业单位人事制度改革的实施意见》《关于加强卫生专业技术职务评聘工作的通知》要求,高级专业技术资格采取考试与评审相结合的办法取得。国家卫生健康委人才交流服务中心组织开展高级卫生专业技术资格考试,全国每年考生有 25 万~30 万人。《医药卫生中长期人才发展规划(2011—2020 年)》中明确提出要改进卫生人才评价方式,对专业技术人员进行科学合理评价,使其更加符合高级卫生专业技术人才的工作特性和能力要求。

为探索建立适应行业特点的高级卫生人才评价模式,进一步推动高级卫生专业技术资格考试工作,帮助广大考生做好考前复习,国家卫生健康委人才交流服务中心《中国卫生人才》杂志社与人民卫生出版社共同组织行业权威专家编写出版了全国高级卫生专业技术资格考试指导及习题集丛书。丛书编委均为国内各学科的学术带头人、知名专家,以保证内容的权威性。考试指导的编写基于教材而又高于教材,保证本专业教材体系的连贯性、统一性和发展性;基于考试大纲而又高于考试大纲,内容既紧密结合临床工作实际,又体现专业的最新进展,保证内容的科学性和实用性;基于临床而又高于临床,凝聚了专家的临床思维和临床经验,有利于提升高级专业技术资格医师的临床诊疗水平和技能。

衷心希望本套丛书能够帮助我国广大医务工作者不断提升诊疗服务水平,增强人文素养,修炼过硬本领,进而推动我国高层次医学人才队伍建设,满足新时代、新形势下我国人民群众日益增长的健康服务需求,保障人民群众生命安全和健康权益,推进我国医药卫生事业改革与发展,为健康中国建设发挥更积极、更深远的作用。

中国工程院副院长   人民卫生出版社有限公司

中国医学科学院北京协和医学院院校长   董事长、党委书记

国家呼吸医学中心主任

出 版 说 明

根据《关于深化卫生事业单位人事制度改革的实施意见》(人发〔2000〕31号)、《关于加强卫生专业技术职务评聘工作的通知》(人发〔2000〕114号),高级卫生专业技术资格采取考试和评审结合的办法取得,国家卫生健康委人才交流服务中心组织开展高级卫生专业技术资格考试。目前高级卫生专业技术资格考试开考专业共计114个,全国每年参加考试人数近30万,并有逐年增长的趋势。

为进一步指导高级卫生人才评价工作,满足对医学创新理念、高精技术总结的需求,国家卫生健康委人才交流服务中心《中国卫生人才》杂志社与人民卫生出版社共同组织全国的权威专家,编写出版了本套"全国高级卫生专业技术资格考试指导用书"。本套指导用书在介绍基本理论知识和常用诊疗技术的基础上更注重常见病防治新方法、疑难病例综合分析、国内外学科前沿进展,不仅能指导拟晋升高级职称的应试者进行考前复习,还可以帮助医务工作者提高临床综合服务能力。

全国高级卫生专业技术资格考试指导用书由各专业知名专家编写,确保了内容的权威性、先进性、实用性和系统性。内容密切结合临床,既满足考生备考的需求,又能指导广大医务工作者提高临床思维能力和处理疑难病症的能力,以高质量的医疗服务助力健康中国建设。

考生在使用本套指导用书时如有任何问题和建议,欢迎将反馈意见发送至邮箱 zcks@pmph.com。

主 编 简 介

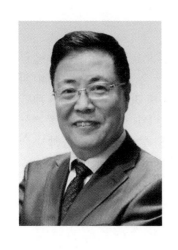

王宁利

　　教授，主任医师，博士生导师，首都医科大学附属北京同仁医院眼科中心主任、眼科学院院长，国家眼科诊断与治疗设备工程技术研究中心主任，全国政协委员，中央保健会诊专家，全国防盲技术指导组组长，中国医师协会眼科医师分会会长，中华预防医学会公共卫生眼科学分会主任委员，中国医疗保健国际交流促进会眼科分会主任委员；国际眼科科学院院士，亚太眼科学会主席。

　　从事眼科临床与科研工作近 40 年，完成手术约 2 万例。主持国家 863 计划项目、国家自然科学基金项目、科技部国家重点研发计划重点专项项目等 12 项，共同主持国家重大防盲工程 2 项。荣获国际防盲协会卓越视觉奖（Vision Excellence Awards），亚太眼科学会高级成就奖、Arther Lim 奖，亚太青光眼学会杰出成就奖，中美眼科学会金苹果奖，世界青光眼联合会杰出高级临床科学家研究贡献奖等。获国家科学技术进步奖二等奖 2 项，省部级科学技术进步奖一等奖 4 项；全国创新争先奖、何梁何利基金科学与技术进步奖医学药学奖、中国医师奖、周光召基金会临床医师奖、谈家桢临床医学奖、吴阶平-保罗·杨森医学药学奖、光华工程科技奖；评为全国先进工作者、北京市有突出贡献人才；入选国家"万人计划"教学名师。发表学术论文 380 余篇，其中 SCI 收录论文 150 余篇；主编及参编专著 30 余部，主编本科、研究生及留学生教材共 7 部。

副主编简介

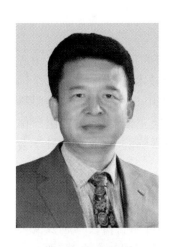

马建民

教授,主任医师,博士生导师,首都医科大学附属北京同仁医院眼肿瘤科副主任,中国医师协会眼科医师分会眼肿瘤专业委员会主任委员、中国中西医结合学会眼科专业委员会眼肿瘤学组组长等。从医 30 余年,擅长各种疑难眼肿瘤、眼眶病的诊疗工作。承担或以主要研究者参加国家自然科学基金项目 5 项、省市级课题 9 项。获中华医学会中华眼科学会奖、中国医师协会中国眼科医师奖等。发表论文 200 余篇,参编、参译著作 60 余部,教材 9 部。

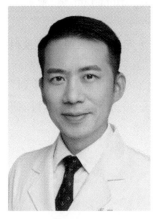

邹海东

教授,主任医师,博士生导师,上海交通大学医学院附属第一人民医院副院长,上海市眼病防治中心/上海市眼科医院院长,全国防盲技术指导组副组长,中华医学会眼科学分会青年委员会副主任委员、防盲学组副组长等。主持科技部国家重点研发计划重点专项项目、国家自然科学基金项目等 10 余项。获国家科学技术进步奖二等奖、上海市科学技术进步奖一等奖等 22 项。入选国家百千万人才工程、上海市领军人才培养计划。发表论文 310 余篇,参编专著 7 部。

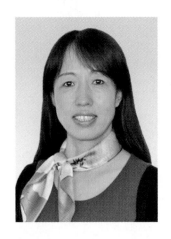

李俊红

教授,主任医师,博士生导师,山西省眼科医院副院长,中华医学会眼科学分会常务委员,中国医师协会眼科医师分会儿童眼健康专业委员会主任委员,山西省医学会眼科学分会主任委员,世界小儿眼科与斜视学会(WSPOS)委员。获山西省科学技术进步奖二等奖 3 项。获"全国巾帼建功标兵""国之名医·优秀风范"、"全国优秀眼科医师"称号,获中华医学会中华眼科学会奖。参编专著、教材 8 部。

前　言

　　眼科学是研究视觉器官疾病发生、发展、转归、预防、诊断及治疗的医学学科,眼科专业人才肩负着保障人民群众视觉健康的责任与使命。《"十四五"全国眼健康规划(2021—2025 年)》提出要加强眼科专业人才队伍建设,强化眼科医务人员培养与培训,形成稳定、合理的眼科专业人才梯队。受国家卫生健康委人才交流服务中心《中国卫生人才》杂志社与人民卫生出版社的委托,我们编写了《全国高级卫生专业技术资格考试指导　眼科学》以及配套的《眼科学习题集》,旨在为我国眼科医生提供晋升高级职称时系统复习眼科学知识的备考用书和为进一步提高临床诊疗水平的参考书。

　　本书内容既紧扣考试大纲,又高于考试大纲;既包括高级卫生专业技术资格人员必须掌握的理论和技术,又包括本专业的新进展、新理念、新技术、新成果。各章节在坚持规范化和标准化原则的同时,也体现出一定的深度和高度。全书语言精炼、概念准确,并对一些重点、难点的概念,随文配以图片。以便于读者理解知识点,提高复习效率。

　　本书的编写得到了全体编委的大力支持,在此表示诚挚的感谢! 为确保内容的科学性与准确性,本书邀请了具有丰富临床及教学经验的眼科专家组成编委会。编委们结合自身的临床经验,对各类疾病进行系统梳理与总结,实现了权威性与可读性的统一。本书还特约审稿专家对内容进行了认真细致的审核,体现了严谨求实的科学态度。

　　由于编写内容多,加之学科进展快,本书在内容及编排上难免存在不妥之处,恳请读者批评指正,请将反馈意见发送至邮箱 1016628393@ qq. com,我们将在再版时完善。

2022 年 7 月

目　录

第一章　眼的解剖和生理

第一节　眼　　球

眼球(eyeball)由眼球壁,包括其前面的透明角膜和其余大部分的乳白色巩膜,及眼球内容物组成。近似像球形,眼球的主要部分位于眼眶内,后端有视神经与颅内视路及视觉中枢连接。正常人眼球前后径在出生时约16mm,3岁左右达23mm,成年时为24mm,垂直径稍短于水平径。平视时,中国人眼球一般突出于外侧眶缘12~14mm,双眼球突出度相差一般不超过2mm。眼球由眼球壁和眼球内容物组成。

1. **眼球壁**　包括前部单层纤维膜的角膜,后部眼球壁由外向内顺次为纤维膜、葡萄膜和视网膜。

(1) 外层:纤维膜外层由致密结缔组织构成,厚而坚韧,为眼球的外壳,可分为前部的角膜和后部的巩膜。

1) 角膜(cornea):位于眼球中央,占眼球前部约1/6,为略向前凸的透明的偏横椭圆形球面,横径为11.5~12mm,垂直径为10.5~11mm,为重要的屈光系统组成部分。角膜周边较厚,约1mm,中央薄,厚度约0.5mm。角膜曲率半径的前表面约为7.8mm,后内面约为6.8mm。角膜组织学上从前向后可分为5层:

①上皮细胞层:由5~6层鳞状上皮细胞组成,厚约35μm,排列整齐,再生能力强,损伤后修复较快,且不留瘢痕。

②前弹力层(Bowman's membrane):是一层均匀无结构的透明薄膜,厚约12μm,损伤后不能再生。

③基质层(实质层):占角膜全厚90%以上,厚约500μm。约由200层排列整齐的纤维薄板构成。板层由胶原纤维构成,互相交错排列,与角膜表面平行,极有规则,具有相同的屈光指数。其间有固定细胞和少数游走细胞,以及丰富的透明质酸和一定含量的黏多糖。此层损伤后不能完全再生,而由不透明的瘢痕组织所代替。

④后弹力层(Descemet's membrane):系一层富有弹性的透明薄膜,坚韧,厚约10~12μm,损伤后可迅速再生。

⑤内皮细胞层:紧贴于后弹力层后面,由一层六角形细胞构成。厚约5μm,具有角膜-房水屏障作用。损伤后不能再生,常引起基质层水肿,其缺损区依靠邻近的内皮细胞扩展和移行来覆盖。另外在角膜表面还有一层泪膜,具有防止角膜干燥和维持角膜平滑以及光学性能的作用。泪膜由外到内由脂质层、水液层、黏液层三层构成。

角膜组织内没有血管,睫状前血管终于角膜缘,形成血管网,营养成分由此扩散入角膜。角膜的感觉神经丰富,由三叉神经的眼支经睫状神经到达角膜。

2) 巩膜(sclera):占眼球后部约5/6,乳白色,不透明,质地坚韧,用来保护眼球内部结构。巩膜前方接角膜,后方与视神经外鞘相连续。角膜与巩膜衔接处为角膜缘。在近角膜缘的巩膜内有巩膜静脉窦(Schlemm管),通过25~35根传出小管直接与巩膜内的静脉网相通,是房水的排出路。巩膜的后部有视神经纤维束穿过的环行区,为筛板。

组织学上巩膜分为三层:表层巩膜、巩膜实质层和棕黑层。巩膜厚度各处不一,眼外肌附着处最薄(0.3mm),角巩膜缘及视神经周围最厚(1.0mm)。

3) 角膜缘(limbus):是角膜和巩膜的移行区,由于透明的角膜嵌入不透明的巩膜内,并逐渐过渡到巩膜,因此在眼球表面和组织学上没有一条明确的分界线。前界一般认为位于连接前弹力层止端与后弹力层止端的平面,后界为巩膜突垂直于眼表的平面,宽约1.5~2.5mm,各象限不同。角膜缘是内眼手术切口的标志部位,角膜干细胞所在之处。

角膜缘在临床上重要性表现在:①角巩缘下的前房角是眼内液循环房水排出的主要通道;②角膜缘是内眼手术切口的重要进路;③此处组织结构相对薄弱,眼球受钝挫伤时,容易破裂。

4) 前房角(anterior chamber angle):位于周边角膜与虹膜根部的连接处(图1-1-1),是房水排出眼球的重要通道,由角膜缘、睫状体及虹膜根部围绕而成。前房角从前外至后内为:①Schwalbe线:前壁的前界线在前房角镜下呈一条灰白色发亮略成突起的线,为角膜后弹力层的终止部。②小梁网:为位于巩膜静脉窦内侧、Schwalbe线和巩膜突之间的结构,宽约0.5mm的浅灰色透明带,随年龄增加呈黄色或棕色,常附有色素颗粒,是房水排出的主要区域。组织学上是以胶原纤维为核心、围以弹力纤维及玻璃样物质,最外层是内皮细胞。③Schlemm管:是一个围绕前房角一周的环行管,位于巩膜突稍前的巩膜内沟中,表面由小梁网所覆盖,向外通过巩膜内静脉网或直接经房水静脉将房水运出球外,向内与前房交通。④巩膜突:是巩膜内沟的后缘,向前房突起,为睫状肌纵行纤维的附着部。⑤睫状体带:由睫状体前端构成,房角镜下为一条灰黑色的条带。⑥虹膜根部。

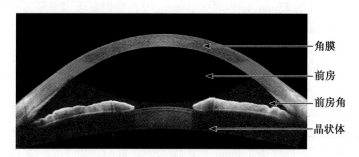

图1-1-1　前节OCT显示角膜与前房角

角膜
前房
前房角
晶状体

(2) 中层:为葡萄膜(uvea),又称血管膜、色素膜,富含血管与黑色素。从前向后为虹膜、睫状体和脉络膜。

1) 虹膜(iris):为一圆盘状膜,将眼球前部腔隙分隔为前房与后房,虹膜主要由结缔组织构成,内含色素、血管、平滑肌,中央一圆孔为瞳孔(pupil),光线由此进入眼内。在瞳孔周围虹膜组织内含有两种平滑肌纤维:一种向虹膜周边呈放射状排列,称为瞳孔开大肌,受交感神经纤维支配,收缩时使瞳孔开大;另一种环绕瞳孔周围,称为瞳孔括约肌,受动眼神经中的副交感神经纤维支配,收缩时使瞳孔缩小。虹膜的颜色主要取决于虹膜实质层中色素的多少而不同,且与种族有关。组织学上,虹膜由前向后可分为六层:内皮细胞层、前界膜、实质层、肌肉层、色素上皮层和内界膜层。

2) 睫状体(ciliary body):为眼球虹膜根部与脉络膜之间的环形组织,宽6~7mm,睫状体基底部附着于巩膜突处。前部1/3较肥厚,称为睫状冠,宽约2mm,内表面有70~80个放射状突起,称为睫状突(ciliary process),后2/3为睫状体扁平部,为视网膜玻璃体手术的切口部位。扁平部与脉络膜相接部位呈锯齿状,称为锯齿缘,为睫状体后界。

睫状体由睫状肌和睫状上皮细胞组成。其突发出晶状体悬韧带与晶状体囊相连在睫状体内有平滑肌,称为睫状肌(ciliary muscle),由外纵行的、中间呈放射庆的和内侧环形的三组肌纤维组成,受副交感神经支配,其收缩与舒张可调节晶状体的曲度。上皮细胞层由外层的色素上皮和内层的无色素上皮两层细胞组成。

3) 脉络膜(choroid):为葡萄膜的后部,位于视网膜和巩膜之间,富含血管和黑色素,起于前部的锯齿缘,后止于视神经周围。内面借一层玻璃膜与视网膜的色素上皮层相联系,外面借一潜在性间隙(脉络膜上腔)与巩膜相接。脉络膜主要由血管所构成,由三层血管组成,外侧的大血管层,中间的中血管层和内侧的毛细血管层。组织学上脉络膜分五层:脉络膜周层、大血管层、中血管层、毛细血管层和玻璃膜。

（3）内层:视网膜(retina),为位于脉络膜内侧的一层透明的膜。视网膜具有感受光刺激的作用,其后极部有一椭圆形凹陷区,是视网膜最薄处,只有视锥细胞集中于此,这是解剖学上的黄斑,是视力最敏感区,黄斑区感知的视力即为中心视力,黄斑区以外感知的视力即为周边视力(图1-1-2,彩图见书末)。

视网膜主要由色素上皮细胞、视细胞、双极细胞、节细胞、水平细胞、无长突细胞、网间细胞和 Müller 细胞等组成。视网膜自外向内分为10层。①色素上皮层:由单层色素上皮细胞构成;②视杆视锥层:由视杆细胞和视锥细胞的外突构成;③外界膜:由 Müller 细胞的外突末端连接而成;④外核层:由视杆细胞和视锥细胞的细胞体组成;⑤外网层:由视杆细胞和视锥细胞的内突及双极细胞的树突构成;⑥内核层:由双极细胞、水平细胞、无长突细胞和 Müller 细胞的胞体构成;⑦内网层:由双极细胞的轴突和无长突细胞及节细胞的树突构成;⑧节细胞层:由节细胞的胞体组成;⑨神经纤维层:由节细胞的轴突组成;⑩内界膜:为 Müller 细胞的内突末端连接而成。

光感受器细胞结构包括外节、连接绒毛、内节、体部以及突触五个部分。

视盘(optic disc)(图1-1-3,彩图见书末),又称视乳头,大小约1.5mm×1.75mm,边境清楚的竖椭圆形的盘状结构,是视网膜神经节细胞轴突纤维汇集成视神经穿出眼球的部位,视盘上有视网膜中央动脉与静脉通过(图1-1-4)。

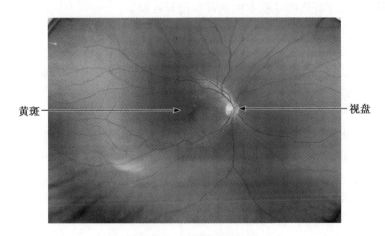

黄斑 视盘

图1-1-2 正常眼底(广角)

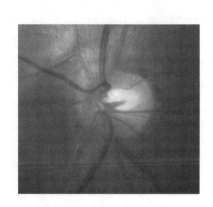

图1-1-3 视盘

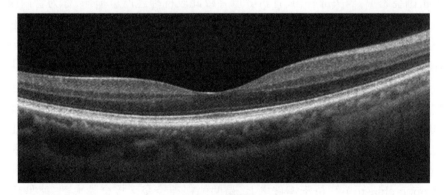

图1-1-4 黄斑区 OCT

2. **眼球内容物** 包括房水、晶状体和玻璃体三部分,与角膜一起称为眼的屈光介质。

（1）房水(aqueous humor):为充满前后房的透明液体,占眼内容积的4%,由睫状体上皮细胞产生,处于动态循环中。前房(anterior chamber)指角膜后面与虹膜和瞳孔区晶状体前面之间的腔隙,容积约0.2ml。后房(posterior chamber)为虹膜后面、晶状体悬韧带前面,睫状体内侧和晶状体前侧面的环形间隙,容积约0.06ml。房水的循环:睫状体产生→后房→瞳孔→前房→房角小梁网→巩膜静脉窦→睫前静脉→眼静脉。功能:营养角膜和晶状体,维持眼压,屈光介质。

（2）晶状体（lens）：位于虹膜与玻璃体之间，呈双凸镜状，无色透明，借睫状悬韧带与睫状体相连。晶状体前曲率为10mm，后面约6mm，前后面交界处为晶状体赤道部，两面的顶点为前极与后极。晶状体直径约为9mm，其厚度随着年龄的增长而逐渐增加，从儿童时期的2mm到老年时期的5mm左右。

晶状体由晶状体囊、晶状体纤维组成。晶状体囊包括前囊、后囊和赤道部3个部分。晶状体纤维是由赤道部上皮细胞向前、后板延长伸展形成，在一生中不断生长，可分为较新的皮质，和挤向中心并逐渐硬化的晶状体核。晶状体的弹性随着年龄的增长而逐渐减弱。

（3）玻璃体（vitreous body）：为充满于玻璃体腔的无色透明的胶状物质，充填于晶状体与视网膜之间，占眼内容积的4/5左右，约4.5ml。玻璃体前面为玻璃体凹，以容纳晶状体，其他部分与视网膜、睫状体相接，其中在视盘边缘、黄斑中心凹及玻璃体基底部粘连紧密。玻璃体中部有一光学密度较低的中央管，称Clouqet管，为原始玻璃体的遗留，从晶状体后极到视盘前，为胚胎期玻璃体血管通过处。

（律　鹏）

第二节　视　路

视路（visual pathway）是视觉信息从视网膜光感受器开始到大脑枕叶视中枢的传导径路，临床上通常指从视神经开始经视交叉、视束、外侧膝状体、视放射到枕叶视中枢的神经传导径路。

视觉神经纤维在视路各部位的分布情况为视网膜光感受器的神经冲动经双极细胞传至神经节细胞，由神经节细胞发出的神经纤维（轴突）向视乳头汇聚。

1. 视神经（optic nerve）　由视网膜神经节细胞的轴突汇集而成。从视盘开始后穿过脉络膜及巩膜筛板出眼球，经视神经管进入颅内至视交叉前角止。全长约42～47mm。可分为眼内段、眶内段、管内段和颅内段四部分。

（1）眼内段：由视盘起到巩膜脉络膜管为止，包括视盘和筛板部分，长约1mm，是整个视路中唯一可用肉眼看到的部分。神经纤维无髓鞘，但穿过筛板以后则有髓鞘。由于视神经纤维通过筛板时高度拥挤，临床上容易出现水肿。

（2）眶内段：系从眼球至视神经管的眶口部分，全长约25～35mm，在眶内呈S形弯曲，以保证眼球转动自如不受牵制。

（3）管内段：为通过骨性视神经管部分，长约6mm。本段视神经与蝶窦、后组筛窦等毗邻，关系密切。由于处于骨管紧密围绕之中，当头部外伤、骨折等可导致此段视神经严重损伤，称为管内段视神经损伤。

（4）颅内段：此段指颅腔入口到视交叉部分，长约10mm。两侧视神经越向后，越向中央接近，最后进入视交叉前部的左右两侧角。

视神经的外面有神经鞘膜包裹，由三层脑膜（硬脑膜、蛛网膜、软脑膜）延续而来。硬脑膜下与蛛网膜下间隙前端是盲端，止于眼球后面，鞘膜间隙与大脑同名间隙相同，其中充有脑脊液。临床上颅内压增高时常可引起视盘水肿，而眶深部感染也能累及视神经周围的间隙而扩散到颅内。

视神经的血液供应：眼内段，视盘表面的神经纤维层，由视网膜中央动脉来的毛细血管供应，而视盘筛板及筛板前的血供，则由来自睫状后动脉的分支供应。二者之间有沟通。Zinn-Haller环为视盘周围巩膜内睫状后动脉小分支吻合所成。眶内段、管内段、颅内段则由视神经中的动脉及颅内动脉、软脑膜血管供应。

2. 视交叉（optic chiasm）　位于蝶鞍之上，是两侧视神经交叉接合膨大部，略呈扁平的长方形，外被软脑膜包围。视交叉的纤维包括交叉和不交叉的两组纤维。交叉纤维来自两眼的视网膜鼻半部。来自视网膜上半部的交叉纤维居视交叉的上层，在同侧形成后膝，然后走向对侧视束。下半部的交叉纤维居视交叉的下层，在对侧形成前膝，进入对侧视束。不交叉纤维来自两眼的视网膜颞半部。来自视网膜上半部的不交叉纤维居视交叉同侧的内上方；下半部的不交叉纤维居同侧的外下方，然后进入同侧视束。盘斑束纤维也分为交叉与不交叉两部分，交叉纤维在视交叉的后上方交叉至对侧；不交叉纤维进入同侧视束。

视交叉与周围组织的解剖关系：前上方为大脑前动脉及前交通动脉，两侧为颈内动脉，下方为垂体，后上方为第三脑室。这些部位的病变都可侵及视交叉而表现为不同形状的视野损害。

3. **视束**（optic tract）　为视神经纤维经视交叉后位置重新排列的一段神经束。自视交叉开始绕大脑脚至外侧膝状体。每一视束包括来自同侧视网膜的不交叉纤维和对侧视网膜鼻侧的交叉纤维。不交叉纤维居视束的背外侧，交叉纤维居腹内侧，盘斑束纤维居中央,后渐移至背部。

4. **外侧膝状体**（lateral geniculate body）　为视觉的皮质下中枢,位于大脑脚的外侧,视丘枕的下外面,为间脑(后丘脑)的一部分。视网膜的纤维经视神经、视交叉、视束到此终止于外侧膝状体的节细胞,换神经元后发出的纤维构成视放射。在外侧膝状体中盘斑束纤维居背部,视网膜上半部纤维居腹内侧,下半部纤维居腹外侧。

5. **视放射**（optic radiation）　自外侧膝状体节细胞发出的纤维呈扇形分散形成视放射。越过内囊,在大脑颞叶视放射区的腹部纤维成环形称 Meyer 环,绕侧脑室的下脚和后脚、终止于枕叶。来自视网膜下方纤维居腹部,上方纤维居背部,盘斑束纤维居视放射中部。交叉与不交叉的纤维混合在一起。

6. **视皮质**（visual cortex）　位于大脑枕叶皮质相当 Brodmann 分区的 17、18、19 区。每侧与双眼同侧一半的视网膜相关联。此区有距后裂,为距状裂的后 2/3 段部分,将之分为上下唇。每侧的纹状区与双眼同侧一半的视网膜相关联,如左侧的纹状区与左眼颞侧和右眼鼻侧视网膜有关。上部的纤维终止于距状裂的上唇,下部的纤维终止于下唇。黄斑的盘斑束纤维终止于纹状区的后极部。交叉的纤维终止于深内颗粒层,不交叉的纤维终止于浅内颗粒层。

由于视觉纤维在视路各段排列不同,所以在神经系统某部位发生病变或损害时对视觉纤维的损害各异,表现为特定的视野异常。因此,检出这些视野缺损的特征改变,对中枢神经系统病变的定位诊断具有重要意义。

（李世迎）

第三节　眼附属器

眼附属器包括眼睑、结膜、泪器、眼外肌和眼眶等,具有保护、支持和运动眼球的作用。

1. **眼眶**（orbit）　为四边锥形的骨窝,其开口向前,锥向后略偏内,由额骨、蝶骨、筛骨、腭骨、泪骨、上颌骨、颧骨 7 块骨组成。成人眶深为 40~50mm,容积为 25~28ml。眼眶内有眼球、脂肪、肌肉、神经、血管、筋膜、泪腺等。眶内无淋巴结,眼眶前部有一弹性的结缔组织膜,连接眶骨膜和睑板,称眶隔(orbital septum)。

眼眶与额窦、筛窦,上颌窦、蝶窦相邻。眼眶有 4 个壁:上壁、下壁、内侧壁和外侧壁。眶尖有一孔二裂。视神经孔(optic foramen)是位于眶尖部的圆孔,直径为 4~6mm。视神经管(optic canal)由视神经孔向后内侧,略向上方进入颅腔,长 4~9mm,管中有视神经、眼动脉及交感神经纤维通过。视神经孔外侧有眶上裂(superior orbital fissure),在眶上壁和眶外壁的分界处,位于视神经孔外下方,长约 22mm,与颅中窝相通,有第Ⅲ、Ⅳ、Ⅵ脑神经和第Ⅴ脑神经第一支,眼上静脉和部分交感神经纤维通过。眶下裂(inferior orbital fissure)位于眶外壁和眶下壁之间,第Ⅴ脑神经第二支、眶下神经及眶下静脉通过。动眼神经、滑车神经、外展神经及三叉神经的眼支和眼静脉由此通过。另外,在眶上缘内 1/3 与外 2/3 交界处为眶上切迹,有眶上神经及血管通过(图 1-3-1)。

2. **眼睑**（eyelid）　为位于眼眶前部,覆盖于眼球表面,分上、下两部分,为上睑和下睑,有保护眼球的作用。上、下眼睑间的裂隙称为睑裂(palpebral fissure)。正常平视时,睑裂高度约 8mm,上睑缘可达角膜上缘下 1~2mm。上下眼睑相连处为眦部,靠近鼻侧为内眦,靠近颞侧为外眦。内眦处有肉状隆起为泪阜,为变态的皮肤组织。泪阜周围的浅窝为泪湖;泪阜

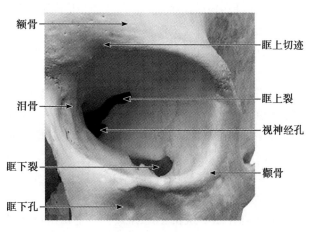

图 1-3-1　眼眶解剖

外侧有一淡红色纵行皱褶,称为半月皱襞。眼睑的边缘称为睑缘,睑缘前唇有 2~3 行排列整齐的睫毛,后唇有睑板腺开口,前、后唇之间交界称为灰线,为皮肤与结膜的交界处。

眼睑的组织结构由外向内分为五层:①皮肤层:为全身皮肤最薄处,易形成皱褶。②皮下组织层:为疏松的结缔组织和少量脂肪,有炎症和外伤时,易发生水肿和瘀血。③肌肉层:a. 眼轮匝肌,其肌纤维与睑缘基本平行,专司闭眼,由面神经支配;b. 上睑提肌,起源于眶尖的总腱环,沿眶上壁向前至眶缘呈扇形伸展,一部分止于睑板上缘,一部分穿过眼轮匝肌止于上睑皮肤,具有提睑作用,受动眼神经支配。④睑板层:为致密较硬的结缔组织,是眼睑的支架。睑板内外两端各连一带状结缔组织,即内、外眦韧带。睑板内有垂直排列的睑板腺,开口于睑缘,它分泌脂质,构成泪膜的最表层,它可稳定泪膜并阻止水分的蒸发,且有对眼表面起润滑及防止泪液外溢的作用。⑤睑结膜:是紧贴在睑板后面的黏膜组织。不能移动,透明而光滑,有清晰的微细血管分布。在睑缘内 2mm 处,有一与睑缘平行的浅沟,称为睑板下沟,是异物最易存留的地方。

眼睑的血液供应:为来自颈外动脉的面动脉分支和颈内动脉的眼动脉分支形成的浅部和深部两个动脉血管丛。浅部静脉回流到颈内和颈外静脉,深部静脉汇入海绵窦。眼睑静脉没有静脉瓣,炎症可能蔓延到海绵窦。眼睑的感觉神经为三叉神经第一和第二支。

3. **结膜(conjunctiva)**　为一层菲薄透明的黏膜,覆盖于睑板及巩膜的表面。根据解剖部位可分为睑结膜、球结膜、穹窿结膜。这三部分结膜和角膜在眼球前面形成一个以睑裂为开口的囊状间隙,称为结膜囊。

(1) 睑结膜:与睑板紧密连接不能移动,透明而光滑,有清晰的微细血管分布。在睑缘内 2mm 处,有一与睑缘平行的浅沟,称为睑板下沟,是异物最易存留的地方。

(2) 球结膜:覆盖在眼球前部巩膜的表面止于角膜缘,附着较为疏松,可以移动,在角膜缘处移行为角膜上皮,此处附着较紧。在泪阜颞侧的半月形球结膜皱褶为半月皱襞,相当于动物的第三眼睑。

(3) 穹窿结膜:是睑结膜与球结膜相互移行的皱褶部分,组织疏松,有利于眼球自由转动。上方穹窿部有上睑提肌纤维附着。

结膜含有杯状细胞、副泪腺等分泌腺,能分泌黏蛋白与水样液,以参与组成泪膜,维持眼表保护功能。结膜血管来自眼睑动脉弓及睫状前动脉,前者充血时为结膜充血,后者充血时称为睫状充血。感觉神经为第 V 脑神经。

4. **泪器(lacrimal apparatus)**　包括分泌泪液的泪腺及排泄泪液的泪道两部分。

(1) 泪腺:位于眼眶外上方的泪腺窝内,有排泄管 10~20 条,开口于外侧上穹窿结膜部,能分泌泪液,湿润眼球。泪液中含有少量溶菌酶和免疫球蛋白 A,故有杀菌作用。血液供应来自泪腺动脉,神经为混合神经,由第 V 对脑神经眼支为感觉纤维、面神经中的副交感神经纤维和颈内动脉丛的交感神经纤维支配泪腺分泌。

位于穹窿结膜的 Krause 腺和 Wolfring 腺分泌泪液浆液,称为副泪腺。

(2) 泪道:是排泄泪液的通道。由上下睑的泪点、泪小管、泪囊、鼻泪管组成。

1) 泪点:是引流泪液的起点,位于上、下睑缘内侧端乳头状突起上,直径 0.2~0.3mm。孔口与泪湖紧靠,利于泪液进入泪点。

2) 泪小管:是连接泪点与泪囊的小管,长约 10mm。开始约 2mm 与睑缘垂直、后与睑缘平行,到达泪囊前,上、下泪小管多先汇合成泪总管然后进入泪囊。也有上、下泪小管各自分别进入泪囊者。

3) 泪囊:位于眶内壁前下方的泪囊窝内,是泪道最膨大的部分。泪囊大部分在内眦韧带的下方,上端为盲端,下端与鼻泪管相接,长约 12mm,宽 4~7mm。

4) 鼻泪管:位于骨部的鼻泪管内,上端与泪囊相接,下端开口于下鼻道,开口处有一半月形瓣膜称为 Hasner 瓣,有阀门作用。

正常情况下,依靠瞬目和泪小管的虹吸作用,泪液自泪点排泄至鼻腔,经黏膜吸收。若某一部位发生阻塞,即可产生溢泪。

5. **眼外肌(extraocular muscle)**　是司眼球运动的肌肉。每只眼的眼外肌有 6 条,即 4 条直肌和 2 条斜肌,直肌有上直肌、下直肌、内直肌和外直肌,斜肌有上斜肌和下斜肌。

所有直肌及上斜肌均起自眶尖的总腱环,下斜肌起自眶下壁前内缘,它们分别附着在眼球赤道部附近的巩膜上。收缩时,内直肌使眼球内转;外直肌使眼球外转;上直肌主要使眼球上转,其次为内转、内旋;下直肌主要使眼球下转,其次为内转、外旋;上斜肌主要使眼球内旋,其次为下转、外转;下斜肌主要使眼球外旋,其次为上转、外转。

眼外肌的神经支配:内、上、下;直肌及下斜肌均受动眼神经支配,外直肌受外展神经支配,上斜肌受滑车神经支配。

（律　鹏）

第四节　眼的血液供应

1. 动脉　眼球的血液来自颈内动脉供应的视网膜中央血管系统和睫状血管系统。在一般情况下,颈内动脉分出的眼动脉和它的分支是营养眼眶组织的唯一血管,但有时,眼动脉或者它的分支——泪腺动脉,通过眶上裂和脑膜中动脉有吻合(图1-4-1)。

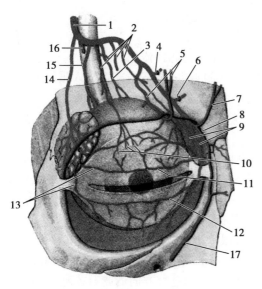

图1-4-1　眼部主要动脉血管分布（右眼示意图）
1.眼动脉;2.肌动脉;3.睫状后长动脉;4.筛后动脉;5.眶上动脉;6.筛前动脉;7.额动脉;8.鼻梁动脉;9.睑内侧动脉;10.巩膜表层动脉;11.上睑缘动脉弓;12.下睑缘动脉弓;13.睑外侧动脉;14.泪腺动脉;15.睫状后短动脉;16.视网膜中央动脉;17.内眦动脉

（1）视网膜中央动脉(central retinal artery,CRA):为眼动脉眶内段的分支,在眼球后9~12mm处从内下或下方进入视神经中央,再经视乳头穿出,分为颞上、颞下、鼻上、鼻下4支,走行于视网膜神经纤维层内,以后又分支达周边部。视网膜毛细血管网分浅、深两层。浅层分布于神经纤维层和神经节细胞层,深层位于视网膜内颗粒层。在视网膜黄斑区中央为一无血管区。视网膜中央动脉属于终末动脉,营养视网膜内5层。少数人部分视网膜由睫状动脉发出的睫状视网膜动脉供应。

视网膜血管是人体唯一用检眼镜即可直视观察到的血管。通过检眼镜检查,不只可以见到视网膜病变时血管损害情况,并可了解某些全身血管性疾病的状态,如高血压、动脉硬化、糖尿病等,有助于临床诊断和病情的判定。

（2）睫状血管

1）睫状后短动脉:为眼动脉的一组分支,分鼻侧和颞侧两主干,在视神经周围穿入巩膜前分为约20支,到脉络膜内逐级分支,直至毛细血管小叶,呈分区供应,营养脉络膜及视网膜外5层。

2）睫状后长动脉:由眼动脉分出2支,在视神经鼻侧和颞侧稍远处,斜穿巩膜进入脉络膜上腔,前行达睫状体后部,开始发出分支,少数分支返回脉络膜前部;大多数分支到睫状体前、虹膜根部后面,与睫状前动脉的穿通支交通,组成虹膜大环;大环再发出一些小支向前,在近瞳孔缘处形成虹膜小环,一些小支向内至睫状肌和睫状突以构成睫状体的血管网。

3）睫状前动脉:是由眼动脉分支肌动脉而来。在肌腱止端处发出的分支,走行于表层巩膜与巩膜实质内,并有以下分支:①巩膜上支,前行至角膜缘组成角膜缘血管网,由此发出小支至球结膜,称为结膜前动脉,与来自眼睑的结膜后动脉吻合;②小的巩膜内支,穿入巩膜终止于Schlemm管周围;③大的穿通支,在角膜缘后3~5mm处垂直穿过巩膜达睫状体,参与虹膜大动脉环的组成。

视乳头血液供应的特点:视乳头表面的神经纤维层由来自视网膜中央动脉系的毛细血管供应,而筛板和筛板前的血供则来自睫状后短动脉的分支,即在视乳头周围的巩膜内组成Zinn-Haller环的分支,此环与视网膜中央动脉也有沟通。

（3）肌动脉:眼动脉向眼外肌发出的分支。它们的数量不定,从4条直肌的肌动脉又发出睫状前动脉。

（4）筛动脉：一般有 2 条。筛前动脉经过眼眶内壁的同名孔进入颅腔，到达筛骨的筛板，之后经过筛板前部的孔到达前部的筛窦和鼻腔，并且在那里继续分支。筛后动脉和筛前动脉相比，是较小的动脉分支，它到达眼眶的内侧，经过同名孔，到达后部筛窦和蝶窦内。

（5）眶上动脉：是眼动脉中相对较粗的一支，在眼眶的上部直接向前，经过额骨的眶上切迹到达睑部和额部的皮下。它在行进的过程中，为肌肉、眼眶部的骨膜、额骨、上睑的组织、额部的肌肉和皮肤提供血液。

（6）上、下睑内侧动脉、额动脉和鼻梁动脉：眼动脉发出的皮肤支，它们和面动脉系统的分支相吻合。2 条睑内侧动脉在滑车下方的位置从眼眶出来，分别与来自泪腺动脉的上、下睑外侧动脉相吻合，形成睑缘动脉弓和周围动脉弓，周围动脉弓发出结膜后动脉。额动脉在滑车上方穿过眶隔，与滑车上神经一起到达额部。鼻梁动脉在眼睑内眦韧带的上方穿过眶隔，与来自颌外动脉系统的内眦动脉形成吻合。

（7）泪腺动脉：一般在眼动脉刚刚形成弓形后即分出，泪腺动脉从外侧绕过视神经，上升到视神经的上方。这支动脉是眼动脉的分支中最靠近颞侧的，它在上直肌和外直肌之间的眼眶外上侧行进，向泪腺和上直肌、外直肌分出众多的分支，然后穿过眶隔，到达外眦的睑部皮肤处，分出上、下睑外侧动脉。

2. 静脉

（1）眼球的静脉回流

1）视网膜中央静脉：与同名动脉伴行，经眼上静脉或直接回流到海绵窦。

2）涡静脉：位于眼球赤道部后方，汇集脉络膜及部分虹膜睫状体的血流，共 4~7 条每个象限 1~2 条，在直肌之间距离角膜缘 14~25mm 处斜穿出巩膜，经眼上静脉、眼下静脉回流到海绵窦。

3）睫状前静脉：收集虹膜、睫状体的血液。上半部静脉血流入眼上静脉，下半部血流入眼下静脉，大部分经眶上裂注入海绵窦，一部分经眶下裂注入面静脉及翼腭静脉丛，进入颈外静脉。

（2）眼眶组织的血液回流主要依靠两条主要的静脉：眼上静脉和眼下静脉，这两条静脉收集全部眶内组织和眼球的静脉血。

眼上静脉与眼下静脉（有时甚至会没有眼下静脉）相比总是更粗大，它在眶缘的内上角由附近的小静脉形成，并且在这里和内眦静脉之间有很大的吻合支。眼上静脉接受其他的一系列静脉部分睫状静脉、鼻额静脉、筛静脉、泪腺静脉、眶上静脉、部分肌静脉、视网膜中央静脉（这条静脉在极少的情况下可以直接汇入海绵窦）、表层巩膜静脉、睑静脉、结膜静脉、上方的 2 条涡静脉。

眼下静脉起始于眶下壁前方，并且经常分为两支：一支流入眼上静脉，组成共同的总干；另一支走向外下方，经过眶下裂流入翼状静脉丛。眼下静脉接受一些睫状静脉、部分肌静脉、下方的 2 支涡静脉，以及来自面静脉的吻合支。眼上静脉和眼下静脉在行走过程中，通过若干垂直方向的吻合支连接，这些吻合支通常位于眼眶的鼻侧。

动脉和静脉在眼球内的分布见图 1-4-2（彩图见书末）。

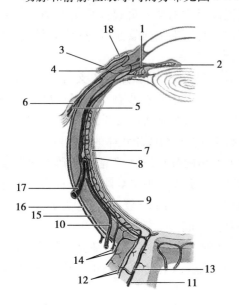

图 1-4-2   动脉和静脉在眼球内的分布（右眼球的水平切面示意图）
1. 虹膜动脉大环；2. 虹膜动脉小环；3. 结膜后动脉；4. 结膜静脉；5. 睫状静脉；6. 睫状前静脉；7. 视网膜鼻侧小静脉；8. 视网膜鼻侧小动脉；9. 脉络膜；10. 睫状后长动脉；11. 视网膜中央静脉；12. 视神经鞘的血管；13. 视网膜中央动脉；14. 睫状后短动脉；15. 巩膜表层动脉；16. 巩膜表层静脉；17. 涡静脉；18. 结膜前动脉

（李世迎）

第五节　眼的神经支配

眼部的神经支配丰富,与眼相关的脑神经共有6对(图1-5-1,彩图见书末)。第Ⅱ对脑神经(视神经)、第Ⅲ对脑神经(动眼神经),支配所有眼内肌、上睑提肌和除外直肌、上斜肌以外的眼外肌;第Ⅳ对脑神经(滑车神经),支配上斜肌;第Ⅴ对脑神经(三叉神经),司眼部感觉;第Ⅵ对脑神经(展神经),支配外直肌;第Ⅶ对脑神经(面神经),支配眼轮匝肌。第Ⅲ和第Ⅴ对脑神经与自主神经在眼眶内还形成特殊的神经结构。

1. 睫状神经节(ciliary ganglion)　位于视神经外侧,总腱环前10mm处。节前纤维由3个根组成:①长根为感觉根,由鼻睫状神经发出;②短根为运动根,由第Ⅲ脑神经发出,含副交感神经纤维;③交感根,由须内动脉丛发出,支配眼血管的舒缩。节后纤维即睫状短神经。眼内手术施行球后麻醉,即阻断此神经节。

2. 鼻睫状神经(nasociliary nerve)　为第Ⅴ对脑神经眼支的分支,司眼部感觉。在眶内又分出:睫状节长根、睫状长神经、筛后神经、筛前神经、滑车下神经。

(1) 睫状长神经(long ciliary nerve):在眼球后分2支分别在视神经两侧穿过巩膜进入眼内,有交感神经纤维加入,行走于脉络膜上腔,司角膜感觉。其中交感神经纤维分布于睫状体和瞳孔开大肌。

(2) 睫状短神经(short ciliary nerve):为混合纤维,共6~10支,发自睫状神经节,在视神经周围及眼球后极部穿入巩膜,前行到睫状体,组成神经丛。由此发出分支,司虹膜睫状体、角膜和巩膜的知觉,其副交感纤维分布于瞳孔括约肌及睫状肌,交感神经纤维至眼球内血管,司血管舒缩。

在眼内部,睫状长神经和睫状短神经负责所有组织的神经支配,包括感觉纤维(主要分布于葡萄膜和角膜)、副交感纤维(司睫状肌和瞳孔括约肌)、交感纤维(司眼球内血管的舒缩和组织的营养,以及瞳孔开大肌)睫状肌和瞳孔括约肌由来自动眼神经并经过睫状神经节的副交感神经控制,瞳孔开大肌由不通过睫状神经节的,来自颈部的交感神经纤维控制。

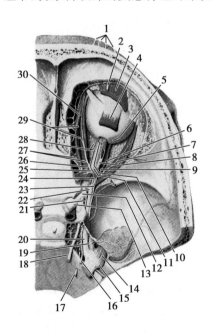

图1-5-1　眼眶的神经
1.眶上神经的内侧支和外侧支;2.眶上神经;3.上睑提肌;4.上直肌;5.睫状短神经;6.动眼神经的下支;7.展神经;8.睫状神经节;9.动眼神经的分支(副交感支);10.视神经的眼内段;11.视神经的眶内段;12.视神经的管内段;13.视神经的颅内段;14.下颌神经;15.半月神经节;16.滑车神经;17.展神经;18.动眼神经;19.上颌神经;20.眼神经;21.滑车神经;22.额神经;23.泪腺神经;24.睫状神经节的交感支;25.鼻睫状神经的分支(感觉支);26.鼻睫状神经;27.筛后神经;28.睫状长神经;29.筛前神经;30.滑车下神经

(李世迎)

参 考 文 献

[1] 杨培增,范先群.眼科学[M].9版.北京:人民卫生出版社,2018.

[2] 李凤鸣,谢立信.中华眼科学[M].3版.北京:人民卫生出版社,2014.

[3] Riordan-Eva P,Augsburger J. General Ophthalmology[M].19 ed. New York:McGraw-Hill Education,2017.

第二章　眼科检查法

第一节　视功能检查

1. 视力检查（表 2-1-1）　视力（vision acuity）包括中心视力及周边视力。中心视力检查是最基本的视功能检查方法，包括远视力和近视力；中心视力主要反映黄斑区的功能。周边视力又称为视野。

表 2-1-1　视力检查常用注释及缩写

视力 VA,visual acuity	指数 CF or FC,count fingers or finger counting
近 N,near	手动 HM,hand motion
远 D,distance	光感 LP,light perception
针孔 PH,pinhole	无光感 NLP,no light perception
右眼 OD,oculus dexter	调节近点 NPA,near point of accommodation
左眼 OS,oculus sinister	20/40(0.5)视标行误读 2 个视标 20/40(0.5)$^{-2}$
双眼 OU,oculus uterque	20/50(0.4)视标行多读 2 个视标 20/50(0.4)$^{+2}$

（1）远视力检查

1）视力表需有充足的光线照明。远视力检查初始距离为 5m，视力表 1.0 视标高度应与受检眼等高。检查眼部顺序先右眼后左眼，遮盖时避免压迫眼球。

2）检查者由上而下，从左到右指点视标，嘱受检者指出视标的缺口方向，逐行检查。当受检者犹豫时，嘱其可尝试猜测缺口方向。

根据受检者能正确认清的视标行数记录相应视力，包括裸眼视力和戴镜视力。若受检者误读该行一半或以下视标，需标记误读视标数，如 0.5^{-2}。若视力低于 1.0，需加针孔镜片检查。

小孔视力检查：受检者因屈光参差所致的视力低下在视力检查时可通过佩戴针孔镜以矫正。临床常用的针孔镜直径需小于 2.4mm，进入针孔的中央光束不会经过角膜与晶体进行折射。如果受检者在小孔视力检查中视力能提升 2 行或以上则提示受检者存在屈光参差，若无提升者则提示非屈光因素（视神经病变等）或严重的屈光不正。

①如受检者在 5m 处不能识别最大视标，嘱其向视力表走近，直至识别视标并记录。

视力＝所在距离(m)/5(m)×0.1。

②如至 1m 处仍无法识别最大视标，检查者伸出手指从 1m 处开始逐渐靠近至受检者辨认清楚，并记录距离，如"指数(FC)/30cm"。

③如指数在 5cm 处不能识别,则检查者在受检者眼前摆动手,并记录患者能看清手动的距离,如"手动(HM)/10cm"。

④如手动不能识别则检查患者有无光感。先完全遮盖非测试眼,在暗室中用手电光置于测试眼前开闭,测试患者有无光感并记录"光感(LP)/距离"。然后检查光定位,嘱患者注视前方,光源在被检眼 1m 处,分别于九方位检查并用"+""-"记录光定位的"阳性""阴性"。如测试感觉不到光亮则记录"无光感(NLP)"。

(2) 近视力检查:患者诉视近模糊时需行近视力检查,在行近视力检查时受检者若平时阅读时佩戴眼镜,则检查时需戴镜检查。受检者在行近视力检查时需将视力表置于视力表设置距离,国际标准近视力表的测量距离为 30cm。检查近视力时需先遮盖一眼进行测量,至辨认出最小视标并记录视力,近视力根据 Jaeger 近视力表可分为 7 个等级。近视力检查应包括调节近点(NPA)及集合近点(near point of convergence,NPC)。近点为眼运用最大调节力时能看清的最近一点,随着年龄增大,调节能力下降,近点移远。调节近点检查时需先遮盖一眼,近视力表置于 40cm 处,嘱患者注视 20/40 行视标,将近视力表缓慢推近至视标模糊,记录距离为调节近点,同法测量对侧眼。集合近点检查时无需遮盖,嘱受检者注视 40cm 处物体,如笔尖或手指,缓慢推近物体并询问受检者是否出现视物重影,当受检者出现视物重影或眼位偏离注视眼位时记录距离为集合近点。

(3) 婴幼儿视力检查:婴幼儿的视功能评估包括注视,跟随及维持注视。2~3 月龄婴儿可有跟随动作及维持注视。检查婴幼儿视力时应与行为判断相结合,如眼对光源的注视、跟随动作以及交替遮眼反应,若两眼注视及跟随动作差异明显则高度怀疑一眼视力较差。

客观检查婴幼儿视力方法还有视动性眼球震颤(optokinetic nystagmus,OKN)和优选注视法(fixation preference testing)。视动性眼球震颤是将黑白条栅测试鼓置于婴儿眼前转动,婴儿眼球产生跟随运动,随后婴儿产生急骤的重复、交替的顺向或逆向眼球运动。将测试鼓条栅逐渐变窄重复操作,能产生视动性眼球震颤的最窄条纹即婴儿的视力。优选注视法可用 20°棱镜基底朝上分别置于婴儿双眼前并观察其注视情况,若双眼交替注视则提示无弱视,交替注视但存在一眼优先注视需怀疑弱视,始终单眼注视则提示弱视可能。

2. 视野检查　视野(visual field)是指眼向正前方固视时所见的范围,又称为周边视力。常规的视野检查为对比视野检查法,对黄斑病变所致的中心视力缺损行视野检查时可用 Amsler 方格。通过常规视野检查及症状考虑周边视力缺损者,需使用视野计(perimeter)行进一步检查。

(1) 正常视野:正常视野范围为自注视点上方 50°,下方 70°,鼻侧 60°,颞侧 90°。视野范围可分为中心视野,中间视野及周边视野。距注视点 30°以内的视野范围为中心视野,30°~50°为中间视野,50°以外为周边视野。生理盲点的中心在注视点颞侧 15.5°,其垂直径为 7.5°,横径为 5.5°。

(2) 视野检查法

1) 对比视野检查法(confrontation fields testing):此法以检查者的正常视野与受检者的视野做比较。检查时检查者与受检者面对面坐,距离约 1m 远。双眼无明显差异时常规先检查右眼,若双眼存在明显差异则先检查视野较好眼。检查右眼时,受检者遮盖左眼,检查者遮盖右眼,受检者右眼注视检查者左眼。检查者将手指置于两人中间距离处,分别从上下左右向中央移动,嘱患者发现手指时告知,同法检查对侧眼。

2) Amsler 表(Amsler grid):用于检查 10°以内的中心视野,可检查早期黄斑病变或测定中心暗点及旁中心暗点。检查时受检者需先行近视力矫正,遮盖非检查眼,手持 Amsler 表于眼前 30cm 处并注视表格中心,询问受检者:①表格中心有无黑点;②表格线条是否扭曲;③方格大小是否相等;④方格是否清晰;⑤方格是否有缺失。并嘱受检者将丢失或变形的区域在表上画出。

(3) 视野计:临床用视野计有手动视野计及自动视野计。手动视野计为半球形视屏投光式视野计。自动视野计应用电脑编辑程序控制,可对视野缺损程度做定量分析,自动监控受试者固视情况,能有效排除操作者的主观诱导因素。

（4）常见视野缺损

1）视路疾病常见视野缺损（表 2-1-2）

表 2-1-2　视路疾病常见视野缺损

病变部位	病理性视野	病变部位	病理性视野
视盘	生理盲点扩大	颞叶	不对称的上象限盲
视神经	哑铃形暗点、同侧眼失明	顶叶	同侧性偏盲
视交叉	双眼颞侧偏盲	枕叶	同侧性偏盲伴黄斑回避
视束	不对称的同侧性偏盲	前距状裂	对侧眼颞侧新月形区盲
外侧膝状体	同侧性偏盲	枕叶尖部	对称的同侧性中心偏盲

2）青光眼视野缺损

①旁中心暗点：青光眼早期视野损害以中心视野的损害为主，即固视点 30°以内的范围，最常见的早期中心视野缺损为旁中心暗点，以鼻上方最为多见。

②弓形暗点及鼻侧阶梯：鼻侧阶梯是指鼻侧视野水平分界线附近等视线的上下错位或压陷。当病程进展时，旁中心暗点扩大融合形成弓形暗点（Bjerrum 暗点）。

③象限型缺损：周边视野缺损表现为象限型缺损，先是鼻侧周边缩小，常在鼻上方开始，然后是鼻下方，最后是颞侧。

④管状视野及颞侧视岛：视野进行性缩小，与鼻侧缺损共同形成向心性缩小，最后可剩中央部管状视野。晚期视野损害在鼻侧速度较快，可最终形成颞侧视岛。

（5）视野缺损定位（图 2-1-1）

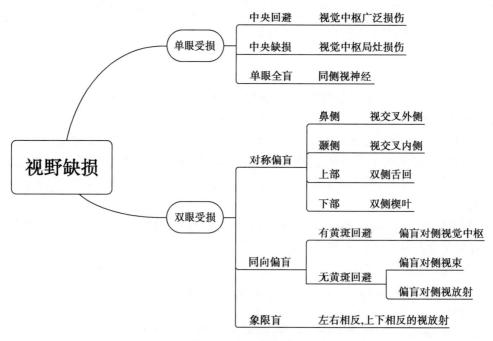

图 2-1-1　视野缺损定位

3. **色觉检查**　正常的视网膜包含三种光敏色素：红敏色素、绿敏色素、蓝敏色素。因发育异常导致一种或以上色素的功能或密度下降可造成不同程度和不同种类的遗传性色觉障碍。后天性色觉异常为获得性色觉异常，与某些眼病、精神异常及全身性疾病有关。色觉检查是升学、就业、服兵役前的常规体检项目，对从事交通运输、医疗、化工等行业十分重要。

（1）色觉异常：三种光敏色素比例正常者为三色视，只有两种光敏色素正常者为双色视，仅有一种光敏色素者为单色视。色弱为光敏色素配比异常的异常三色视,色盲为光敏色素缺失的双色视或单色视。红敏色素缺失者为红色盲(protanopia),绿敏色素缺失者为绿色盲(deuteranopia),蓝敏色素缺失者为蓝色盲(tritanopia)。色盲或双色视者无视力下降。单色视为全色盲(monochromasia),可合并视力下降及眼球震颤。大部分先天性色觉异常为伴性染色体隐性遗传,其中最常见的为红绿色盲、色弱,8% 为男性,0.5%为女性。获得性色觉异常可见于部分视路疾病及眼底疾病。

（2）色觉检查方法

1）假同色图(pseduoisochromatic plate)(色盲本)检查:临床常用方法,只能检查出色觉异常者,不能判定色觉异常的程度与类型。检查前询问患者视近物是否需要佩戴眼镜,嘱其戴镜矫正视力后再行检查。检查时将色盲本置于自然光照明亮处,交替检查双眼。色盲本有颜色相同亮度不同和亮度相同颜色不同的斑点组成的图案或数字,正常人以颜色辨认图案,色盲者仅能辨认明暗。

2）色觉镜(anomaloscope)检查:色觉镜利用原色混合形成的原理行色觉检查。优点是可令受检者调配三原色光比例以判定色觉异常的程度与类型。缺点是使用方法较为复杂,检查时间久,对配合欠佳者检查时较困难。Nagel Ⅰ 色盲镜基于 Rayleigh 匹配,用红色光和绿色光去匹配黄色光,是诊断先天性红-绿色觉异常的金标准。Nagel Ⅱ 色盲镜包含 Trendelenberg 匹配,用蓝光和绿光去匹配蓝绿光,可用于检测蓝色觉异常。

3）色向排列法:在自然光照下,嘱受检者按色调顺序对有色物品进行排列,根据其排列顺序以判断色觉异常的程度与类型。常用有 FM-100 色调检查法和 D-15 色调检查法。

4. **暗适应检查** 可反映暗光条件下的视功能及光敏度是否正常。

（1）暗适应(dark adaptation):是指人从明处进入暗处时,光敏度逐渐增强,最后能辨认周围物体的过程。视觉系统在暗适应的过程中需要综合的调节,包括瞳孔扩大、视杆细胞活动、合成视紫红质、视觉中枢调节等。暗适应能力随时间改变,正常人最初 5 分钟内光敏度提升很快,后逐渐减慢,8~15 分钟再次加快,15 分钟后再次减慢,直至 50~60 分钟达到峰值。5~8 分钟期间在暗适应曲线上可见转折点(Kohlrausch kink),其代表第一相适应结束,第一相适应主要基于视锥细胞适应,第二相适应基于视杆细胞适应。暗适应检查意义在于对夜盲症进行量化评估,用于协助诊断各种夜盲性疾病,如视网膜色素变性、维生素 A 缺乏症等。

（2）暗适应检查方法

1）对比法:通过对比受检者与检测者的暗适应功能,对受检者的暗适应功能是否正常进行初步判定。检查时受检者与暗适应正常的检查者同时进入暗室,在相同距离和条件下记录两者在暗室内能辨认出周围物体的时间并进行对比,若受检者辨认时间明显延长则提示暗适应功能下降。

2）暗适应计(dark adaptometer):常用暗适应计有 Goldmann-Weekers 暗适应计、Hartinger 暗适应计、Friedmann 暗适应计等。暗适应计能定量调节昏暗程度,检查时先做 5~15 分钟的明适应,再做 30 分钟暗适应,记录亮度及时间再将测量值定点作图,绘出暗适应曲线。

5. **立体视觉（stereoscopic vision）** 是感知深度,感知物体立体形状及三维空间的能力。

（1）双眼单视(binocular single vision):立体视觉建立于双眼单视。外界物体在双眼视网膜对应点成像,经视中枢融合成单一完整物体,即双眼单视功能。双眼单视功能分为 3 级:Ⅰ级同时视;Ⅱ级融像;Ⅲ级立体视。基于同时视及融像功能正常,因双眼在观察三维物体时存在双眼视差(binocular disparity),融像后的存在视差信息可在视中枢形成感知物体三维形状、距离以及物体之间相对深度关系的能力,即立体视功能。

（2）立体视觉检查方法

1）同视机法(synoptophore):同视机可用于检查双眼三级视功能。同时知觉画片可检查主观斜视角和客观斜视角,两者相差大于5°提示异常视网膜对应。融合画片为一对相同画片,但每张画片各有一个另一张画片上不存在的差异点,又称控制点。检查时嘱受检者推动镜筒至图片重合。向内移动范围为集合,外向移动范围为分散,两者相加为融合范围。正常融合范围:集合25°~30°,分散4°~6°。立体视画片的图案相对画片中心存在水平微量位移,即水平视差。检查时嘱受检者读出物象层次,不能分辨物象层次或大部分顺序错误者提示无立体视功能。

2）Titmus 立体图试验（Titmus stereopsis test）：检查时受检者应处于自然光照下，佩戴偏振光眼镜，手持 Titmus 立体图于眼前 40cm 处观察立体图案。有立体视者观察定性检查图（苍蝇）时能感知苍蝇翅膀高高浮起于纸面。其他立体图还包括：TNO 立体图、Lang 立体图、颜氏随机立体图，检查时需佩戴红绿眼镜。

3）其他：Worth 四点试验（Worth 4 dot test），用于检查有无单眼抑制、复视及评估融合功能。检查时右眼佩戴红玻片，左眼佩戴绿玻片，注视四点灯（1 红，2 绿，1 白）。正常者可见四个灯，单眼抑制者看到三个或两个灯，复视者看到 5 个灯。Bagolini 线状镜（Bagolini striated glass），可用于检查融合功能、视网膜对应、单眼抑制、主导眼以及复视。

（周　清）

第二节　眼科一般检查

进行眼部一般检查时，建议按照先右后左、从外到内的顺序检查，眼球为对称性器官，应两侧对照，发现异常。

1. 眼附属器检查　眼附属器的一般检查主要包括眼睑、泪器、结膜、眼球位置及运动等检查。

（1）眼睑检查法：眼睑的一般检查可在自然光或人工照明光下进行。正常情况下，上睑约遮盖角膜上缘 1~2mm，睑裂宽约 10mm。检查眼睑时首先应注意有无先天异常，如眼睑缺损、睑裂缩小、内眦赘皮、下睑赘皮、上睑下垂等。注意双侧是否对称，睁眼和闭眼是否自如，眼睑皮肤有无充血、水肿、压痛，有无皮疹、溃疡、瘢痕、肿物以及皮下结节、皮下出血、皮下气肿等情况。还应同时检查眉毛、睫毛、睑缘和睑板是否正常。

1）检查上睑使用翻转法主要有两种：

①单手翻转法：嘱被检者向下看，检查者拇指放在被检眼上睑中央近睑缘处，示指放在上睑中央相当眉弓下凹陷处，两指挟住相应部位的皮肤向前下方轻拉，然后用示指轻压睑板上缘，拇指同时将上睑皮肤向上捻转，上睑即被翻转，露出上睑结膜。此时另一手拇指在下睑轻轻向上推眼球，即可暴露上穹窿结膜。

②双手翻转法：一手以拇、示指挟住被检眼上睑近睑缘处皮肤，向前轻拉，捻转，另一手持玻璃棒或棉签横置于睑板上缘，向下压迫，上睑即被翻转。

2）检查下睑时嘱被检者眼向上看，检查者用左手拇指将下睑轻轻往下拉，即可暴露下睑和穹窿部结膜。

注意：若遇感染性眼病，应先查健眼，后检查患眼，以免发生交叉感染。若有眼球严重外伤、角膜穿孔或即将穿孔时，翻转眼睑时要格外小心，以免眼内容物脱出。

（2）泪器检查法

1）泪腺检查法：正常情况下，泪腺是不能被触知的。令患者向鼻下方看，以相对侧手的拇指尽量将上睑外眦部向外上方牵引，以便于检查。

在检查泪腺的泪液分泌量是否正常时，可用 Schirmer 试验。其方法是在正常无刺激情况下，用一个宽 5mm、长 35mm 的条状滤纸，一端 5mm 处折叠放在下睑外或内 1/3 处的结膜囊内。5 分钟后以 mm 为单位测量滤纸条被泪液浸湿的长度（折叠端的 5mm 不记在内）。≥10mm 为正常。如果在 5 分钟内滤纸条全部被泪液浸湿，应记录泪纸条全被浸湿所需的时间，以分钟为单位。

在疑为眼干燥症患者时，还应进行泪膜破裂时间（BUT）试验，在裂隙灯下用钴蓝色滤光片观察。在结膜囊内滴入一小滴 0.125% 或 1% 荧光素钠溶液。嘱受检者眨眼数次后，睁大受检眼，凝视前方，并开始计时，同时持续观察角膜，直到角膜表面出现泪膜缺损的第一个黑斑时为止。记录时间，以秒为单位。测量 3 次，取平均值。若<10 秒为 BUT 缩短。

2）泪道检查法：检查泪小点。应用放大镜或裂隙灯显微镜进行检查，注意泪小点有无外翻、狭窄、闭塞或赘片增生。泪囊区有无红肿、压痛或瘘管。挤压泪囊部有无分泌物自泪小点流出。

怀疑泪道阻塞时可选用荧光素钠试验。将 1%~2% 荧光素钠溶液滴入结膜囊内。2 分钟后擤鼻，如带有黄绿色,表示泪液可以通过泪道,泪道没有阻塞。如荧光素等有色溶液试验阴性时,则可用泪道冲洗试验(syringe test)以检查泪道有无狭窄或阻塞。方法是用浸以表面麻醉剂和1/1 000肾上腺素液的棉棍,放在欲检查眼的内眦部,即上、下泪点处,令患者闭眼,挟住该棉棍5~10分钟,然后以左手示指往外下方牵引下睑内眦部,令患者向外上方看;以右手用圆锥探子或Bowman探子将泪点扩大;再将盛以生理盐水的泪道冲洗器的钝针头插进泪点及泪小管,慢慢注入生理盐水,在泪道通畅时,患者可感觉有盐水流入鼻腔或咽喉;如由下泪点注水而由上泪点溢出,则证明为鼻泪管阻塞,或为泪囊完全闭塞而仅有上、下泪小管互相沟通,如水由原注入的泪点溢出,则证明阻塞部位在泪小管,如果想确知泪囊的大小和泪道的通畅情况,可将泪囊照上法冲洗以后,注入碘油,然后作X线摄片检查。

注意:操作要轻柔,遇有阻力切勿强行推进,以免造成假道。如果泪囊部有急性炎症,应检查红肿及明显压痛区域,并检查有无波动或瘘管。在泪囊和泪道的急性炎症期间禁止冲洗泪道。

(3)结膜检查法:结膜的检查最好在明亮自然光线下进行。应按次序先检查下睑结膜、下穹窿部、上睑结膜、上穹窿部,然后检查球结膜和半月襞。检查时应注意其组织是否透明,有无出血、充血、贫血或局限性的颜色改变;有无结石、堵塞、乳头增生、滤泡、瘢痕、溃疡或增生的肉芽组织,特别注意易于停留异物的上睑板下沟处有无异物存在。

(4)眼球位置及运动:注意眼球大小,位置,有无突出或内陷,观察眼球运动,受检者向左、右、上、下,及右下、右上、左下、左上各方向注视。眼球水平内转时,瞳孔内缘到达上下泪点连线为内直肌功能正常。水平外转时,外侧角巩膜缘到达外眦角为外直肌功能正常。上转时,角膜下缘与内外眦连线在同一水平线上。下转时,角膜上缘与内外眦连线在同一水平线上。

眼球突出度可用Hertel突出计进行测量,嘱受检者平视前方,将突出度计的两端接触受检者两侧眶缘凹陷处,从眼球突出度计的反光镜中读出两眼角膜顶点的切线在标尺的位置。我国人眼球突出正常值为12~14mm,两眼球突出度差值不超过2mm。

2. 眼前段检查

(1)角膜检查法:正常角膜稍呈横椭圆形。我国人角膜横径约为11mm,垂直径约为10mm。上角膜缘约宽1mm,如果横径大于12mm时,则为大角膜,小于10mm时,则为小角膜。目前可应用角膜地形图仪来检查角膜的形态。对于圆锥角膜的筛查具有很好的预测性。

一般正常角膜不能被染色,如果角膜表面有上皮剥脱、浸润或溃疡或角膜瘘等损害时,即可明显地被染成绿色,应该记录着色处的部位、大小、深浅度、边缘情况。这种染色法也可以用虎红溶液代替荧光素溶液。

关于精确决定角膜病变的深浅部位的检查方法,则须利用裂隙灯和角膜显微镜。检查时还应注意角膜有无异物或外伤,有无新生血管,有无后弹力膜皱褶、撕裂或膨出,或角膜后壁沉着物。

为要证明角膜溃疡区与非溃疡区是否有知觉的不同,或证明三叉神经功能有无减低或麻痹现象,应作角膜知觉检查。检查时可将一小块消毒棉花搓成一尖形,用其尖端轻触角膜表面;要注意应从眼的侧面去触,最好不要使患者从正前面看到检查者的动作,以免发生防御性的眨眼而混乱正确结果。如果知觉正常时,当触到角膜后,必然立刻出现反射性眨眼运动。如果反射迟钝,就表示有知觉减低现象,如果知觉完全消失,则触后全无任何表现。两眼应作同样的试验,以便于比较和判断。

(2)巩膜检查法:巩膜正常为白色,可发生黑色素斑、银染症、贫血或黄疸;老年人的巩膜稍发黄,小儿者稍发蓝,蓝色巩膜表示巩膜菲薄,透见深部色素所致。此外,尚应注意有无结节样隆起,葡萄肿等。

(3)前房检查法:检查前房应注意其深浅和内容,更应注意前房角的情况。正常前房深约为3mm。前房变浅可以是由于角膜变扁平、急性闭角型青光眼、虹膜前粘连或因患肿胀期老年性白内障使虹膜变隆起所致;前房变深可以是由于角膜弯曲度增大(如在圆锥角膜、球形角膜、水眼或牛眼时)或晶状体后脱位及无晶状体时虹膜过于向后所致。前房各部分深浅不同时,应仔细检查有无虹膜前后粘连,或晶状体半脱位。

正常情况下房水透明,但在眼内炎症或眼外伤后,房水可能变混浊,或有积血、积脓或异物。轻度的混浊不能用肉眼看出,如果有相当程度的混浊则可致角膜发暗,甚至可观察到前房内混浊物质的浮游而出现 Tyndall 征,或可直接见到条状或团絮状的纤维性渗出,积血和积脓可因重力关系沉积在前房的下方,且形成一个液体平面,可随患者头部的转动方向而变换液面位置。

（4）虹膜检查法:要注意虹膜的颜色有无色素增多或色素脱失区,有无先天性异常,如无虹膜、虹膜缺损、永存瞳孔膜等。在正常情况下,一般是不能见到虹膜血管的,但当虹膜发生萎缩时,除组织疏松,纹理不清外,虹膜上原有的血管可以露出;在长期糖尿病患者及患有视网膜静脉阻塞后数月的患眼上,常可见到清晰的新生血管,虹膜该处外观呈红色,称虹膜红变。血管粗大弯曲扩张,呈树枝状分支。在虹膜上也常易发现炎性结节或非炎性的囊肿或肿瘤,位置和数量不定。还应检查虹膜的瞳孔缘是否整齐,虹膜有无瞳孔缘撕裂瘢痕或萎缩,震颤等改变。

（5）瞳孔检查法:检查瞳孔应注意它的大小、位置、形状、数目、边缘是否整齐和瞳孔的各种反应如何。瞳孔的大小与照明光线的强弱、年龄、调节、集合等情况有关,所以检查出的结果也各有不同。正常情况下,瞳孔位于虹膜中央稍偏鼻下方,直径为 2~4mm,且双侧等大、边缘整齐的圆形孔,对于光线及调节集合等作用都有灵敏的缩小反应。检查瞳孔的反应,无论对于发现眼局部情况,或了解中枢神经系统各部光反射径路的损害,都具有很大的临床意义。

临床上常用的检查方法有三种:①直接对光反应:患者面向检查者而坐,双眼注视 5m 以外远处目标。检查者以锤状灯或聚光手电灯,从侧方照射一眼,瞳孔正常时当光线刺激时应立即缩小,停止照射后随即散大。正常人双眼瞳孔的收缩与扩大反应,应是相等的,若一眼反应迟钝或不能持久,则该侧瞳孔属于病态。②间接对光反应或称同感反应:患者面向检查者而坐,在眼注视 5m 以外远处目标。检查者用聚光手电灯从侧方照射一眼,而观察另一眼瞳孔是否缩小。正常情况下,当光线投射于一侧瞳孔时,对侧瞳孔也同时缩小。③调节反应或称集合反应:先令患者注视远方目标(越远越好),然后再令其立刻注视距离患者眼前 15cm 左右处竖起的检查者或患者手指,观察瞳孔情况。正常人由远看近时,双侧瞳孔应随之同时缩小。如发现异常情况,应再做进一步检查。

（6）晶状体检查法:检查晶状体时应注意晶状体是否存在,是否透明,位置是否正常,有无脱位或半脱位。为了详细检查晶状体的全面情况,若无散瞳禁忌于检查前应充分散瞳。

3. **眼后段检查**　眼后段检查包括玻璃体、视网膜、脉络膜。一般眼后段检查无散瞳禁忌者最好散瞳后在暗室中检查。正常眼底所见:玻璃体透明。视盘呈圆形或椭圆形,直径约为 1.5mm,色淡红,边界清楚。中央部分较浅,向下略凹陷,杯盘比小于 0.3,视网膜中央动脉颜色鲜红,静脉颜色暗红,动静脉内径比 2:3,视网膜透明,平伏在位,可见下方的色素上皮及脉络膜,黄斑位于距离视盘颞侧偏下方约 2 个视盘直径处。无血管,中心凹可见反光点。

眼底的检查一般先按透照法检查屈光间质,然后用检眼镜先自视盘起,按视网膜 5 根主要动脉把眼底分为 4 个部分,由后极部再到周边部,按照鼻上、颞上、颞下、鼻下,最后到黄斑或视盘,黄斑再从 4 个方向去检查。必要时可嘱咐患者向上、下、内、外各方向转动眼球。常见的检查设备包括直接检眼镜、间接检眼镜、前置镜和三面镜检查。

（1）直接检眼镜:提供了放大 15 倍的单眼眼底图像。检查右眼时,右手持镜,站于患者右手边,用右眼观察,同法检查左眼。将检眼镜紧贴在鼻梁近内眦部或额头,使视线能够顺利通过小孔,并用单手示指调节轮盘,增加或减少度数。首先检查屈光介质有无混浊:手持检眼镜距离患者眼前 10~15cm,将轮盘调至"+12D~+20D",查看角膜和晶状体,然后用"+8D~+10D"观察玻璃体。

正常时观测到瞳孔区呈现橘红色反光,若红色反光中有黑影出现,嘱受检者转动眼球,若黑影移动方向与眼球运动方向一致,表明混浊部位在晶状体前方;若移动方向相反,则表明混浊在晶状体后方。

（2）间接检眼镜:目前常用的是头戴式双目间接检眼镜,配合 20D 透镜使用。所见为放大 4 倍的倒像,医者调整好距离及透镜的位置,开始先用较弱的光线观察,看清角膜、晶体及玻璃体的混浊,然后将光线直接射入被检眼的瞳孔,并让被检眼注视光源,一般将透镜置于被检眼前 5cm 处,透镜的凸面向检查者,检查者以左手持透镜,并固定于患者的眶缘,被检眼、透镜及检查者头固定不动,当看到视乳头及黄斑时再将透镜向检查者方向移动,在被检眼前 5cm 处可清晰见到视乳头及黄斑部的立体倒像。检查眼底其余部分时,应使被检者能转动眼球配合检查,检查者围绕被检者的头移动位置,手持的透镜及检查者的头也随之移动。所查的影像上下相反,左右也相反。检查眼底的远周边部,则必须结合巩膜压迫法,金属巩膜压迫器戴在检查者右手的中指或示指上,将压迫器的头置于被检眼相应的眼睑外面,必要时可表麻后,自结膜囊内进行检查,操作时应使检查者的视线与间接检眼镜的照明光线、透镜的焦点、被检的眼位、压迫器的头部保持在一条直线上,检查时应注意随时嘱患者闭合眼睑以湿润角膜,当怀疑有眼内占位性病变时,切忌压迫检查。

(3) 前置镜:前置镜为+90D,+78D 或+60D 的双凸镜,一般需配合裂隙灯使用,所见范围较大,为倒像。检查顺序同直接检眼镜检查法。

(4) 三面镜:需配合裂隙灯使用,为接触式检查,受检者需表面麻醉,如角膜受损或有严重眼表感染性疾病则为禁忌。三面镜外观为圆锥形,中央为一凹面镜用于检查眼底后极部,为正面像。锥镜内含3 个不同倾斜角的反射镜面,为反射像。如观察反射镜中 6 点钟位病灶,其实际位于 12 点钟位,上下方向相反,但左右关系不变,如观察反射镜中 3 点钟位病灶,其实际位于 9 点钟位,左右方向相反,但上下关系不变。75°镜用于观察后极部到赤道部之间的区域,67°镜用于检查周边部,59°镜于观察锯齿缘,睫状体及前房角部位。

(张　妍)

第三节　眼科特殊检查

1. **眼压检查**　眼压是指眼球内容物,包括晶状体、玻璃体、葡萄膜、视网膜和眼球内液体作用于眼球壁的压力。眼压对于维持眼球正常结构和功能非常重要,也是一些眼病,特别是青光眼诊断和治疗中必不可少的检查手段。临床上正常眼压值为 10~21mmHg。眼压检查的方法分为直接测量法和间接测量法。直接测量法是将检测头插入眼内直接测量眼压,是唯一精确的方法,但不能用于临床。临床常用的间接测量法包括指测法和眼压计测量法。

(1) 指测法:通过手指的触压感觉来估计眼压。

1) 检查方法:测量时嘱被测者放松眼睑,眼球自然向下方注视,检查者将双手的示指并列地放在一眼正对睑板的上睑皮肤上,以一手示指向后下方按压眼球,使巩膜产生凹陷,另一手示指感触眼球的张力大小及眼球波动的软硬程度,如此交替,反复数次,可以大致估计眼球的硬度,即眼压高低程度。一般采用 Bowmans 记录法,极高、很高、略高、正常、略低、很低、极低分别记录为 T+3、T+2、T+1、Tn、T-1、T-2、T-3。初学者需要同时与正常眼做比较以帮助判断,并与眼压计测量反复比较体会。

2) 应用评价:适用于患有急性结膜炎、角膜溃疡、角膜白斑、角膜葡萄肿、角膜弯曲度有明显改变的圆锥角膜或扁平角膜、眼球震颤、或其他不能配合检查和不宜用眼压计检查的情况。最简单,但结果不够精确可靠,特别是在患者眼睑充血、水肿、眼睑痉挛或眼睑瘢痕等情况下。

(2) 压陷式眼压计:以 Schiötz 眼压计(Schiötz tonometer)为代表,主要由持柄、脚板、压针、杠杆和指针等组成。它使用压针通过置于角膜表面的脚板,测量角膜压陷的深度。压针每移动 0.05mm,指针移动1mm(放大 20 倍)。角膜压陷的深度经杠杆传至指针,指针移动的刻度经过换算即为眼压的毫米汞柱数值。眼压换算表是根据在尸体眼球直接测量的结果,将指针刻度数与眼压相对数值列表,并制成曲线,目前通用的是 1955 年 Friedenwald 的换算表。

1) 检查方法:使用前,先将眼压计的脚板置于测试板上,指针应灵敏地指在零度位上,否则应校正。首先用 75% 酒精消毒脚板和压针底部,待酒精挥发完后才能使用。被测者放松,低枕仰卧位,表面麻醉后,双眼自然睁开,向正上方注视不动,保持被测眼角膜水平正中位。检查者用左手的示指和拇指轻轻分开被测眼的上下睑,并将眼睑固定在上下眶缘,切忌对眼球施压。右手持消毒过的眼压计垂直向下使眼压计轻轻地放在角膜中央,并避免对眼压计施加任何力量,使眼球仅承受眼压计自身重量,待指针稳定时迅速记录指针刻度数,立即撤去眼压计。一般先用 5.5g 砝码测量,指针所指刻度在 3~7 范围内的结果较为准确。如读数小于 3,则需更换用 7.5g 砝码再次测量,如读数仍小于 3,则需更换用 10g 砝码再次测量,必要时还可用 15g 砝码检测。每眼测量 2~3 次,记录指针所指的刻度数,并根据砝码的重量,在眼压换算表上查出对应的眼压值。测量次数不宜太多,放置在角膜上的时间不宜过久,以免损伤角膜上皮。测量完毕,被测眼预防性滴抗生素眼液一次,并将眼压计清洁消毒后,放入盒内的固定位置。

2)应用评价:适用于角膜表面特别不平整的眼球,如明显水肿混浊、斑翳、白斑、角膜移植术后等。但所测数值受到球壁硬度的影响,对初次检查者最好进行双砝码法检查,以排除因球壁硬度指数 E 值和角膜形状的变异产生的测量误差。应在 30 秒内用不同重量的两组砝码(即 5.5g 与 10g 或 7.5g 与 15g)测量同一眼的眼压,查对专用的简化表,便可得到 E 值和校正眼压值。当 E 值明显偏离 0.0215 时,最好用压平眼压计测量。直接接触眼球,存在交叉感染和损伤角膜等风险。

(3)压平式眼压计:通过对眼球施加外力将角膜表面压平来测量眼压。目前临床上常用的主要是以下几种:

1)Goldmann 压平眼压计(Goldmann tonometer):1954 年由瑞士人 Hans Goldmann 发明,包括测压头、测压装置和重力平衡杆三个部分。由于角膜不符合 Imbert-Fick 定律的准确性所要求的特点:完美球体、表面干燥、完美的变形性及无限的薄,因此,Goldmann 压平眼压计遵循修改后的 Imbert-Fick 定律,即 $F+S=Pt\ A_1+B$。当 $A_1 = 7.35mm^2$(对应角膜压平的外部区域直径是 3.06mm)时,S 与 B 平衡,因此 3.06mm 被用于标准的仪器。

①检查方法:为了便于观察,表面麻醉后,将消毒的荧光素纸条置于下方结膜囊使角膜表面泪液染色,嘱患者眨眼 1~2 次,使荧光素在泪膜中均匀分布。被检查者取坐位,下颌置于颌托架上,前额紧贴头带,双眼睁大注视正前方或对侧眼注视指示灯。检查者将裂隙灯调入钴蓝光滤光片,眼压计测压螺旋旋至读数"1"刻度,缓慢而稳定地前移裂隙灯,使测压头接触角膜中央。观察测压头是否接触角膜,可用肉眼观察裂隙灯光对侧的角膜缘,当角膜缘出现蓝光,表示测压头与角膜已经接触,切勿将裂隙灯再前移。然后将裂隙灯推向一侧,使裂隙灯光照在测压头前部的黑线上,用低倍镜观察所见的角膜荧光素环较清晰,通过目镜可以看到两个荧光素半环,随心律而搏动,调节裂隙灯的方向使两个荧光素半环上下、左右对称。慢慢地转动眼压计测压螺旋,直至两个荧光素半环内缘正好互相接触,但不重叠和分开。读取旋钮旁边的刻度,并将此读数乘以 10,即为眼压的毫米汞柱数。一般每眼测量 3 次,取其平均值。如连续数次测量值相差±0.5mmHg,说明测压操作无误。如眼压过高,即使加压至 8g 仍不能使两个半圆的内环相切,说明该眼的眼压超过 80mmHg,需要借助重力平衡杆再进行测量。测量完毕,被测眼预防性滴抗生素眼液一次。对于无法睁大配合检查的患者,可用示指和拇指将上下眼睑拉开检测,注意切勿压迫眼球。每次测压完毕,测压头需要 75% 酒精清洁消毒。Goldmann 压平眼压计必要进行周期性的校准,至少一个月进行一次。

②应用评价:Goldmann 压平眼压计是目前国际上公认的测量眼压的"金标准",非常接近真实眼压,且测量基本不受眼球硬度的影响,但 Goldmann 压平眼压计直接接触眼球,存在交叉感染和损伤角膜等风险,而且测量的准确性仍然受到很多因素的影响。特别对于佩戴角膜接触镜的患者,屈光矫正手术后的患者,需要综合考虑中央角膜厚度(central corneal thickness,CCT)等因素。

a. CCT:Goldmann 设计眼压计时,假定 CCT 为恒定值 520μm,但实际 CCT 差异很大。当 CCT 值在(520±50)μm 范围内时,眼压测量值相对准确,当 CCT 值远远小于或大于此范围时,可以影响角膜抵抗力,进而影响到眼压测量值,临床上应该引起足够的重视,需结合其他临床检查进行正确的诊断及鉴别诊断,也可根据换算表进行校正。

b. 角膜曲率:一般角膜曲率每增加 3D,眼压升高 1mmHg。

c. 泪液膜的厚薄:泪液膜的厚薄与压平面边缘的宽度成正比。如泪液较少,半圆的边缘变窄,对测量值影响不大,但当半圆的边缘太窄时,表示泪液膜已干或荧光素浓度太淡,应嘱被测者闭目数秒钟,或再加入荧光素后进行测量;反之,如泪液过多,荧光素半环太宽,则测出的眼压比实际数偏高,应将测压头擦干后再行测量。

d. 散光:若被测眼的角膜有明显的散光,则角膜压平面变为椭圆形。大约每 4D 的散光,产生 1mmHg 的偏差。可将测压头旋转,使半圆分界线与椭圆主轴成 43°角测量,即将眼压计顶端的红线置于被测眼的负柱镜轴向来降低测量误差,或者分别测量出水平和垂直时的眼压,然后取其平均值。

e. 调节:测量时应嘱被测者向远处注视,以减少因调节造成的影响。当被测眼用力睁大时,眼压值可升高 1.88mmHg。

f. 血液循环:血液循环的改变,如 Valsava 动作使静脉压升高,可引起眼压升高;同理,屏气可使眼压升高 4~5mmHg,而这种现象多见于肥胖者,可造成其眼压值被高估。

g. 操作误差:如被测眼的睑缘及睫毛触及测压头将导致测量值偏高;测压头与角膜接触时间过久,可引起测量值偏低;上皮损伤着色,可使测量不准;多次测量也可使测量值稍偏低。

h. 检查者造成的误差。

2)非接触式眼压计(non-contact tonometer):利用一种可控制的空气脉冲,压平角膜中央直径为 3.06mm 的面积,通过监测系统接受角膜表面反射的光线,记录角膜压平到某种程度的时间,将其换算成眼压值。

①检查方法:打开电源开关,设定测量方式,初始的测量方式为自动,也可手动测量。被测者取坐位,不需要表面麻醉,下颌置于颌托架上,前额紧贴头带。移动聚焦手柄使被测眼位于监视器中央,当测压头与角膜中央达到规定的距离时,空气自动喷出,眼压测量值立即显示在屏幕上。通常设定为每眼连续测量 3 次,取平均值。结果有自动判断准确程度的提示,如数值中有标注"﹡"或"()"则提示测量欠准确,仅供参考。用同法测量对侧眼的眼压。测量完毕,按控制板上的打印键,两眼的眼压值便自动打印出来,可长期保存。更先进的非接触式眼压计完全自动化调整眼别和聚焦,吹气并打印数值。

②应用评价:适用于大规模的筛查、门诊和急诊。无创检查,不接触眼球,避免了交叉感染和损伤角膜等风险;反复多次测量也不引起眼压下降;不需要表面麻醉,不存在麻药过敏等问题。在正常眼压范围内的测量值是可靠的,但在高眼压时其测量值可能出现偏差,特别是对注视困难和角膜异常的患者,以及长睫毛的眼睛,误差较大。对角膜有病变的患者,可引起角膜上皮下气泡,应慎用。

3)Tono-Pen 眼压计(Tono-Pen tonometer):压平面直径仅为 1.02mm。当眼压计与角膜接触,眼压及角膜抵抗变形的力作用于铁芯后,通过张力换能器转换,形成典型的电压波形改变,这些电压波形被放大并传递到其内部的一个由单集成电路块构成的微型信息处理仪,然后由微型信息处理仪去掉不正确的波形,将正确的波形转换成数字并贮存,每次正确的测量即可获得一个数据,经过 3~6 次测量后,微型信息处理仪将获得的 3~6 个数据的平均值显示在液晶屏上,即眼压的毫米汞柱值,同时在液晶屏的底部有四根斜线,分别指向不同的数字,即<5%、10%、20%、>20%,分别代表所测眼压的变异系数。一般采用变异系数为 5% 的眼压值。当变异系数显示为 20% 或>20% 时,说明眼压测量不可靠,需重复测量。

①检查方法:取出仪器,更换乳胶套,每日首次使用前或液晶屏提示需要校正时必须校正,当液晶屏出现[GOOD]时,提示校正成功。表面麻醉后,被测者坐位或卧位,嘱其注视固定目标或参照物以减少眼球运动。检查者以握笔姿势手持仪器,手掌根部搁在被测者的面颊,垂直固定仪器测压头距离被测者的角膜 1~1.5mm。按操作钮一次,液晶屏出现[8.8.8.8],接着出现[----],然后出现[＝ ＝ ＝ ＝],提示仪器已准备就绪。此时将有乳胶套的测压头反复快速轻触角膜数次,平均值和变异系数即显示在液晶屏上。

②应用评价:特别适用于角膜瘢痕、不规则角膜、角膜水肿、大泡性角膜病变的患者,对于戴角膜接触镜的患者、不合作的小儿、有眼睑痉挛、头部震颤及眼球震颤者,同样适用。另外,Tono-Pen 眼压计体积小、重量轻,携带方便,由电池供能,无需额外电源及附件,不需裂隙灯和荧光素,多种体位下均可使用;与 Goldmann 压平眼压计的相关性密切,重复性好,测量误差小,连续测量不会致眼压值下降;测压头外套有一个可更换的乳胶套,可用于感染眼或是有全身感染性疾病患者的测量;数字化直接显示眼压值,减小了读数偏倚。但操作时需要注意,只有将眼压计短暂地轻触角膜,才能获得准确的测量值。一旦接触到眼球,眼压值将有显著升高。

4)Perkins 压平眼压计(Perkins tonometer):1965 年问世,构造原理与 Goldmann 压平眼压计相同。

①检查方法:表面麻醉后,用消毒的荧光素纸条置于下方结膜囊使角膜表面泪液染色,以被检查者的额部作为支撑,当检查者从手持眼压计的窥视孔中观察到测压头与被检查者的角膜接触,并出现两个荧光素半环时,检查者用示指拨动加压转盘,逐渐加压,直至两个荧光素半环内缘正好互相接触,读取读数,并将此读数乘以 10,即为眼压的毫米汞柱数。

②应用评价:特别适用于手术室、床边、小儿及不能在裂隙灯下检查的患者的眼压检查;不受球壁硬度的影响,对玻璃体切割术完全气液交换,角膜表面镜片术后的患者尤为准确。但该装置不能检测50mmHg 以上的眼压,而且直接接触眼球,存在交叉感染和损伤角膜等风险。

(4) 新型眼压计:为了克服 Goldmann 压平眼压计的不足和测量眼压波动的需要,各种新型眼压计应运而生。具有代表性的几种如下:

1) 气动眼压计(pneumatic tonometer):原理与 Tono-Pen 相同,利用一个带有中央气房的感受器喷嘴,喷嘴表面覆盖硅橡胶振动膜,中央气房内有压缩空气,气压取决于排气遇到的阻力。当感受器喷嘴接触角膜时,追踪压力曲线随着接触振动膜在角膜表面区域的增加而升高,当接触面等于中央气房的面积时,追踪压力达到峰值,这代表对抗角膜变形所需的力,随着角膜接触面的进一步扩大,当角膜组织本身变形的力全部由喷嘴壁承担时,追踪压力达到谷底,气压等于眼压,电子传感器将气压转化为纸带上的记录。适用于坐位或卧位及角膜不规则的患者。该装置可以连续监测眼压,所测眼压值与 Goldmann 压平眼压计非常接近,而且消毒的一次性乳胶振动膜的应用避免了交叉感染,但该装置复杂,价格昂贵,不易推广使用。

2) 动态轮廓眼压计(dynamic contour tonometer):根据帕斯卡原理设计,即对液体内某一点加压时,压力会传到液体中的任意一点,且其强度不变。在此基础上,动态轮廓眼压计结合了轮廓匹配原理和压力传感器来测量眼压。适用于多种屈光手术之后的眼压测量,操作简便易行,安全性能高,测量准确,可进行动态连续眼压测量,基本不受 CCT、角膜曲率、屈光度数等生物学特性的影响,但需要表面麻醉,只能用于坐位,直接接触眼球,存在交叉感染和损伤角膜等风险。

3) Icare 回弹式眼压计(Icare rebound tonometer):依靠感应回弹或撞击原理,可以快速(0.1 秒内)获得眼压测量值。如果眼压升高,探针撞击后的减速度增加,撞击的持续时间减短。根据对撞击持续时间和/或最大减速度的测量计算眼压。适用于儿童,角膜水肿、混浊或角膜表面不平者,坐位和卧位均可使用,特别是大规模的筛查,住院部和急诊部,以及 Goldmann 压平眼压计的常规和准确应用不可能实现时。RBT 大多数情况下能记录准确读数;接触式,带有统计学的数据显示,可信度高;容易使用,只需要少量训练,便于非专业人士和家庭使用;不需要表面麻醉和荧光素染色,舒适度更好,能很好地被患者,特别是婴幼儿接受;一次性探针,避免交叉感染。缺点是结果无法打印;测量值受 CCT 影响;需要探针等耗材。

总之,目前尚没有一个眼压计可以准确地测量所有眼的眼压(表 2-3-1),临床上可根据不同的情况进行选择,在可能的范围内准确测量眼压,减小误差。

表 2-3-1　各种眼压计的比较

眼压计	表面麻醉	荧光素染色	接触	裂隙灯	坐位	卧位	球壁硬度	角膜厚度
压陷眼压计	+	-	+	-	-	+	+	+
Goldmann 压平眼压计	+	+	+	+	+	-	-	+
非接触式眼压计	-	-	-	-	+	-	-	+
Tono-Pen 眼压计	+	-	+	-	+	+	-	+
Perkins 压平眼压计	+	+	+	-	+	+	-	+
气动眼压计	+	-	+	-	+	+	-	+
动态轮廓眼压计	+	-	+	-	+	-	-	-
Icare 回弹式眼压计	-	-	+	-	+	+	-	+

2. 裂隙灯生物显微镜检查

(1) 构造:裂隙灯生物显微镜是眼科最常用的检查设备,主要由照明系统和双目显微镜两部分构成。照明系统的光源通常为 6V 30W 白炽灯或卤素灯。光线经集光凸透镜集中后,再经过隔板上不同大小的圆孔,可以调节成不同长短宽窄的裂隙,再经过投射透镜,使光线更为集中,然后经棱镜或反射镜改变光线的路线,投射到所要检查的结构上。双目显微镜由目镜和物镜组成,可以调节不同的倍率,常用的倍率为 10~40 倍。

(2)操作方法和原理:检查时将裂隙灯台和颌架调整好,使其高度适合被检者的高度和面形,嘱被检者前额紧靠额架,双眼向前注视,或按检查者要求向某一方向注视。裂隙灯一般放于被检眼的颞侧,呈一定角度。

按照光线投射的方式及被照射组织的不同,可有 6 种照射法:

1)直接焦点照射法:是使用最广泛的方法,即光线焦点与显微镜焦点完全一致,将光线投射在结膜、巩膜及虹膜上,可见边界清楚的照亮区域,可以对该区域的细微结构进行观察。如果将裂隙光线照射到角膜,则会形成灰白色光学平行六面体,光线愈窄,所形成的光学切面愈薄,层次分明有助于识别精细的病变,确定病变位置的深浅,例如可以观察弯曲度、厚度、有无异物或沉积物以及角膜浸润、溃疡的层次和形态等。用小圆孔代替常用的裂隙,光线通过后形成圆锥光线,照射到前房中,可以查见房水混浊情况以及房水中浮游的微粒,称为 Tyndall 现象。如果将焦点进一步向后移动,可以观察晶状体的情况,以及前 1/3 玻璃体的病变。如果需要检查眼底,可以加用前置镜,调整光轴与视轴的角度在 30°以内。

2)弥散光照明法:加宽裂隙,在低倍镜下全面观察眼睑、结膜、巩膜、角膜、虹膜以及晶状体的情况。

3)镜面反光照明法:利用照射光线在角膜后面或晶状体表面形成的表面反光区,与直接焦点照射法的光学平行六面体相重合,利用该区光度增强从而检查该处的组织:角膜内皮、晶状体前、后囊及核的情况。

4)后部反光照明法:将光线的焦点照射于被检查组织后方的不透明组织上,而显微镜的焦点调整在被检查组织上,利用反射回来的光线进行观察。如观察角膜时将光线照射在虹膜或有白内障改变的晶状体上,利用后方反射的光线观察角膜的病变,如角膜上皮水肿、空泡、角膜后细小沉着物及角膜内细小异物等。

5)角膜缘分光照明法:将光线集合于一侧角膜缘上,由于光线在通过角膜时被角膜组织全反射,使对侧角膜缘出现明亮环形光晕,正常的角膜本身将无所见,而角膜的病变可以清晰地查见。

6)间接照明法:是角膜缘分光照明法和后部反光照明法的联合应用。将光线照射到被观察组织的旁侧,利用光线在组织内的分散、屈折和反射,对被观察组织的遮光病变进行观察,如虹膜小出血等。

(3)应用

1)观察眼前节:裂隙灯显微镜主要用来检查眼前节,尤其是结膜、角膜、前房、虹膜及晶状体和前段玻璃体的情况。因光源集中,又有放大作用,所以能够观察病变详细的情况。

2)检查眼底:裂隙灯显微镜联合裂隙灯透镜(属于前置镜),比如双非球面+60D、+78D、+90D 透镜或者数字系列透镜,可以检查眼底后极部病变,如果需要检查更大范围的眼底病变情况,可以联合散瞳和眼球转动。检查时,前置镜放于被检眼前面,裂隙灯光束通过瞳孔,聚焦于视网膜,观察到的为立体眼底倒像。另外,裂隙灯显微镜联合 Goldmann 三面镜,可以全面检查眼底病变情况。

3)检查房角:裂隙灯显微镜联合前房角镜或者三面镜可以观察房角结构。

4)其他用途:裂隙灯显微镜可以配合前房深度计、Goldmann 压平眼压计、角膜内皮检查仪、照相机和激光治疗仪等,发挥更为广泛的用途。

3. 眼底血管造影 包括荧光素眼底血管造影和吲哚菁绿血管造影,采用静脉注射染料辅助视网膜和脉络膜血管成像,在视网膜脉络膜疾病的诊断中具有非常重要的意义。

(1)荧光素眼底血管造影(fundus fluorescein angiography,FFA):最基本的原理是将能发荧光的荧光素钠快速注入静脉内,用蓝色光照射,荧光素钠被激发出荧光,从而使眼内充盈荧光素的血管、荧光素渗漏和组织着染处显影,用眼底照相机进行拍摄或录像。

1)荧光素钠(sodium fluorescein):是最常用的荧光物质,为中性、桔红色结晶。荧光素钠可被波长 485~500nm 的蓝色光激发,发射出波长 520~535nm 的黄绿色荧光。血液中 60%~80%的荧光素钠都会与血浆蛋白结合,剩下约 20%游离的荧光素钠在血管系统内循环,包括视网膜和脉络膜血管。视网膜血管内皮细胞的紧密连接构成了血-视网膜内屏障,不渗透荧光素;大的脉络膜动、静脉也没有明显的渗漏,脉络膜毛细血管内皮细胞有"孔窗",荧光素能够渗漏至血管外,但由于视网膜色素上皮细胞之间紧密的闭锁小带形成的血-视网膜外屏障,荧光素无法进入视网膜。

2)检查方法:进行荧光素眼底血管造影时,先将荧光素钠溶解在无菌生理盐水中(按体重计算为10~20mg/kg,成人常用剂量为20%的荧光素钠3~5ml),然后肘静脉内注射。在眼底照相机的激发光源前放置一个蓝色滤光片,白光从该滤光片通过后仅有蓝光通过,激发视网膜和脉络膜血管中的荧光素钠分子发射出黄绿色荧光,该荧光和反射的蓝光同时返回到照相机镜头,镜头的黄绿色滤光片可以屏蔽蓝光,只让黄绿色荧光通过并成像。标准拍摄角度下可以看到30°范围内眼底,放大倍数为2.5倍。广角拍摄设备可以观察到200°范围内眼底,使周边部视网膜成像。

3)荧光素钠的副作用:所有患者都会在静脉注射后2~4小时出现皮肤和结膜的黄染,2天内尿液颜色的加深。部分患者(5%~10%)会出现恶心、呕吐或者迷走神经反射,较少情况下(1%)患者可能会出现荨麻疹,过敏反应非常罕见(发生率<1/10万)。

4)荧光素眼底血管造影的正常过程

①臂-视网膜循环时间(arm-retina circulation time,A-RCT):荧光素从肘前静脉进入血管,流经右心、肺循环、左心,通过主动脉、颈动脉和眼动脉到眼底的时间。一般正常的臂-视网膜循环时间为10~15秒,双眼臂-视网膜循环时间相差在1秒内认为正常。

②视网膜动脉前期或脉络膜循环期:注射荧光素后,10秒前就可以看到睫状后短动脉的显影,比视网膜中央动脉显影提前0.5~1.5秒,眼底出现斑块状或地图状的脉络膜荧光。

③视网膜动脉期(retinal arterial phase):注射荧光素后10~15秒左右,可以看到视乳头上视网膜中央动脉显影,即为视网膜循环的开始。

④视网膜动静脉期(retinal arteriovenous phase):荧光素从毛细血管后小静脉返回至较大分支静脉时,荧光素沿着管腔边缘充盈,形成层流外观。从视网膜充盈到静脉出现层流,一般需要2.5~3秒,静脉荧光可以维持15~20秒以上。

⑤晚期(late phase):注射荧光素后10分钟,视网膜血管内荧光减弱或消失,此时荧光渗漏、着染或者积存却更为明显,可持续1~2小时或更久。

⑥黄斑拱环:注射荧光素后19~23秒,在正常黄斑暗区周围可见黄斑拱环与环外的毛细血管网的形态。

5)荧光素眼底血管造影结果解读:依据荧光素充盈血管的形态、时间和位置。

①高荧光或强荧光包括:a.渗漏是荧光素分子从视网膜色素上皮弥散到视网膜下间隙、血管外或从视网膜新生血管弥散到玻璃体腔中,荧光信号随造影过程逐渐增强。b.着染是指荧光素分子进入瘢痕或玻璃疣等实质组织造成组织的染色。荧光强度也随造影过程逐渐增强,晚期表现为边界固定不扩散的强荧光病灶。c.染料积存是指荧光素聚集在视网膜或脉络膜的液性空间,比如视网膜色素上皮脱离区域。d.透见荧光或者窗样缺损,是指透过色素脱失区域或视网膜色素上皮缺损区域看到的正常脉络膜荧光。

②低荧光或者弱荧光包括:a.荧光遮蔽,是指荧光信号被色素、血液或者纤维组织遮挡;b.视网膜或者脉络膜血管充盈缺损或者充盈不良;c.背景荧光减弱。

6)荧光素眼底血管造影的应用:①累及视乳头疾病的诊断:例如前部缺血性视乳头病变、先天性视乳头小凹、视盘玻璃疣、视盘水肿、视神经萎缩等。②视网膜疾病的诊断:如糖尿病视网膜病变、视网膜血管阻塞性眼病病变、先天性或后天性视网膜血管瘤病、家族性渗出性玻璃体视网膜病变等。③脉络膜新生血管的诊断:年龄相关性黄斑变性、急性多发性缺血性脉络膜病变、血管样条纹、脉络膜缺损、脉络膜萎缩性疾病、家族遗传性黄斑营养不良性病变等。④视网膜激光治疗前的评估和检查。

(2)吲哚菁绿眼底血管造影(indocyanine green angiography,ICGA):20世纪70年代开始,吲哚菁绿开始作为荧光染料进行血管造影,但直到90年代数字成像系统出现之后,该项技术才被广泛应用于临床。

1)吲哚菁绿(indocyanine green,ICG):是一种水溶性高分子量染料,呈暗绿色结晶状粉末,其激发光的波长为805nm,发射的波长峰值在835nm的红外光。吲哚菁绿能充分与血浆蛋白结合,减少了其在脉络膜毛细血管内皮间隙的渗漏,因此它可以维持在脉络膜循环中;另外其发射的红外光可穿透色素、液体、脂质和血液,因此能更好地显示脉络膜循环。由于98%的吲哚菁绿可与血浆白蛋白结合,因此它能快速地从肝脏中清除,可以几分钟内从循环中消失,对眼组织无明显着染。

2)检查方法:一般选用肘前静脉注射,常用剂量为0.5~1.0mg/kg。激光共聚焦成像系统激发吲哚菁绿发出荧光后,红外眼底摄像机检测到荧光。现代成像系统已经可以通过设置不同波长的荧光同时获得荧光素眼底血管造影和吲哚菁绿血管造影的图像。相较于荧光素眼底血管造影,吲哚菁绿血管造影的优点是使用近红外光作为激发光源,畏光的患者更容易接受,可以很好地穿透色素上皮和黄斑叶黄素,对视网膜的光毒性小。但是吲哚菁绿的缺点是荧光较荧光素弱,仅为后者的1/25。

3)吲哚菁绿的副作用:比荧光素钠低,但过敏反应会更严重。0.15%的患者可能出现恶心、呕吐、打喷嚏、痒等症状比较轻的副作用。严重的副作用包括荨麻疹、昏厥、血压过低和罕见的过敏反应。由于吲哚菁绿中含有5%的碘化物,因此对碘或贝类过敏的患者应该谨慎使用。另外,吲哚菁绿是通过肝脏代谢的,因此肝病患者需慎行或者禁行吲哚菁绿眼底血管造影。

4)吲哚菁绿血管造影的正常过程:吲哚菁绿在检查时于5秒之内注射入肘前静脉,并开始计时。由于吲哚菁绿显示的脉络膜血管充盈回流过程十分迅速,需要录像才能完整记录整个过程。吲哚菁绿造影总时长约30分钟,可以分为早期(5分钟内)、中期(5~10分钟)和晚期(20分钟以后)3个时段。

5)吲哚菁绿血管造影的解读:吲哚菁绿血管造影的解读根据成像后荧光的形态、位置和充盈时间。

①持续性异常高荧光:脉络膜新生血管形成,染料渗漏等。

②持续性异常低荧光:a.荧光遮蔽,如出血、色素增殖等;b.血管充盈延迟或无灌注;c.脉络膜毛细血管萎缩表现为纱状荧光减弱或消失。

6)吲哚菁绿血管造影的应用:适应证包括年龄相关性黄斑变性、糖尿病视网膜病变、中心性浆液性脉络膜视网膜病变、急性后部多发性鳞状色素上皮病变、视网膜玻璃膜疣、视网膜色素变性、多发性一过性白点综合征、血管阻塞性眼病、视网膜血管样条纹、Stargardt眼底黄色斑点症、特发性息肉状脉络膜血管病变等。

7)吲哚菁绿血管造影与荧光素眼底血管造影的关系:荧光素眼底血管造影是诊断眼底病不可或缺的工具,但是对于脉络膜血管成像方面有所欠缺,吲哚菁绿血管造影可以清楚的显示脉络膜循环。吲哚菁绿血管造影与荧光素眼底血管造影联合使用(图2-3-1),取长补短,不仅有利于眼底疾病发病机制的研究,也有利于提高眼底疾病的诊断水平。

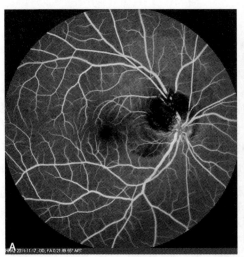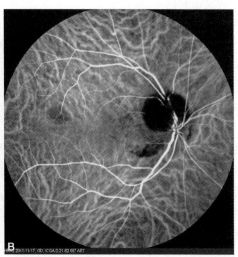

图2-3-1 同步进行的FFA(A)与ICGA(B)

4. **视觉电生理检查** 是通过患者视觉器官接受闪光或图形等不同形式刺激,采集视路不同位置产生的生物电活动来了解视觉功能。它是一项客观、无创的视功能检查,不受患者主观因素的影响,对视神经疾病的诊断及鉴别诊断具有重要意义。

临床常用的视觉电生理检查包括：视网膜电图（electroretinogram，ERG）、视觉诱发电位（visual evoked potential，VEP）和眼电图（electrooculogram，EOG）。不同视觉电生理检查方法及波形监测的视觉组织结构关系概述如下（表 2-3-2）。

表 2-3-2　视网膜组织结构与相应的电生理检查

视网膜组织结构	电生理检查	视网膜组织结构	电生理检查
光感受器	闪光 ERG 的 a 波	神经节细胞	图形 ERG*
双极细胞、Müller 细胞	闪光 ERG 的 b 波	视神经及视路	VEP*
无长突细胞等	闪光 ERG 的 OPs 波	色素上皮	EOG

注：* 光感受器及双极细胞功能正常时。

（1）ERG：是由短的闪光或者图形刺激视网膜后从角膜或相应部位记录到的视网膜总和电反应。通过改变光的条件，可得出不同 ERG 的波形来诊断不同视网膜疾病。

1）分类

①根据适应状态

a. 暗适应 ERG（scotopic ERG）：由光刺激诱发的这类 ERG 主要反映视杆细胞的功能。

b. 明适应 ERG（photopic ERG）：在检查时提供明适应背景光，抑制视杆细胞活动，此时用大于明适应的闪光刺激所引起的反应主要来自视锥细胞。

②根据刺激形式

a. 闪光 ERG（flash ERG，FERG）：闪光频率较慢或者单次闪光时，每个闪光刺激可诱发完整的 ERG 波形，前后波形不融合，是瞬态反应。主要反映神经节细胞前的视网膜细胞状态。

b. 闪烁光 ERG（flicker ERG）：当闪光频率大于 8Hz 时，每个闪光刺激的波形前后融合，呈正弦波样，是稳态反应。

c. 图形 ERG（pattern ERG，PERG）：用棋盘格或光栅翻转的图形刺激产生，主要反映视网膜神经节细胞层的状态。

d. 给撤光 ERG（onset/offset ERG）：记录图形或光刺激显示和消失时的 ERG。

③根据刺激光颜色

a. 白光 ERG：诱导视锥和视杆细胞混合反应。

b. 红光 ERG：诱导视锥细胞反应。

c. 蓝光 ERG：诱导视杆细胞反应。

④根据刺激范围

a. 全视野刺激 ERG（full-field，ERG）：通过散大瞳孔（>7mm）进行全视野刺激，是视网膜受刺激面积达到最大记录的 ERG。

b. 局部 ERG（focal ERG 或 local，ERG）：在视网膜局部区域给予刺激后记录的 ERG。

c. 多焦点 ERG（multi-focal ERG，mfERG）：应用伪随机二进位 m-序列控制的刺激方式，交替诱发视网膜的多个局部反应，得到连续的 ERG 混合反应信号，通过计算机处理得到每个刺激区域相对应的独立的波形，通过多位点曲线列阵或三维地形图来显示。主要反映了后极部视网膜（25°）的局部功能，对黄斑疾病的诊断有重要意义。

2）检查方法

①准备皮肤电极 3 条，角膜接触电极 2 条。

②清洁前额、颞侧外眦部皮肤。

③将地电极贴在前额 Fz 位置皮肤，参考电极贴在颞侧外眦部皮肤。

④为受检者佩戴角膜接触电极。

⑤若检查项目为 PERG，则需要对受检眼进行屈光矫正后按系统程序步骤依次进行检查。

⑥若检查项目为 FERG,则需要暗适应 20 分钟后按系统程序步骤依次进行暗适应的视杆反应检查(若角膜接触电极为角膜接触镜,可以在暗适应后再于暗红光下佩戴电极检查),然后明适应 10 分钟,进行视锥反应检查。

3)正常结果解读

①FERG:又名全视野视网膜电图(full-field electroretinogram,ffERG)。随着国际临床视觉电生理学会(International Society for Clinical Electrophysiology of Vision,ISCEV)推荐标准化方案以来,FERG 的记录方法是公认的最稳定的方法。2015 年 ISCEV 制定的标准 FERG 的 6 项反应见图 2-3-2。

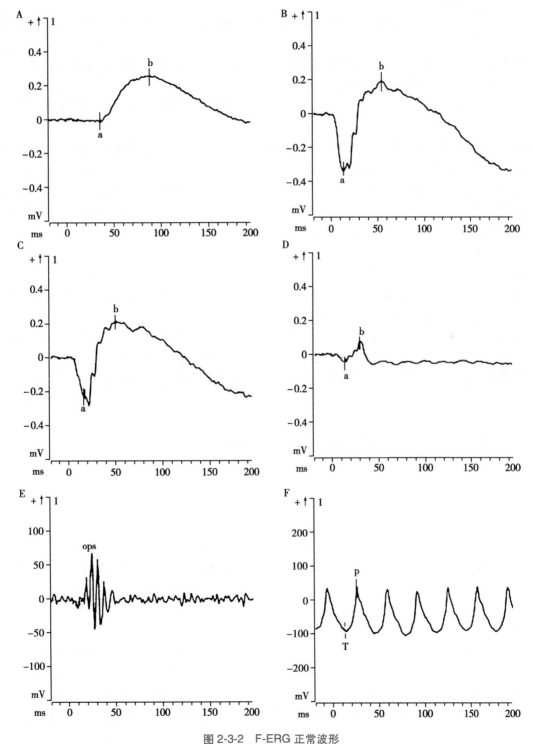

图 2-3-2　F-ERG 正常波形

A. 暗适应 0.01;B. 暗适应 3.0;C. 暗适应 10.0;D. 明适应 3.0;E. 暗适应 3.0 OPs;F. 明适应 30Hz fliker

A. 暗适应 0.01ERG：起源为视杆细胞和开-双极细胞。a 波小或记录不到，b 波较大，正常大于 200μV。

B. 暗适应 3.0ERG：a 波为负向，起源为视杆细胞和视锥细胞，b 波为正向，起源于开-双极细胞。a 波振幅大于 200μV，b 波振幅大于 400μV。b/a 大于 1.5。

C. 暗适应 10.0ERG：起源同 3.0ERG，为增强的混合反应，可获得更容易界定的较大的 a 波，更容易得到有特征且较大的 OPs 以及更显著的阴形 ERG 波形。也可在屈光间质混浊或者未成熟的视网膜患者中获得更好的信号。a 波为负向，起源为视杆细胞和视锥细胞，b 波为正向，起源于开-双极细胞。a 波振幅大于 200μV，b 波振幅大于 400μV。

D. 明适应 3.0ERG：单闪光视锥细胞反应，a 波起源于锥细胞和关-双极细胞，b 波起源于开和关-视锥双极细胞。a 波振幅较小，大于 40μV。b 波振幅大于 100μV。

E. 暗适应 3.0 震荡电位（oscillatory potentials，OPs）：起源于无长突细胞和双极细胞。共 4 个正波，P1、P2、P3 和 P4，其中 P2 波振幅大于 60μV。

F. 明适应 3.0 闪烁光 ERG：30Hz 白色闪烁光刺激，起源于视锥细胞，波形为正弦波样，P2 振幅大于 70μV。

②PERG：主要由正向波 P50 和负向波 N95 组成。P50 波起源于神经节细胞，峰时约 50ms，振幅约 3μV。N95 波起源于更远端的视网膜，峰时约 95~100ms，振幅约 5μV。

③mfERG：正常 mfERG 图为 61 个或 103 个六边形，正常的波形包括负向 N1 波和正向 P1 波组成，需观察 P1 振幅。正常人 mfERG 在黄斑区反应密度最高，在三维图上表现为尖峰状，往周边部随着反应密度降低而变得平坦，盲点处对应的部位反应密度明显下降。

4）异常结果解读及临床应用

①FERG

a. a 波和 b 波均下降：反映视网膜内外层均有损伤，见于视网膜色素变性、玻璃体积血、脉络膜视网膜炎、全视网膜光凝后、视网膜脱离、铁锈或铜锈症、药物中毒等。

b. b 波下降，a 波正常：提示视网膜内层功能障碍，见于先天性静止性夜盲症Ⅱ型、小口病（延长暗适应时间，b 波可恢复正常）、青少年视网膜劈裂症、视网膜中央动脉或静脉阻塞等。

c. ERG 视锥细胞反应异常，视杆细胞反映正常：见于全色盲、进行性视锥细胞营养不良等。

d. OPs 波下降或消失：见于视网膜缺血状态，如糖尿病视网膜病变、视网膜中央静脉阻塞的缺血型和视网膜静脉周围炎等。

②PERG：异常见于黄斑病变、遗传性视网膜病变、视网膜血管病变、视网膜神经节病变（如青光眼）等。

③mfERG：可以对黄斑区疾病进行精准定位，并对黄斑区进行功能评估。可用于视网膜色素变性等遗传性视网膜病变的确诊、功能评估及病情变化的检测，也可用于糖尿病视网膜病变等视网膜血管类疾病的功能评估并指导治疗。

（2）VEP：又称为视觉诱发反应（visual evoked response，VER），是视网膜受闪光或图形刺激后，经过视路传递，在枕叶皮层所产生的电活动。由于枕叶皮质对线条轮廓及其变化非常敏感，所以选用棋盘格刺激。黄斑纤维终止于视皮质的后极部，因此 VEP 既检测了视路传导障碍，又检测了黄斑功能。

1）分类

①根据刺激条件不同

a. 闪光 VEP（flash VEP，FVEP）：视觉刺激为弥散的非图形光，适用于屈光间质混浊者、视力严重受损者及不能配合 PVEP 检查者，但是波形和潜伏期的正常值变异较大。FVEP 含有 N1、P1、N2 三个波。

b. 图形 VEP（pattern VEP，PVEP）：视觉刺激为图形，如黑白棋盘格，条栅等。刺激形式有图形的翻转、给光-撤光等。PVEP 含有 N75、P100、N145 三个波。由于 P100 波形最稳定，患者间个体差异小，为临床常用诊断指标。

②根据刺激时间频率

a. 瞬态 VEP：刺激频率≤2Hz。单个刺激一个接一个地出现,后一刺激出现时前一个刺激引起的枕叶皮质反应已消失。对应于每个刺激是一系列正波和负波组成的 VEP 波形,可以准确评价神经传导速度。

b. 稳态 VEP：刺激频率>5~8Hz。刺激的间隔时间短于 VEP 时程,多次反映的波相干扰、叠加、形成节律性正弦样波的 VEP。

③根据刺激野

a. 全刺激野 VEP。

b. 半刺激野 VEP。

c. 部分刺激野 VEP。

d. 多焦点 VEP(multi-focal VEP,mfVEP),mfVEP 可在短时间内记录大脑枕叶皮层多位点的电位反应,可以客观评价视野及视路功能。刺激图形为偏鼻侧靶形刺激,专为青光眼检查设计,对应鼻侧阶梯。4 个通道共 10 个电极,检查距离 24cm,视野范围半径 30°,检查结果可与静态视野对比。

④根据记录电极的多少

a. 单导 VEP。

b. 多导 VEP(multi-channel VEP)。

2）检查方法

①准备皮肤电极 3 条。

②清洁前额皮肤、枕骨粗隆上方约 1.5cm 处皮肤及耳垂。耳垂若因佩戴饰品不易佩戴电极也可以耳背后皮肤代替。

③将参考电极贴在前额 Fz 位置皮肤,作用电极贴在枕骨粗隆上方约 1.5cm 处 OZ 位置,地电极贴在耳垂或者耳背。

④遮挡对侧眼,若检查 FVEP,遮挡需严密,防止漏光。

⑤若检查 PVEP,则需要对受检眼进行屈光矫正。

⑥嘱受检者集中注意力,按系统程序步骤依次检查。

3）正常结果解读

①PVEP：一般 PVEP 读图顺序为先右后左,之后双眼对比,需检查重复性。若多次检查结果的峰值和振幅一致,提示结果可信。一般 15 岁以下儿童 P100 振幅应>20μV,成人 P100 振幅在 7~20μV;1°空间频率 P100 峰时约为 90~110ms,15′刺激时 P100 峰时比 1°延迟 5~10ms。

②FVEP：一般 15 岁以下儿童 P2 振幅应>20μV,成人 P2 振幅在 7~20μV;P2 峰时约为 95~110ms。FVEP 个体变异大,需多次重复检查。需结合双眼对比分析结果,双眼差值>30%,即时数值均正常,也可认为较差眼为异常。

4）异常结果解读及临床应用：P100 波或 P2 的波峰时延迟出现在以脱髓鞘为主要病理特征的疾病,与髓鞘脱失、视神经传导减慢相关,典型病变如视神经炎、多发性硬化、视神经脊髓炎、缺血性视神经病变等。神经性的压迫性病变和视神经轴索变性坏死类病变,由于轴索数量减少,反应降低,会使 P100 或 P2 波振幅降低。典型病变如缺血性视神经病变、Leber 遗传性视神经病变等。而外伤性视神经病变、视神经萎缩等疾病同时具有波峰延迟及振幅降低的特点。

以往认为 P-VEP 适用于视力大于 0.1 的患者,而视力低于 0.1 的患者或无法配合 P-VEP 检查的儿童需用 F-VEP。2016 年 ISCEV VEP 标准对于进行 VEP 检查的患者的视力不再做明确要求,若患者可配合则优先选择 P-VEP 检查。对固视不佳、眼球震颤及怀疑伪盲的患者,可采用给撤图形。

临床上 VEP 可用来鉴别伪盲,主观视力下降而 VEP 正常提示非器质性损害;检测弱视治疗效果;监测青光眼患者的视神经功能;判断婴幼儿视力;对屈光间质混浊患者视功能的判断;在视交叉的神经外科手术中应用 VEP 监测,可判断手术是否影响视交叉。

（3）EOG：是测量视网膜色素上皮和光感受器细胞之间存在的连续视网膜静息电位(不需要额外光线刺激),反映了视网膜外层和 RPE 的功能。暗适应后眼的静息电位下降,此时的最低值称为暗谷,转入明适应后眼的静息电位上升,逐渐到达最大值,称为光峰。产生 EOG 的前提是感光细胞与色素上皮的接触及离子交换。最常用的诊断参数为光峰与暗谷的比值,即 Arden 比值。2017 年 ISCEV 国际标准把 Arden 比值更名为光峰暗谷比(light peak:dark through ratio,LP:DT ratio)。

1)检查方法

①患者需要散瞳、明适应约 15 分钟。

②准备皮肤电极 5 条。

③清洁前额、鼻侧及颞侧外眦部皮肤。

④连接电极

a. 地电极:前额正中。

b. 右眼参考电极:右眼颞侧。

c. 右眼作用电机:右眼鼻侧。

d. 左眼参考电极:左眼鼻侧。

e. 左眼作用电极:左眼颞侧。

部分电生理仪器的左眼参考电极设置为左眼颞侧,左眼作用电极设置为左眼鼻侧,应仔细阅读仪器说明书,防止电极位置错误。

⑤教会患者跟着视标左右扫视。

⑥关闭室内灯光,使检查环境为暗室。

⑦根据程序步骤依次进行基线定标、暗适应采集、明适应采集 3 个步骤检查,采集过程中应不定时提醒患者跟着视标移动节奏转动眼球。

2)结果解读:Arden 比值>1.8 为正常,1.7~1.8 为可疑异常,<1.7 为异常,严重异常者可呈平坦波形。

3)临床应用:EOG 异常可见于视网膜色素上皮、光感受器细胞疾病及中毒性视网膜疾病,典型病变包括 Best 病(卵黄样黄斑变性)、视网膜色素变性、脉络膜变性、维生素 A 缺乏性病变、氯喹和羟基氯喹中毒、铁锈症、全色盲及视网膜脱离等眼病。

5. 眼科影像学检查 包括超声、CT、MRI、传统 X 线摄片等,相关优势见表 2-3-3。

表 2-3-3 常见眼科影像学检查的优势

疾病	超声检查	CT	MRI
眼球病变	玻璃体积血或机化、视网膜或脉络膜脱离、眼内肿瘤、眼内异物、脉络膜增厚、巩膜炎等;UBM 可提供房角信息、睫状体部肿瘤,晶体位置等	钙化、急性出血、外伤或不透 X 线的异物;高分辨率 CT 扫描有助于发现伴有钙化的视网膜母细胞瘤或脉络膜骨瘤,眼球痨等	区别视网膜下出血与脉络膜黑瘤,T_1 加权扫描对脉络膜黑色素瘤产生高强度信号,T_2 加权扫描产生低强度信号
视神经疾病	视神经鞘扩张引起的视盘水肿,当眼球外展(或内收)30° 时,视神经鞘的直径会缩小	外伤骨折损及视神经、视神经管内肿瘤患者需要显示视神经路径时;对比增强区别脑膜瘤或神经胶质瘤;甲状腺眼病,眼外肌在眶尖压迫视神经	视盘水肿,MRI 脂肪抑制及增强可更好地显示视神经鞘;增强显示视神经肿瘤
眼眶疾病	透 X 线的眼眶异物、甲状腺眼外肌肥大;区别充血性和炎症性疾病、肿瘤分囊性、实质性、血管性、浸润性	鼻窦疾病、甲状腺眼外肌肥大、金属异物、出血、眼眶骨折;肿块或伴有钙化的病变,如海绵窦血管瘤、神经鞘瘤、视神经胶质瘤、脑膜瘤;怀疑骨破坏的病变,如白血病、淋巴瘤、组织细胞增多症和横纹肌肉瘤	增强 MRI:海绵窦血管瘤、血管畸形,非甲状腺性眼外肌肥大(包括肌炎或转移性病变)、眶内出血;T_1 加权检查木质异物;恶性黑色素瘤由眶内扩展至眼眶外

（1）眼超声检查：人类可听见的最高声频是 20kHz，频率大于 20kHz 的为超声波。频率高分辨率高但穿透力差。眼超声检查是一种非侵入性检查，在眼科门诊即可快速完成。A 扫描（A 超）为幅度调制型，是采用 8~12MHz 超声波生成的一定线性距离下的振幅率曲线来进行眼球和眼眶组织的评估，为一维图像；B 扫描（B 超）为亮度调制型，在屏幕上出现由光点组成的声学切面图，为二维图像。A 超的优势在于测定眼轴（人工晶体屈光度测定），可区别视网膜脱离与脉络膜脱离，肿瘤与凝固的血液，在定位准确性、病损反射率、测量眼轴方面，以 A 超最佳；而 B 超对病灶的形态与位置可以直接表现出来。

1）A 超：白内障手术前测量眼球前后轴是 A 超最通常的适应证。眼球前后轴长度测量时，眼球探头非常垂直的轻触角膜中心顶点，防止前后轴长度人为的变短。测量眼球前后轴是计算人工晶体屈光度的决定性因素，轴长误差 0.25~0.30mm，相当于人工晶体 1.00D。另外眼轴长度对小眼球、先天性青光眼的诊断、眼内肿瘤的大小，近视眼的进展有一定临床意义。可利用规范化的 A 超探头对球内或眶内肿物的回声特征来进行诊断识别。专门的 A 超模式还可用于角膜厚度的测定。

2）B 超：对眼内病变、眼内肿瘤、眶内病变、眼内异物等均有一定意义。

①眼内病变

a. 正常玻璃体：透明玻璃体基本上没有回声波，但有时可见小波（玻璃体混浊），可有移动的玻璃体后脱离，尤其是老年人、高度近视眼。

b. 星状玻璃体病变：皂钙（含钙的磷脂）悬挂在玻璃体的网架上，表现为能运动的无数光点，混浊区后界与玻璃体膜之间有一个透明的玻璃体区域。与玻璃体积血的区别在于，玻璃体积血会凝固呈条状，星状玻璃体浑浊外周有透明带。

c. 玻璃体后脱离：脱离的后缘是光滑的，动态上表现为液体性后运动，这是与运动性较弱的视网膜脱离及脉络膜脱离的鉴别点。

d. 玻璃体积血：新鲜积血表现为点状、短线或者凝聚成团块状，与出血程度成正比；机化出血为不规则形、膜状或点状。

e. 视网膜脱离：脱离的视网膜为明亮而连续的膜。凡屈光介质非常混浊而难以窥见视网膜的病例，常规需超声来探测视网膜有无脱离。用检眼镜不能看到的视网膜浅脱离可用超声探测到。

f. 视网膜劈裂症：视网膜劈裂症是平滑而薄的圆顶形膜，此膜不附着于视盘而常在眼底周边部。它与视网膜脱离不同之点在于它更局限性、更平滑、更薄。

g. 脉络膜脱离：B 超上表现为平滑而厚的圆顶形，顶上膜较厚。全周脉络膜脱离时，横向 B 超扫描显示几个大泡，状似扇贝壳，这是脉络膜脱离的特殊体征。如果邻近的两个脱离很近的脉络膜相互接触，在 B 超上可表现为接吻征（kissing choroidals）。

h. 后巩膜葡萄肿：高度近视眼前后轴增长，巩膜变薄，眼球后极部可因失去抵抗力出现球壁局部向后突出。巩膜扣带术后也会出现类似状况，但它呈环状，不发生于后极而在赤道后方。

②眼内肿瘤

a. 脉络膜黑色素瘤：蘑菇状是脉络膜黑色素瘤的典型表现。光滑的肿瘤表面呈高反射，一过表面马上发生衰减，形成肿瘤基底的黑洞。

b. 转移性肿瘤：较扁平、基底较宽、表面波浪起伏，隆起仅 1mm，内反射不规则，有时不仅一个肿瘤。

c. 脉络膜血管瘤：静止性、微隆起、反射率高、结构规则。

d. 视网膜母细胞瘤：多发生在 4 岁以下的儿童，超声波显示玻璃体巨大肿块，诊断依据为在损害区内有钙化。弥漫性视网膜母细胞瘤几乎没有钙化点，因此超声诊断困难。

③眶内病变

a. 眼眶肿瘤：为 CT 及 MRI 的辅助。根据超声扫描眼眶肿瘤分囊性、实质性、血管性和浸润性。

b. 蜂窝织炎及炎性假瘤：为特发性眼眶炎症，产生弥散性眼眶超声表现。波及球后脂肪，基质性水肿将脂肪及异常的结缔组织分开，所以回波之间的空间增宽。肉芽肿或脓肿在超声波上为局限性杂色斑点。Tenon 囊下水肿及视神经鞘周围水肿是眼眶炎性假瘤的特征。

c. Graves 病：在球后脂肪与眼眶壁之间的无回波区域为肌肉所在地。Graves 病有眼外肌肿大，单独一条眼外肌肿大是肌炎的特征。

④眼部异物：眼内异物特点是体积小、反射性高、边界清楚，所以只产生一个声波，无余波。金属、玻璃、塑料、石的反射率高于除骨以外的正常组织，所以超声很容易发现并精确定位。紧邻巩膜壁的边界异物，CT扫描也许不能确定眼内还是眼外，可以结合超声辅助诊断。木质异物的回波是变异的，不易被探测到。

3）超声生物显微镜（UBM）：在眼球前1/5用超高频（50MHz）B型超声，从而呈现接近显微镜分辨率的横切面。已知的眼球破裂是UBM检查的绝对禁忌证。检查时患者应取平卧位，局部点滴表面麻醉剂，采用侵入式检查方法，结膜囊内需放置眼杯及耦合剂。常用检查方法包括中央切面、放射状切面及冠状切面检查法。中央切面用于显示前房深度及晶体位置，放射状切面是显示房角、虹膜、睫状体等结构的最佳切面，冠状切面通常用于病变的补充描述。眼科应用于：

①适用于检查角巩膜或角膜缘病理情况，前房角、虹膜睫状体病理情况（如虹膜睫状体肿块、人工晶体位置）以及细小的前节异物。

②原因不明的单侧窄房角或房角关闭。

③睫状体离断。

4）多普勒超声检查法：采用B超结合多普勒技术观察眼部血流。眼科应用于：

①眼上静脉病变：高流量海绵窦瘘、眼上静脉血栓。

②眼眶静脉曲张。

③动静脉畸形。

④血管性疾病：视网膜中央动脉阻塞、视网膜中央静脉阻塞、眼缺血综合征和巨细胞动脉炎。

（2）X线片：可用于确定或排除眶内、球内不能透过X线的异物，但由于CT较X线片有更好的对比度，是更优的评估异物的选择。如怀疑存在隐匿的金属异物，X线片仍是在做MRI前有价值的筛选方法。X线片不能用来诊断眼眶骨折。

（3）CT：CT图像平面包括水平、直接冠状、重建冠状、重建矢状位。骨窗和软组织窗的水平和冠状均要检查。不能透过射线的碘化造影剂有助于更仔细地观察血管结构和毛细血管内皮屏障破坏的部位（如炎症）。眼科应用于：

1）更好的观察骨质异常，如骨折（眼眶或是神经管）、钙化或软组织肿物的骨侵蚀。在评估外伤性视神经病变时，应对眶上裂、视神经管进行间隔1mm的扫描，以排除骨折引起的视神经损伤。

2）定位眼眶内或球内的金属异物，玻璃、木头和塑料放射线可以通过，因此很难在CT上分辨。如需定位球内或者眶内异物，进行间隔1mm的扫描。

3）软组织窗可用于检查某些病理情况，如眶蜂窝织炎/脓肿、非感染性炎症和肿瘤。也可以提示临床确定是否有后巩膜裂伤。如怀疑为感染或炎症性疾病，可能需要增强扫描。增强扫描有助于分辨眶蜂窝织炎和脓肿。

4）适用于观察鼻旁窦解剖和疾病，CT血管造影（CTA）有助于颅内血管性疾病，包括动脉瘤的诊断，其敏感性高于磁共振血管造影（MRA）。

5）头部CT有助于在急性或亚急性出血时定位（脑实质、蛛网膜下腔、硬膜下、硬膜外和球后）。

6）可作为甲状腺相关眼眶病的影像学检查方法。

7）任何失去意识的情况下均需行头部CT检查。

（4）MRI：原理为使用较强磁场激发水分子中的质子。质子重新回到平衡态所释放的能量经线圈检测到，并将此信号通过计算机重建成影像。增强扫描可用钆（Gd-DTPA）作为增强剂，耐受性好的不含碘的顺磁性物质。MRI不同扫描方式的优势见表2-3-4。MRI在眼科应用于：

1）可以清晰地观察到眶内/中枢神经系统肿物的边界。

2）观察骨质欠清。

3）适合诊断颅内、海绵窦和眶尖病灶。

4）适用于神经源性肿瘤（脑膜瘤、胶质瘤），Gd-DTPA增强可显示病灶边界。

5）对于所有视神经炎、可疑脱髓鞘病变的患者均应进行头颅 MRI 检查。

6）磁共振血管造影（MRA）是 MRI 技术的一种特殊应用，可用于怀疑颈动脉狭窄、闭塞或夹层；怀疑颅内和眼眶动脉瘤（如第Ⅲ对脑神经麻痹累及瞳孔）、动静脉畸形和后天性动静脉吻合。

表 2-3-4　MRI 不同扫描方式的优势

	T₁	脂肪抑制像	Gd-DTPA	T₂
特点	适合观察视神经、眼外肌和眶内静脉等结构	在 T₁ 的基础上抑制眼眶内的脂肪高信号，使解剖结构更加清晰	在 T₁ 脂肪抑制的基础上，泪腺和眼外肌被增强	眼内组织对比欠佳，脱髓鞘病灶（如多发性硬化）是高信号
图像	脂肪是高信号，玻璃体和脑室是低信号	玻璃体和脂肪都是低信号	眼外肌是高信号，多数眶内肿物在 T₁ 像是低信号，可被 Gd-DTPA 增强	含液体的结构如玻璃体、脑脊液是高信号，黑色素是低信号

（5）光学相干断层扫描（OCT）：是一种通过测量光的反射来呈现二维或三维图像的无创的检查方法。OCT 利用超发光二极管向被检测的组织和参考光源发出低相干光（波长 820nm），干涉仪记录视网膜反射光的延迟时间。参考镜将这些反射光转换成分辨率高达 3μm 的图像。反射最高的结构是神经纤维层、视网膜色素上皮。高反射性病变包括密集的色素沉着、瘢痕组织、新生血管和硬性渗出。在病理情况下的低反射率的区域包括水肿。增强深度成像 OCT 是一种用来提高脉络膜成像细节的技术。

1）正常眼的 OCT 表现：视网膜前部的红色高反射层为神经纤维层，后部的红色反射层反映视网膜色素上皮层和脉络膜毛细血管层。此前的暗色层为视锥细胞和视杆细胞层，视锥细胞和视杆细胞层之前的黄绿色为视网膜中内层组织。黄斑中心凹为绿色，视盘为黄绿色，视网膜光带断层中可区分为神经上皮层、色素上皮层、脉络膜等。

2）OCT 在视网膜疾病中的应用

①视网膜血管阻塞性疾病：在视网膜中央静脉阻塞时，OCT 切面上可见到包括囊样黄斑水肿、板层黄斑孔，视网膜下液潴留或神经上皮浆液性脱离、视盘水肿等；视网膜中央动脉阻塞病例表现为急性黄斑水肿、视网膜缺血苍白以及视网膜萎缩，两者都可以通过 OCT 扫描测量视网膜厚度的变化而作出准确的评估。

②糖尿病视网膜病变：黄斑病变、视网膜新生血管、视网膜前膜、视盘新生血管、视网膜脱离是糖尿病视网膜病变患者视力损害的主要原因。糖尿病黄斑病变在 OCT 上的表现为视网膜水肿、囊样黄斑水肿及视网膜神经上皮脱离。硬性渗出在 OCT 上的表现为局部的高强度视网膜内层表面高反射，它完全遮蔽其下方的视网膜神经上皮层及视网膜色素上皮、Bruch 膜和脉络膜毛细血管层的光反射。棉绒斑在 OCT 上的表现为视网膜神经纤维层和内层视网膜神经上皮光反射增强区。增生性糖尿病视网膜病变常导致视网膜前纤维增生，它与视网膜紧密黏附在一起时，OCT 检测显示视网膜神经纤维层增厚，强反光带增宽。

③中心性浆液性脉络膜视网膜病变：OCT 图像可显示以下三种表现：a. 视网膜神经上皮水肿、脱离，在 OCT 上表现为神经上皮层的隆起、其下方为液体积聚的无反射暗区，底部见一高反射光带为视网膜色素上皮层；b. 视网膜神经上皮层和色素上皮层的脱离，表现为神经上皮与一条薄的、高反射的色素上皮光带一起隆起，其间为充满液体的暗区；c. 视网膜色素上皮层断裂，表现为反射的色素上皮光带中断，同时伴有视网膜色素上皮和神经上皮层脱离。

④视网膜下新生血管性疾病：脉络膜新生血管（choroidal neovascularization，CNV）在许多视网膜疾病与疾病过程中可以出现。其中青壮年以中心性渗出性脉络膜视网膜病变常见，老年人以年龄相关性黄斑变性最多见。CNV 在 OCT 图像上表现多变，典型的 CNV 表现为视网膜色素上皮层和脉络膜毛细血管层断裂，纺锤形局部增厚和边界清楚的高回声反射区病灶，血管膜位于视网膜神经上皮或色素上皮之下。隐匿性 CNV 的纤维性血管膜形成视网膜色素上皮层脱离，表现为视网膜色素上皮层隆起，隆起的局部有光反射轻度背散射区，没有脉络膜光反射遮蔽暗区。最后一种 CNV 因视网膜色素上皮层的病理改变表现

为脉络膜高反射增强区,其边界不大清楚,常伴有病灶上方视网膜囊样变化。

⑤黄斑裂孔和黄斑前膜:OCT可以对黄斑裂孔进行定量检测,是对其跟踪的一个很好的手段,也是评价黄斑裂孔手术效果的最有用的客观指标。特发性黄斑前膜在OCT图像中的表现为黄斑中心凹移位,中心凹消失、隆起,视网膜水肿、增厚,表现为一层高密度的反射光层。OCT图像中的特发性黄斑前膜有各种表现:视网膜前膜伴黄斑水肿、增生性黄斑前膜、黄斑前膜伴假性黄斑裂孔、黄斑前膜伴板层。

3)OCT在青光眼中的应用:目前主要集中于对视盘、视盘旁神经纤维层和黄斑区神经节细胞的测量和分析。目前临床上对于青光眼性视神经损伤的检测主要分为功能和结构两部分。功能学检测主要包括视野、视力、视觉电生理等;结构检测主要包括检眼镜检查、眼底照相、OCT等。近几年,随着傅立叶OCT逐渐取代传统的时域OCT,其在青光眼诊断和随访中的重要性正逐步提高。

①视盘和神经纤维层成像:视网膜神经纤维层(RNFL)厚度是最容易检测的指标,同时也是最有力的诊断参数。

②黄斑区神经节细胞复合体:青光眼引起黄斑区神经节细胞损伤,造成视网膜变薄。研究证实,青光眼损伤引起神经纤维层、神经节细胞层和内丛状层变薄最为明显,中度影响INL的厚度,而对外层视网膜厚度没有影响。为了检测青光眼最易受损的内层视网膜区域,OCT特别设计了神经节细胞扫描程序(如RTVue OCT的GCC程序和Cirrus OCT的GCA程序)以利于青光眼的诊断。神经节细胞复合体的厚度被定义为内界膜(ILM)到内丛状层(IPL)外边界的距离。该复合体包括视网膜内层的3层结构组成(RNFL、神经节细胞层和IPL),青光眼病变对这3层都会造成损伤。当视网膜神经节细胞死亡后,神经节细胞层变薄。作为神经节细胞一部分的轴突也同样丢失,引起RNFL层变薄;神经节细胞的树突位于IPL,当细胞死亡后,其树突也同样丢失,IPL层也会变薄。GCC扫描程序对易被青光眼损伤的这3层结构厚度进行定量测量。

4)前节OCT:与后节OCT的工作原理基本相似,但大部分眼前节OCT采用波长为1 310nm的光束,与眼后节OCT的光源波长相比,其波长增加,经巩膜组织的反向散射小、穿透力增加,在眼内的扫描深度为3~6nm,纵向分辨率到6~25μm。图像可选择灰阶或伪彩色图,不同组织结构根据光散射性不同而呈现不同灰度或色彩,并可进行测距,兼顾了定性和定量分析。临床应用于:

①角膜移植的术后随访:可用于观察穿透性角膜移植术和各种成分的角膜移植术后,植片和植床厚度测量及愈合情况判断,早期诊断术后并发症。

②眼表疾病的诊断和治疗随访:包括圆锥角膜、角膜异物、前黏性角膜白斑、角膜水肿、角膜上皮大泡和角膜基质营养不良等疾病的诊断;干眼的诊断和治疗随访;翼状胬肉和结膜松弛症等结膜疾病的诊断。

③角膜接触镜的随访:包括位置、适配性、不良反应和并发症的诊断。

④屈光手术的术前评估和术后随访:包括术前测量角膜厚度筛选合格的手术者,术后评估测量角膜瓣和残余角膜基质厚度,观察术后的并发症,如上皮内生、层间积液等;有晶体眼人工晶体植入术的术前评估和术后随访,包括前房深度和房角开放度的测量,以排除青光眼的因素;模拟植入的人工晶体,通过测量距角膜内皮安全距离和距晶体安全距离来评估和设计手术;手术之后对植入的人工晶体的位置进行观察和测量。

⑤青光眼的诊疗:可用于观察房角情况,观察前房、虹膜和Schlemm管情况;测量前房深度、前房容积,观察虹膜周切术或激光虹膜打孔术后前后房之间的通道是否形成,有无粘连或阻塞;观察减压阀的管口在前房内的位置、是否与角膜内皮或虹膜接触等。

⑥晶体疾病的诊疗:可用于辅助评估白内障的程度,评估术后透明角膜切口的愈合情况,对严重的并发症如局部后弹力层脱离、囊袋阻滞综合征进行早期诊断和治疗后的随访。

(赵　晨)

参 考 文 献

[1] Blomquist PH,ed. Practical Ophthalmology:A Manual for Beginning Ophthalmology Residents[M]. 7th ed. San Francisco,CA:
    American Academy of Ophthalmology,2015.

［2］ Biousse V,Newman NJ. Neuro-Ophthalmology Illustrated［M］. 2nd ed. New York：Thieme Medical Publishers,2015.

［3］ 葛坚,王宁利. 眼科学［M］. 3 版. 北京：人民卫生出版社,2017.

［4］ 杨培增,范先群. 眼科学［M］. 北京：人民卫生出版社,2018.

［5］ 睢瑞芳,唐福,张铭连. 实用视觉电生理检查［M］. 北京：人民卫生出版社,2019.

［6］ 陈倩,田国红. 视觉电生理结果的解读［J］. 中国眼耳鼻喉科杂志,2018,1(1)：68-72.

［7］ Nakakura S,Mori E,Fujio Y,et al. Comparison of the Intraocular Pressure Measured Using the New Rebound Tonometer Icare-ic100 and Icare TA01i or Goldmann Applanation Tonometer［J］. J Glaucoma,2019,28(2)：172-177.

［8］ Constable PA,Bach M,Frishman L,et al. ISCEV standard for clinical electro-oculography［J］. Doc Ophthalmol,2017,134(1)：1-9.

［9］ Odom JV,Bach M,Brigell M,et al. ISCEV standard for clinical visual evoked potentials［J］. Doc Ophthalmol,2016,133(1)：1-9.

［10］ McCulloch DL,Marmor MF,Brigell MG,et al. ISCEV Standard for full-field clinical electroretinography［J］. Doc Ophthalmol,2015,130(1)：1-12.

第三章 眼睑疾病

第一节 睑腺炎

睑腺炎(hordeolum)是由化脓性细菌引起的一种眼睑腺体的急性、痛性、化脓性、结节性炎症病变,又称为麦粒肿。如果是睑板腺(Meibomian 腺)受累为内睑腺炎;如果是眼睑皮脂腺(Zeis 腺)或汗腺(Moll 腺)受累为外睑腺炎。

【病因和发病机制】

睑腺炎常由金黄色葡萄球菌感染眼睑腺体引起。

【临床表现】

眼睑有红、肿、热、痛的急性炎症表现。①外睑腺炎的炎症反应集中在睫毛根部附近的睑缘处,开始时红肿范围弥散,疼痛明显,触诊可发现压痛性硬结,同侧耳前淋巴结可有肿大及压痛。感染部位靠近外眦部时,引起反应性球结膜水肿。②内睑腺炎受睑板限制、肿胀范围较局限,疼痛明显,触痛,可触及硬结。相应睑结膜面局限性充血水肿。

睑腺炎发生 2~3 天后,病灶中心形成黄白色脓点。外睑腺炎向皮肤面发展,硬结软化,自行破溃排出脓液,内睑腺炎多数向睑结膜面发展,常于睑结膜面形成脓点、破溃,少数患者可向皮肤面破溃。睑腺炎破溃后炎症明显减轻,1~2 天内逐渐消退。

当儿童、老年人以及有糖尿病等慢性消耗性疾病患者在抵抗力低下时,或致病菌毒性强烈,患者睑腺炎症反应剧烈,可发展为眼睑蜂窝织炎。此时整个眼睑红肿,波及同侧颜面部。眼睑睁开困难,触之坚硬,压痛明显,球结膜反应性水肿明显,脱出于睑裂外。患者可伴有发热、寒战、头痛等全身症状。如处理不及时,可能引起败血症或海绵窦血栓形成等严重的并发症,危及生命。

【诊断和鉴别诊断】

1. **诊断依据** 眼睑皮肤出现局限性的红、肿、热、痛等急性炎症表现、触之有硬结。睫毛根部,近睑缘皮肤或睑结膜面出现脓点。细菌培养和药物敏感试验可协助致病菌诊断和选择敏感药物进行治疗。

2. **鉴别诊断** 眶隔前蜂窝织炎:眼睑潮红肿胀,皮温升高,常有眶周的外伤,如皮肤的擦伤,裂伤或感染灶的存在。患者常常发热。

【病情评估】

睑腺炎为常见疾病,一般病情相对较轻,但患者合并有其他全身性疾病,如糖尿病等,免疫力低下时,可能会出现眶蜂窝织炎,败血症或海绵窦血栓形成等。

【临床处理】

1. 早期睑腺炎应给予局部热敷,3~4 次/d,每次 15 分钟。

2. 抗生素眼液滴眼,结膜囊内涂抗生素眼膏有助于感染的控制。症状较重者或发展为眼睑蜂窝织炎者需口服或静脉应用抗生素。

3. 脓肿形成后应该切开排脓，外睑腺炎切口在皮肤面，与睑缘平行，减少瘢痕形成。内睑腺炎切口在睑结膜面，与睑缘垂直，避免损伤过多的 Meilomian 腺导管。

4. 脓肿尚未形成时不宜切开，切忌用手挤压，因眼睑及面部静脉无静脉瓣，挤压致细菌进入血管可引起海绵窦血栓或败血症，导致生命危险。一旦发生这种情况，尽早全身给予足量敏感抗生素，并对脓液或血液进行细菌培养和药敏试验。

（王海彬）

第二节　睑板腺囊肿

睑板腺囊肿（chalazion）是睑板腺的特发性慢性无菌性肉芽肿性炎症，又称霰粒肿。由于脂类物质在 Zeis 腺和睑板腺内积存，挤压邻近组织并引发慢性肉芽肿性炎症，通常有一纤维结缔组织包囊，囊内含睑板腺分泌物及包括巨噬细胞在内的慢性炎症细胞浸润。病理形态类似结核结节但不形成干酪样坏死。

【病因和发病机制】

可能由慢性结膜炎或睑缘炎而导致睑板腺分泌阻滞引起，也可能与皮脂腺和汗腺分泌功能旺盛或维生素 A 缺乏有关，造成腺上皮过度角化，阻塞排出管道，腺体分泌物潴留形成无菌性慢性肉芽肿性炎症。而多发性睑板腺囊肿中发现大块的胆固醇成分，这可能与血清胆固醇升高相关。部分患者病理检查发现睑板腺导管内结石，提示睑板腺囊肿与结石有关。

【临床表现】

1. 多见于青少年或中年人，可能与该年龄阶段睑板腺分泌功能旺盛有关。

2. 自觉症状很少，常在闭眼时发现该处皮肤隆起，多发于上眼睑，也可以上、下眼睑或双眼同时发生，病程进展缓慢，部分患者可反复发作。

3. 表现为睑板上可触及边界清楚的韧性肿块，位于皮下距离睑缘 5mm 以内，不红不痛，表面皮肤隆起，皮肤与肿块无粘连，相应睑结膜面局限性暗红或紫红色充血。囊肿大小不一，较大的囊肿压迫眼球引起散光，偶尔会因睑板腺囊肿压迫眼球引起散光而有视物模糊出现。

4. 小的囊肿可自行吸收消退，多数睑板腺囊肿可长期不变或逐渐长大，质地变软，也可自行破溃，排出胶样内容物，在睑结膜面形成肉芽肿，或在皮下形成暗紫色的肉芽组织。当有继发感染时，即形成内睑腺炎。

【诊断和鉴别诊断】

1. **诊断依据**　根据患者无自觉症状，眼睑皮下有与皮肤无粘连的无痛性结节，相应结膜面局限性暗红色或紫红色充血可以诊断。

2. **鉴别诊断**　与睑板腺癌鉴别，对于中老年患者，眼睑初起小的硬结，形似睑板腺囊肿，以后逐渐增大，眼睑增厚，相应的结膜黄色隆起，或单侧慢性睑缘炎，睑板腺囊肿伴有睫毛脱失，病变表面形成溃疡或菜花状，色发黄，应高度怀疑睑板腺癌，行病理检查进行鉴别。

【病情评估】

睑板腺囊肿病情较轻。

【临床处理】

1. 睑板腺囊肿有自愈可能，小而无症状的睑板腺囊肿无需治疗，临床上进行观察，自行吸收，或通过热敷，促进其吸收。

2. 较大的睑板腺囊肿可通过热敷，或进行病灶局部注射激素，使囊肿消退，但是在深肤色的人中应用激素时会引起眼睑皮肤的色素脱失，所以应该慎重应用。

3. 如果不能自愈且影响视力和外观时可行切开刮除术。一般手术在局麻下进行，用刮匙将囊腔内的胶冻样物质和腺上皮细胞刮除。剪除分离后的囊壁以防复发。

4. 睑板腺囊肿继发感染时，按睑板腺炎进行治疗。如反复发作的睑板腺囊肿，应注意将囊肿内容物送活检。

（王海彬）

第三节　睑　缘　炎

睑缘炎（blepharitis）是睑缘表面、睫毛毛囊及其腺体组织的亚急性或慢性炎症。分为鳞屑性睑缘炎、溃疡性睑缘炎和眦部睑缘炎三种。

一、鳞屑性睑缘炎

鳞屑性睑缘炎（blepharitis squamosa）是由于睑缘的皮脂溢出所造成的慢性炎症。

【病因和发病机制】

病因尚不十分明确，与局部存在的卵圆皮屑芽孢菌分解脂类物质产生具有刺激性的脂肪酸有关，或是继发于睑板腺功能异常的慢性炎症。此外，屈光不正、视力疲劳、营养不良、长期使用劣质化妆品，也可能是本病的诱因。

【临床表现】

多累及双眼，患者主要症状为睑缘痒，刺痛、烧灼感。睑缘充血、潮红，睑缘皮肤表面及睫毛根部可见灰白色上皮鳞屑，睑缘表面有点状皮脂溢出，集于睫毛根部，形成黄色蜡样分泌物，干后结痂。去除鳞屑与痂皮后，可见发红充血的睑缘，但不形成溃疡或脓点。睫毛脱落后可再生。病程较长患者，可致睑缘肥厚，后唇钝圆，睑缘与眼球不能紧密接触，泪小点肿胀，外翻，溢泪。患者睑结膜面粗糙，泪膜和睑板腺开口关系异常，导致泪膜稳定性下降，出现眼干燥症状。对葡萄球菌敏感者还可发生周边部上皮角膜炎。

【诊断和鉴别诊断】

根据睑缘痒，刺痛、烧灼感，睑缘皮肤起皮屑的临床表现及睑缘无溃疡的特点，可以诊断。

【临床处理】

1. 去除诱因和避免刺激因素，如矫正屈光不正，治疗全身慢性病，保持生活规律，减少烟酒刺激，此外应注意加强营养和锻炼，增加机体抵抗力。

2. 用生理盐水或3%硼酸溶液清洁睑缘，拭去鳞屑后涂抗生素眼膏，2～3次/d。痊愈后可1次/d，至少持续2周，以防复发。短期使用抗生素激素复合眼膏有益。激素长期使用有引起念珠菌属重叠感染的可能性。

3. 由于鳞屑性睑缘炎患者泪膜不稳定，眼干燥症状明显，可使用不含防腐剂的人工泪液支持治疗，减轻患者的眼干不适的症状。

4. 症状较重者可以全身应用抗生素治疗，包括口服四环素（250mg，2次/d）、红霉素（250mg，3次/d），多西环素（50mg，2次/d）这些亲脂类抗生素。通过减少细菌产生脂肪酶及降低脂肪成分的毒性来发挥作用。服用数周后起效，持续应用数月。

二、溃疡性睑缘炎

溃疡性睑缘炎（ulcerative blepharitis）是睫毛毛囊及其附属腺体的慢性或亚急性化脓性炎症。

【病因和发病机制】

多由金黄色葡萄球菌感染引起，也可由表皮葡萄球菌和凝固酶阴性葡萄球菌感染导致。多见于营养不良、贫血或有慢性全身性疾病的儿童。

【临床表现】

患者自觉眼睑烧灼感、痒及刺激症状，清晨加重。睑缘红肿，皮脂分泌更多，睫毛根部散布小脓疱，有痂皮覆盖，睫毛常被干痂粘结成束。去除痂皮后露出睫毛根部和出血性小溃疡。睫毛毛囊因感染而被破坏，睫毛容易随痂皮脱落，且不能再生，形成秃睫。溃疡愈合后，瘢痕组织收缩，使睫毛生长方向改变，形成睫毛乱生，如倒向角膜，可引起角膜损伤。日久不愈反复发作者睑缘肥厚变形，以致下睑瘢痕收缩、外翻,泪点肿胀或阻塞,导致溢泪,严重者下睑皮肤形成湿疹。

结膜表现轻度充血及乳头增生。葡萄球菌性睑缘炎的角膜并发症主要累及下 1/3 角膜,包括毒性点状上皮性角膜炎、周边角膜新生血管生成、周边上皮下混浊及 Salzmann 结节变性。

【实验室检查】

分泌物行细菌培养和药敏试验。

【诊断和鉴别诊断】

根据典型的眼睑烧灼感、痒及刺激症状及睑缘出血性小溃疡灶,可以诊断。

【病情评估】

如患者出现倒睫,应注意角膜上皮损伤,必要时行倒睫手术矫正。

【临床处理】

溃疡性睑缘炎比较顽固难治,最好能进行细菌培养和药敏试验,应选用敏感药物进行积极治疗。

1. 除去各种诱因,注意个人卫生。

2. 以生理盐水或 3% 硼酸溶液每日清洁睑缘,除去脓痂和已经松脱的睫毛,清除毛囊中的脓液。然后用涂有抗生素眼膏的棉签在睑缘按摩,4 次/d。局部抗生素首次治疗宜选择杆菌肽和红霉素,长期治疗推荐使用新霉素及氨基糖苷类药物,通常将眼膏直接涂抹在眼睑以避免药物对眼表的毒性。

3. 炎症完全消退后,应持续治疗至少 2~3 周,以防复发。

三、眦部睑缘炎

眦部睑缘炎(angular blepharitis)是外眦部睑缘及腺体的慢性炎症。

【病因和发病机制】

多为莫-阿(Morax-Axenfeld)双杆菌感染。也可能与维生素 B_2 缺乏有关。

【临床表现】

眦部睑缘炎多双侧发病,患者自觉眼痒、异物感和烧灼感。外眦部睑缘和皮肤充血、肿胀,并有糜烂浸渍,严重者内眦部也受累。邻近结膜有充血、肥厚、黏性分泌物等慢性炎症表现。也可发生点状角膜炎、边缘浸润及角膜溃疡。

【诊断和鉴别诊断】

根据外眦部睑缘和皮肤充血、肿胀,并有糜烂浸渍的临床表现,可以诊断。

【临床处理】

1. 保持个人卫生,清洁眼睑。

2. 0.25%~0.5% 硫酸锌眼液滴眼,能够抑制莫-阿双杆菌产生的酶。局部应用杆菌肽、红霉素等抗生素眼膏。

3. 口服维生素 B_2 或复合维生素 B 对病情恢复可能有所帮助。对于慢性患者可口服四环素、多西环素或红霉素。

（王海彬）

第四节　睑内翻与睑外翻

眼睑覆盖眼球表面,正常的眼睑位置对于维持眼表功能和眼部美观有相当重要的影响。正常情况下,眼睑应该紧贴眼球表面,上下睑缘垂直并保持睫毛向外翘起,上下睑能够紧密闭合,睁眼时上睑能够覆盖上方角膜 1~2mm。由于各种原因造成的眼睑位置异常,都会造成外观和功能上的改变,其中以眼睑内翻和外翻最常见。睑内翻(entropion)是指各种原因引起的睑缘变形内卷、位置异常;睑外翻(ectropion)是指睑缘离开眼球向外翻转的异常状态。眼睑位置异常时,不仅影响外观,而且会因眼表刺激、闭合不全、角膜暴露等造成功能异常,产生流泪、视力下降等症状。

【病因和发病机制】

1. **退行性或老年性**　又称为老年性睑内翻,其发病机制与维持正常眼睑位置的解剖结构发生改变有密切关系。随着年龄的增加,皮肤、下睑缩肌和眶隔逐渐松弛,减弱了对抗睑板前轮匝肌收缩时使睑缘内翻的力量,而上睑的提上睑肌腱膜和 Müller 肌要比下睑缩肌强大有力,因此退行性睑内翻很少发生在上睑。此外,退行性睑内翻的发病机制还有:①眼睑水平张力的减弱。②下睑缩肌腱膜的断裂:退行性睑内翻的患者由于下睑缩肌腱膜的断裂,使下睑活动度减弱,当眼球向下注视时可发生眼睑迟滞现象;部分患者的下穹窿部可见到一条平行于下睑缘的白色条纹,这是下睑缩肌的断裂。③眼轮匝肌的重叠。④眼球内陷。

2. **瘢痕性**　眼睑后层或前层组织由于各种原因导致组织缺损和瘢痕形成,组织的缺损和瘢痕的收缩造成了前后两层眼睑张力不平衡,从而产生眼睑内翻或外翻。其病因常见严重沙眼的后遗症、结膜天疱疮、白喉性结膜炎、睑结膜及睑板的化学烧伤、外伤,以及肿瘤切除术后。因睑结膜睑板瘢痕产生并收缩,造成眼睑内层明显比外层短而使睑缘产生向内卷的力量。瘢痕性睑内翻是持久的,不经手术是不可能治愈的。因此,病情一旦稳定,局部组织软化后就应即时手术。延期治疗只会造成角膜更大的损害,拔除睫毛不能破坏毛囊,只限不宜手术时使用,而且需定期拔除,否则新长出来的睫毛对角膜损伤会更大。瘢痕性睑内翻的矫正手术繁多,临床上根据不同病因和实际情况,选择不同术式。手术原则是解除睑结膜、睑板的向内牵引力,并通过各种形式的缝线改变睑缘的方向,使睑缘恢复到正常位置。

3. **痉挛性**　当眼部急性炎症、损伤或眼内手术的刺激时,可导致近睑缘处的眼轮匝肌反射性痉挛性收缩,从而使睑缘内翻,以下睑多见。这种睑内翻多是暂时性的,眼睑本身无器质性改变,因此在去除刺激因素后常可自愈,如果长期内翻出现严重角膜刺激症状时可考虑手术治疗。

4. **麻痹性**　由于面神经麻痹导致的轮匝肌张力的下降,造成麻痹性睑外翻。

5. **先天性**　发生于婴幼儿,因下睑皮肤过多、睑缘及睑板前轮匝肌肥厚造成,多见于内眦部。亦有少数患儿因先天性眼轮匝肌无力导致出生后一侧或双侧眼睑外翻,同时伴有结膜的水肿。先天性睑内翻随着患者年龄增大以及鼻梁的渐渐发育常可逐渐好转,而且由于幼儿的睫毛相对较稀软,虽触及角膜但是刺激性症状较小,因此不必急于手术治疗。对于 5~6 岁时仍有内翻的患儿,在角膜刺激症状明显时可考虑手术矫正。

【临床表现】

1. **发病时间**　痉挛性睑内翻或睑外翻见于眼部急性炎症、损伤或眼内手术后,起病呈急性或亚急性。瘢痕性睑内翻或睑外翻见于严重沙眼、结膜天疱疮、白喉性结膜炎、睑结膜及睑板的化学烧伤、外伤,以及肿瘤切除术后数月至一年余。退行性和麻痹性眼睑内外翻起病缓慢。

2. **症状**　流泪、异物感、眼红、疼痛、畏光、视力降低等,自觉双眼外观不对称。

3. **体征**　睑内翻常伴眼睑倒睫,可出现角膜上皮缺损、球结膜充血或水肿,重度睑内翻如瘢痕性睑内翻,可造成角膜炎性浸润和溃疡,最终发展成全角膜白斑,广泛性深、浅层新生血管。

睑外翻多见于下睑,轻者仅睑缘离开眼球,睑结膜并不暴露;中度者睑缘外翻,部分睑结膜暴露;重度者全部睑结膜甚至穹窿结膜暴露在外,泪小点移位。由于睑结膜直接暴露在空气中,缺乏泪液的滋润,使睑结膜逐渐干燥、充血、肥厚甚至角化。严重的眼睑外翻可导致眼睑闭合不全,角膜结膜暴露、干燥、上皮脱落,甚至角膜溃疡。

【特殊检查】

1. **眼前节照相**　记录睑缘位置、形态,倒睫的位置和数量,结膜充血严重程度、结膜或眼睑瘢痕的严重程度、角膜病变等,判断睑内翻或睑外翻对眼表环境的影响程度,并做治疗前后的对比分析,以判断治疗效果。

2. **角膜荧光素钠染色**　对判断角膜上皮缺损有重要作用。

【诊断和鉴别诊断】

根据病因及典型的临床表现可较快做出诊断,根据病因再作出病因学诊断。睑内翻和睑外翻既是一类诊断,也是眼部疾病的体征,如各种原因引起的突眼导致的下睑外翻,眼眶或眼睑肿瘤导致的眼睑位置异常等,应对患者的症状体征进行全面的判断后作出主要诊断。

【临床处理】

1. **睑内翻的治疗**

（1）胶布粘牵法：对于轻度的先天性睑内翻以及痉挛性睑内翻可用此方法来矫正。步骤为：用胶布条上端粘在下睑中央近睑缘下方的皮肤，向下牵拉睑缘，使其外转，睫毛离开角膜。胶布条下端粘在面颊部，每日更换，直到痊愈。

（2）下睑穹窿皮肤缝线术：此手术适用于不能自行缓解的先天性睑内翻，或胶布粘牵法无效的患者和痉挛性睑内翻患者。

（3）皮肤轮匝肌切除法：此方法适用于治疗无效的先天性睑内翻，退行性睑内翻患者。

（4）眼轮匝肌缩短术：适用于退行性睑内翻患者。

（5）下睑缩肌腱膜修复联合外眦韧带缩短和眼轮匝肌切除术：该手术可同时矫正退行性睑内翻的多种病理改变。可修复断裂的下睑缩肌腱膜，缩短松弛的外眦韧带，去除重叠的眼轮匝肌。该手术可避免由于在睑板和睑缘上遗留缝线可能导致的角膜刺激症状。适合于矫正退行性睑内翻。

（6）Fox 法：该法主要将睑板中央作一个尖向上底朝下的三角形睑板切除并重新缝合，使睑板产生向外翻转的力量。适用于退行性睑内翻。

（7）外眦部下睑水平向全层缩短术：该手术适用于下睑外翻伴随下睑松弛的患者，通过三角形切除下睑全层眼睑，以增加下睑的水平张力并去除多余的皮肤。

（8）Hotz 法：该手术方法主要用于治疗上睑瘢痕性睑内翻。在睑板的前面提上睑肌腱膜附着前，把变形肥厚的睑板削薄并作一条楔形切除，使睑板恢复的正常形态。该手术可以同时处理松弛的上睑皮肤，术后可形成重睑。

（9）潘作新睑板切断法：此法是将睑板从睑板下沟切断，解除结膜面的瘢痕牵引，再通过缝线结扎改变睑缘的位置。适用于睑板变形、肥厚不明显的瘢痕性睑内翻患者。

（10）王导先"六三一"内翻矫正法：又称穹窿缝线睑板切断术。用三对褥式缝合加睑板下沟切断睑板使眼睑向外翻转。适应证同睑板切断术。

（11）睑板皮肤错位缝合法：又称睑缘后徙术，适用于其他手术失败或多次手术反复再发，睑结膜、睑板明显瘢痕增厚或畸形、睫毛乱生的重症睑内翻病例。

（12）Spencer-Watsom 眦部"Z"瓣睫毛移位法：此方法只限于内外眦局限性内翻倒睫的矫正。

（13）睑板、睑结膜游离移植术：睑板、睑结膜游离移植适用于严重的瘢痕性睑内翻病例，特别是已经历多次手术，睑板、睑结膜已有明显畸形或缩短的病例。通过此手术不但可以继续保持睑板原有的支持作用，而且由于睑板、睑结膜垂直长度增加，松解了眼睑内层对睑缘的牵引，使内卷的睑缘得以复位。游离的睑板、睑结膜取自同侧或对侧的上睑，以矫正下睑的瘢痕性睑内翻。

（14）硬腭黏膜游离移植术：该方法也是通过延长眼睑后层的长度，使内翻的眼睑恢复到正常的位置。由于硬腭黏膜具有与睑板相似的弹性和光滑的黏膜表面，是非常理想的后层眼睑替代材料。适用于严重的瘢痕性睑内翻及多次手术后，后层眼睑明显缩短的患者。

2. **睑外翻的手术治疗** 根据眼睑外翻产生的不同机制，可以采取不同的手术方式进行矫正。手术治疗的原则是：①保护角膜；②治疗病因；③矫正眼睑位置。对于瘢痕性睑外翻，手术主要增加前层眼睑的垂直长度，消除垂直方向的牵拉力量。而对于眼睑水平张力降低导致的眼睑外翻（如老年性睑外翻和麻痹性睑外翻）则主要通过缩短眼睑的水平长度，增加水平方向的张力来恢复眼睑的位置。手术矫正的方法如下。

（1）瘢痕性睑外翻的矫正：轻者可用 V-Y 矫正术、横切纵缝术、"Z"成形术来矫正；严重者或经过治疗复发者可用旋转皮瓣术和游离植皮术进行矫正。常用的旋转皮瓣有：颞部旋转皮瓣矫正上睑和下睑的外翻；单纯下睑内侧的外翻可用鼻根部皮瓣来矫正；上睑皮肤松弛者可用上睑皮瓣来矫正下睑外翻。游离植皮术是矫正瘢痕性睑外翻最常用的方法。适用于瘢痕面积较宽、外翻程度重的复杂病例。眼睑的游离植皮采用全厚皮片，如瘢痕累及面积较宽波及面部者，也可用中厚皮片。全厚皮片的优点在于继发性收缩较小，色素沉着较少。为使供区皮肤更接近眼睑皮肤，供皮区的选择依次为：上睑、耳后、锁骨上窝，如果缺损面积较大的还可取上臂内侧和大腿内侧。

（2）老年性睑外翻的矫正：经典的手术为 Kuhnt-Szymanowski 术，通过缩短眼睑横径，增强眼睑水平向的张力矫正外翻，适用于中、重度老年性睑外翻矫正。而 Byron-Smith 改良手术是对前者的改进，主要是切口不做在灰线上，而是在睫毛下方 2~3mm 处做眼袋切口。目前临床多用此方法，适用于中、轻度老年性睑外翻矫正，尤其是眼轮匝肌张力缺乏性睑外翻。对于伴有泪点外翻的睑外翻者还可行改良的 Smith Lazy-T 术。

（3）麻痹性睑外翻的矫正：麻痹性睑外翻可用矫正老年性睑外翻的各种术式进行治疗，此外还能用滑行皮瓣术、筋膜悬吊术甚至睑粘连术进行矫正。

【学科新进展】

1. 改良眼轮匝肌缩短术 有研究认为隔膜前眼轮匝肌覆盖睑板前眼轮匝肌是导致亚洲人退行性睑内翻的重要解剖异常，因此纠正单一的解剖因素并不一定能取得良好的手术效果。改良的眼轮匝肌缩短术较单纯的眼轮匝肌缩短术多出了眼轮匝肌整体下移及下睑缩肌的固定这一步骤，增加了下睑缩肌的力量，也避免了移位，手术效果良好，复发率较单纯的眼轮匝肌缩短术低。

2. 激发试验 部分退行性睑内翻患者为隐匿或间歇性发病，表现为出现眼部刺激症状及曾有睑内翻相关体征，但就诊时未表现出明显睑内翻。对此类患者行体格检查时可行激发试验，具体步骤为：大拇指和示指于下睑板下方捏取少量皮肤，将其拉起远离眼球；嘱患者用力闭眼，松开皮肤，即可观察是否出现睑内翻。此实验简便，无创伤，可重复操作，应用于临床疑似病例时可减少漏诊。

3. 眼球突出度 有研究证明眼球突出度可用以推测睑内翻或外翻，睑内翻患者多可见眶缘较眼球突出，而睑外翻患者多可见眼球突出于眶缘；而男性与女性由于眶部结构的不同，也因此出现睑内翻患者女性居多而睑外翻患者男性居多的流行病学特征。

（林　明）

第五节　上睑下垂

正常人在无额肌参与情况下双眼向正前方平视时，上睑覆盖上方角膜 1.5~2mm。上睑下垂系指由于上睑提肌（提上睑肌或 Müller 神经肌肉复合体）功能不全或消失，或其他原因所致的上睑部分或全部不能提起所造成的下垂状态。下垂的上睑遮盖角膜超过 2mm，为了视物患者往往昂首下视或过度收缩额肌以提高上睑，结果导致额部皱纹增加，眉毛抬高，形成上睑下垂患者所特有的面容。

【分类】

上睑下垂的分类从不同角度有多种分类方法，一般按发病的年龄、上睑下垂的严重程度及发病原因来分为先天性、后天性或假性上睑下垂；轻度、中度或重度上睑下垂；肌源性、神经源性或机械性上睑下垂等。根据病因分类能比较系统的对上睑下垂的特征、发病机制进行论述和分析，有助于对此病的全面认识、诊断和治疗。

1. 按病因分类

（1）先天性上睑下垂：是上睑下垂病例中最常见的一种，与遗传有关，为常染色体显性或隐性遗传疾病，单侧约为 75%，双侧约为 25%。其原因绝大多数是提上睑肌发育不良，或支配它的中枢性和周围性神经发育障碍。少数病例是由于提上睑肌的外角和内角以及上横韧带太紧，限制了提上睑肌的运动。

除上睑下垂外，根据患者是否同时存在眼部及其他部位的先天异常，又将先天性上睑下垂分为以下 4 种类型：

1）单纯性上睑下垂：它是由于提上睑肌发育异常而致其功能减弱甚至丧失，不伴有眼外肌功能障碍以及眼睑或其他部位畸形的上睑下垂。临床所见大部分先天性上睑下垂属于此类。

2）上睑下垂伴眼外肌麻痹：最常见的是上直肌麻痹，表现为眼球上转受限。先天性上睑下垂患者中，5%~6% 提上睑肌发育不良者伴发上直肌功能下降，这是因为提上睑肌和上直肌在胚胎时来自同一中胚叶胚芽。个别患者还伴有下斜肌麻痹，也可见多条或全部眼外肌麻痹，因动眼神经或动眼神经核发育障碍所致。

3) 睑裂狭小综合征(blepharophimosis syndrome)：是一组以独特的眼睑异常为特征的先天性疾病,是常染色体显性遗传性疾病,也可以散发,其典型特征为睑裂狭小(睑裂横径及高度均狭小)、上睑下垂、内眦间距增宽及倒向型内眦赘皮,又称 Komoto 四联征。常伴有下眶缘发育不全、外侧下睑外翻、下泪小点外移及眉毛异常。

4) 下颌-瞬目综合征(Macus Gunn's Jaw-Winking syndrome)：是一种特殊类型的先天性上睑下垂,又称 Macus Gunn 综合征。多累及单眼,双眼少见,其特征是静止时一侧上睑下垂、当咀嚼、张口或下颌朝向对侧移动时,下垂的上睑突然上提,甚至超过对侧高度。其原因可能是由于三叉神经核的翼外神经部分与提上睑肌的神经核区域间存在异常联系,或三叉神经与动眼神经之间在周围发生运动支的异常联系。

(2) 后天性上睑下垂：约占所有上睑下垂的 40%。按病因学分为腱膜性、神经源性、肌源性、机械性及外伤性上睑下垂。

1) 腱膜性上睑下垂：后天性上睑下垂中最常见的一种类型。各种原因引起提上睑肌腱膜的损伤(如腱膜伸长、变薄、裂孔、部分或全部从睑板表面断裂等)均可造成上睑下垂。腱膜断离通常发生在腱膜远端接近睑板处。常见原因有：①老年性上睑下垂(退行性变化)；②眼球手术,特别是牵引上直肌的手术；③眼睑手术,特别多见于双重睑成形术后及眼睑皮肤松弛矫正术后；④长期佩戴角膜接触镜；⑤眼睑钝挫伤；⑥外伤；⑦激素性上睑下垂。

2) 神经源性上睑下垂

①动眼神经麻痹性上睑下垂：提上睑肌的神经支配来自动眼神经的上枝。动眼神经麻痹可造成上睑下垂。这种上睑下垂多表现为单眼上睑下垂,且下垂明显,常伴有瞳孔扩大、固定和其他眼外肌麻痹现象,使眼球向内、向上、向下运动受限。核性损害所致的上睑下垂一般双侧对称,且颇显著。其病变的性质可以是发育异常,也可以是外伤、肿瘤、炎症、血管病变以及内分泌或代谢性疾病,如糖尿病等。

②Horner 综合征：为交感神经麻痹的部分症状,多见于颈部手术、外伤与甲状腺疾病患者。因上睑 Müller 肌麻痹而导致上睑轻度下垂；因下睑 Müller 肌同时受累,眼轮匝肌力量相对增强,结果下睑位置略高而形成小睑裂；因眶内平滑肌麻痹,眼球后陷；因瞳孔开大肌麻痹,故瞳孔缩小；同时还伴有患侧半面无汗、皮肤温度升高等症状,构成 Horner 综合征。

此外,核上性病变引起的上睑下垂、睁眼失用性上睑下垂、眼肌麻痹性偏头痛性上睑下垂、多发性硬化性上睑下垂和癔症性上睑下垂临床上较少见。

3) 肌源性上睑下垂

①重症肌无力：为肌源性上睑下垂中最常见的一种类型。上睑下垂往往是首发症状,也可能是相当长时间的唯一表现,最终约 96% 的重症肌无力患者可出现上睑下垂症状。上睑下垂可为单侧性或双侧性,伴有或不伴眼外肌运动障碍。上睑下垂程度多不稳定,具有典型的"晨轻暮重"和"疲劳"现象,即早晨起床或休息后上睑下垂减轻,午后或疲劳后上睑下垂加重,持续向上注视后上睑抽搐或慢慢下落。

重症肌无力为自身免疫性疾病,因运动神经终板存在抗乙酰胆碱受体的抗体,使神经肌肉交接处神经介质传递发生障碍所致。在大多数全身性病变的患者中可检测到乙酰胆碱受体抗体。部分患者患有胸腺瘤,经胸腺切除术后症状可减轻或消失。皮下或肌内注射新斯的明或 Tensilo 后症状可暂时缓解,有诊断意义。

②慢性进行性眼外肌麻痹症：为少见的累及提上睑肌和眼外肌功能的进行性疾病,病因为线粒体功能缺陷,可为常染色体显性遗传或散发。其特征为双上睑下垂和双眼向各方向运动受限。

③肌强直综合征：多有家族史,全身横纹肌受累,提上睑肌、眼外肌偶可受累,导致上睑下垂、眼外肌麻痹。

④进行性肌营养不良症：是一种由遗传因素引起的慢性进行性疾病,临床可分为五型。眼肌型较少见,呈进行性双上睑下垂和眼外肌麻痹。

4) 外伤性上睑下垂：因创伤或手术损伤提上睑肌、Müller 肌或动眼神经而造成,多发生于单侧。上睑的撕裂伤或切割伤,可以部分或完全断离提上睑肌及其腱膜造成上睑下垂。眶内异物、眶骨骨折、眶内血肿、眼钝挫伤等也可导致上睑下垂。此外,胎儿娩出、眼睑手术、眼肌手术、眼球摘除术、眼眶手术及开颅术中,有可能损伤提上睑肌和 Müller 肌或损伤动眼神经而造成上睑下垂。

5)机械性上睑下垂:多为单侧,由眼睑本身病变所致。上睑的神经纤维瘤、血管瘤、淋巴血管瘤、重症沙眼及眼睑瘢痕等可使上睑重量增加,引起机械性上睑下垂。肿瘤等病变还可浸润、侵犯提上睑肌和 Müller 肌,进一步加重重力因素所造成的上睑下垂。

(3)假性上睑下垂(pseudoptosis):指睑裂高度缩小而提上睑肌或 Müller 肌功能正常。包括眼睑痉挛、Duane 退缩综合征、异常的面神经再生、上睑皮肤松弛、上睑缺乏支撑(小眼球、眼球萎缩、眼球内陷、眼球摘除)、眼位异常和保护性上睑下垂等。

2. 按上睑下垂程度分类　按上睑下垂的程度,即根据下垂量,一般将上睑下垂分成轻度(1~2mm)、中度(3mm)和重度(≥4mm)三种临床类型。

【临床表现】

不同类型的上睑下垂患者,其临床表现各异。

1. 先天性上睑下垂

(1)单纯性上睑下垂:自出生后即可发现,表现为平视时受累上睑位置低于正常,即遮盖角膜上缘超过 2mm,重者部分或全部遮挡瞳孔;上睑重睑较健眼浅、宽或消失;为了克服下垂的上睑对视线的遮挡,患者往往抬眉、过度收缩额肌以提高上睑或仰视,结果导致额部皱纹增加,眉毛抬高,甚至引起颈部肌肉或颈椎的畸形。如上睑完全遮挡瞳孔,在儿童可引起弱视。

(2)先天性上睑下垂伴上直肌功能不全者:除上睑下垂外,还表现为眼球上转受限、Bell 现象消失。

(3)睑裂狭小综合征:其典型特征包括睑裂狭小(睑裂横径及高度均狭小)、上睑下垂、内眦间距增宽及倒向型内眦赘皮等,又称为 Komoto 四联征。

(4)Marcus-Gunn 下颌瞬目综合征:表现为静止时一侧上睑下垂,当咀嚼、张口或下颌朝向对侧(健侧)移动时,下垂的上睑突然上提,甚至超过对侧高度。

2. 腱膜性上睑下垂　典型表现为:①单眼或双眼发病;②下垂量可以是轻度、中度或重度,而提上睑肌肌力良好,多在 12mm 以上;③向下注视下垂量加大(与先天性不同);④上睑皮肤皱襞向上移位,表现为重睑皱襞增宽;⑤上眶区凹陷;⑥眼睑变薄;⑦无上睑迟滞及兔眼。

3. 动眼神经麻痹性上睑下垂　多表现为单眼上睑下垂,常伴有瞳孔扩大、固定和其他眼外肌麻痹现象,使眼球向内、向上、向下运动受限。

4. Horner 综合征　表现为上睑轻度下垂,伴小睑裂、眼球后陷、瞳孔缩小及患侧半面无汗、皮肤温度升高等症状。

5. 重症肌无力性上睑下垂　上睑下垂的程度多不稳定,具有典型的"晨轻暮重"和"疲劳"现象。

【诊断】

根据详细询问病史、仔细检查眼部及伴随症状来诊断。详细询问病史有助于判断上睑下垂的发病原因。病史采集应包括发病年龄、病程、上睑下垂的严重程度、有无晨轻暮重等变化、有无眼部外伤史、手术史或眼睑疾病史。询问有无家族史及对照发病前的老照片,也有助于诊断。

眼部的伴随症状也有助于诊断,如同侧瞳孔缩小提示 Horner 综合征,而瞳孔散大则可见于动眼神经麻痹患者。

【治疗】

1. 手术时机　根据上睑下垂的病因、严重程度、对视力的影响程度及是否伴有其他异常等情况,手术时机也不尽相同。

(1)先天性上睑下垂:一般情况下,由于向下注视时(如视近物)视轴不会受下垂的上睑干扰,对于不伴有斜视、屈光不正或屈光参差的患者,较少发生弱视。所以,对轻中度单侧上睑下垂或双眼上睑下垂患儿,以 3~5 岁手术为宜。严重的双侧上睑下垂或单侧上睑下垂,在麻醉安全的情况下,可提早在 2 岁左右手术,预防发生形觉剥夺性弱视,避免头向后仰伸、脊柱后弯等畸形。伴有眼外肌麻痹的患者,应考虑术后是否会发生复视,应先矫正斜视后再矫正上睑下垂。对于睑裂狭小综合征,最好分期手术,先做内、外眦成形术,半年后再行上睑下垂矫正术。因前者属水平向的睑裂开大,而后者属垂直向矫正,两个互相垂直方向的手术一次完成,势必影响手术效果。对于 Marcus-Gunn 综合征,大部分患者随年龄增长,症状逐渐减轻或消失,一般情况下至青春发育期后下垂仍明显者,才考虑手术治疗。但为了患儿的身心健康,也可提前于学龄前进行手术。

(2) 后天性上睑下垂:因全身性疾病造成的上睑下垂,在查明上睑下垂原因后,经系统的治疗,全身病消失且病情稳定时间在 6~12 个月以上者方可考虑手术。对于动眼神经麻痹,经治疗确无恢复可能且病情稳定 6 个月以上者,才考虑手术。如伴有其他眼外肌麻痹,应先矫正复视,再考虑矫正上睑下垂。

(3) 外伤性上睑下垂:一般需在创伤愈合后 1 年,提上睑肌功能恢复已处于稳定水平,以及局部瘢痕软化后再考虑手术。如确定系提上睑肌撕裂或断离,可立即手术修复。

(4) 肌源性上睑下垂:如重症肌无力所致上睑下垂,经神经科药物治疗后病情稳定,上睑下垂较为固定,1 年后可考虑手术。

(5) 机械性上睑下垂:在治疗原发病的基础上,根据具体情况,采用适当措施治疗上睑下垂。

(6) 腱膜性上睑下垂:在遮盖视轴或影响外观的情况下即可手术。

2. 术前检查

(1) 确定上睑下垂的病因:详细询问病史有助于判断上睑下垂的发病原因。病史采集应包括发病年龄、病程、上睑下垂的严重程度、有无晨轻暮重等变化。询问有无家族史、眼部外伤史、手术史或眼睑疾病史,是否经过治疗及采用何种手术方法。通过询问病史、临床表现及检查,确定属于哪一类上睑下垂,必要时可做以下鉴别检查。新斯的明试验或腾喜龙试验排查重症肌无力、可卡因和肾上腺素试验或 10% 新福林试验排查交感神经性上睑下垂、咀嚼下颌运动试验排查 Macus-Gunn 综合征,CT、MRI 等影像学检查明确全身情况。

(2) 眼部检查:包括视力、裂隙灯及眼底等检查、角膜知觉试验、Schirmer 试验等。

(3) 下垂量的测定:一般可采用以下几种方法测定下垂量。

1) 测量角膜反射光点至上睑缘的距离(margin reflex distance,MRD):这种测量方法较客观,正常值为 4~5mm。如 MRD 等于 2mm,则下垂量为 2~3mm。

2) 测量上睑缘遮盖角膜的距离:上睑缘覆盖上方角膜 1.5~2.0mm。如上睑遮盖角膜 6mm,则下垂量为 4mm。

3) 测量两侧睑裂高度:适用于单侧上睑下垂患者,测量原位时的两侧睑裂高度,两者之差即为下垂量。如正常睑裂高度为 9mm,患侧为 7mm,则下垂量为 2mm。

(4) 测量提上睑肌肌力:用拇指向后压住患侧眶上缘眉弓处,压住整个眉部,完全地阻断额肌对上睑的牵引作用。嘱患者尽量向下注视,用直尺"0"刻度对准上睑缘,然后嘱患者尽量向上看,再读出上睑缘在尺上的刻度,上睑缘从下向上提高的幅度(以 mm 表示)即为提上睑肌肌力。

根据临床手术选择的需要,将提上睑肌肌力分为三级:良好(≥8mm)、中等(4~7mm)、弱(<4mm)。

(5) 有无"上睑迟滞":正常人当眼球下转时,上睑随着眼球下转而下落。上睑迟滞(lig lag)指当眼球下转时上睑不能随之下落,其原因可能因提上睑肌外角、内角或上横韧带太紧或提上睑肌纤维化所致。这种情况只出现在先天性上睑下垂的患者,而其他类型患者无此现象,因此可作为与其他类型上睑下垂鉴别的重要依据。

(6) 上直肌及其他眼外肌检查:当眼睑闭合时,反射性冲动到达眼外肌,致使眼球向上及轻度向外旋转,称 Bell 现象,该机制在眼睑闭合不全患者中可保护角膜。先天性上睑下垂常伴有上直肌麻痹或不全麻痹,或同时有下斜肌功能不全,以致 Bell 现象消失。对于 Bell 现象减弱或消失的患者,上睑下垂矫正量须保守以避免术后发生暴露性角膜炎。

(7) 额肌肌力的测定:嘱患者向下看,额肌伸展放松,将米尺"0"刻度置于眶缘眉弓下缘处(事先做一标记),再嘱其尽力向上看,额肌收缩,眉部上提,观察眉弓下缘上提 mm 数,即额肌运动幅度。

测定额肌的力量,可预测利用额肌手术的效果,一般情况下,额肌肌力>7mm 者,预后较好;<7mm 则较差。额肌肌力很差或面神经颞支受损造成的面瘫或周围性面瘫,均不能选择利用额肌的手术。

3. 术式选择　矫正上睑下垂的手术方式有很多,但从手术原理来分析,主要归纳为三大类:①缩短或增强提上睑肌力量的手术;②利用额肌力量的手术;③利用上直肌力量的手术,由于手术效果差,术后易出现斜视、复视等并发症,目前不是主流。

手术方式的选择主要根据患者的提上睑肌肌力,参考下垂量来决定。

(1) 提上睑肌肌力<4mm 时,应选择利用额肌力量的手术。此类手术方法繁多,悬吊的材料也多种多样,如吊线术、硅胶带悬吊术以及目前最常采用的额肌瓣悬吊术和阔筋膜悬吊术。

(2) 提上睑肌肌力 4~9mm 时,应选择做提上睑肌缩短术。

(3) 提上睑肌肌力≥10mm 时,既可选择做提上睑肌缩短术也可选择做提上睑肌折叠术,如下垂量≤2mm 者,还可选择做睑板-结膜-Müller 肌切除术。

(4) 腱膜性上睑下垂,应首选提上睑肌腱膜修复术(或提上睑肌折叠术),也可选择睑板-结膜-Müller 肌切除术。

(5) 上睑下垂合并 Marcus-Gunn 下颌瞬目联带运动现象者,应行利用额肌的悬吊手术。

4. 上睑下垂的术后并发症及其处理

(1) 欠矫:多见于先天性上睑下垂提上睑肌肌力差而选择了提上睑肌缩短术者,或因术中提上睑肌缩短术中缩短量不足、缝线结扎过松、滑脱、分离提上睑肌腱膜时损伤;筋膜悬吊高度不够、滑脱;额肌瓣悬吊术中肌瓣固定位置过低、缝线滑脱、制作额肌瓣时损伤等导致矫正不足。

处理:如疑为阔筋膜或缝线滑脱,可于术后早期打开伤口予以重新缝合固定。一般情况下,须在术后3~6 个月后待局部肿胀消退后再考虑再次手术。

(2) 过矫:见于行提上睑肌缩短术时提上睑肌缩短量过大,尤其在腱膜性上睑下垂患者缩短量大于10mm 时,或因阔筋膜悬吊时牵拉过度、切开额肌瓣的位置过高且分离不充分而勉强下移与睑板缝合。

处理:对于利用额肌的悬吊术后的患者,上睑缘的高度随时间推移会逐渐下降,早期过矫 1~2mm 者不需处理。但如出现角膜并发症时,需及时手术。可将创口打开,将额肌瓣或筋膜固定于睑板上的缝线拆除,向睑板上缘移位,结扎缝线时松一些。晚期者,若经局部按摩等保守治疗无效而影响美观或出现暴露性角膜炎时,应重新手术调整。

对于提上睑肌腱膜缩短术者,处理如下:①术后 2 周内发现过矫,可用手向下按摩上睑,或嘱患者闭眼后用手压住上睑,再努力睁眼,如此反复训练 2~3 个月,常能奏效。或在局麻下于上睑缘略上方用 1 号丝线做一褥式缝线,将上睑向下牵引,也常有效。②如过矫超过 3mm,特别是出现角膜并发症时,需及时手术。手术后早期,可将创口打开将提上睑肌固定于睑板上的缝线向睑板上缘移位,结扎缝线时松一些,如仍不能矫正可按上睑退缩手术做提上睑肌延长手术。③术后 3 个月仍存在矫正过度,需再次手术。可采用内路睑板-腱膜切断术或前路巩膜移植术或提上睑肌延长术。

(3) 上睑内翻倒睫:由于提上睑肌腱膜在睑板上的附着点或筋膜、额肌瓣在睑板上的附着点太低所造成,或因眼睑皮肤切口位置过高,使切口下方皮肤过宽,结扎缝合后,切口下方皮肤松弛下垂,推挤睫毛内转形成倒睫。皮肤缝合时,下方未挂缝睑板或挂缝睑板的位置过低而致睑缘内翻形成倒睫,多出现于内侧睑缘部位。

处理:如术后出现睑内翻,须重新打开切口,调整提上睑肌腱膜或额肌瓣或筋膜在睑板上的缝线位置,或切除部分切口下唇的皮肤;缝合时缝线穿过睑板上缘层间,或深部挂缝提上睑腱膜或额肌瓣,以增加外翻力量。

(4) 暴露性角膜炎:是上睑下垂矫正术最严重的并发症之一。临床症状为术眼异物感、畏光、流泪,体征为睫状充血,角膜出现点状浅层浸润、上皮脱落或混浊水肿,严重者可继发感染而形成角膜溃疡。暴露性角膜炎多出现在下方角膜,但如 Bell 现象消失,也可出现在角膜中央。

术前检查见 Bell 现象缺乏、泪液分泌减少者,术中手术矫正量应保守些。术中注意保护角膜,防止消毒液灼伤角膜及术中长时间暴露致角膜干燥,术毕做 Frost 缝线牵引下睑。术后常规应用抗生素眼液及眼膏以保护角膜。

处理:一旦出现角膜上皮脱落或浸润,应及时做下睑 Frost 缝线,涂大量抗生素眼膏,包盖患眼,密切观察角膜情况。若经保守治疗 1~2 天后病情未见好转,应果断将上睑复位,使眼睑能自然闭合,3 个月后可考虑再次手术,但手术量要控制好。

(5)睑裂闭合不全:一般先天性上睑下垂患者,术后均可发生眼睑闭合不全,但随时间推移,闭合不全可逐渐减轻或消失。

处理:为预防产生角膜并发症,睡前结膜囊内涂大量眼膏,固定 Frost 缝线或用湿房保护角膜。随着时间的推移,眼睑闭合不全会逐渐改善或消失。

(6)上睑迟滞:利用额肌的手术及提上睑肌腱膜缩短术中肌肉缩短量较大的患者,术后必然会出现上睑迟滞现象。在先天性上睑下垂中,大多数患者术前就已存在上睑迟滞现象,术后更加明显。

处理:随着时间推移,上睑迟滞会有所改善,但不会完全消失,也无治疗方法。唯一的方法是嘱患者学会自我控制,尽可能避免极度向下注视,以掩盖这一缺陷。

(7)穹窿结膜脱垂:多见于提上睑肌缩短术,因术中提上睑肌腱膜缩短量大,分离超过上穹窿部破坏了上穹窿悬韧带,或手术后组织水肿、出血致使结膜脱垂。术中应勿过度分离结膜与提上睑肌腱膜,并在手术结束前检查穹窿结膜有无脱垂。如有明显脱垂,可用 5-0 号可吸收缝线在穹窿部做 2~3 对褥式缝线穿至切口皮下结扎。

处理:术后发现结膜脱垂时,轻者可在表面麻醉下,用斜视钩将脱垂之结膜推送复位,然后局部加压包扎,或同时作 2~3 对褥式缝线穿至切口皮下结扎。严重者或经上述方法不能恢复者,需剪除部分脱垂的结膜。

(8)眉额区血肿:多发生于额肌瓣悬吊术后。可能与手术操作粗暴,术中损伤血管(尤其是制作矩形额肌瓣)、止血不彻底及术后包扎压迫不当有关。

处理:术后第 2 天换药若发现血肿,即以 12 号针头抽出并重新加压包扎,并给予立即止血肌内注射。若血肿过大,需重新打开切口,取出血凝块。

(9)上睑外翻:由于穹窿结膜水肿脱垂、外眦成形术后外眦韧带离断(如睑裂狭小综合征外眦成形术后)眼睑水平张力过低、提上睑肌腱膜或额肌瓣在睑板上的固定缝线结扎过紧、缝合时挂缝深部组织过高或术中过量去除皮肤所致。轻者产生睑球分离,明显者可产生真正外翻。

处理:对于轻度外翻,拆线或数周后多可自行恢复,一般不需特殊处理。如发生明显的上睑外翻,须调整缝线并处理脱垂的结膜。

(10)睑缘角状畸形或弧度不佳:在筋膜悬吊术,筋膜各臂的牵引力不均匀,固定于睑板上的位置不当,穿过层间睑板缝线跨度过长而结扎时又太紧或术后某处缝线松解滑脱而造成睑缘弧度不佳或角状畸形。在提上睑肌缩短术、额肌瓣悬吊术,如 3 根缝线在睑板上固定位置不当,缝线结扎松紧不一,或穿过睑板时缝线跨度过长等也会造成睑缘角状畸形或弧度不佳。

处理:如术后发现角状畸形,可于角状畸形处近睑缘的地方做一褥式牵引缝线,向下牵引缝线并用胶布固定于颊部,如角状畸形明显或弧度明显不佳,须重新打开切口,调整缝合位置。

【学科新进展】

1. **下颌瞬目综合征** 近期研究发现并非所有下颌瞬目综合征患者皆需手术治疗,轻者可暂行观察,中重度者或者当患者出现持久的眼部功能问题或者外观问题时,应考虑手术。患眼提上睑肌腱膜离断术联合同侧额肌瓣悬吊术、提上睑肌复合体悬吊术等创伤适中、术后疗效稳定,为目前较为理想的手术方式。

2. **联合筋膜鞘悬吊术** 联合筋膜鞘(conjoint fascial sheath,CFS)由包绕提上睑肌后半部和上直肌上半部分的筋膜鞘及部分 Tenon 囊共同构成,该韧带长 8~14mm,后部位于上穹窿部后方 2~8mm,宽0.5~1.5mm,为增厚的白色、发亮的光滑纤维组织,镜下观其主要成分为胶原纤维束和弹力纤维束。

联合筋膜鞘悬吊术可联合提上睑肌缩短术治疗中重度上睑下垂,术后提上睑的作用力与正常睁眼力量方向一致,术后眼睑活动度较额肌瓣悬吊术更好。目前对于该术式的疗效存在争议,CFS 的解剖结构在人群中存在变异,且儿童的 CFS 结构可能未发育完全,故部分学者认为在未成年人患者中应谨慎使用此术式。

3. 先天性上睑下垂患者的弱视患病率   先天性上睑下垂患者的弱视发生率高于一般人群。针对普通人群弱视患病率的人群研究报告患病率从 0.74% 到 5.6% 不等。然而,Meta 分析后得出先天性上睑下垂患者中弱视患病率为 32.8%(95% CI:27.3% ~ 38.4%),远高于普通人群。眼科临床医生诊治时需注重患儿视功能的评估,对于严重遮挡视轴、视力严重低下的患儿应及时进行上睑下垂的矫正。矫正后有必要随访视功能,并及时进行弱视训练。

4. 先天性上睑下垂手术效果的影响因素   对于上睑下垂手术后上睑位置及形态通常难以在术前进行预判,有研究总结分析了先天性上睑下垂手术效果的几大影响因素。其中,提示术后效果较好的因素有:①使用提上睑肌缩短术;②术前 MRD 达到较好(MRD≥3mm 为好,2≤MRD<3 为较好,MRD<2 为差);③排除下颌瞬目综合征。而提示术后复发可能性较大的因素有:①接受手术时年龄小于 1 岁;②术前 MRD 差;③术后 MRD 差;④使用额肌瓣悬吊术;⑤术后切口感染;⑥术后睑内翻;⑦结膜脱垂。了解以上因素及尽量规避风险因素可以帮助在临床诊疗中获得更好的手术效果。

(林　明)

第六节　眼睑肿瘤

眼睑肿瘤分为眼睑良性肿瘤和恶性肿瘤。良性肿瘤包括上皮囊肿、血管瘤和黄色肉芽肿病等,恶性肿瘤主要是基底细胞癌、睑板腺癌、鳞状细胞癌和恶性黑色素瘤。恶性肿瘤的诊断主要依靠临床表现和组织病理学检查。

一、眼睑基底细胞癌

【临床表现】

基底细胞癌是眼睑部最常见的恶性肿瘤,占 85% ~ 90%。研究表明基底细胞癌的发生于长期阳光曝晒以及长期皮肤刺激有关。该肿瘤好发于下睑,占 50%,内眦受累占 25%,上睑为 10% ~ 15%,外眦部占5%。该病的恶性程度较低,很少发生远处转移,一般局部缓慢地向四周组织浸润,因此只要及时治疗有望治愈。

该肿瘤多见于 50~70 岁的老年人,男性多于女性。初起时,肿物呈针头或者黄豆大小的半透明微隆的小结节,以后逐渐增大,并在肿物中央表面出现小溃疡。其基底硬而不平,表面覆盖有痂皮或者色素沉着,边界不清或不齐。根据形态学的特点现在一般将基底细胞癌分为 5 种类型:

1. 结节型   是最多见的类型,结节高起、质硬,形似珍珠,表面有扩张的毛细血管。

2. 溃疡型   在结节中心坏死,形成溃疡,且缓慢向周围发展,边缘增厚。

3. 色素型   结节往往反复出血,导致含铁血黄素的沉着。

4. 硬化型   病变内可有大量的纤维结缔组织增生,肿块苍白坚硬,可以侵犯深层组织,一般不形成溃疡。

5. 多中心表浅型   很少发生在眼睑。

基底细胞癌可以直接侵犯眶内,却很少发生转移,文献报道转移率低于 1%,若发生转移最多见于肺、骨、肝等器官。

【病理特征】

病理学显示瘤细胞小,核着色深,癌巢外围被一排染色较深的梭形细胞包围,形成典型的栅栏样排列。癌巢呈分支状或棒杆状,向下浸润较浅,且到同一平面为止,这是基底细胞癌和鳞癌的一个区别之处。

【病情评估】

具体病情评估见表 3-6-1。

表 3-6-1　AJCC 对于眼睑鳞状细胞癌、睑板腺癌和基底细胞癌的 TNM 分期(第 8 版)

Tx	原发肿瘤无法评估
T_0	没有证据说明存在原发肿瘤
Tis	原位癌
T_1	肿瘤最大直径≤10mm
	a. 无睑板或睑缘浸润
	b. 睑板或睑缘浸润
	c. 睑板全层浸润
T_2	肿瘤最大直径为 10~20mm
	a. 无睑板或睑缘浸润
	b. 睑板或睑缘浸润
	c. 睑板全层浸润
T_3	肿瘤最大直径为 20~30mm
	a. 无睑板或睑缘浸润
	b. 睑板或睑缘浸润
	c. 睑板全层浸润
T_4	肿瘤侵犯邻近眼球、眼眶或面部结构
	a. 眼球或眼眶结构浸润
	b. 侵犯眶骨壁、鼻旁窦、泪囊、鼻泪道或脑
Nx	淋巴结情况无法评估
N_0	无淋巴结转移
N_1	同侧单个区域淋巴结转移,且最大直径<3cm
	a. 基于临床或影像学检查
	b. 基于淋巴结活检
N_2	同侧单个区域淋巴结转移且最大直径>6cm、对侧或两侧淋巴结转移
	a. 基于临床或影像学检查
	b. 基于淋巴结活检
M_0	无远处转移
M_1	有远处转移

【临床处理】

基底细胞癌的治疗主要以手术切除为主。肿瘤范围较大的患者,切除肿块以后还需要进行眼睑的修复。对于肿瘤切除的边缘和深度的控制,Mohs 法是目前较多采样的一种方法,它既可以完全切除肿瘤,又可避免过多的切除正常组织。

由于基底细胞癌对放疗敏感,对于不能完全切除或者怀疑未能完全切除的患者,可以采取局部放射治疗。但放疗也存在着诸如角膜炎、白内障等并发症。如果患者有凝血功能障碍或者全身性疾病不能耐受手术者,还可以采用冷冻疗法。冷冻以后瘤细胞破坏,瘤体周围的血管阻塞同时可以防止癌细胞的扩散和转移,但是治疗区的皮肤会有色素沉着或者色素脱失出现。此外,静脉注射对瘤细胞有特殊亲和力的光敏剂,在激光照射下,经过一些系列化学反应,发生氧化作用,破坏癌细胞使其坏死,这种方法称为光化学疗法,也可以用于基底细胞癌的治疗中。

二、睑板腺癌

【临床表现】

眼睑皮脂腺癌主要起源于睑板腺,故又称为睑板腺癌,也有起源于睫毛的 Zeiss 腺,是我国眼睑恶性肿瘤发病的第二位,占 19.3%~33.3%。多见于中老年女性,好发于上睑。

早期临床表现为眼睑内坚韧的小结节,类似于霰粒肿,以后逐渐增大,睑板弥散性斑块样增厚。随着病变的进展,肿物表面出现溃烂形成菜花样溃疡,也有的肿瘤直接侵犯眼眶组织,引起眼球突出,部分病例癌细胞经血循环转移至肺、肝、脑和骨组织。

【病理特征】

1. 按照皮脂腺癌的分化程度,病理学上将其分为 3 型:

(1) 高分化型:很多癌细胞呈皮脂腺细胞分化,细胞质丰富呈泡沫状。

(2) 中分化型:少数区域由高分化皮脂腺细胞,大多数癌细胞核染色深,核仁明显,细胞质丰富。

(3) 低分化型:大部分癌细胞呈多形性,核仁明显,细胞质稀少,核分裂多而不典型。

2. 按照癌细胞构成不同又分为 4 型。

(1) 小叶型:癌细胞组成大小不等的小叶,癌细胞有基底细胞样的特征。

(2) 粉刺型:大的小叶中心有坏死灶,细胞脂肪染色阳性。

(3) 乳头型:肿瘤呈乳头样生长,有皮脂腺分化灶。

(4) 混合型:小叶型和粉刺型混合,乳头型和小叶型混合,乳头型和粉刺型混合。

【临床处理】

对于局限在睑板腺内,与皮肤无粘连,结膜无浸润,睑缘无溃烂者,一般手术切除线超过肿瘤边缘 5~10mm,并且手术时行冷冻组织检查,决定最终的切缘。Mohs 法对于该病的治疗效果不如基底细胞癌。对于已经侵犯结膜和眼球者,除切除肿物以外,还需进行眼球摘除。如果侵犯眼球和眶内软组织则要进行眶内容物剜除。已经发生淋巴结转移者,还需进行颈部清扫。

该病对于放疗不敏感,对于已经有远处器官转移的患者可以采用化疗。该病的死亡率一般在 14%。

三、鳞状细胞癌

【临床表现】

鳞状细胞癌是起源于皮肤或结膜上皮的恶性侵袭性肿瘤,占眼睑恶性肿瘤的 8%,比较少见。肿瘤好发于皮肤和黏膜交界处,如睑缘。多见于老年人,男性居多。肿瘤可以原发也可以从皮肤癌前病变发展而来。该肿瘤恶性程度较基底细胞癌高,发展快,可破坏眼球,侵入眶内,经淋巴转移至全身。

临床上,鳞状细胞癌早期表现为局部皮肤形成高起的浸润性斑块或者结节,不痛不痒,以后表面常有溃疡,边缘不规则,这时很难和基底细胞癌相鉴别。随着病程的发展,肿瘤组织可以向表面生长,形成巨大的肿块,表面呈乳头或者菜花状肿块型。当肿瘤长大到一定程度,中心开始发生溃烂,并且溃疡逐渐长大、变深,底面凹凸不平,边缘高起,形成溃疡型。肿瘤不但向表面生长,还向周围组织扩散浸润,损害眼球和眶内组织。肿瘤晚期,因为组织遭受癌细胞破坏,继发感染后,发出恶臭,癌细胞可以沿淋巴道进行远处转移。

【病理特征】

病理显示癌细胞分化程度不一,细胞排列成条索或者团块状,边缘为基底细胞,中心为鳞状细胞,中心细胞产生同心角化,形成角化珠。按照细胞分化程度 Brooder 分类法把鳞癌分为 4 级:1 级,分化良好的癌细胞占 75% 以上,存在典型的角化珠;2 级,分化良好的癌细胞占 50%~75%,角化珠少见;3 级,分化良好的癌细胞占 25%~50%,无角化珠;4 级,分化良好的癌细胞不满 25%,细胞异型性明显。来源于结膜上皮的肿瘤较皮肤上皮的恶性程度更高,分化差,一般在 2~3 级。

【临床处理】

早期的眼睑鳞状细胞癌很少有转移,肿物完全手术切除以后,有较好的预后。手术时最好采用 Mohs 法控制肿瘤切缘。对于肿瘤大,范围广的患者,除了手术切除以外,还应进行放射治疗。分化程度越低的肿瘤对放疗越敏感,因此对于 70% 的分化良好的鳞癌,放疗只能作为手术以后的辅助治疗。对于癌组织已经侵及眶内,应作眶内容剜除术,术后再行放疗。少数肿瘤已经出现颅内转移的患者,或者远处转移的患者,可以采用化疗。

四、黄色肉芽肿病

黄色肉芽肿病,全称为成人眼眶黄色肉芽肿病(adult orbital xanthogranulomatous disease,AOXGD),是一类少见且病因及发病机制不明的非朗格汉斯细胞组织细胞增生症(Ⅱ型),以脂质丰富的非朗格汉斯细胞组织细胞增生、Touton 巨细胞的病理表现为特征。病变常发生于眼睑皮肤、泪腺、眶周组织等眼附属结构。

【临床表现】

黄色肉芽肿病临床上较少见,根据全球现有的病例报道来看,该病可发生于 17~85 岁人群,男女发病率无显著差异。成人眼眶黄色肉芽肿病眼部的临床表现与眼睑黄色瘤相似,但睑黄瘤多表现为单或双侧近内眦处眼睑皮肤的黄色肿块,边界清,皮下脂质明显。AOXGD 表现为双眼睑皮肤局限或弥漫的黄色浸润,通常高出皮面,伴双眼上睑和/或下睑无痛性水肿,另可出现泪腺肿大、泪腺脱垂、眼干燥等体征。眼睑黄色瘤与 AOXGD 可根据病理学特征进一步鉴别。

黄色肉芽肿病根据累及范围和临床特征可分为以下 4 个亚型:成人起病的黄色肉芽肿(adult-onset xanthogranuloma,AOX)、坏死性黄色肉芽肿(necrobiotic xanthogranuloma,NBX)、Erdheim-Chester 病(Erdheim-Chester disease,ECD)和成人起病的眶周黄色肉芽肿合并哮喘型(adult-onset asthma and periocular xanthogranuloma,AAPOX),各亚型临床特点见表 3-6-2。NBX 为其最常见亚型,其次是 ECD 和 AAPOX,而 AOX 相对最少。

表 3-6-2 黄色肉芽肿病的临床分型和特征

亚型	临床表现及合并症	预后	治疗
AOX	仅眼睑、眼眶前段	好	自限性,手术切除
APPOX	眼眶前段;淋巴结病、成人起病的哮喘	好,较少合并眶外病变	糖皮质激素+手术
NBX	眼眶前段伴溃疡;副蛋白血症、多发性骨髓瘤、淋巴瘤	较差	糖皮质激素+免疫抑制剂,手术不推荐
ECD	眼眶前后段、长骨、心肺、腹膜后腔	差;血液、心肺累及;病死率高(>66%)	糖皮质激素+免疫抑制剂

【病理特征】

所有 AOXGD 享有共同的病理学特征:组织中可见大量单核泡沫细胞(黄色瘤细胞)和分散或聚集的淋巴细胞、浆细胞和 Touton 巨细胞,存在不同程度的纤维化。各亚型之间的细微区别在于淋巴细胞的聚集程度、Touton 巨细胞的数量、纤维化程度和细胞坏死程度。栅栏样上皮样细胞坏死是 NBX 的特征性表现;分散的淋巴滤泡中出现活跃的生发中心则是 AAPOX 的特征。

【特殊检查】

1. 眼眶 CT 或 MRI 以判断眼睑及眼眶内病变的位置、形态、浸润深度。

2. 血清免疫球蛋白 IgG、IgE、IgG4 可对疑似患者进行鉴别诊断,以排除 IgG4 相关性疾病、过敏性疾病等。

3. 考虑 NBX 或 ECD 的患者应检查心脏超声、肺部 CT 及骨髓细胞学、骨扫描检查,明确亚型诊断病判断病情严重程度。

【诊断和鉴别诊断】

成人眼眶黄色肉芽肿病在临床上较为罕见,诊断与治疗都存在一定的挑战。诊断主要根据眼睑皮肤、眼眶的临床表现,表现为双眼睑皮肤局限或弥漫的黄色浸润,似眼睑黄色瘤样改变,可伴泪腺肿大、眼干燥等体征。辅助检查包括眼眶 CT 或 MRI、血清蛋白水平检测,疑似合并血液系统疾病时需行骨髓细胞学、骨扫描检查,确诊依赖于病理学检查,须存在特异的单核泡沫细胞、淋巴细胞、浆细胞和 Touton 巨细胞。

【临床处理】

因成人眼眶黄色肉芽肿病发病率低,目前治疗方案均属于经验性。治疗方式分为局部或全身使用糖皮质激素治疗、手术治疗、放疗、免疫抑制剂、干扰素-α 和化疗药物的应用。大部分专家首选全身糖皮质激素治疗。London 等学者认为口服泼尼松 1mg/(kg·d),根据疗效逐渐减量至维持剂量对此类患者有效。病灶内注射糖皮质激素的疗法也应用于 AOX、NBX 的患者,研究显示患者经局部注射后眼睑和眶前段的病灶有显著改善。一项 8 例的病例系列研究显示,手术治疗 AAPOX 患者的成功率为 75%。对于局限的病灶,手术可达到治疗效果,但对于系统性疾病 AAPOX、NBX、ECD 而言,多数患者在 6~12 个月内将会复发。

若单用糖皮质激素治疗不能有效地控制疾病的进展,加用免疫抑制剂如硫唑嘌呤、甲氨蝶呤、环磷酰胺、环孢素等,或合并丙球蛋白病的患者加用化疗药物能够起到更明显的效果。放疗对于 AOXGD 是否有效目前还存在争议。ECD 的治疗效果和预后最差,多器官浸润程通常预示着不良预后。近年来研究发现 54%ECD 患者中存在着 *BRAF V600E* 基因突变,针对该基因的靶向治疗药物维罗非尼的疗效也在临床试验中被证实。一些化疗药物和干扰素-α 被证实可提高患者生存率。

五、恶性黑色素瘤

【临床表现】

眼睑恶性黑色素瘤占眼睑所有恶性肿瘤的 1%,虽然发病率低,但恶性程度高,发展快,容易扩散转移。多见于老年人,女性居多。大多数的恶性黑色素瘤起源于原先存在的交界痣、复合痣等,也有少数是自发的。

眼睑黑色素瘤多见于睑缘,其次是上睑和下睑,最初表现为小的结节或者扁平色素斑,色素浓淡不一。随着病变的发展,病灶向四周扩散隆起,周围出现卫星病灶,病变表面的皮肤粗糙,血管扩张,容易出血。有时病灶增大以后形成菜花样,中心出现溃疡。该肿瘤的病程不一,有些肿块巨大,但是发展缓慢,很多年才发生转移。有些病变很小,但已经发生转移,多转移至耳前淋巴结或者颌下淋巴结。根据形态不同通常将其分为 4 种类型:

1. **小痣恶性黑色素瘤**　又称恶性小痣。表现为扁平的斑块,边界不规则,色素深浅不一。主要见于老年人,皮肤暴露部位更易发生。一般向周围蔓延生长。组织学可见,基底细胞层内有不典型多形性黑色素细胞弥散性生长。当病变侵犯真皮层以后,病灶出现隆起,形成结节。

2. **表浅扩散性黑色素瘤**　多见于 50 岁左右患者,病变小,表现为扩散的色素斑,颜色不一,边界不规则。侵犯真皮层以后,出现丘疹或者结节。显微镜下见表皮成分由不典型黑色素细胞构成,单个或巢状存在,细胞异型性明显。

3. **结节性黑色素瘤**　多见于 40~50 岁患者,男性居多。表现为小的蓝黑色或者无黑色素的带蒂结节。组织学见,细胞失去正常极性,侵犯上面的上皮。侵犯上皮时表现为表浅扩散性黑色素瘤,侵犯真皮时表现为结节性黑色素瘤。瘤细胞不典型性增生明显。

4. **起自痣的黑色素瘤**　色素痣恶变存在一定征兆,当颜色变深,体积变大,表面出现结痂、出血,或者突然质地变软变硬,肿块迅速隆起,周围皮肤出现改变都应该引起临床医生的注意。因为所有类型的黑色素瘤都可以存在伴同痣。50%的表浅扩散性黑色素瘤和20%的结节性黑色素瘤就存在伴同痣。眼睑恶性黑色素瘤的分类和分期(表3-6-3和表3-6-4)。

表3-6-3　眼睑恶性黑色素瘤的分类

分类	表现
pT_1	肿瘤深度≤0.75mm,或侵及乳头真皮层
pT_2	肿瘤深度>0.75,但≤1.5mm,和/或侵及乳头网状真皮界面
pT_3	肿瘤深度>1.5mm,但≤4mm,和/或侵犯网状真皮
pT_4	肿瘤深度>4.0mm,和/或侵犯皮下组织、原发肿瘤2cm范围内出现卫星结节
N_1	在任何区域淋巴结出现≤3cm转移灶
N_2	在任何区域淋巴结出现>3cm转移灶,和/或出现在淋巴转移途中

表3-6-4　眼睑恶性黑色素瘤的分期

分期	眼睑恶性黑色素瘤	分期	眼睑恶性黑色素瘤
Ⅰ期	$pT_1N_0M_0$,$pT_2N_0M_0$	Ⅲ期	$pT_4N_0M_0$,$pTN_1N_2M_0$
Ⅱ期	$pT_3N_0M_0$	Ⅳ期	$pTNM_1$

【病理特征】

恶性黑色素瘤病理诊断要点为瘤细胞异型明显,核仁大,瘤细胞交界性活动,突破基底膜侵入真皮,缺乏成熟痣细胞,伴或不伴黑色素增多。免疫组化检测HMB45及S100有助于恶性瘤与其他肿瘤的鉴别。有丝分裂指数是强有力的独立的预后相关因子,和溃疡形成情况一起取代病变侵袭深度成为了T_1b级黑色素瘤的主要预后相关指标。

【临床处理】

眼睑黑色素瘤早期发现,早期手术,彻底切除,预后较好。皮肤切口尽可能远离肿瘤边缘;累及结膜并难以局部切除者,可作眶内容物剜除。有学者认为肿瘤边缘外5mm切除,对于厚度2mm以下的眼睑恶性黑色素瘤已经足够,厚度大于2mm的肿瘤建议扩大切除范围,并高度注意其局部淋巴结转移。黑色素瘤对于放疗、化疗均不敏感。

肿瘤的预后因素影响较多,比如侵犯范围、患者年龄、性别、肿瘤厚度等。当病变仅局限于浅层真皮时,患者5年存活率可以达到100%;肿瘤侵及乳头和网状真皮层之间者,5年生存率在80%左右;当肿瘤穿透网状真皮层后,生存率为65%;肿瘤侵犯皮下组织以后,5年生存率仅为15%。如肿瘤厚度小于0.76mm者有100%的5年生存率,如果大于1.5mm生存率就低于50%。女性患者预后要比男性好,这可能与激素水平有关。

【学科新进展】

1. **睑板腺癌相关标志物**　睑板腺癌是一种侵袭性肿瘤,预后不良。因此早期诊断并采取合适治疗是改善预后的重要手段。有研究表明,ZEB2、BAG3、雄激素受体和C-erbB-2蛋白的过度表达与预后不良有关。多变量分析表明ZEB2是睑板腺癌最好的判断预后不良的指标。同样,BAG3的过表达与癌症的发展、侵袭性、转移,血管生成,肿瘤的黏附、迁移以及对化疗的耐药性有关。

2. **眼睑Merkel细胞癌**　Merkel细胞癌是上皮和神经内分泌起源的一种罕见的侵袭性肿瘤,其死亡率高达40%,眼睑及眼周Merkel细胞癌在所有Merkel细胞癌中占2.5%。Merkel通常表现为无痛性结节,易被误诊为霰粒肿或基底细胞癌。免疫抑制是重要的危险因素,因此当出现疑似病例时尤其要注意是否是器官移植、慢性淋巴细胞性白血病、HIV感染者。通常采用前哨淋巴结活检来进行头颈部Merkel细胞癌分期,手术切除及放疗仍是主要治疗手段,必要时可采取新辅助化疗。针目前对眼睑Merkel细胞癌的免疫疗法及靶向治疗仍在研究中。

3. 辅助化疗及靶向治疗　原位癌或残留癌灶可使用化疗,例如丝裂霉素 C、5-氟尿嘧啶或干扰素 α-2b。对于不适合手术切除或放疗的转移性或局部晚期基底细胞癌或鳞状细胞癌的患者,针对 Hedgehog 通路(针对基底细胞癌)或表皮生长因子受体(针对鳞状细胞癌)的靶向治疗已被证明在预防癌症进展方面有一定前景。

(林　明)

参 考 文 献

[1] 杨培增,范先群.眼科学[M].9 版.北京:人民卫生出版社,2019:62-65.

[2] 葛坚,王宁利.眼科学[M].3 版.北京:人民卫生出版社,2017:125-128.

[3] 杜松斌,丁玲,林巧.改良六三一术治疗上睑瘢痕性内翻的效果观察[J].中华眼外伤职业眼病杂志,2019,41(9):675-679.

[4] 谢瞻,孙红,丁宇华.两种手术方式治疗退行性下睑内翻伴眼睑松弛的疗效比较[J].国际眼科杂志,2018,18(2):379-381.

[5] Peihsuan L,Yoshiyuki K,Jacqueline M,et al. Involutional lower eyelid entropion:causative factors and therapeutic management[J].Int Ophthalmol,2019,39:1895-1907.

[6] Tonk RS,Meyer DR. Manual Provocation Test for Intermittent Involutional Entropion[J].Cornea,2016,35(4):510-512.

[7] Hahn S,Desai SC. Lower lid malposition:causes and correction[J].Facial Plast Surg Clin North Am,2016,24:163-171.

[8] Mohammad TR,Farshad G,Koosha R,et al. The influence of orbital vector on involutional entropion and ectropion[J].Orbit,2018,37:53-58.

[9] Ho YF,Wu SY,Tsai YJ. Factors associated with surgical outcomes in congenital ptosis:a 10-year study of 319 cases[J].J Ophthalmol,2017,175:173-182.

[10] Yadegari S. Approach to a patient with blepharoptosis[J].Neurol Sci,2016,37(10):1589-1596.

[11] 朱晓伟,张嘉莹,李瑾.下颌瞬目综合征的研究进展[J].国际眼科纵览,2018,42(1):32-35.

[12] Xing Y,Wang X,Cao Y,et al. Modified Combined Fascia Sheath and Levator Muscle Complex Suspension With Müller Muscle Preservation on Treating Severe Congenital Ptosis[J].Ann Plast Surg,2019,82(1):39-45.

[13] Zhang JY,Zhu XW,Ding X,et al. Prevalence of amblyopia in congenital blepharoptosis:a systematic review and Meta-analysis[J].Int J Ophthalmol,2019,12(7):1187-1193.

[14] Jordi DM,Sabina L,Carles R. Ocular ptosis:differential diagnosis and treatment[J].Curr Opin Neurol,2018,31(5):618-627.

[15] Marenco M,Macchi I. Clinical presentation and management of congenital ptosis[J].Clin Ophathalmol,2017,11:453-463.

[16] Rasiah S,Hardy TG,Elder JE. Aetiology of acquired blepharoptosis in young adults[J].Orbit,2018,37:59-64.

[17] Latting MW,Huggins AB,Marx DP,et al. Clinical evaluation of blepharoptosis:distinguishing age-related ptosis from masquerade conditions[J].Semin Plast Surg,2017,31:5-16.

[18] Reynolds M,Veverka KK,Gertz MA. Ocular manifestations of systemic amyloidosis[J].Retina,2018,38:1371-1376.

[19] Zhou C,Shi Y,Chai P,et al. Contemporary update of overall prognosis and nomogram to predict individualized survival for Chinese patients with eyelid sebaceous carcinoma[J].EBio Medicine,2018,36:221-228.

[20] Sa HS,Rubin ML,Xu S,et al. Prognostic factors for local recurrence,metastasis and survival for sebaceous carcinoma of the eyelid:observations in 100 patients[J].Br J Ophthalmo,2019,103(7):980-984.

[21] Keohane SG,Proby CM,Newlands C,et al. The new 8th edition of TNM staging and its implications for skin cancer:a review by the British Association of Dermatologists and the Royal College of Pathologists,U. K[J].Br J Dermato,2018,179(4):824-828.

[22] Sun MT,Andrew NH,O'Donnell B,et al. Periocular Squamous Cell Carcinoma:TNM Staging and Recurrence[J].Ophthalmology,2015,122(7):1512-1516.

[23] Kerstetter J,Wang J. Adult orbital xanthogranulomatous disease:a review with emphasis on etiology,systemic associations,diagnostic tools,and treatment[J].Dermatol Clin,2015,33(3):457-446.

[24] Maria VC,Swathi K. Ocular sebaceous gland carcinoma:an update of the literature[J].Int Ophthalmol,2019,39(5):1187-1197.

[25] Yunoki T,Tabuchi Y,Hayashi A. Expression of anti-apoptotic protein BAG3 in human sebaceous gland carcinoma of the eye-

lid[J]. Anticancer Res,2017,37:1931-1934.

[26] Victoria SN,Larissa AH,Michael KY. Merkel Cell Carcinoma of the Eyelid:A Review[J]. Surv Ophthalmol,2019,64(5):659-667.

[27] Vivian TY,Helen AM,Matt S,et al. Eyelid and Ocular Surface Carcinoma:Diagnosis and Management. Clin Dermatol,2015,33(2):159-169.

[28] Kyle AB,Kurt AA,Amor K. Cutaneous Squamous Cell Carcinoma:A Review of High-Risk and Metastatic Disease[J]. Am J Clin Dermatol,2016,17(5):491-508.

[29] Nicole MC,Dean M,Christopher KB,et al. Merkel Cell Carcinoma Therapeutic Update[J]. Curr Treat Options Oncol,2016,17(7):36.

[30] Thomas K,Faramarz HS. Sebaceous Carcinoma:A Review of the Scientific Literature[J]. Curr Treat Options Oncol,2017,18(8):47.

第四章　泪器疾病

第一节　泪道炎症、狭窄及阻塞

一、泪道炎症

泪道炎症(lacrimal duct inflammation)包括泪小管炎和泪囊炎两类,其中泪小管炎(canaliculitis)为泪小管的慢性炎症,多由放线菌、链球菌或葡萄球菌感染引起。泪小管炎发病率较低,绝经后女性多见,常继发于泪点栓塞或泪道置管术后,多为下泪小管感染,常被误诊为结膜炎、睑缘炎、泪囊炎和霰粒肿因而延误诊治。

【病因和发病机制】

1. 泪小管炎分为原发性泪小管炎和继发性泪小管炎。原发性泪小管炎多由泪小管原发性细菌感染引起,而继发性泪小管炎多由泪点栓塞或泪管置管引起,有报道显示泪点栓塞术后发生继发性泪小管炎的发病率为 7.23%。

2. 泪小管阻塞是引起泪小管炎的主要原因是泪小管阻塞从解剖上可分为近端阻塞、中段阻塞和远端阻塞。近端泪小管阻塞通常发生在距泪点开口处 2~3mm 的泪小管,其原因主要包括泪点狭窄、泪点闭塞或泪点肿胀。中段泪小管阻塞常发生在距泪点开口 6~8mm 处,多继发于外伤、感染或药物。远端泪小管阻塞多由先天发育异常引起,如泪小管和泪囊连接处的 Rosenmuller 瓣膜阻塞,或由泪囊感染引起。

3. 传统上认为引起泪小管炎最常见的病原体为衣氏放线菌(*Actinomyces israelii*),是一种专性或兼性厌氧革兰氏阳性杆菌,但近年来链球菌和葡萄球菌已成为引起泪小管炎最常见的病原体。而在继发性泪小管炎中,最常见的病原菌为铜绿假单胞菌,其次还包括嗜血杆菌和放线菌。

【临床表现】

1. **发病时间**　多为慢性疾病,常继发于泪点栓塞术后 1~5 年。病情常迁延不愈,可表现为单侧反复发作的结膜炎,如果没有得到及时诊治将引起泪管狭窄。

2. **症状**　多为单侧发病,患侧眼轻度红肿、溢泪、伴有少量脓性或黏液性分泌物。

3. **体征**　患眼内眦部睑缘和结膜充血肿胀、泪点及周围水肿、压迫泪小管可有脓性或黏液性分泌物溢出。部分病例可见具有诊断意义的泪点处凝块状物质,其中黄色干酪样的硫磺颗粒物为放线菌泪小管炎的标志。当合并泪小管凝块时,相应球结膜充血,泪小点充血,稍凸起。原发性泪小管炎最常见的征象为泪点肿胀、眼睑肿胀及泪点处分泌物或凝块。继发性泪小管炎可见泪点处炎性肉芽肿形成、间歇性血泪、血性分泌物及泪点炎性肿块。

【特殊检查】

1. **泪道冲洗**　显示原发性泪小管炎的泪道系统大多通畅,而继发性泪小管炎患者可因泪小管阻塞而出现反流。当合并泪小管凝块时,冲洗针头进入泪小点内可有摩擦感。

2. **泪道镜检查**　能够直接观察泪小管内炎症病变及阻塞部位,特别是在继发性小管炎的情况下,能够定位移位的泪点栓。但当泪小管发生炎症时,由于组织肿胀、分泌物等原因可能导致泪小管阻塞,无法探及泪小管内病变区域的范围以及阻塞段以后的情况。此外该检查对泪管黏膜具有一定创伤性。

3. **泪囊造影**　能够显示泪小管炎症的迹象,如充盈缺损,管壁粗糙,管腔扩张或呈串珠状,憩室形成等。

【实验室检查】

1. **微生物培养**　可取泪小点分泌物、凝块或脓液和结膜拭子进行培养,培养阳性率为 11.1% ~ 71.4%。为检出放线菌,通常需分别在需氧和厌氧环境下进行培养,革兰氏染色可见分枝状细丝。在复发或非典型病例中,也可以进行真菌和分枝杆菌培养。

2. **组织病理学**　通常取泪小点表面凝块进行组织病理学检查,凝块多由坏死组织和放线菌组成,H-E 染色可见聚集的放线菌组成的嗜碱性团块,周围可见棒状嗜酸性结构。Gomori 甲烯胺银染色阳性和 PAS 染色阳性有助于鉴别放线菌和其他种类病原菌。在继发性泪小管炎中,取出异物组织进行病理学检查可见异物边缘炎症细胞浸润,偶见化脓性肉芽肿形成。

【诊断和鉴别诊断】

1. **诊断依据**

(1) 危险因素:女性、老年人、曾有泪点栓塞或泪管置管史。

(2) 诱发因素:结膜炎、泪点栓塞或泪管置管等。

(3) 临床表现:起病慢,常反复发作迁延不愈,多继发于泪点栓塞术后,可表现为单侧反复发作的结膜炎。患侧眼轻度红肿、溢泪、伴有少量脓性或黏液性分泌物。

(4) 病变特点:患眼内眦部睑缘和结膜充血肿胀、泪点及周围水肿、压迫泪小管可有脓性或黏液性分泌物溢出、可见泪点处凝块状物质。

(5) 特殊检查:泪道冲洗显示原发性泪小管炎的泪道系统多通畅,继发性泪小管炎患者可因泪小管阻塞而出现反流。泪道镜能够直接观察泪小管内炎症病变及阻塞部位。泪囊造影能够显示泪小管炎症征象。

(6) 实验室检查:泪小点分泌物、凝块或结膜拭子进行培养可发现病原体并提供药敏结果,用于制定治疗方案。泪小点表面凝块组织病理学检查可见特征性嗜碱性团块及放线菌。

2. **鉴别诊断**　泪小管炎需要与其他类型泪道炎症相鉴别,包括原发性泪小管炎、继发性泪小管炎、急性泪囊炎和慢性泪囊炎等(表 4-1-1)。

表 4-1-1　泪道炎症鉴别要点

鉴别点	原发性泪小管炎	继发性泪小管炎	急性泪囊炎	慢性泪囊炎
眼别	单眼	单眼或双眼	单眼	单眼
泪点栓塞史	无	有	无	无
病程进展	慢性,反复发作	泪点栓塞术后 1~5 年	急性起病	慢性,反复发作
全身症状	少见	少见	发热、不适	少见
泪点	水肿充血,泪点凸起,可见凝块状物质	可触及泪点处炎性肉芽肿硬结	轻度红肿	可见泪点周围皮肤慢性湿疹样改变
泪囊部	多无异常	多无异常	明显红肿热痛	轻度红肿,可反复发作形成泪囊黏液囊肿
耳前及颌下淋巴结肿大	少见	少见	常肿大	少见
分泌物	挤压泪小管可见黏液或脓性分泌物	挤压泪小管可见血性或黏液脓性分泌物	挤压泪囊有脓性分泌物自泪小点溢出	挤压泪囊有黏液脓性分泌物自泪小点溢出

续表

鉴别点	原发性泪小管炎	继发性泪小管炎	急性泪囊炎	慢性泪囊炎
泪道冲洗	大多通畅,偶有阻力	因泪点栓塞出现反流	冲洗液部分反流并伴有脓性分泌物	冲洗液部分反流并伴有黏脓性分泌物
病原体	放线菌为主,部分可见链球菌或葡萄球菌	铜绿假单胞菌为主,部分可见嗜血杆菌和放线菌	金葡菌和β溶血性链球菌	肺炎球菌、链球菌、葡萄球菌

【病情评估】

1. **泪小管炎的病因**   是否有泪点栓塞或泪道置管手术史,既是原发性泪小管炎还是继发性泪小管炎,是判断后续手术治疗方式的重要依据。

2. **疾病的严重程度**   包括患者自觉症状、眼部体征变化和反复发作的情况等。

3. **病情对治疗的反应**   详细的既往诊断和治疗过程,包括抗生素的应用以及应用后的反应。

【临床处理】

1. **处理原则**   早期诊断、控制感染、解除泪管阻塞、促进脓液排出。保守治疗主要包括局部或全身应用抗生素、热敷、局部按摩及泪道冲洗。但一般认为保守治疗对大多数的病例效果有限,仅对部分新发的原发性泪小管炎较为有效,这可能是由于泪小点凝块的存在有助于保护细菌免受抗生素的侵害并促进了耐药性的形成。因此及时的外科治疗,解除泪管阻塞和促进脓液排出,将有助于彻底清除病灶,避免复发。

2. **抗生素**   主要用于改善症状,但很难完全清除感染灶,难以避免病情复发。抗生素的使用遵循及时、广谱、足量的原则,尽量避免耐药性的产生,并根据治疗反应和细菌培养和药敏试验结果进行调整。泪小管炎可局部使用抗生素滴眼液,抗生素溶液泪道冲洗及全身应用抗生素,常用抗生素种类包括:青霉素、头孢唑林钠、新霉素和多黏菌素。

3. **手术方法**   主要包括:泪点扩张或泪点成形术、泪小管切开术、泪小管置管成形术。其中泪小管切开术是一种安全且有效的手术方法,在泪小管的后部切开,清除结石、凝块、坏死上皮和其他碎屑,然后用抗生素溶液进行冲洗,切口可以开放或闭合,部分可以联合支架置入。

4. 继发性泪小管炎对药物治疗的反应很差,泪小管切开+泪点栓取出术是治疗继发性泪小管炎的首选方法。复发或复杂的病例可能需要泪囊鼻腔造口术,同时彻底清除管内异物或碎片,并放置支架重建泪道通畅。

【学科新进展】

1. **泪道检查新方法**   利用彩色多普勒超声能够方便地显示泪道的病变情况,病变部位表现为泪管增厚、增粗、回声不均匀,增粗的泪小管局部彩色血流信号增多。泪管炎合并泪道结石时,超声可探及强回声区。彩色多普勒超声能够明确病变发生部位及炎症严重程度,具有非侵入性、无创伤、无辐射的优点,但目前临床应用较少。

2. **治疗新方法**   泪小管炎(图 4-1-1,彩图见书末)中最为常见的病原菌伊氏放线菌为厌氧菌,在高浓度氧环境下难以生存,因此高压氧治疗成为了治疗伊氏放线菌泪小管炎的新方法。有报道称,对于一位曾行局部青霉素治疗 4 周联合泪小管刮除术后复发的伊氏放线菌性泪小管炎患者,高压氧治疗(100% O_2,2~2.5atm)4 周后患者症状几乎完全改善,并在 1 年随访期内未曾

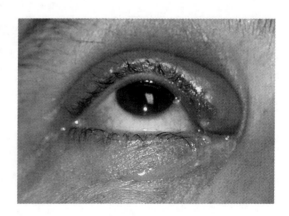

图 4-1-1   泪点栓塞继发上泪小管炎

复发,这个案例提示了新型治疗方法-高压氧治疗伊氏放线菌泪小管炎的有效性。

二、泪道狭窄和阻塞

泪道狭窄和阻塞(nasolacrimal duct obstruction,NLDO)是一种常发生在泪点、泪小管、泪总管、泪囊及鼻泪管,以溢泪为主要症状的疾病。

【病因和发病机制】

1. 眼睑及泪小点位置异常 泪小点不能接触泪湖。主要原因包括老年性眼睑松弛、睑外翻。

2. 泪小点异常 包括泪小点狭窄、闭塞或缺如,泪液不能流入泪道。

3. 泪小管至鼻泪管任何一部分阻塞或狭窄 引起泪道结构或功能不全,导致泪液不能排出。其原因主要包括:

(1) 先天性和发育因素:先天性 Hasner 瓣阻塞最常见,还有先天性泪道闭锁(包括骨畸形导致的骨性鼻泪管闭锁)、鼻中隔偏曲等。

(2) 炎症:沙眼、急慢性结膜炎、睑缘炎、急慢性泪囊炎、麦粒肿、眼睑疱疹等。

(3) 外伤:泪小管裂伤最常见,还有其他部位的机械性损伤、烧伤(热或酸碱)、鼻骨和上颌骨骨折累及泪道等。

(4) 异物:沙尘、脱落的睫毛等。

(5) 肿瘤:泪囊肿瘤、鼻和鼻旁窦肿瘤等。

(6) 医源性损伤:手术(鼻和鼻旁窦手术、口腔颌面外科手术)、过频或不当的泪道冲洗、探通。局部恶性肿瘤放射治疗后引起的放射性损伤。严重药物过敏反应,如疫苗接种后反应等。

4. 其他原因 如鼻腔阻塞等。

【临床表现】

1. 发病时间 起病急,常在角膜外伤后 24~48 小时发病。进展快,如果没有得到及时诊治,很快发展为角膜溃疡穿孔。

2. 症状 泪道阻塞或狭窄的主要表现为溢泪,并给患者带来不适感、影响正常生活和工作。长期泪液浸渍,可引起慢性刺激性结膜炎、下睑和面颊部湿疹性皮炎。患者长期揩拭眼泪,长期作用可致下睑松弛和外翻,从而加重溢泪症状。

(1) 婴儿:泪液排出器在胚胎发育中逐渐形成,其中鼻泪管形成最迟,常常在出生时鼻泪管下端仍有一黏膜皱襞(Hasner 瓣)部分或全部遮盖鼻泪管开口,一般在出生后数月内可自行开通。鼻泪管下端发育不完全,没有完成"管道化",或留有膜状物阻塞,是婴儿溢泪的主要原因。可单眼或双眼发病,泪囊若有继发感染,可出现黏液脓性分泌物,形成新生儿泪囊炎。

(2) 成人:多见于中老年人,因功能性或器质性泪道阻塞造成溢泪,在刮风或寒冷天气时症状加重。

1) 功能性溢泪:多数成人出现溢泪症状时,并无明显的泪道阻塞,泪道冲洗通畅。此时溢泪为功能性溢泪,主要原因是眼轮匝肌松弛,泪液泵作用减弱或消失,泪液排出障碍,进而出现溢泪。

2) 器质性溢泪:由泪道阻塞或狭窄原因引起的溢泪均属于器质性溢泪。

【特殊检查】

1. 染料检查 双眼结膜囊内滴入 1 滴 2% 荧光素钠溶液,5 分钟后观察和比较双眼泪膜中荧光素消退情况,如一眼荧光素保留较多,表明该眼可能有相对性泪道阻塞或狭窄;或滴入 2% 荧光素钠溶液 5 分钟后,用一湿棉棒擦拭下鼻道,若棉棒带有绿黄色,则说明泪道通畅或没有完全阻塞。

2. 泪道冲洗 采用钝圆针头从泪小点注入生理盐水,根据冲洗液体流向,判断有无阻塞及阻塞部位。通常情况:①冲洗无阻力,液体顺利流入鼻腔或咽部,表明泪道通畅;②冲洗液完全从注入原路返回,为泪小管阻塞;③冲洗液自下泪小点注入,由上泪小点反流,为泪总管、泪囊或鼻泪管阻塞;④冲洗有阻力,部分自泪小点返回,部分流入鼻腔,为鼻泪管狭窄;⑤冲洗液自上泪小点反流,同时有黏液脓性分泌物,为鼻泪管阻塞合并慢性泪囊炎。

3. 泪道探通 诊断性泪道探通有助于证实上泪道(泪小点、泪小管、泪囊)阻塞的部位。治疗性泪道探通主要用于婴幼儿泪道阻塞。对成人的鼻泪管阻塞,泪道探通多不能起到根治效果。

4. 影像学检查   如 X 线碘油造影、CT 及 CT 泪囊造影等,可显示泪囊大小、泪道狭窄或阻塞的部位及程度。

【诊断和鉴别诊断】

1. 诊断依据

(1) 危险因素:面部创伤、慢性环境过敏、化学治疗药物或外用毒性药物、肿瘤病史、长期鼻窦疾病或鼻窦术后等。

(2) 临床表现:溢泪为主要临床症状,可伴有黏液脓性分泌物、疼痛、视物模糊等。

(3) 特殊检查:患者可出现泪河升高、染色实验荧光素钠消退减慢,泪道冲洗是判别泪道阻塞或狭窄部位最有效、简便方式。

2. 鉴别诊断   泪道狭窄与阻塞需要与泪小管炎、慢性泪囊炎等泪道炎症性疾病相鉴别,且需要注意泪道狭窄与阻塞继发感染的可能性。

(1) 泪小管炎:为泪小管的慢性炎症,主要表现为溢泪、内眦部睑缘及结膜充血、泪点鼓起。压迫泪小管时,常有分泌物自泪小点溢出,它是内眼手术后感染的可能来源,应引起重视。而单纯的泪小管阻塞则无分泌物回流。

(2) 慢性泪囊炎:泪囊炎常在鼻泪管下端阻塞、泪囊内有分泌物的潴留的基础上产生的,主要症状是溢泪,挤压泪囊部有黏液脓性分泌物自泪点溢出,分泌物中有大量致病菌,易引起多种并发症,应引起注意。

【病情评估】

1. 泪道狭窄和阻塞的严重程度   包括患者自觉症状、眼部体征变化、泪道冲洗通畅度、是否继发泪道感染等。

2. 致病因素   包括外伤、过敏、药物、肿瘤病史、结石、鼻及鼻窦疾病等因素是否得到有效干预与控制。

【临床处理】

1. 婴幼儿泪道阻塞或狭窄   先天性泪道狭窄在出生后 6 个月常可自行消解。用示指按摩泪囊区,将泪囊的内容物挤压入鼻泪管,3~4 次/d。复发感染促使鼻泪管下端开放。若患儿出现泪囊炎表现,则需在压迫后局部擦拭干净并滴用抗生素眼药水。如果阻塞不能自行消解则应考虑泪道探通术。

2. 功能性溢泪试验   用硫酸锌及肾上腺激素滴眼,以达到收缩泪囊黏膜的效果。

3. 泪小点狭窄、闭塞或缺如   可扩张泪点,或行泪道探通术。泪小点闭塞或缺如可行泪小点成形术,术后留置硅胶管。

4. 睑外翻、泪小点位置异常   可在泪点下方切除椭圆形平行于睑缘的结膜及结膜下结缔组织,结膜水平缝合后缩短,即可矫正睑外翻,使泪小点复位。如患者有眼睑松弛,可同时作眼睑水平缩短术。其他方法还有电灼法,电灼泪点下方黏膜,术后借助瘢痕收缩使泪点复位。

5. 泪小管狭窄或阻塞   常用泪道置管术治疗。近年来开展激光治疗泪道阻塞,通过探针引导光纤维至阻塞部位,利用脉冲 YAG 激光的气化效应打通阻塞,术后配合插管或置线 3~6 个月。对于泪总管阻塞,可采用结膜-泪囊鼻腔吻合术,将泪液直接从结膜囊引流到泪囊或鼻腔。

6. 鼻泪管狭窄   可经内眦皮肤径路或经鼻腔内镜下行泪囊鼻腔吻合术。

【学科新进展】

近年来,经泪小管微小内镜的应用,使传统手术及激光治疗更加微创、可视化,在微小内镜下可进行激光、微钻、环切等方法再通泪小管或泪总管,术后配合置管可取得很好疗效。

对于术后再狭窄的患者,有报道称可以使用泪道支架、球囊扩张术等,已到达泪道再通的效果。

(李学民)

第二节　泪　囊　炎

泪囊炎是由于鼻泪管阻塞导致泪液的正常引流途径受阻而引起的泪囊炎症。慢性的泪液滞留可以继发细菌感染。泪囊炎可分为急性泪囊炎、慢性泪囊炎及新生儿泪囊炎。泪囊炎急性期严禁泪道冲洗或泪道探通。如有慢性泪囊炎，应先做泪囊手术，痊愈后才可作眼的其他手术。

【病因和发病机制】

1. 几乎所有病例都与鼻泪管阻塞有关。

2. 其他少见致病原因包括泪囊憩室、泪道结石、鼻腔或鼻窦手术、外伤及泪囊肿瘤（罕见）。

3. 革兰氏阳性菌为常见致病菌，革兰阴性菌及其他非典型病原微生物更常见于糖尿病患者、免疫力低下者以及长期卧床患者。

4. 急性泪囊炎可以由于慢性泪囊炎急性发作，或由于细菌毒力强或身体抵抗力弱，也可无溢泪史突然发作者。

5. 慢性泪囊炎多见于沙眼及泪道形成瘢痕，其次见于外伤。常见于系统性疾病、反复感染、泪道结石和鼻泪管系统的慢性炎症分泌物所导致的慢性阻塞。常见的系统性疾病包括 Wegner 肉芽肿、结节病和系统性红斑狼疮。

6. 新生儿泪囊炎以慢性泪囊炎为多见，主要为鼻泪管下端先天 Hasner 膜出生时未吸收，阻塞鼻泪管所致，也可由于结膜炎、炎性分泌物堵塞鼻泪管所致。

【临床表现】

1. **急性泪囊炎**

（1）症状：下眼睑最深处的泪囊区疼痛、红肿。可伴有流泪、分泌物或发热。以上症状可反复发作。

（2）体征：下眼睑鼻侧红肿、压痛、皮肤张力大。病变范围可以扩展至鼻侧眶周。挤压泪囊可有黏液性或脓性分泌物自泪小点排出。泪囊炎的肿胀一般位于内眦韧带以下，若高于内眦韧带，则需怀疑泪囊肿瘤（罕见）。有时内眦韧带下方可以形成皮肤瘘。慢性泪囊炎可以形成泪囊囊肿或黏液囊肿，可以进展为脓肿。少数情况下可以发展为眼眶或面部蜂窝织炎。

2. **慢性泪囊炎**

（1）症状：溢泪、眼分泌物增多，外观皮肤正常或内眦部皮肤湿疹、泪阜、半月瓣及内眦部结膜充血。

（2）体征：泪囊部无压痛、挤压泪囊部有黏液性、黏液脓性或脓性分泌物自泪小点溢出。有时由于分泌物的聚集，泪囊丧失张力，在皮肤表面可看到泪囊部有一半球形的隆起，皮肤颜色正常，质地较硬，但用力挤压后有大量黏液性分泌物自泪小点溢出，称为泪囊黏液性囊肿，可手术治疗。

3. **新生儿泪囊炎**

（1）症状：一般在出生后数日或数周，亲属发现患儿溢泪或伴有分泌物多。

（2）体征：压迫泪囊可见有黏液脓性或脓性分泌物自泪小点溢出。

【实验室检查】

1. **细菌涂片**　对脓性分泌物进行涂片有助于确定致病菌。

2. **细菌培养及药敏**　对脓性分泌物进行细菌培养，细菌检出率较高，但是耗时较长。有助于确定致病菌并为临床抗生素用药提供依据。

3. **血常规及血培养**　对于有中毒性表现的患者，尤其有发热或急性视力改变的患者，应该考虑行此检查。

4. **免疫学检查**　对于怀疑系统性疾病导致的泪囊炎，应行 ANA、ANCA 等免疫学相关指标检查。

【影像学检查】

1. **眼眶及鼻旁窦 CT 检查**　不典型病例、重症病例及抗生素治疗效果不佳的病例应行 CT 检查。若存在眼眶蜂窝织炎或广泛感染也应考虑行 CT 检查。

2. 泪囊 X 线片　怀疑泪囊组织学异常时,可行泪囊 X 线检查。

【诊断和鉴别诊断】

1. 诊断依据　主要基于病史及体格检查。根据患者溢泪、内眦部红肿、疼痛,挤压泪囊时泪小点有脓性或黏液脓性分泌物排出,基本可以确定诊断。可行培养及革兰氏染色、免疫学检查及影像学等检查排查泪囊炎的病因。

2. 鉴别诊断

(1) 累及内眦的面部蜂窝织炎:挤压泪囊区泪小点无分泌物排出,冲洗泪道通畅。

(2) 鼻泪管囊肿:婴儿泪囊非炎症性轻度扩大。出生时即存在,晚些时候才被发现。由于鼻泪管阻塞或黏液、羊水存留于泪囊所造成。通常单侧发病,如双眼发病,检查呼吸,排除鼻塞。非阻塞性病例给予按摩、热敷和抗生素眼膏治疗。

(3) 急性筛窦炎:鼻中线至内眦之间,鼻骨红肿、疼痛、压痛、鼻塞及红斑,可伴有发热。影像学检查有助于确诊。

(4) 额窦黏液囊肿/黏液脓性囊肿:内眦韧带上方肿胀。常见眼球突出及运动受限。影像学检查有助于确诊。

【临床处理】

1. 急性泪囊炎　早期热敷,全身用抗生素促使炎症消退。如脓肿已形成则切开排脓,待急性炎症完全消退后,可做泪囊鼻腔吻合术。有瘘道者剔除瘘道或做泪囊摘除术。

(1) 全身应用抗生素的处理原则:①无发热、全身情况好、轻症病例、父母依从性好,以口服抗生素为主。②发热、病情急或依从性差的患者,收入院,予抗生素静注。请感染科会诊。③抗生素治疗方案应根据治疗效果及分泌物培养/药敏试验结果进行调整。视病情缓解程度将静脉注射抗生素改为相应的口服抗生素,但全身应用抗生素应至少 10~14 天。

(2) 抗生素滴眼液,4 次/d,可以作为全身治疗的辅助治疗。单纯局部用药是不够的。

(3) 热敷并轻轻按摩内眦区,4 次/d。

(4) 必要时给予镇痛药,如对乙酰氨基酚,联合或不联合可待因。

(5) 脓肿形成时,切开引流,放入引流条。

(6) 急性泪囊炎缓解之后,特别是慢性泪囊炎急性发作控制之后,可考虑行鼻腔泪囊吻合术并植入硅胶管。

2. 慢性泪囊炎　需手术治疗。首选鼻腔泪囊吻合术,或在鼻窥镜下作泪囊鼻腔造孔置管术。手术成功后可以无溢泪。条件不允许时可做泪囊摘除术,术后仍有溢泪但较术前减少。

3. 新生儿泪囊炎　早期发现应立即施行泪囊按摩术。经一到多次按摩绝大多数均能获得成功,未能成功者在 9~12 个月可用加压冲洗或全麻下行泪道探通术。探通时要特别谨慎,避免造成假道。

【学科新进展】

有学者对慢性泪囊炎中浸润的淋巴细胞亚型进行检测,并对泪液中 Th1 和 Th2 细胞分泌的相关细胞因子进行检测,探讨了淋巴细胞亚型在慢性泪囊炎的发病中所发挥的作用,为慢性泪囊炎的非手术治疗提供了新的方向。

(李学民)

第三节　泪腺肿瘤

泪腺肿瘤中,50%为炎性假瘤或淋巴增生性病变,50%为上皮性肿瘤。在原发性上皮肿瘤中,泪腺多形性腺瘤(泪腺混合瘤)约占 50%,泪腺腺样囊性癌占 20%~25%,其他原发癌占 25%。对泪腺肿瘤的正确诊断,直接关系到后续的处理和患者的预后。

一、泪腺多形性腺瘤

泪腺多形性腺瘤(pleomorphic adenomas of the lacrimal gland)又称泪腺混合瘤(mixed tumor of lacrimal gland),瘤组织主要由上皮细胞和间质成分组成,是最多见的上皮性肿瘤。

【临床表现】

多见于中年人,男性略多,单侧受累,发病缓慢,患侧上睑颞侧肿胀,眼眶外上缘常可触及实质性肿物,呈结节状。随着肿瘤体积增大,可以引起眼球位置异常,导致眼球向鼻下方或前下方进行性突出;眼球向颞上方转动受限。由于眼球受到肿瘤的压迫,可以引起眼球轴长的改变,患者可以表现为屈光不正。多形性腺瘤多源于眶部泪腺,少数患者睑部泪腺也可以受累。

【特殊检查】

1. **眼部 MRI**　显示眼眶外上象限泪腺窝内软组织肿块,形状规则,边界清楚,与正常眼外肌比较,T_1WI 呈低信号或等信号,增强扫描可强化,T_2WI 为高信号,信号多均匀,如肿瘤内部伴有钙化或囊变,显示信号不均匀,或结节状。

2. **眼眶 CT**　显示泪腺窝半球形或椭圆形高密度肿块影,边界清楚,密度多均匀,可被造影剂强化;因肿瘤生长对泪腺窝骨质造成长期压迫,可以导致泪腺窝扩大,眶骨凹陷,严重者可造成眼眶颞上局部骨质缺损,边缘硬化。

3. **泪腺 B 型超声**　泪腺区类圆形或椭圆形病变,边界清楚,肿瘤内可见中等或较强回声。

【诊断和鉴别诊断】

1. **诊断依据**　根据患者年龄及单眼颞上眶缘无痛性肿物,生长缓慢,眼眶影像学检查显示泪腺区类圆形或椭圆形肿物,可作出诊断。

2. **鉴别诊断**

(1) 泪腺腺样囊性癌:是最常见的原发于泪腺的恶性肿瘤,发病较为迅速,病程较短,患者可以表现为泪腺区疼痛不适,眼眶影像学检查可见泪腺区实性占位性肿物影,形态不规则,病变累及范围较广泛,泪腺窝区骨质破坏是其典型特征。

(2) 皮样囊肿:可发生于眼睑外上方泪腺区,多位于骨缝附近,呈圆形或半圆形,边界清楚,可有波动感,无压痛。眼眶 CT 显示囊肿特征,内有低密度区域或内含低值病变,可伴有骨质的破坏。

(3) 炎性假瘤:累及泪腺的炎性假瘤,临床表现为眼睑充血,肿胀,疼痛,病情反复发作,应用糖皮质激素治疗多数有反应。MRI 扫描显示病变泪腺体积增大,边界一般欠规则,增强扫描可以被强化;往往病变累及范围超越泪腺本身,泪腺窝骨质一般无改变。

【病情评估】

1. 泪腺多形性腺瘤属于良性肿瘤,一般生长缓慢,早期不会对眼部产生明显影响,随着肿瘤体积增大,可以引起眼睑肿胀、眼位偏斜及视力下降等。

2. 由于泪腺多形性腺瘤不会发生自发性消退,随着病程的延长,少数患者的肿瘤会发生恶变,故诊断明确后,建议手术切除。

【临床处理】

泪腺多形性腺瘤的治疗原则是手术切除。在手术切除过程中,要保证术野暴露充分,以便在直视下完整切除肿瘤。手术完整切除肿瘤有助于降低手术后肿瘤的复发率。对于手术后复发性泪腺多形性腺瘤,再次手术后视具体病情,可以给予局部放射治疗,以减少复发的概率。

二、泪腺腺样囊性癌

泪腺腺样囊性癌(adenoid cystic carcinoma of the lacrimal gland)是最常见的原发于泪腺的恶性肿瘤,容易向周围骨质、神经及软组织浸润生长,也可向远处组织转移,本病死亡率高,预后不良。

【临床表现】

多见于中青年女性,发病急,病程短,主要表现为颞上眶缘实质肿块,不规则生长;随着肿瘤的生长,可以导致患眼上睑下垂,眼球向鼻下方或前下方进行性突出,眼球运动障碍。由于本病进展较快,有些患者可以出现复视症状。由于病变呈浸润性生长,可以累及泪腺周围的血管、神经、骨骼及眼外肌等组织,可以导致泪腺窝周围骨质的破坏。本病具有嗜神经生长的特点,故有些患者可以有泪腺区周围疼痛的症状。

【特殊检查】

1. **眼眶 MRI**　肿瘤形状不规则,边界不清,与正常眼外肌比较,T_1WI 呈低信号或等信号,增强扫描呈中到高度强化,T_2WI 为高信号;MRI 能清楚显示病变与眼外肌、眼球及视神经关系,也可以显示病变向邻近结构蔓延的范围。

2. **眼眶 CT**　显示泪腺区肿瘤呈不规则性生长,边界不清,密度不均,少数患者可见点状钙化,肿物呈中到高度强化,眶外上壁骨质破坏,肿物常沿眼眶向眶尖生长,与眼外肌融合,分界不清。晚期,肿物可向颅内、颞下窝、鼻腔、鼻窦等临近结构侵犯性生长。

3. **B 超**　泪腺区实性病变,形状多为扁平或不规则形,少数呈类圆形或椭圆形,可沿眶壁向眶尖生长。内回声较少且不均匀,多以弱回声为主,其内可有块状中等回声,部分患者内部可见液性暗区(肿瘤坏死液化)或强回声(钙化),无明显可压缩性。

【诊断和鉴别诊断】

1. **诊断依据**　根据患者发病年龄,性别,颞上眶缘实质性肿块,快速生长,疼痛症状明显,眼眶影像学扫描可见泪腺区实性占位,CT 扫描可见泪腺窝周围骨质破坏,一般可作出初步诊断。

2. **鉴别诊断**

(1) 泪腺多形性腺癌:主要见于中老年患者,患者多有泪腺多形性腺瘤病史,或既往行手术切除泪腺多形性腺瘤术后复发病史,故与泪腺腺样囊性癌比较而言,其病史相对较长;一旦肿瘤发生恶变,则表现为眼睑的肿胀明显加重,眼球突出速度加快。

(2) 泪腺多形性腺瘤:是最常见的来源于泪腺上皮的良性肿瘤,肿瘤发展缓慢,病程较长,早期症状不明显,中晚期可以引起眼球位置异常及运动障碍。影像学可见泪腺区肿瘤呈类圆形或椭圆形改变,肿瘤边界清楚。CT 扫描一般无骨质破坏。

【病情评估】

鉴于泪腺腺样囊性癌是高度恶性肿瘤,一旦确诊,有条件者建议行全身系统性检查,以了解是否有全身转移的情况。

【临床处理】

一般采用手术切除联合局部放射治疗,对于有全身转移者可以考虑行化学治疗。如果泪腺腺样囊性癌累及范围较为局限者,可以采用手术切除局部病变组织进行治疗;如果病变累及范围较为广泛者,可以采用眶内容剜除术,不论采用局部切除还是眶内容剜除术,手术后都需要进行局部放射治疗,以降低手术后肿瘤的复发率。

(王海彬)

参 考 文 献

[1] Mehrotra N,Baidya A,Brijwal M,et al. Actinomycosis of eye:Forgotten but not uncommon[J]. Anaerobe,2015,35(Pt B):1-2.

[2] Huang YY,Yu WK,Tsai CC,et al. Clinical features,microbiological profiles and treatment outcome of lacrimal plug-related canaliculitis compared with those of primary canaliculitis[J]. Br J Ophthalmol,2016,100(9):1285-1289.

[3] Kim UR,Wadwekar B,Prajna L. Primary canaliculitis:The incidence,clinical features,outcome and long-term epiphora after snip-punctoplasty and curettage[J]. Saudi J Ophthalmol,2015,29(4):274-277.

[4] Xu J,Liu Z,Mashaghi A,et al. Novel Therapy for Primary Canaliculitis:A Pilot Study of Intracanalicular Ophthalmic Corticosteroid/Antibiotic Combination Ointment Infiltration[J]. Medicine (Baltimore),2015,94(39):e1611.

[5] 葛坚,王宁利. 眼科学[M]. 3 版. 北京:人民卫生出版社,2015:156.

［6］Perez Y,Patel BC,Mendez MD. StatPearls［Internet］［M］. Treasure Island（FL）:StatPearls Publishing,2021:Nasolacrimal Duct Obstruction.

［7］Taylor RS,Ashurst JV. StatPearls［Internet］［M］. Treasure Island（FL）:StatPearls Publishing,2019:Dacryocystitis.

［8］Yang X,Wang L,Li L,et al. The Imbalance of Lymphocyte Subsets and Cytokines:Potential Immunologic Insights Into the Pathogenesis of Chronic Dacryocystitis［J］. Invest Ophthalmol Vis Sci,2018,59(5):1802-1809.

［9］杨培增,范先群. 眼科学［M］. 9 版. 北京:人民卫生出版社,2019:72-73.

［10］葛坚,王宁利. 眼科学［M］. 3 版. 北京:人民卫生出版社,2017:154-155.

［11］Fay A,Dolma PJ. 眼眶及眼附属器疾病. 马建民,译. 北京:人民卫生出版社,2019:323-342.

第五章 结膜疾病

第一节 衣原体性结膜炎

衣原体性结膜炎包括沙眼(trachoma)、包涵体性结膜炎(inclusion conjunctivitis)、性病淋巴肉芽肿性结膜炎(venereal lymphogranulomal conjunctivitis)等。衣原体是介于细菌和病毒之间的微生物,具有细胞壁和细胞膜,以二分裂方式繁殖,可寄生于细胞内形成包涵体。衣原体目分为二属,属Ⅰ为沙眼衣原体,可引起沙眼、包涵体性结膜炎和淋巴肉芽肿;属Ⅱ为鹦鹉衣原体,可引起鹦鹉热。

【病因和发病机制】

1. 沙眼衣原体从抗株性上可分为 A、B、Ba、C~K12 免疫型,地方性流行性沙眼多由 A、B、C 或 Ba 抗原型所致,华北地区沙眼以 B 型为主,C 型次之,通过直接接触或污染物间接传播,节肢昆虫也是传播媒介。包涵体性结膜炎是 D~K 型沙眼衣原体引起的一种通过性接触或产道传播的急性或亚急性滤泡性结膜炎。性病淋巴肉芽肿性结膜炎由衣原体 L1、L2、L3 免疫型通过性传播所致,也可由实验室意外感染引起,亦可见于生殖器或淋巴结炎急性感染期经手传播。

2. 沙眼衣原体只感染结膜细胞,生长繁殖过程中有两种生物相,分为原体和始体。原体吸附于结膜上皮细胞表面,由细胞吞噬进入细胞内,在细胞浆内发育,在酶的作用下合成 DNA 和蛋白质,称为始体。始体在细胞内繁殖最后浓缩成较小的原体。这些成熟的原体从受感染的细胞内释放,再感染新的细胞。衣原体毒素可向深部组织进展,除上皮细胞外,上皮下组织、睑板产生弥漫性细胞浸润,滤泡形成,角膜血管翳甚至睑内翻倒睫。

【临床表现】

1. **沙眼** 具有传染性,一般起病缓慢,多双眼发病,潜伏期 5~14 天,1~2 个月后进入慢性期。儿童患沙眼后,症状隐匿,多有自限性,一般不留后遗症。成人沙眼发病分为亚急性或急性,发病早期即可出现并发症。急性期自觉畏光流泪、异物感,可伴有黏液或黏液脓性分泌物,眼部体征可出现眼睑红肿、结膜充血,乳头增生,上下穹窿部结膜大量滤泡增生,可伴有角膜上皮炎及耳前淋巴结肿大。慢性期无明显不适,仅眼干痒、异物感、烧灼感,结膜轻度充血,结膜伴有乳头及滤泡增生,上穹窿部及睑板上缘结膜病变显著,滤泡坏死后形成网状瘢痕,最早在上睑结膜的睑板下沟处,称之为 Arlt 线,逐渐成网状,后期可发展为白色瘢痕。角膜血管翳常发生于角膜上方 1/3,可逐渐向中央区呈垂帘状进展。角膜缘滤泡吸收后形成瘢痕称为 Herbert 小凹。重度感染或合并细菌感染时,眼部刺激症状可加重,甚至影响视力。晚期可合并睑内翻倒睫、上睑下垂、睑球粘连、角膜混浊、慢性泪囊炎等。严重者影响视力,甚至失明。

2. **包涵体性结膜炎** 好发于性生活频繁的年轻人,多为双侧。特点是主要在下睑及下穹窿结膜有滤泡形成,几周后吸收消退,不留痕迹,无角膜血管翳。临床上分为新生儿包涵体性结膜炎和成人包涵体性结膜炎。

（1）成人包涵体性结膜炎：患者接触病原后，潜伏期3~4天，常单眼先发病，在1~2周后内另一眼受染发病。患者自觉眼红、异物感、畏光流泪伴有黏脓性分泌物，部分患者无症状。眼部主要表现为眼睑肿胀、结膜充血明显，下睑结膜及下穹窿结膜滤泡形成。耳前淋巴结肿大。3~4个月后急性症状逐渐消退，但睑结膜肥厚和滤泡仍继续存在3~6个月才恢复正常。在发病过程中大部分患者发生浅层点状角膜炎，角膜上皮细胞下浸润，或伴有细小表浅的血管翳。通常具有自限性，但是未治疗的病程可达一年以上，可遗留结膜瘢痕，但角膜不留瘢痕。可能同时存在生殖器、咽部等部位的衣原体感染症状。

（2）新生儿包涵体性结膜炎：潜伏期为出生后5~14天，多双眼发病，早期表现为水样或少许黏液样分泌物，随病程发展，分泌物增多并呈脓性。持续2~3个月后结膜出现较大乳白色滤泡，严重者合并有结膜假膜、结膜瘢痕形成。大多数患儿结膜于3~6个月恢复，少数患儿可能遗留角膜瘢痕和新生血管。衣原体还可引起其他部位的感染如：中耳炎、呼吸道感染、肺炎等。

3. 性病淋巴肉芽肿性结膜炎　眼部主要症状为急性滤泡性结膜炎以及结膜肉芽肿性炎症。睑结膜充血水肿、滤泡形成，上方角膜上皮浅层炎症，偶有基质性角膜炎，晚期可累及全角膜，形成角膜血管翳。严重患者还可伴有巩膜炎、葡萄膜炎、视神经炎。起病前常有发热等症状，局部伴有淋巴结肿大、触痛。

【分期】

1. 国际常用 MacCallan 沙眼分期法

Ⅰ期：早期沙眼。上睑结膜出现未成熟滤泡，轻微上皮下角膜混浊、弥漫点状角膜炎和上方细小角膜血管翳。

Ⅱ期：进行期沙眼。

Ⅱa期：滤泡增生为主。角膜混浊、上皮下浸润和明显的上方浅层角膜血管翳。

Ⅱb期：乳头增生为主。滤泡模糊。可以见到滤泡坏死和出现上方表浅角膜血管翳和上皮下浸润。瘢痕不明显。

Ⅱc期：合并慢性淋菌性结膜炎。

Ⅲ期：瘢痕前期形成。进行性病变与瘢痕生成共同存在。

Ⅳ期：非活动性瘢痕期沙眼。结膜表面趋于平滑，除了白色瘢痕，找不到其他活动性病变。

2. 中华医学会眼科学会 1979 年制定的沙眼分期和诊断标准，临床沿用至今。

Ⅰ期（进行活动期）：上睑结膜乳头与滤泡并存，上穹窿部结膜模糊不清，有角膜血管翳。

Ⅱ期（退行期）：上睑结膜自瘢痕开始出现至大部分变为瘢痕。仅留少许活动性病变。

Ⅲ期（完全瘢痕期）：上睑结膜活动性病变完全消失，代之以瘢痕，无传染性。

3. 1987 年 WHO 介绍了一种新的简单分期法来评价沙眼严重程度。标准如下：

沙眼性滤泡（TF）：上睑结膜5个以上滤泡，滤泡直径不小于0.5mm。

沙眼性剧烈炎症（TI）：弥散性浸润、乳头增生、血管模糊区>50%。

沙眼性瘢痕（TS）：典型的睑结膜瘢痕形成。

沙眼性倒睫（TT）：倒睫或睑内翻，至少一根倒睫摩擦眼球。

角膜混浊（CO）：角膜混浊，部分瞳孔区角膜模糊不清致明显视力下降（视力低于0.3）。

其中 TF、TI 是活动期沙眼，需给予治疗，TS 是既往患病依据，TT 有潜在致盲危险需行眼睑矫正手术。CO 是终末期沙眼。

【特殊检查】

1. 裂隙灯检查　是否存在沙眼典型的眼部临床表现：角膜血管翳、结膜滤泡、结膜瘢痕、角膜缘滤泡或 Herbert 小凹。

2. 角膜荧光素钠染色　判断角膜损伤情况。

【实验室检查】

1. 细胞学检查　沙眼细胞学的典型特点是检测出淋巴细胞、浆细胞和多形核白细胞，但是假阳性率较高。新生儿包涵体性结膜炎上皮细胞的胞质易发现嗜碱性包涵体。

2. 结膜刮片　结膜刮片行吉姆萨染色可发现位于细胞核周围的蓝色或红色细胞质内的包涵体。

经过改良的 Diff-Quik 染色能够将检测时间缩短几分钟。荧光标记的单克隆抗体试剂盒检测细胞刮片衣原体抗原、酶联免疫测定、聚合酶链反应都有较高的敏感性和特异性,但要求检查者熟练操作,费用较高。

3. 沙眼衣原体的 PCR 检测及培养。

4. 性病淋巴肉芽肿性结膜炎实验室诊断可用 Frei 试验,皮内注射抗原 0.1ml,48 小时后局部出现丘疹、浸润、水疱甚至坏死。

【诊断和鉴别诊断】

1. 诊断依据

(1) 危险因素:沙眼的易感危险因素包括不良的卫生条件、营养不良、酷热或沙尘气候,热带、亚热带区域或干旱季节容易传播。包涵体性结膜炎好发于性生活频繁的年轻人,当衣原体感染男性尿道及女性子宫颈后,通过性接触或手传播到结膜,新生儿可经产道分娩感染,同时公共游泳池也容易传播疾病。性病淋巴肉芽肿性结膜炎主要通过性传播、实验室意外感染等导致,也可见于生殖器或淋巴结炎急性感染期经手传播。

(2) 临床表现及角结膜病变特点:

1) 沙眼:临床主要表现为急性期眼部刺激症状,伴随黏液脓性分泌物,结膜乳头、滤泡增生,弥漫性角膜上皮炎。慢性期不适症状减轻,主要变现为上睑乳头、滤泡增生,并出现典型的垂帘状角膜血管翳、睑结膜瘢痕、角膜缘滤泡或 Herbet 小凹。

2) 包涵体性结膜炎:临床上分为新生儿包涵体性结膜炎和成人包涵体性结膜炎。①成人包涵体性结膜炎:具有自限性,眼红、异物感、畏光流泪伴有黏脓性分泌物,部分患者无症状。眼部主要表现为眼睑肿胀、结膜充血明显,下睑结膜及下穹隆结膜滤泡形成,大部分伴浅层点状角膜炎。耳前淋巴结肿大。②新生儿包涵体性结膜炎:多双眼发病,早期出现水样或少许黏液样分泌物,随病程进展分泌物可增多并呈脓性,结膜可见较大乳白色滤泡,严重者有结膜假膜、结膜瘢痕形成。大多数结膜症状于 3~6 个月恢复,少数会留有角膜瘢痕和新生血管。

3) 性病淋巴肉芽肿性结膜炎:眼部主要症状为急性滤泡性结膜炎以及结膜肉芽肿性炎症。可伴有上方角膜上皮浅层炎症,偶有基质性角膜炎,晚期可累及全角膜,形成角膜血管翳。严重患者还可伴有巩膜炎、葡萄膜炎、视神经炎。

(3) 特殊检查:裂隙灯检查、荧光素染色检查角膜病变程度。

(4) 实验室检查:细胞学检查、结膜刮片、沙眼衣原体的 PCR 检测及培养。

2. 鉴别诊断

(1) 慢性滤泡性结膜炎:此病有病毒感染,多见于儿童及青少年,皆为双侧。以眼红、眼痒为主,下睑及下穹隆结膜可见大小均匀、排列整齐的滤泡,无融合倾向。结膜充血伴有分泌物,但结膜不肥厚,可自愈不留瘢痕,无角膜血管翳。

(2) 春季角结膜炎:常发生于 6~20 岁的儿童和青年人,3 岁以下和 25 岁以上很少发病,病程可达 4~10 年。双眼反复发作,主要症状为眼部奇痒和畏光,结膜囊可见黏液性分泌物,结膜充血,可见巨大、形状不规则、扁而平的乳头增生,似铺路的卵圆石样,角巩膜缘可见增生结节和角膜上皮损害。本病可自愈,成年后大多数人症状自行缓解,眼部体征也逐渐消退。

(3) 巨乳头性结膜炎:此病的发生多为机械性刺激与超敏反应共同作用的结果。眼部最先表现为上睑结膜轻度的乳头增生,之后被大的乳头替代,最终变为巨乳头。该病多见于佩戴角膜接触镜或义眼的患者。

【病情评估】

1. 眼部严重程度　主要通过评估眼部病变表征进行分期和对症治疗。

2. 眼部并发症　严格记录既往病史发展过程,是否合并倒睫、睑内翻等并发症,进行针对性治疗。

【临床处理】

1. 处理原则　控制传染源,切断传染途径。治疗以局部用药为主,需长期用药,多采用支持疗法和对症治疗,严重者需全身用药,同时积极治疗并发症。

2. 具体治疗方案　①局部用药:0.1%利福平滴眼液、0.1%酞丁安滴眼液或0.5%新霉素滴眼液滴眼治疗,4次/d。夜间可使用红霉素、四环素类眼膏,疗程最少2~3个月。②系统给药:急性期或重度沙眼患者应全身使用抗生素治疗,疗程3~4周,可选择四环素1~1.5g/d,分4次口服;或多西环素100mg,2次/d;或红霉素1g/d,分4次口服。③手术疗法:矫正倒睫及睑内翻等。

3. 用药途径　滴眼液、眼膏及全身用药。

4. 监测和随访　此病是慢性传染性角结膜炎,持续时间长,是致盲的主要疾病之一,应嘱患者定期复查,在缓解眼部症状的同时避免出现并发症。在流行地区,再度感染常见,需要重复治疗。预防措施及重复治疗应结合进行。培养良好的卫生习惯,避免接触传染,改善环境,加强卫生管理。

【学科新进展】

沙眼衣原体是一种细胞内寄生的微小微生物,分为小鼠生物型、沙眼生物型和性病淋巴肉芽肿生物型,后两种与人类疾病有关。沙眼衣原体感染是我国国家监测病种之一,主要以实验室检测结果作为临床诊断依据。沙眼衣原体检测方法主要有3种:①细胞培养法是传统的"金标准",然而其操作复杂,需要高水平的专业技术人员,目前仅有少数实验室进行科学研究时采用。②随着现代分子生物学理论和检测技术的进步,分子生物学方法无论在敏感性还是特别性方面,都超越了细胞培养方法和免疫学方法,被认为是替代的"金标准",但是短时间内无法在基层医疗机构普及。③免疫学方法,尤其是免疫层析法检测技术,由于操作简便、检测周期快、特异性较好等优势,在全国各地不同级别的医疗机构中普遍开展,达到早期诊断、及时治疗、阻断传染源的目的。

（龙　琴）

第二节　细菌性结膜炎

细菌性结膜炎(bacterial conjunctivitis)是结膜受到致病细菌感染所致,造成结膜炎症及脓性分泌物。按发病缓急可分为超急性(24小时内)、急性或亚急性(数小时至数天)和慢性(数天至数周)。急性细菌性结膜炎通常有自限性,病程为2周左右,给予有效抗生素治疗能够缩短病情并痊愈。慢性细菌性结膜炎无自限性,治疗较困难。

【病因和发病机制】

1. 本病是由细菌感染所致,主要致病菌包括金黄色葡萄球菌、肺炎双球菌、Koch-Weeks杆菌、奈瑟链球菌、流感嗜血杆菌等。

2. 不良环境刺激如粉尘、化学烟雾,眼部长期使用刺激性药物、睡眠不足,以及眼部疾病如倒睫、睑内翻、慢性泪囊炎等均可引起慢性结膜炎。

3. 当致病菌的毒性强于宿主的防御能力或宿主的防御能力遭到破坏(如眼干燥症、长期使用皮质类固醇等)时即可发病。

【临床表现】

1. **超急性细菌性结膜炎**　主要由淋球菌、脑膜炎球菌引起,主要表现为潜伏期短(10小时至2~3天),病情发展快,病情较重,结膜充血水肿,结膜囊可见大量分泌物。有部分患者可累及角膜,引起角膜混浊、浸润,甚至角膜溃疡,如治疗不及时可以导致角膜穿孔。成人主要通过生殖器-眼接触传播而感染,新生儿主要通过母体产道感染。新生儿淋球菌性结膜炎多由产道感染,出生后1周左右发病,双眼同时受累,有畏光流泪,眼睑高度水肿,重者可形成假膜。分泌物由浆液转为脓液,脓液不断从睑裂流出,俗称"脓漏眼"。

2. **急性或亚急性细菌性结膜炎**　又称为急性卡他性结膜炎,主要由肺炎双球菌、金黄色葡萄球菌及流感嗜血杆菌引起,冬天主要由肺炎双球菌感染,春夏多见流血嗜血杆菌感染。本病起病急,传染性强,潜伏期为1~3天,双眼可同时或相继发作,3~4天达病情高峰,以后病情逐渐减轻,病程少于3周。初期主要表现为眼部干痒、异物感,眼睑轻度充血、水肿,结膜充血,结膜囊可见少量浆液或黏液性分泌物。病情发展较重者出现眼睑红肿加重,结膜充血明显,分泌物增多为黏液状。病情发展严重者表现为眼睑水肿充血显著,结膜血管高度扩张充血,球结膜可呈点片状结膜下出血,分泌物增多分布于结膜囊、睑缘及内外眦,晨起分泌物结痂使眼睑黏合睁眼困难。肺炎球菌感染的结膜炎还易在睑结膜面形成较薄的灰白假膜,此膜易于剥离,但又迅速形成。急性结膜炎病情较重时也可累及角膜,早期在角膜缘出现灰色小点状混浊,称为卡他性点状角膜浸润,数日后灰色浸润点增大融合,最后表面坏死脱落,形成新月形浅层溃疡,称为卡他性角膜溃疡,及时治疗可迅速痊愈,仅留弓形角膜云翳。

3. 慢性细菌性结膜炎 病情发展缓慢,持续时间长,可单眼或双眼同时发病。主要表现为眼部干痒、异物感、视疲劳。结膜轻度充血,可伴有睑结膜增厚、乳头增生,分泌物主要为黏液性及白色泡沫状。

【特殊检查】

1. 裂隙灯检查 结膜充血程度,结膜囊分泌物性质及颜色,病变是否累及角膜,角膜严重程度,并记录治疗前后的对比,从而判断治疗效果以及是否需要调整治疗方案。

2. 角膜荧光素钠染色 判断角膜损伤和病变的特征及范围,进行相应治疗。

【实验室检查】

1. 结膜刮片和分泌物涂片检查 表面麻醉后刮取结膜表面上皮细胞,通过革兰氏染色和吉姆萨(Giemsa)染色技术,在显微镜下观察结膜上皮细胞的病变特征。

2. 结膜囊细菌培养加药敏试验 取结膜囊分泌物进行培养,确定致病菌,并进行相应的药敏试验,选择敏感药物。

【诊断和鉴别诊断】

1. 诊断依据

(1) 危险因素:①外源性因素:不规范佩戴角膜接触镜、眼部外伤、眼部手术史、长期使用刺激性或污染的眼药水;②眼表疾病:泪膜缺乏、眼球暴露、倒睫、眼部炎症等所致;③全身性疾病:糖尿病、营养不良、免疫低下状态、药物滥用等。

(2) 诱发因素:当机体抵抗力下降,致病菌的毒力强于宿主的抵御能力时即可感染;生活或工作环境中的粉尘、油烟等长期慢性刺激可引起结膜防御功能下降,导致部分毒力较弱、正常情况下不足以致病的细菌诱发慢性细菌性结膜炎。

(3) 临床表现:①超急性细菌性结膜炎:起病急,常在24小时内发病,进展快,双眼同时发作,伴有大量脓性分泌物;②急性细菌性结膜炎:起病较急,大多数2周便可自愈,双眼同时或相继一周内发作,伴畏光、流泪、黏液脓性分泌物;③慢性细菌性结膜炎:起病慢、病程长,主要表现为异物感、眼痒、干涩、少量分泌物。

(4) 病变特点:①超急性细菌性结膜炎:眼睑水肿,结膜重度充血水肿,伴有炎性假膜及耳前淋巴结肿大,治疗不及时可并发角膜周边浸润、角膜溃疡和穿孔;②急性细菌性结膜炎:眼睑肿胀,结膜充血水肿,多无淋巴结肿大,绝大多数病例不累及角膜,极少数重度患者出现角膜边缘的点状浸润;③慢性细菌性结膜炎:结膜轻度充血,乳头增生,可伴有睑缘炎。

(5) 特殊检查:通过裂隙灯检查、角膜荧光素染色确定病变的范围和程度。

(6) 实验室检查:结膜刮片或分泌物涂片,结膜囊细菌培养联合药物敏感试验确定病原菌并指导用药。

2. 鉴别诊断

(1) 过敏性结膜炎:本病是结膜对外界变应原产生的一种超敏反应。主要包括季节性过敏、常年性过敏性结膜炎等。最常见的症状是眼痒,伴有流泪、灼热感、畏光等,分泌物多为黏液性。最常见的体征为结膜充血及结膜乳头增生,乳头多见于上睑结膜。患者常合并有过敏性鼻炎等过敏史。细胞学检查常见较多的嗜酸性粒细胞和嗜酸性颗粒。

(2) 病毒性结膜炎:本病是由多种病毒引起的传染性眼病。许多患者有上呼吸道感染病史。双眼先后发病,最常见的症状是畏光流泪,合并眼红、眼部刺激症状。结膜充血水肿,睑结膜可见滤泡增生,同时容易合并角膜上皮损伤,伴随耳前淋巴结肿大和疼痛。

(3) 衣原体性结膜炎:是一种慢性传染性角结膜炎,主要由沙眼衣原体感染所致。急性期表现为眼红、眼痛、异物感、流泪及黏液脓性分泌物,慢性期仅有异物感。急性期结膜充血、睑结膜乳头及滤泡增生、可伴有角膜上皮炎;慢性期结膜充血减轻,结膜增厚滤泡坏死后形成网状瘢痕,角膜上方 1/3 可见角膜血管翳,呈垂帘状,角膜缘滤泡吸收后形成 Herbert 小凹。

【病情评估】

1. **严重程度**　根据患者的起病缓急、结膜充血程度、分泌物的性质和量,患者的自觉症状,以及病情的发展速度等进行评估。

2. **治疗效果**　记录既往病史和诊治过程,尤其是抗生素的应用及治疗反应,是判断病情及预后、指导治疗的重要依据。

3. **全身健康状况**　是否合并全身其他疾病,如免疫性疾病、糖尿病等。

【临床处理】

1. **处理原则**　去除病因,控制感染,在未知致病菌时可选用广谱抗生素,待致病菌明确后选用敏感抗生素。局部使用抗生素是治疗细菌性结膜炎最有效的方法。严重者需及时采取全身治疗。

2. **治疗方案**　根据病情的轻重进行个性化治疗。超级性细菌性结膜炎应快速诊断快速治疗,减少角膜及全身感染的风险,局部和全身用药并重;急性或亚急性细菌性结膜炎首选敏感抗生素滴眼液治疗,联合眼膏治疗以延长药物的作用时间;慢性细菌性结膜炎应及时排除诱发因素,同时嘱患者长期治疗。

3. **用药途径**　包括结膜囊冲洗,抗生素滴眼、眼膏涂眼和全身应用抗生素。

4. **用药种类**　主要包括广谱及敏感抗生素的滴眼液和眼膏,严重者予以口服、肌注及静脉给药。累及角膜病变的患者联合促进角膜上皮修复类药物。根据病情的严重程度及病程发展采取相应治疗。

5. **监测和随访**　定期监测患者用药后的病情变化,一旦发生病情变化则及时调整用药,此病急性期患者需要隔离,避免传染流行。同时切勿包扎患眼,可佩戴墨镜减少光线刺激。及时治疗容易诱发结膜炎的眼部疾病如睑缘炎、倒睫、睑内翻,以及全身性疾病如糖尿病、免疫性疾病等。

【学科新进展】

1. **细菌性结膜炎致病菌谱**　21 世纪以来,我国急性细菌性结膜炎致病菌谱发生了显著的变化,既往认为致病菌主要为金黄色葡萄球菌及溶血性链球菌,然而从 2000 年以来我国急性细菌性结膜炎的致病菌正向条件致病菌迁移。近几年研究报道显示,致病菌由以金黄色葡萄球菌、草绿色链球菌为主转变为以表皮葡萄球菌、淋球菌为主。既往当结膜囊分泌物细菌培养结果为条件致病菌时,考虑样本污染可能,但事实上,当细菌培养存在大量菌落旺盛生长时即可认定为有效致病菌。因此,由于急性细菌性结膜炎为常见眼病,加强我国患者人群的细菌病原学分析尤为重要。

2. **细菌性结膜炎的治疗**　抗生素是治疗细菌性结膜炎的主要用药,根据病情选择合理的抗生素是治疗成功的关键。研究表明,急性细菌性结膜炎病变若累及角膜,在使用足量抗生素的前提下,可局部联合使用糖皮质激素滴眼液,有助于减轻炎症、缩短病程,从而减轻角膜损伤,通常使用复方或低浓度糖皮质激素,同时观察病变的进展症状明显改善后,若角膜仍有浸润,应继续使用激素眼液,时间一般不超过 2 周。除合理用药外,有效的预防以及知识的普及,同样有助于疾病防控。

(龙　琴)

第三节　病毒性结膜炎

病毒性结膜炎(viral conjunctivitis)是由病毒感染引起的眼部传染性疾病,主要表现为结膜充血及水样分泌物。病毒性结膜炎的致病菌主要包括腺病毒和肠道病毒。腺病毒导致的病毒性结膜炎主要包括流行性角膜炎、咽结膜热;肠道病毒导致的病毒性结膜炎主要为流行性出血性结膜炎。大部分病毒性结膜炎具有自限性。

【病因和发病机制】

1. 本病是由病毒感染所致,主要致病菌包括腺病毒、肠病毒 70 型、柯萨奇病毒 A24 型等。流行性角结膜炎主要由腺病毒 8、19、29、37 型引起。咽结膜热主要由腺病毒 3、4、7 型引起。流行性出血性结膜炎的致病菌主要为肠道病毒 70 型(偶尔可由柯萨奇病毒 A24 型引起),皆为微小核糖核酸病毒。

2. 本病为传染性疾病,可通过人传播,许多患者曾接触过结膜炎患者和/或近期患有上呼吸道感染病史。当病毒侵入细胞内,在细胞核内繁殖,其复制和扩散可直接引起感染细胞损伤,进而出现一系列眼部病变。

【临床表现】

1. **腺病毒性角结膜炎**　腺病毒导致的病毒性结膜炎主要表现为急性滤泡性结膜炎,常伴有角膜的病变。此病具有传染性,可散在或流行性发病。腺病毒可分为 31 个血清型,不同型别的腺病毒引起的病毒性结膜炎的表现也不尽相同,同样的临床表现也可由几种不同血清型的腺病毒所引起。腺病毒性角结膜炎主要分为两大类型:

(1) 流行性角结膜炎:本病传染性强,主要为接触传染,起病急、症状重。多见于 20~40 岁成年人,潜伏期 5~7 天,常双眼同时发作,也可双眼先后发作,结膜病程最长维持 3~4 周。临床主要特点为急性滤泡性或假膜性结膜炎及角膜上皮细胞下浸润。急性期主要表现为眼睑水肿、结膜充血水肿,有异物感、烧灼感和水样分泌物,在第 2~3 天睑结膜出现滤泡并迅速增加,结膜表面会出现薄层假膜(有时是真膜)。此时伴随耳前淋巴结肿大,有压痛。在第 8~10 天出现角膜损害,伴有畏光流泪和视物模糊,角膜病变主要为浅层点状角膜炎,多集中于中央区。3~4 周后角膜上皮下浸润加剧,这种上皮下浸润可持续数月甚至数年,逐渐吸收,一般不影响视力,个别形成瘢痕影响视力。

(2) 咽结膜热:本病为急性高度传染性结膜炎。主要特点包括:发热、咽炎和非化脓性急性滤泡性结膜炎。多伴有无痛性耳前淋巴结肿大。多见于小儿及年轻人。潜伏期 5~6 天,病程 2~3 周,单眼或双眼同时发病,发病最初几天传染性最强。发病时体温升高,温度可达 39℃ 以上,持续 3~7 天,伴有肌肉酸痛、头痛、胃肠不适或腹泻。咽炎主要表现咽部不适、咽后壁充血、散在透明滤泡。结膜充血、弥漫性水肿,结膜可见大量滤泡,主要在下睑及下穹窿结膜,可融合成横行堤状。可伴有角膜上皮损伤,分泌物主要表现为浆液状。

2. **流行性出血性结膜炎**　发病急、传染性强、刺激症状重,结膜可见大量滤泡、结膜下出血、角膜损伤及耳前淋巴结肿大。通过接触传播,即患眼-手-物品-手-健眼,患眼-水-健眼的方式。本病潜伏期短,接触传染源后 1~2 天即可发病,起病急速,多同时侵犯双眼,也可双眼先后发作。自觉症状明显,有剧烈异物感、刺痛以及畏光流泪和分泌物增多。主要表现为眼睑红肿、结膜高度充血、水肿,球结膜水肿严重时可高于角膜面,睑结膜可见大量滤泡增生,尤以下睑结膜及穹窿部较多。此病发病第一天即可出现结膜下出血,逐渐由点状扩大为点片状,严重者遍布全部结膜。角膜损害发病率高,根据病情及病程可分为:①轻型病程约 1 周,无角膜损害;②中型病程 1~2 周,角膜少许浅层点状损伤,角膜损害常与结膜炎同时消退;③重型病程在 2 周以上,角膜损害广泛及顽固,在结膜症状消退后角膜损害仍持续数月或数年,且反复发作。此外本病可合并病毒性上呼吸道感染,多伴耳前或颌下淋巴结肿大。

【特殊检查】

1. **裂隙灯检查**　结膜充血程度,结膜囊分泌物性质及颜色,病变是否累及角膜,角膜严重程度,记录治疗前后的对比分析。

2. **角膜荧光素钠染色**　判断角膜受损情况,判断是否合并角膜损伤。

3. **眼前节照相**　直观记录结膜及角膜病变情况,判断治疗前后病情变化。

4. **角膜共聚焦显微镜检查**　检查角膜各层(角膜上皮、前弹力层、基质层等)情况,辅助诊断及治疗。

【实验室检查】

1. **细胞学检测**　通过刮取结膜表面上皮细胞,在显微镜下观察上皮细胞的情况,病毒性结膜炎以单核细胞和淋巴细胞为主。

2. 病毒细胞培养、PCR 检测、直接免疫荧光、血清学检查有助于病原学诊断。

【诊断和鉴别诊断】

1. **诊断依据**

(1) **危险因素**:本病为传染性疾病,可通过人传播,如近期曾接触过结膜炎患者和/或近期患有病毒性上呼吸道感染病史,机体抵抗力下降时,容易诱发此病。

（2）临床表现:①流行性角结膜炎:潜伏期 5~7 天,传染性强,具有滤泡性结膜炎表现,后期并发点状角膜上皮侵润,分泌物涂片可见单核细胞增多即可诊断。②咽结膜热:为急性传染性结膜炎,多见于儿童,潜伏期 5~6 天,主要症状包括:发热、咽炎和非化脓性急性滤泡性结膜炎,无痛性耳前淋巴结肿大。③流行性出血性结膜炎:潜伏期短,可在 24 小时内发病,传染性极强,急性滤泡性结膜炎症状伴有显著的结膜下出血,早期即可出现点状上皮性角膜炎。

（3）角结膜病变特点:①流行性角结膜炎:结膜充血水肿、可见结膜滤泡增生,同时结膜表面出现假膜,后期出现角膜上皮损伤。伴有耳前淋巴结肿大和压痛。②咽结膜热:主要表现为急性滤泡性结膜炎伴有上呼吸道感染和发热的病毒性结膜炎,伴有无痛性耳前淋巴结肿大。③流行性出血性结膜炎:结膜充血水肿,睑结膜可见滤泡增生,球结膜点片状出血显著,早期即可出现角膜上皮点状损伤,伴有压痛性耳前淋巴结肿大。

（4）特殊检查:视力、裂隙灯、角膜荧光素染色、眼前节照相、角膜共聚焦显微镜检查角结膜病变程度。

（5）实验室检查:结膜刮片、分泌物涂片、病毒细胞培养、血清学检测、PCR 检测。

2. **鉴别诊断**

（1）细菌性结膜炎:是指结膜受到细菌感染,造成眼部刺激性症状,结膜充血水肿明显,结膜囊常有大量脓性分泌物,晨起上下睑睫毛被分泌物粘在一起,视力一般不受影响,如病情严重可波及角膜上皮引起角膜斑点状混浊,引起视力下降。结膜刮片和分泌物涂片检测可发现大量白细胞和细菌。

（2）过敏性结膜炎:是眼部对外界过敏原产生超敏反应所引起的炎症。主要包括速发型和迟发型。最常见的症状是眼痒、异物感,分泌物多为黏液性。最常见的体征为结膜眼睑水肿肿胀、结膜充血及结膜乳头增生,乳头多见于上睑结膜。患者常有明显的过敏原接触史。结膜囊分泌物涂片发现嗜酸性粒细胞增多。

（3）衣原体性结膜炎:是一种传染性角结膜炎,主要为沙眼衣原体感染。急性期表现为眼红、眼痛、异物感、流泪及黏液脓性分泌物,慢性期仅有异物感。急性期结膜充血、睑结膜乳头及滤泡增生、可伴有角膜上皮炎;慢性期结膜充血减轻,结膜增厚滤泡坏死后形成网状瘢痕,角膜上方 1/3 可见角膜血管翳,呈垂帘状,角膜缘滤泡吸收后形成 Herbert 小凹。结膜刮片行 Giemsa 染色可显示位于核周围的蓝色或红色细胞质内的包涵体。

【病情评估】

1. **结膜炎的严重程度**　患者潜伏期长短、起病缓急、传染性强弱、结膜充血程度、角膜受损程度,患者自觉症状,以及病程长短及疾病发展变化进行评估。

2. **疾病对治疗的反应**　严格记录既往病史发展过程,对使用药物种类及使用药物后的疾病转归做详细分析,为下一步治疗提供依据。

3. **全身健康状况**　患者是否合并上呼吸道感染、发热等全身症状,同时是否合并其他全身性疾病如营养不良、贫血、免疫性疾病等。

【临床处理】

1. **处理原则**　控制传染源,切断传染途径。治疗以局部用药为主,多采用支持疗法和对症治疗,病情重、伴有全身症状者加用系统用药。

2. **具体治疗方案**　①局部抗病毒滴眼液治疗为主:急性期局部使用抗病毒滴眼液频繁滴眼,如 0.1% 利巴韦林、0.1% 阿昔洛韦每 1~2 小时 1 次,0.15% 更昔洛韦眼用凝胶 4 次/d。抗病毒药物具有细胞毒性作用,病情好转时减少点药次数。②对症治疗:局部冰敷 3~4 次/d,持续 1~3 周,能有效减轻局部不适症状;局部使用不含防腐剂的人工泪液有利于减轻症状并能够稀释泪液中的炎症因子。③合并细菌感染时可给予抗生素滴眼液/眼膏预防感染。④伴有假膜形成、角膜上皮损伤时可考虑使用皮质类固醇滴眼液,病情减轻后逐渐减少此药的用量。

3. **用药途径**　结膜囊冲洗,抗病毒滴眼液、眼膏。

4. 用药方法 包括局部滴用人工泪液稀释炎症因子,使用抗病毒滴眼液、眼膏进行抗病毒治疗,合并细菌感染者加用抗生素眼药,并发角膜病变者联合非甾体抗炎药,严重者局部使用皮质类固醇滴眼液。

5. 监测和随访 病毒性结膜炎病程2~3周,嘱患者定期复查,及时调整用药。此病具有传染性,需要进行严格隔离、消毒,禁止进入公共浴池及场所,告知患者家属做好防护措施,加强个人卫生,不用手揉眼,经常洗手。

【学科新进展】

1. 病毒性结膜炎的检测手段 病毒性结膜炎实验室检测主要包括结膜分泌物涂片和结膜刮片细胞学检查辅助病因学诊断;病毒细胞学培养检测是病原学诊断的金标准,但多用于临床研究,并不作为临床常规检查项目;PCR、直接免疫荧光临床应用时注意假阳性的存在;腺病毒检测装置在2006年获得美国FDA批准应用于临床,成为第一个快速检测腺病毒性结膜炎的病毒抗原的检测方法,之后可在社区医院应用的AdenoPlus也通过批准,加快了病毒抗原的检测速度。

2. 病毒性结膜炎的治疗 本病虽然具有自限性,然而病程长者角结膜损伤严重,应及时治疗,缩短病程。最近有研究报道,使用2.5%碘伏结膜囊冲洗,可有效治疗腺病毒性结膜炎,用0.4%碘伏滴眼可有效缩短病程,但是碘伏刺激性明显,故安全性仍需进一步临床证实。还可选用重组人干扰素α1b滴眼液(10万IU/ml),或重组人干扰素α2b滴眼液(20万IU/ml),2~3次/d,使用1~2周。专家共识指出,当病毒性角结膜炎炎症基本控制,但已累及角膜,尤其累及瞳孔区时,应在抗病毒前提下,较高频率使用较高浓度的激素眼用制剂,可以加快角膜修复,当角膜混浊恢复透明时激素眼用制剂开始减量,并持续使用低浓度、低剂量激素眼用制剂,维持3~4周,能够有效防止复发。

(龙 琴)

第四节 免疫性结膜炎

免疫性结膜炎(immunologic conjunctivitis)是结膜对外界过敏原的一种超敏性免疫反应。可以由多种原因引起:由体液免疫介导的免疫性结膜炎呈速发型;由细胞介导的结膜炎呈慢性过程;由眼部长期用药导致医源性结膜炎或过敏性结膜炎,分速发型和迟发型;由自身免疫性疾病引起的结膜炎等。

一、春季角结膜炎

春季角结膜炎(vernal keratoconjunctivitis, VKC)又名春季卡他性结膜炎、季节性结膜炎等,是反复发作的双侧慢性眼表疾病,并具有种族及环境倾向。常见于儿童及青少年,尤其20岁以下男性多见,病情严重者危害角膜,视力受到损害。

【病因和发病机制】

春季角结膜炎的确切病因尚不明确,通常认为与花粉、各种微生物的蛋白质、动物皮屑和羽毛等致敏有关。春季角结膜炎是在体液免疫和细胞免疫反应共同作用下,即I速发型超敏反应和IV型迟发性超敏反应,发生的一种免疫性角结膜炎。

【临床表现】

1. 发病时间 常发生在春季,在白天环境中受到致敏原刺激后诱发,夜间症状加重。临床病程可间断反复发作,常持续2~10年,成年后逐渐消失。

2. 症状 主要是眼部奇痒,其他症状还有异物感、疼痛、畏光、流泪、烧灼感及黏性分泌物增多等。

3. 体征 根据体征不同,临床上分为睑结膜型、角结膜缘型及混合型三种。各种类型春季角结膜炎均可累及角膜,以睑结膜型更为常见。角膜受损最常表现为弥漫性点状上皮角膜炎,甚至形成盾形无菌性上皮缺损,多分布于中上1/3角膜形成"春季溃疡"。部分患者急性期可在角膜缘见到白色Horner-Trantas结节。角膜上方可有微小血管翳,但极少见全周角膜血管化。部分患者可出现上睑下垂,下睑皮肤褶皱增多(又名Dennis线)。

（1）睑结膜型：睑结膜呈粉红色、上睑结膜巨大乳头呈铺路石状排列，乳头形状不同，扁平外观，包含有毛细血管丛，并彼此相连。乳头顶部可被荧光素着染，在乳头之间及其表面可见一层黏性乳白色分泌物形成的假膜。下睑结膜可出现弥散的小乳头。炎症静止期结膜乳头可完全消退，不遗留瘢痕。

（2）角结膜缘型：常见于黑色人种。表现为上下睑结膜均出现小乳头，角膜缘有黄褐色或污红色胶样增生，上方尤为明显。

（3）混合型：睑结膜和角膜同时出现上述两型特征。

【特殊检查】

1. **眼前节照相** 记录睑结膜乳头铺路石样增生、角结膜病变范围大小、溃疡深度、Horner-Trantas 结节等，这对判断春季角结膜炎严重程度，并做治疗前后的对比分析，以判断治疗效果，并据此作出是否需要进行方案调整的判断。

2. **睑结膜荧光素染色** 睑结膜型春季角结膜炎，荧光素可使乳头顶部着染，可见乳头之间及其表面有一层黏性分泌物形成的假膜。

【实验室检查】

1. **结膜刮片** 在结膜刮片中发现嗜酸性粒细胞或嗜酸性颗粒，提示局部有变应性反应发生。

2. **结膜囊分泌物涂片** 结膜囊分泌物通过 Giemsa 染色，可见大量嗜酸性粒细胞和嗜酸性颗粒。

3. **Horner-Trantas 结节活检** 白色 Horner-Trantas 结节可见于部分急性期患者的角膜缘处，经过 Giemsa 染色，可见大量嗜酸性粒细胞和嗜酸颗粒。

4. **泪液成分检查** 对于患者可以行泪液成分及细胞学检测，可见泪液中嗜酸性粒细胞、中性粒细胞或淋巴细胞数量增加，IgE 水平高于正常值，可达（80.48±3.35）mg/ml。

【诊断和鉴别诊断】

1. **诊断依据**

（1）危险因素：年龄、种族、环境、自身免疫性疾病等。

（2）诱发因素：花粉、各种微生物的蛋白质、动物皮屑和羽毛等。

（3）临床表现：眼部奇痒、异物感、疼痛、畏光、流泪、烧灼感及黏性分泌物增多等

（4）特殊检查：眼前节照相可以有助于判断结膜、角膜的病变范围及深度，睑结膜荧光素染色可见乳头顶部染色，乳头间黏性分泌物等表现。

（5）实验室检查：结膜刮片、结膜分泌物涂片和 Horner-Trantas 结节活检可见大量嗜酸性粒细胞和嗜酸颗粒。泪液成分及细胞学检测可见嗜酸性粒细胞、中性粒细胞或淋巴细胞数量增加，IgE 水平高于正常值。

2. **鉴别诊断**

（1）季节性过敏性结膜炎：又称为枯草热性结膜炎。通常在春季双眼发病，起病迅速，在接触致敏原时发作，脱离致敏原后很快缓解。主要体征为结膜充血及非特异性睑结膜乳头增生，很少累及角膜。

（2）巨乳头结膜炎：多见于戴角膜接触镜或义眼，为机械性刺激与超敏反应共同作用的结果。常首先表现为接触镜不耐受及眼痒。上睑结膜最终被巨大的乳头（>1mm）替代。临床上分为Ⅳ期。很少累及角膜。

（3）泡性角结膜炎：是由微生物蛋白质引起的迟发型免疫反应性疾病。多见于女性、青少年及儿童，春夏季节好发。典型的体征为角膜缘或球结膜处出现实性结节样小泡，其周围充血。

【病情评估】

1. **病情的评估** 春季角结膜炎是一种自限性疾病，根据患者的自觉症状、眼部体征变化、病进展情况等进行病情评估。

2. **疾病对治疗反应的评估** 详细的既往诊断和治疗过程，尤其是局部对糖皮质激素、非甾体抗炎药、肥大细胞稳定剂等药物应用后的反应，是判断病情进展情况的重要依据。

【临床处理】

1. **物理治疗**　包括冷敷,缓解症状,如疗效不佳可考虑移居寒冷地带。药物治疗中短期用药可减轻症状,长期用药则对眼部组织有损害。治疗方法的选择需要取决于患者的症状和眼部病变严重程度。

2. **药物治疗**　①局部使用糖皮质激素对迟发性超敏反应有良好的抑制作用。②急性期患者可采取激素间歇治疗,先局部频繁滴眼,5~7 天后迅速减少滴眼次数。③非甾体抗炎药在急性期及间歇期均可使用,对缓解眼部症状显示出一定的效果。④肥大细胞稳定剂最好在接触过敏原之前使用,对于已经发作的患者治疗效果较差。目前多主张在易发作季节每日滴用细胞膜稳定剂 4~5 次,可以预防疾病的发作或维持治疗效果。⑤抗组胺药物可以拮抗已释放的炎症介质的生物学活性,常与肥大细胞稳定剂联合使用。⑥对于一些顽固病例经过一系列药物治疗后仍无法缓解症状,甚至影响生活时,可以局部应用 1% 环孢素或 0.05% FK506 滴眼液,会很快控制局部炎症及减少糖皮质激素的使用量。⑦不含防腐剂的人工泪液可以改善因角膜上皮点状缺损引起的眼部异物感。

3. **监测和随访**　春季角结膜炎常反复发作,持续 2~10 年。我们可以在每年发病季节进行监测和干预。

【学科新进展】

1. **实验室检查**　结膜刮片、结膜分泌物涂片和 Horner-Trantas 结节活检可见大量嗜酸性粒细胞和嗜酸颗粒。泪液成分及细胞学检测可见嗜酸性粒细胞、中性粒细胞或淋巴细胞数量增加,IgE 水平高于正常值。

2. **治疗方法**　经过药物治疗后,待临床症状和体征消失后,可应用低浓度激素类滴眼液或者给予 1% 环孢素或 0.1% FK506 滴眼液维持治疗,预防复发。

二、泡性角结膜炎

泡性角结膜炎(phlyctenular keratoconjunctivitis)是由微生物蛋白质引起的迟发型免疫反应性疾病。

【病因和发病机制】

泡性角结膜炎是由微生物蛋白质引起的迟发性Ⅳ型超敏反应性疾病,常见致病微生物有结核分枝杆菌、金黄色葡萄球菌、白念珠菌、球孢子菌属,以及沙眼衣原体等。

【临床表现】

1. **发病时间及好发人群**　春夏季节好发,多见于女性、青少年及儿童。

2. **症状**　如病变仅累及结膜,眼部有轻微异物感;如病变累及角膜,则症状加重;反复发作后如向角膜中央进犯时,可导致视力下降。

3. **体征**　初起为实性、隆起的红色病灶(直径通常为 1~3mm),周围充血。病灶处于角膜缘附近时,呈三角形,尖端朝向角膜,顶端容易溃烂而形成溃疡,多数在 10~12 天内消退,不留瘢痕。病灶位于角膜缘时,可见单发或多发的灰白色的小结节,结节较泡性结膜炎者小,局部充血,愈后可留有浅淡的瘢痕,导致角膜缘呈现齿状、参差不齐。初次泡性结膜炎症状消退后,可在活动性睑缘炎、急性细菌性结膜炎等诱因下复发。反复发作后疱疹向中央进犯,新生血管长入,称束状角膜炎,痊愈后留有带状薄翳,血管最终逐渐萎缩。疱疹发生在角膜或睑结膜处是十分罕见的。

【实验室检查】

1. **结膜刮片**　在结膜刮片中发现嗜酸性粒细胞或嗜酸性颗粒,提示局部有变应性反应发生。

2. **病灶部位组织活检**　病灶部位组织经过 Giemsa 染色,可见大量嗜酸性粒细胞和嗜酸颗粒。

【诊断和鉴别诊断】

1. **诊断依据**

(1) 好发因素:女性、青少年及儿童、春夏季等。

(2) 诱发因素:微生物蛋白质,结核分枝杆菌、金黄色葡萄球菌、白念珠菌、球孢子菌属,以及沙眼衣原体等微生物蛋白质。

(3) 临床表现:异物感、疼痛畏光等,根据球结膜或角膜缘处实性结节形态、大小及其周围充血等表现可确诊。

2. **鉴别诊断**　泡性角结膜炎需与春季角结膜炎、季节性过敏性结膜炎、巨乳头结膜炎进行鉴别。通过疾病的发病时间、发病年龄、发病诱因、疾病的症状、体征及相关检查进行鉴别。

【病情评估】

根据患者自身症状、病变位置、有无瘢痕形成、有无视力影响等进行评估，尤其是对诱发此病的潜在因素进行治疗，预防感染，日常注意营养，增强体质，补充维生素，预防复发，是本病的关键。对于反复束状角膜炎引起的角膜瘢痕是本病严重的并发症。

【临床处理】

1. 治疗诱发本病的潜在性疾病。

2. **局部药物治疗**　结核菌体蛋白引起的泡性结膜炎对糖皮质激素治疗敏感，局部糖皮质激素滴眼液滴眼 24 小时内可使症状减轻，继续使用 24 小时则病灶消失。如果伴有相邻组织的细菌感染时及时给予抗生素治疗。

3. 补充维生素，注意饮食均衡，增强体质。

4. 对于反复发作引起的角膜瘢痕导致视力严重下降的患者，可以考虑行角膜移植手术。

【学科新进展】

1. **实验室检查**　结膜刮片、病灶部位组织活检可见大量嗜酸性粒细胞和嗜酸颗粒。

2. **治疗方法**　反复发作引起的角膜瘢痕导致视力严重下降的患者，可以考虑行角膜移植手术。

三、过敏性结膜炎

过敏性结膜炎（allergic conjunctivitis）是由于眼部组织对过敏原产生超敏反应引起的炎症，有速发型和迟发型两种。

【分类】

《我国过敏性结膜炎诊断和治疗专家共识（2018 年）》分为 5 类：

1. 季节性过敏性结膜炎（seasonal allergic conjunctivitis，SAC）

2. 常年性过敏性结膜炎（perennial allergic conjunctivitis，PAC）

3. 春季角结膜炎（vernal keratoconjunctivitis，VKC）

4. 巨乳头性结膜炎（giant papillary conjunctivitis，GPC）

5. 特应性角结膜炎（atopic keratoconjunctivitis，AKC）

季节性过敏性结膜炎和常年性过敏性结膜炎以Ⅰ型速发型超敏反应为主，春季角结膜炎、巨乳头性结膜炎和特应性角结膜炎以Ⅰ型和Ⅳ型超敏反应共同参与为主。

【临床表现】

过敏性结膜炎的典型症状为眼痒、异物感及结膜囊分泌物增多。最常见的体征是结膜充血，伴有不同程度的结膜水肿、眼睑肿胀。睑结膜乳头增生、滤泡形成等。过敏性结膜炎各分型的典型症状及体征如下：

1. **季节性过敏性结膜炎**　该病主要特征是季节性发作（通常在春季），通常双眼发病，起病迅速，在接触过敏原（主要为植物的花粉）时发作，脱离致敏原后缓解。多数患者患有过敏性鼻炎的病史。最常见的症状为眼痒，也可有异物感、烧灼感、流泪、畏光及黏性分泌物等表现，高温环境下症状加重。主要体征为结膜充血及睑结膜乳头增生，有时合并结膜或眼睑水肿，很少影响角膜。

2. **常年性过敏性结膜炎**　本病的致敏原主要为粉尘、虫螨、动物的皮毛等。临床表现与季节性过敏性结膜炎相似。由于致敏原常年存在，故其症状持续存在，一些患者有季节性加重现象。

3. **春季角结膜炎**　常发生在春季，在白天环境中受到致敏原刺激后诱发，夜间症状加重。多发于上睑结膜的巨大乳头呈铺路石状排列是本病的特征性体征。

4. **巨乳头性结膜炎**　多见于佩戴角膜接触镜、义眼者或结膜缝线刺激等诱因，是机械性刺激与超敏反应共同作用的结果，为 IgE 介导的Ⅰ型速发型超敏反应和细胞介导的Ⅳ型迟发型超敏反应。临床表现为接触镜不耐受、眼痒、视物模糊(因接触镜沉积物所致)、异物感、分泌物增多等。主要体征表现为上睑结膜轻度的乳头增生,之后被大的乳头(>0.3mm)替代,最终变为巨乳头(>1mm)。很少累及角膜,少数患者可出现表浅的点状角膜病变及 Trantas 斑。

5. **特应性角结膜炎**   除具有过敏性结膜炎的表现外,最主要的体征是面部伴发特应性皮炎。

【实验室检查】

1. **结膜囊分泌物涂片检查**   包括结膜涂片镜下检查、Giemsa 染色观察嗜酸性粒细胞形态和数量。查见嗜酸性粒细胞有助于诊断,但阴性结果并不能排除诊断。

2. **血液或泪液 IgE 抗体检测**   IgE 抗体滴度升高有助于诊断。

3. **过敏原检测**   检测到致敏原后,隔离过敏原。

【诊断和鉴别诊断】

1. **诊断依据**

(1) 病史:有较明显的过敏原接触史。

(2) 症状:眼部瘙痒,异物感,结膜囊分泌物增多。

(3) 体征:结膜充血、水肿,乳头增生,滤泡形成,黏性分泌物增多。

(4) 实验室辅助检查:结膜囊分泌物涂片检查发现嗜酸性粒细胞,有助于明确诊断。泪液成分检查中嗜酸性粒细胞、中性粒细胞或淋巴细胞数量增加,IgE 水平高于正常值。

2. **鉴别诊断**   过敏性结膜炎需要鉴别的疾病包括感染性结膜炎、自身免疫性角结膜炎及眼干燥症。过敏性结膜炎有时被误诊为慢性感染性结膜炎,抗生素滴眼液治疗常延误病情,临床医生须加以注意。详细询问病史对诊断及治疗非常有帮助,如全身其他部位的过敏性疾病史、过敏性疾病家族史、生活环境、接触镜佩戴史及眼部手术史等。

季节性过敏性结膜炎和常年性过敏性结膜炎以结膜充血、水肿为主,一般无或轻度结膜乳头增生;春季角结膜炎、巨乳头性结膜炎和特应性角结膜炎均伴有结膜巨大乳头,病变常累及角膜。

【病情评估】

1. **过敏性结膜炎严重程度**   结膜体征分级:①结膜充血:轻度表现为少量结膜血管扩张,重度则表现为结膜血管扩张明显,以至于无法区分血管走行,中度介于轻度和重度之间;②结膜水肿:轻度表现为区域性结膜水肿,中度为弥漫性全结膜轻度水肿但不突出结膜囊外,重度为全结膜水肿且突出结膜囊外;③结膜乳头:轻度表现为累及上睑的区域<1/3 上睑结膜面积,中度为累及区域 1/3~1/2 上睑结膜面积,重度则累及区域>1/2 上睑结膜面积。

角膜体征分级:①角膜缘 Horner-Trantas 结节:轻度可见 1~4 个结节,中度可见 5~8 个结节,重度则可见超过 8 个结节;②角膜病变:轻度表现为点状上皮损伤,中度为角膜片状上皮脱落,重度则可见盾形溃疡,伴或不伴新生血管。

2. **疾病对治疗的反应**   详细的既往诊断和治疗过程,尤其是对局部糖皮质激素、非甾体抗炎药、肥大细胞稳定剂等药物的应用以及应用后的反应,是判断病情进展情况的重要依据。

【临床处理】

1. **处理原则**   查找过敏原、脱离致敏原。

2. **药物治疗**   包括局部使用糖皮质激素滴眼液、肥大细胞稳定剂、抗组胺药物、血管收缩剂(如0.1% 肾上腺素或 1% 麻黄素),根据病情进行选择应用。如伴有眼睑皮肤红肿时可用 2%~3% 硼酸水湿敷。严重者可加用全身抗过敏药物。

3. **监测和随访**   远离致敏原,规律用药控制症状,定期复查,预防复发。

【学科新进展】

近年来,几种新型药物如非甾体抗炎药 0.5% 酮咯酸氨丁三醇,抗组胺药 0.05% 富马酸依美斯汀及细胞膜稳定剂奈多罗米钠滴眼,可明显改善患者不适症状。

(赵海霞)

第五节 干 眼

干眼(dry eye)又称角结膜干燥症(keratoconjunctivitis sicca),是指任何原因引起的泪液质或量异常,或动力学异常导致的泪膜稳定性下降,并伴有眼部不适和/或眼表组织损害为特征的多种疾病的总称。2007年,国际干眼病专题研究会重新调整了干眼病的定义:泪液和眼球表面的多因素疾病,能引起不适、视觉障碍和泪膜不稳定,可能损害眼表,伴有泪液渗透压升高和眼表炎症。

【病因和发病机制】

干眼的病因很多。当泪腺、眼球表面(角膜、结膜和睑板腺)、眼睑,以及连接它们的感觉与运动神经中任何一个因素发生改变,都可能引起干眼。病理组织学特征主要包括结膜杯状细胞丢失,非杯状上皮细胞异常肥大,细胞分层增加和角质化增加等。

各种眼表上皮病变、眼表或泪腺细胞凋亡、免疫性疾病、性激素水平下降及外界环境的影响等,均可导致干眼的发生。干眼发病机制复杂,目前认为,干眼的核心发病机制是由于泪液渗透压升高,通过引发炎症反应,使炎症介质释放入泪液引起眼表上皮损害,进而导致泪膜不稳定。

2013年中华医学会眼科分会角膜病学组将我国干眼分为5种类型:①水液缺乏型:泪液生成不足和/或质的异常而引起;②蒸发过强型:由于脂质层质或量的异常而引起;③黏蛋白缺乏型:由于眼表上皮细胞受损而引起;④泪液动力学异常型:由泪液的动力学异常引起;⑤混合型:是临床上最常见的干眼类型,是上述两种或两种以上原因引起的干眼。

【临床表现】

1. **症状** 最常见的症状有干涩感及异物感,其他症状包括烧灼感、畏光、视物模糊和视疲劳等。如合并其他全身性疾病如类风湿性关节炎、系统性红斑狼疮、系统性硬化等,会合并相应疾病的症状,如口干、关节痛、皮肤病损等。

2. **体征** 球结膜血管扩张是干眼常见体征,此外还表现为球结膜增厚、褶皱,泪河变窄或中断,下穹隆可见黏丝状分泌物。早期角膜上皮不同程度点状脱落,严重可导致角膜缘上皮功能障碍,角膜厚度变薄、溃疡甚至穿孔,形成角膜瘢痕后严重影响视力。

【特殊检查】

1. **症状问卷调查** 将干眼常见症状、干眼相关性疾病病史等为指标设计问卷将受试者的问卷回答量化评分,根据评分判断是否为干眼。常被用于大范围人群干眼诊断的初筛。

2. **泪液分泌试验(Schirmer test)** Schirmer试验是目前比较推荐的标准化检查方法。试验观察时间为5min,正常值是$10\sim15$mm/5min,<10mm/5min为低分泌,反复多次检查泪液分泌量<5mm/5min提示为干眼。虽然本实验受到个体差异及环境改变等因素影响,但在水液缺乏型干眼,这种差异明显减轻。

3. **泪膜稳定性检查** 泪膜破裂时间(BUT)是反映泪膜稳定性最常用的检查。结膜囊内滴入$5\sim10\mu$l少量荧光素钠,嘱受检者瞬目数次平视前方,测量者在裂隙灯显微镜钴蓝光下用宽裂隙光带观察从最后一次瞬目后睁眼至角膜出现第一个黑斑即干燥斑的时间,记录为泪膜破裂时间。正常情况下,荧光素染色可在眼球表面形成一层完整的泪膜,如果泪膜与眼表上皮细胞微绒毛间联系被破坏,即使泪液分泌量正常,角膜表面也无法形成稳定的泪膜。正常值为$10\sim45$s,<10s为泪膜不稳定。此方法操作简单,适用于干眼初筛,结果受被检者年龄、种族、睑裂大小、温度及湿度等影响。

4. **泪河高度检查** 在荧光素染色后,通过裂隙灯显微镜观察投射在角结膜表面的光带和下睑睑缘光带的交界处泪液液平,可根据泪河高度判断泪液分泌的多少。正常值为$0.3\sim0.5$mm,小于0.3mm则提示为干眼。

5. **眼表上皮活性染色**

(1) 荧光素染色:与泪膜破裂时间检查相似,先在结膜囊内滴入少量荧光素钠溶液,在裂隙灯显微镜钴蓝光下观察,正常角膜上皮则不染色,角膜上皮缺损可被染为绿色。然而,干眼引起的眼表上皮点状染色最早发生于结膜。

（2）丽丝胺绿染色：可将失活变性的细胞和缺乏黏蛋白覆盖的角、结膜上皮细胞染色，具有刺激性低易于患者接受的特点。

6. 泪液渗透压测量　泪液渗透压升高能最直接的反映眼表的干燥，且具有变异性小的特点。因此，泪液渗透压是诊断干眼的特异性指标，甚至被认为是诊断干眼的"金标准"。泪液渗透压≥316mOsm/L提示有干眼的可能。

7. 眼表印迹细胞学检查　干眼患者眼表上皮细胞的异常表现为：结膜杯状细胞密度下降，细胞核浆比增大，角膜上皮细胞鳞状化生，角膜上皮结膜化。由于印迹细胞学检查是一项有创检查，故不作为干眼诊断的首选检查。

8. 其他检查

（1）泪液溶菌酶含量检查：泪液溶菌酶含量<1 200μg/ml，或溶菌区<21. 5mm²，则提示为干眼。

（2）乳铁蛋白检查：<69 岁的患者如低于 1. 04mg/ml，>70 岁的患者如低于 0. 85mg/ml，则提示为干眼。

（3）角膜地形图检查：干眼患者的角膜表面规则参数较正常人高，且参数越高提示干眼越严重。

（4）泪膜脂质分析：干眼仪或泪膜干涉成像仪可直接观察患者泪膜脂质层的形态。干眼患者尤其是脂质缺乏性干眼患者可见泪膜脂质层异常，与标准图像比照可推测干眼的严重程度。

（5）血清学检查：干燥综合征患者抗核抗体及类风湿因子等阳性。此项检查有利于免疫性疾病所致的干眼的诊断。

【诊断依据】

干眼的诊断缺乏特异性指标，目前尚无国际公认的标准，2013 年中华医学会眼科分会角膜病学组提出我国干眼的诊断标准：①有干燥感、异物感、烧灼感、视疲劳、视力波动等症状之一和 BUT≤5s 或 Schirmer Ⅰ试验（无表面麻醉）≤5mm/5min 可诊断干眼；②有以上症状之一和 5s<BUT≤10s 或 5mm/5min<Schirmer Ⅰ试验结果（无表面麻醉）≤10mm/5min 时，同时出现角结膜荧光素染色阳性可诊断干眼。

干眼的危险因素包括女性、高龄、亚洲种族、睑板腺功能障碍、结缔组织病和干燥综合征等。对引起干眼的原发病的诊断也非常重要。

【病情评估】

1. 干眼严重程度　包括患者自觉症状、眼部体征、角膜上皮损伤程度等。

2. 疾病对治疗的反应　基于对患者病史及诊断性试验，对干眼的治疗，包括消除病因和缓解症状两个方面。根据患者病情进展，及时调整治疗方案。对于大部分干眼患者缓解症状为主要治疗目标。

3. 全身健康状况　干眼患者需要格外注意患者的全身健康状况，是否患有其他系统疾病，如全身免疫性疾病、甲状腺功能亢进等。

【临床处理】

1. 处理原则　干眼临床治疗中，主要包括去除病因和缓解症状和保护视功能。干眼的不同类型采取不同的治疗方式。

2. 治疗方案　干眼可由多种因素引起，治疗方案也要根据具体病因，具体情况具体分析，包括非药物治疗、药物治疗和手术治疗。

（1）非药物治疗

1）对患者诊疗目的、生活习惯进行指导，对出现心理问题的干眼患者积极给予沟通、疏导，必要时进行心理干预。

2）佩戴湿房镜及硅胶眼罩：给眼部提供密闭的环境，减少泪液的蒸发和眼表空气的流动，延长泪液在眼表的停留时间。

3）泪小点栓塞术：通过减少泪液的引流，可以用于中、重度干眼的治疗。

4）软性角膜接触镜：对于干眼引起的角膜损伤者，可以选择佩戴高透氧的治疗性角膜接触镜。

（2）药物治疗

1）泪液成分替代治疗：可以选择自家血清和人工泪液保持眼表湿润、缓解干眼的症状。如需长期使用人工泪液的患者应选择不含防腐剂的人工泪液,以避免防腐剂的毒性作用加重眼表和泪膜的损害。

2)促进泪液分泌:可以口服促进泪液分泌的药物如溴己新、盐酸毛果芸香碱、新斯的明等。干燥综合征患者全身应用糖皮质激素或雄激素可以抑制泪腺的免疫性炎症,改善泪腺分泌功能。

3)局部抗炎与免疫抑制治疗:目前已知炎症是引发干眼的重要因素,对轻、中度干眼可以使用非甾体抗炎药,重度干眼可使用皮质类固醇激素和免疫抑制剂治疗,但应检测眼压的变化。

(3)手术治疗:适用于常规治疗方法疗效不佳,且可导致视力受损的严重干眼患者。重度干眼患者可行永久性泪小点封闭术和自体颌下腺移植术。如伴有眼睑位置异常的患者可考虑睑缘缝合手术。

3. 睑板腺功能障碍的治疗 对于睑板腺功能障碍的患者需要特殊治疗。睑板腺出口堵塞可以热敷,日常注意眼睑局部的物理清洁。局部可以应用抗生素滴眼液、短期使用糖皮质激素滴眼液、不含防腐剂的人工泪液。全身可口服四环素或多西环素,儿童、孕妇及哺乳期妇女可改用红霉素或阿奇霉素。

4. 监测和随访 患者应了解在干眼治疗中,除轻度角膜和结膜上皮可逆的病变外,慢性病变的完全缓解是不可能的。应注意患者定期随访检查,针对病情进展,及时调整治疗方案。

【学科新进展】

1. 流行病学 干眼是一种患病率较高的慢性疾病,且体征的检出率高于症状。女性、高龄、亚洲种族、睑板腺功能障碍、结缔组织病和干燥综合征是其主要和明确的危险因素。干眼的经济负担不容忽视,对视力、生活质量、工作生产效率的影响以及疼痛对患者生理及心理的影响都要引起重视。

2. 治疗方法 人工泪液是目前治疗的主要手段。近年来,为了改善和延长表面润湿性,已将高分子量水溶性聚合物添加到人造泪液中。干眼病的外科手术治疗包括永久性泪小点封闭术和自体颌下腺移植术等。据报道,下眼睑内眦部注射肉毒杆菌毒素可通过减少泪液引流可改善眼部不适症状。

(赵海霞)

第六节 结膜变性及肿瘤

一、结膜乳头状瘤

结膜乳头状瘤(conjunctival papilloma)是结膜上皮组织呈乳头状增生的良性肿瘤,常单眼发病,多发生于20~40岁男性。临床并不少见,占结膜良性肿瘤13.4%。较小的肿瘤常无症状,当血管破裂或继发感染时可出现出血和疼痛,当肿瘤较大时可引起眼睑功能的异常。按肿瘤生长的部位分为结膜型和角膜缘型。结膜型乳头状瘤,活动性较好,手术切除效果较好;角膜缘型乳头状瘤,相对固定,切除后易复发,可恶变,切除应广泛彻底,必要时行角结膜移植术。

【病因和发病机制】

结膜乳头状瘤的发病原因尚不明确。目前认为该病的发病与人乳头瘤病毒(HPV)密切相关。HPV-6、HPV-11两个亚型最为常见,可以诱发眼睑皮肤表皮细胞和血管增殖,形成寻常疣或带柄的结膜乳头状瘤。HPV-16或者HPV-18常常引起基底较宽的结膜乳头状瘤。而紫外线、免疫缺陷等也被认为是发病的诱因。

【临床表现】

患者眼部肿物伴有眼红、畏光、流泪、异物感等,视力一般不受影响。体征:病灶从基底部向上生长,呈淡红色、肉红色隆起,表面粗糙,呈菜花状或桑椹样外观,质脆,血供丰富,触之易出血。结膜型乳头状瘤好发生于青年男性,多累及穹窿部、内眦皱襞、泪阜部结膜,肿物有蒂,质软,由多个小叶组成,外观平滑,有很多螺旋状血管,很少发生恶变。角膜缘型结膜乳头状瘤好发于老年,常累及角膜缘,肿物为宽基底,表面不规则,有时会传播及角膜,切除后易复发,可恶变。

【特殊检查】

1. **眼前节照相** 记录病变的位置、大小、形态。

2. **眼前节 OCT** 客观的判断肿物大小、形态及深度。

【诊断】

根据临床表现,可诊断;病理检查可明确诊断。结膜乳头状瘤好发于任何年龄;结膜型,色红,质软,好发于泪阜、半月皱襞;角膜缘型好发于角膜缘,基底宽阔,灰红色似草莓。病理显示肿物呈乳头状结构,中央有纤维血管组织,表面为鳞状上皮细胞覆盖,细胞排列极向一致,未见明显的核分裂象和核异质性,偶有不规则生长。病理学检查是确诊结膜乳头状瘤与其他良恶性肿瘤的主要手段。

【鉴别诊断】

1. **皮样瘤**   属先天性肿瘤,好发于幼童;肿瘤呈扁平形隆起,边界清晰,表面平滑或粗糙,有时有毛发。病理表现:肿瘤由增厚的皮样组织构成,具有皮肤附件,表面无角化,基底部无钉足,真皮为致密结缔组织构成,质韧。

2. **角化棘皮瘤**   结膜角化棘皮瘤较眼睑角化棘皮瘤少见,多为孤立病变,表现为圆形结节状小肿瘤,中央下凹出现角化物,基底不向深部浸润。病理切片可见局部棘细胞层明显增生,内有大量角化过度或角化不全的物质。

3. **结膜 Bowen 病**   又称原位癌,多见于老年男性,发展较慢;肿瘤多位于颞侧球结膜,圆形、三角形或长形不一,常为灰色、白色,血管多时为玫瑰色,表面平坦,质肥厚,呈胶冻状,有时呈肉芽状,周围结膜有扩张出血的血管伸向肿瘤。病理表现为上皮细胞的基膜完整,肿瘤细胞完全局限于上皮内,可见细胞多形性和分裂象。

4. **鳞状细胞癌**   好发于 60 岁以上男性,发展较快;多见于睑裂区,呈草霉状、乳头状或扁平状隆起,后期呈菜花样,表面粗糙,富于新生血管,质脆,触之易出血。肿瘤周围的血管明显扩张充血。病理检查可见癌巢、角化珠;细胞表现不规则,丧失极性,有核分裂象。

5. **结膜尖锐湿疣**   二者均为 HPV 感染所致,临床表现较为相似,尖锐湿疣病理切片中颗粒层及棘层中上部有明显的凹空细胞。

【临床处理】

结膜乳头状瘤为良性肿瘤,预后较好。但手术切除后易复发,可恶变为乳头状癌。

目前手术切除是治疗结膜乳头状瘤的首选方法,单纯切除瘤体可引起病毒颗粒扩散,刺激瘤体生长,被认为是复发的主要原因。因此现主张距肿物边缘 3~5mm 切口,术中避免触碰肿物,术中创面烧灼或电凝止血,冷冻创缘(10~30 秒,反复冻融 2 次)或用丝裂霉素局部敷贴;术中若缺损面积大或累及角膜时可采用结膜移植覆盖或羊膜移植等;病理检查有细胞异型表现,可再冷冻或附以放疗。术后局部使用干扰素、环孢素滴眼液等抑制肿瘤细胞生长,以防止术后复发。

【学科新进展】

结膜乳头状瘤与结膜角膜的良恶性病变的诊断和鉴别诊断需依靠肿物手术切除后的病理学检查。而光学相干断层扫描(OCT)具有非侵入、无创、灵敏度高的特点,能对组织进行高分辨成像。随着傅里叶技术的发展,超高分辨率 OCT(UHR-OCT)应运而生,其具有 $1~4\mu m$ 的超高分辨率,可对眼前节结构进行清晰成像和精确测量。结合不同组织结构的反射信号强弱不同的特点,可用于结膜、角膜的良、恶性肿瘤的诊断和鉴别诊断;对结膜乳头状瘤,不典型增生,翼状胬肉、原位癌、鳞状细胞癌、淋巴瘤等结膜增生性疾病的诊断有益。因此 UHR-OCT 的应用可降低结膜角膜良恶性肿瘤的活检的概率,并且提高了诊断的准确性。

二、结膜血管瘤

结膜血管瘤(conjunctival angioma)为先天性。单个或多发。多与眼睑、眼眶部血管瘤共存。可分为增殖期、静止期和消退期三个阶段。病理学可分为毛细血管瘤和海绵状血管瘤。

【病因和发病机制】

血管瘤多为先天性,是一团由血管内皮细胞及纤维细胞构成的肿物,出生时或出生后不久即出现,随着年龄的增长可能消退,也可逐渐发育成熟,内皮细胞逐渐形成血管,形成多个发育不完全的扭曲血管构成的肿物,伴随终生。目前认为其发病与血管瘤细胞来源、信号传导通路的失调、基因突变以及缺氧等外源性因素有关,但其发病机制尚不完全清楚,认为是多种机制共同作用的结果。

【临床表现】

1. **毛细血管瘤**　多见于幼儿,生长较快,无明显边界,一般范围较小,位置浅,多位于结膜面,由孤立的、团状扩张的血管组成。

2. **海绵状血管瘤**　一隆起的紫红色肿物,边界清楚,外有包膜,呈弥漫性扩张。血管瘤有压缩性,随结膜一起移动。一般范围较广,位置较深。常伴眼眶、眼睑或颅内血管瘤。

【特殊检查】

1. **B 超**　观察是否合并眶内血管瘤。

2. **CT 或 MRI**　观察是否合并眶内占位性病变,并了解其性质。

3. **CDI**　观察病变的大小,位置、血流情况,以及是否同时存在眶内占位性病变。

【诊断】

根据临床表现及眼部影像学检测一般可以诊断。

【鉴别诊断】

1. **Rendu-Osler-weber 综合征**　又称遗传性出血性毛细血管扩张征,家族性出血性血管瘤。眼部特征有睑结膜可见星形成花瓣状血管瘤,可合并出血;球结膜少见;间歇性丝状角膜炎;视网膜小血管瘤,偶见视网膜出血。全身表现为皮肤黏膜(鼻腔、颜面、鼻腔黏膜、口腔黏膜、手、躯干等)广泛 1~4mm 大小的红色或紫红色斑痣样皮疹;反复鼻腔、口腔等黏膜出血,胃肠道出血(呕血、便血)、咯血、血尿等。

2. **Louis-Bar 综合征**　又称毛细血管扩张共济失调综合征,运动失调毛细血管扩张征,遗传性小脑综合征,脑眼皮肤毛细血管扩张征,头眼皮肤毛细血管扩张征等。

(1) 眼部特征:①眼球震颤、眼球运动缓慢或不能运动、向上向外注视时引起快速眨眼、假性眼肌麻痹,头转动时,眼球转向对侧,然后缓慢恢复原位,辐辏功能减弱,眼球视动反应消失。②毛细血管扩张多发生在 4~6 岁时,首先见于鼻侧及颞侧球结膜,为细小光亮对称的红色条纹,多呈扇形分布,日光照射或发热时更为突出。

(2) 全身特征:①进行性小脑性运动失调,首先出现于婴幼儿时期,表现为步态不稳,头部摇摆不定。2~5 岁时可缓解,而代之为手足徐动症。②智力障碍约占 80%,小脑性构音障碍、语言迟缓,65% 生长发育缓慢。全身皮肤可出现毛细血管扩张和小点状色素沉着(面部、颈部、耳部及躯干远端均可出现)。③反复上呼吸道感染,如急性鼻炎、鼻窦炎、慢性支气管炎、支气管扩张、肺炎等。常可因并肺部感染而死亡,胃肠道、泌尿道亦可感染。④腱反射肌张力减退,肢体远端肌肉萎缩、无力和肌束震颤。⑤皮下脂肪减少。脂溢性皮炎,毛发过早脱落。⑥血 IgE、IgA 明显减少,头颅 CT 显示小脑萎缩。

【临床处理】

1. **β 受体拮抗剂**　口服普萘洛尔 3mg/(kg·d)持续用药 6 个月的治疗效果最显著。在治疗前及治疗过程中需检查心率、血压、心电图、心脏彩超、血糖,排除哮喘。治疗过程中如果出现全身状况异常,应及时减量或停药,必要时对症治疗。常见的副作用为睡眠紊乱和手足发绀。0.5% 的噻吗洛尔局部给药,用于表浅的表面无破溃的血管瘤,建议每日使用 3~4 次,药物起效时间约为用药后的 12~16 周,比口服 β 受体拮抗剂起效慢,但副作用较小。

β 受体拮抗剂因其良好的疗效和较高的安全性,目前已取代了激素,成为血管瘤的一线用药。

2. **糖皮质激素治疗**　口服糖皮质激素剂量为 3~5mg/(kg·d)持续 6~12 周。糖皮质激素的副作用包括性格改变(烦躁)、向心性肥胖、生长迟缓,感染等风险,对婴幼儿身体发育影响较大,目前用于 β 受体拮抗剂效果不好的备选疗法。

局部注射疗法比口服激素安全性高,一般仅需要 1~2 次注射,且局部注射激素剂量低;表浅者可瘤体内注射,眶内深部者可筋膜下或眶内血管瘤内注射。副作用包括皮肤脱色素,眶内脂肪萎缩等,严重者可发生眼动脉栓塞和视网膜中央动脉栓塞。

3. **手术治疗**　手术切除有效而彻底,对影响视力发育或危及生命的血管瘤,限期或急诊手术可以迅速解除病灶的威胁。增殖期病变内血管丛生、血流丰富,术中易出血。掌握手术指征后,多数情况下以部分切除病变后器官功能恢复为治疗目标。对于消退期的残留病灶,药物治疗不再有效,可采用手术切除,以改善外观。由于增殖期过后多数病变会出现明显消退,因此不推荐对早期无功能损害的血管瘤采用手术治疗。手术前应充分估计出血量并做好应对准备,采取必要的措施,以减少术中出血。

4. 如合并眼睑皮肤血管瘤,还可应用激光治疗、冷冻治疗、平阳霉素瘤体内注射等。

【学科新进展】

长期以来国内外学者对于不影响视功能的眼部血管瘤多采用糖皮质激素治疗或观察和随访。近年来大量的研究证实系统和局部应用 β 受体拮抗剂治疗婴幼儿血管瘤收到了满意的效果,副作用小,患者痛苦少,费用低,越来越多的学者开始认同对血管瘤应进行早期药物治疗。目前 β 受体拮抗剂为眼部血管瘤的一线治疗方法。对于威胁视力的血管瘤,手术切除仍为首选。近年来,国际上有对眼睑表皮血管瘤和眶尖部海绵状血管瘤进行病灶内注射抗 VEGF 药物的病例报道,且收到满意疗效,有可能成为未来治疗血管瘤的新方法。

三、翼状胬肉

翼状胬肉(pterygium)是眼科常见病和多发病,一般认为是受外界刺激而引起的慢性炎症性病变,是睑裂部球结膜至角膜增生的纤维血管组织。因其形状酷似昆虫的翅膀故名为翼状胬肉,俗称"攀睛"或"胬肉攀睛"。它不仅影响外观,还可以不同程度地影响视力。

【病因和发病机制】

具体的病因和发病机制至今尚未完全清楚,近地球赤道部和户外工作的人群(如渔民、农民)发病率较高。地理纬度与翼状胬肉的发病有较大的关系,因此认为可能与紫外线照射、烟尘等有一定关系。局部角膜缘干细胞受损,失去屏障作用也是其发病基础。近年来,用免疫荧光法发现翼状胬肉组织内存在 IgE、IgG,而 IgE 的存在可能与 I 型过敏反应有关,组织学检查在翼状胬肉基质中发现有浆细胞和淋巴细胞浸润。也有人认为是由结膜组织的增殖变性、弹力纤维发育异常而产生的弹力纤维变性所致。目前认为其发生、发展是多种因素共同作用的结果。

【临床表现】

1. **症状**　一般无明显的自觉症状,或仅有轻微的异物感。当翼状胬肉伸展至角膜时,可引起角膜散光,影响或不影响视力。若翼状胬肉伸展至角膜遮盖瞳孔区,则严重影响视力。肥厚挛缩的翼状胬肉可限制眼球运动。

2. **体征**　单眼或双眼发病,以鼻侧角膜缘多见。病变初期角膜缘发生灰色混浊,睑裂区球结膜充血、肥厚,逐渐向角膜表面伸展,形成一个三角形的纤维血管组织。可分为头部(三角形尖端)、颈部(角膜缘部)和体部(球结膜上)。

按其发展与否分为:①静止期:翼状胬肉头部平坦,体部菲薄,无明显充血,静止不发展。②进行期:翼状胬肉头部隆起,其前方角膜呈灰白色浸润,有时可见色素性铁线(Stocker 线),体部充血,肥厚,不断向角膜中央生长。

【特殊检查】

1. **眼前节照相**　记录翼状胬肉的大小,充血情况等

2. **眼前节 OCT**　客观的判断翼状胬肉的情况。

【诊断】

睑裂区呈翼状的纤维血管组织侵入角膜即可诊断。

【鉴别诊断】

1. **假性胬肉**　假性胬肉常有明确的致病原因,如角膜溃疡或外伤史等,特别是眼部化学伤等,可发生在角膜缘任何部位,形态不规则,球结膜只在头部与角膜病变处发生粘连,在跨越角膜缘处无粘连可形成

一条结膜桥带,可容探针通过。此点可与真性翼状胬肉鉴别。

2. **睑裂斑** 鼻侧多见且早于颞侧。多为双侧性。为位于睑裂区角巩膜缘连接处水平性的、三角形或椭圆形隆起的灰黄色球结膜结节。睑裂斑通常不充血,隆起的三角形的底部朝向角膜,与胬肉的底部方向相反且不向角膜方向发展。

3. **结膜鳞状细胞癌** 多见于老年人,可发生于睑裂部角膜缘外,肿物凹凸不平呈菜花状或乳头状突起,新生血管紊乱,易出血,且侵犯角膜的组织多为不规则形态。必要时作病理活检可确诊。

4. **结膜乳头状瘤** 瘤体色鲜红,呈肉样隆起。结膜型乳头状瘤常有蒂,质软,表面不规则,常发生于角膜缘、泪阜及睑缘部位。如位于鼻侧或颞侧靠近角膜缘处而与翼状胬肉混淆,角膜缘型结膜乳头状瘤有较宽的基底,常向结膜和角膜扩长角膜,组织病理学检查可区分二者。

5. **结膜皮样瘤** 为先天的良性肿瘤,常发生于颞下方角膜缘,为一黄色表面光滑的半球形隆起,可轻充血,其中可见毛发。

【临床处理】

1. 减少外界环境刺激,积极治疗眼部慢性炎症。尽量避开风沙、日光、烟尘、花粉等刺激;注意用眼卫生,为减少外界刺激可适当佩戴变色镜。

2. 翼状胬肉小而静止时,一般不需要治疗,出现炎症进展时,应用抗生素眼药水控制结膜炎症减轻充血;在充血较重时可加用皮质激素滴眼液或非甾体抗炎药滴眼液。

3. **手术治疗** 翼状胬肉发展接近瞳孔区时,可进行手术治疗,但术后有一定的复发率。

(1) 单纯手术切除

1) 单纯翼状胬肉切除法:切除包括角膜和巩膜组织上的胬肉组织,然后缝合结膜边缘。

2) 巩膜暴露法:切除胬肉,彻底清除病变部位结膜下组织,使受累角膜附近的小范围巩膜暴露。

3) 胬肉转埋法:将翼状胬肉头部与角巩膜完整分离后转移至上方或下方近穹窿部球结膜下缝合固定。

早期传统手术方法由于操作简单,费用低,在基层医院应用广泛。但其存在的最大的问题是术后胬肉复发率可高达30%~69%,因此目前临床上已经较少使用这几种手术方式,其他手术方式都以单纯翼状胬肉切除为基础。

(2) 翼状胬肉切除联合羊膜移植术:在局麻及手术显微镜下,进行常规切除胬肉及烧灼角巩膜缘血管组织止血,取生物羊膜植片平铺于巩膜创面上,羊膜上皮面朝上,基底膜紧贴巩膜,修整羊膜植片使之略大于结膜创面,与创缘对合整齐,然后缝合,使植片完全固定于巩膜床上。临床观察其治疗翼状胬肉具有良好的效果,同时可以有效改善干眼,有利于泪膜功能的稳定。当结膜大片缺损、自体组织取材困难时,羊膜移植可作为首选。

(3) 翼状胬肉切除联合自体移植术

1) 翼状胬肉切除联合自体结膜瓣移植术:在翼状胬肉切除的基础上,制作游离结膜瓣,所取结膜上皮的大小一般比巩膜暴露面积略大。然后将此结膜瓣小心移至巩膜伤口表面,特别注意上皮面向上,用缝线缝合固定四角,以防止结膜瓣移位,将植片和植床结膜对合好,间断缝合。研究表明自体结膜移植术治疗翼状胬肉较单纯切除术复发率低,愈合效果佳且并发症少。

2) 翼状胬肉切除联合自体角膜缘干细胞移植术:在切除胬肉的基础上,分离结膜下增生组织至半月皱襞,剪除大部分增生组织及少许结膜组织,暴露巩膜面积,将植片上皮面朝上平铺于暴露的巩膜上,角膜缘与植床角膜缘相吻合,使之紧贴于巩膜上,用线将植片固定于现膜创面植床上。研究发现翼状胬肉切除联合自体角膜缘干细胞移植术是治疗翼状胬肉患者较为理想的手术方式,能够有效地降低术后的复发率。

有研究比较以上3种手术方式,结果显示翼状胬肉切除联合自体角膜缘干细胞移植术的术后并发症发生率以及复发率低于羊膜移植术和结膜移植术,同时经过对比可知,翼状胬肉切除联合游离结膜瓣移植术对翼状胬肉患者进行治疗可有效将泪膜功能进行改善,同时可降低并发症发生率。

4. **其他治疗** β射线照射、激光治疗、冷冻治疗、局部使用丝裂霉素等。

【学科新进展】

新型超高分辨率 OCT 在翼状胬肉诊断、鉴别诊断、治疗及预后等方面为临床提供指导依据。随着傅里叶技术的发展,超高分辨率 OCT(UHR-OCT)应运而生,其具有 $1\sim4\mu m$ 的超高分辨率,既继承了时域 OCT 具有非侵入、无创的特点,更加强了对眼前节结构进行清晰成像和精确测量的功能。UHR-OCT 可根据结膜、结膜下组织及角膜的表现特点鉴别真性与假性翼状胬肉,为手术设计提供参考;而且可以真实地反映睑裂斑突破角膜缘屏障,发展为翼状胬肉的过程,协助临床做出精确的诊断;为缓解胬肉术后的异物感等痛苦及促进角膜上皮愈合,部分患者佩戴角膜绷带镜,UHR-OCT 可以实时监测绷带镜下上皮愈合的情况,指导摘镜时间;可以监测翼状胬肉术后角膜缘结构是否恢复正常,以作为治愈的依据,监测角膜缘的超微结构可以预测翼状胬肉的复发。

治疗方面,随着临床研究的进展,在翼状胬肉手术中,应用纤维蛋白胶固定结膜或羊膜植片,从而代替用缝线缝合固定,缩短了手术时间,提高术后舒适度,得到部分医生的认可。其并发症有植片边缘处裂开,植片贴伏不良移位,囊肿形成,残余纤维蛋白胶硬化等,引起眼表的刺激症状等。

（李　运）

参 考 文 献

[1] 刘家琦,李凤鸣.实用眼科学[M].3 版.北京:人民卫生出版社,2015:252-261.

[2] 岳晓丽,龚向东,滕菲,等.2008—2015 年中国性病监测点生殖道沙眼衣原体感染流行特征分析[J].中华皮肤科杂志,2016,49(5):308-313.

[3] Drancount M,Michel-Lepage A,Boyer S,et al. The point-of-care laboratory in clinical microbiology[J]. Clin Microbiol Rev,2016,29(3):429-447.

[4] Tadesse E,Teshome M,Amsalu A,et al. Genital Chlamydia trachomatis infection among women of reproductive age attending the gynecology clinic of Hawassa University Referral Hospital,Southern Ethiopia[J]. Plos One,2016,11(12):e0168580.

[5] 黎明,姚晓明.新生儿急性细菌性结膜炎 10 年致病菌变迁[J].中国实用眼科杂志,2011,29(3):287-293.

[6] Tallab RT,Stone DU. Cortiosteroids as a therapy for bacterial keratitis:an evidence-based review of"who,when and why"[J]. Br J Ophthalmol,2016,100(6):731-735.

[7] 中华医学会眼科学分会角膜病学组.我国糖皮质激素眼用制剂在角膜和眼表疾病治疗中应用的专家共识(2016)[J].中华眼科杂志,2016,52(12):894-897.

[8] Langford M P,Anders E A,Burch M A. Acute hemorrhagic conjunctivitis:anti-coxsackievirus A24 variant secretory immuno-globulin A in acute and convalescent tear[J]. Clin Ophthalmol,2015,9:1665-1673.

[9] 李洁,陈丽娟,林长缨,等.北京市 2010—2013 年急性出血性结膜炎的病原学分析[J].国际病毒学杂志,2015,22(2):77-82.

[10] Jhanji V,Chan TC,LI EY,et al. Adenoviral keratoconjunctivitis[J]. Surv Ophthalmol,2015,60(5):435-443.

[11] Pujol P,Julio G,Barbany M,et al. Healing indicators after pterygium excision by optical coherence tomography[J]. Ophthalmic Physiol Opt,2015,35(3):308-314.

[12] Namavari A,Tu E,Cortina M S. Phlyctenular keratoconjunctivitis:Ethnicity,Age of Onset,and Outcomes[J]. Investigative Ophthalmology & Visual Science,2015,56(7):6196-6196.

[13] Asena L,Özdemir E Ş,Burcu A,et al. Comparison of clinical outcome with different treatment regimens in acute adenoviral keratoconjunctivitis[J]. Eye,2017,31(5):781.

[14] 中华医学会眼科学分会角膜病学组.我国过敏性结膜炎诊断和治疗专家共识(2018 年)[J].中华眼科杂志,2018,54(6):409-414.

[15] American Academy of Ophthalmology Cornea/External Disease Panel. Preferred Practice Pattern@ Guideline. Conjunctivitis[R/OL].(2013)[2018-06-25]. http://www.aao.org/ppp.

[16] Takamura E,Uchio E,Ebihara N,et al. Japanese guidelines for allergic conjunctival diseases 2017[J]. Allergol Int,2017,66(2):220-229.

[17] Patel A V,Blades K. Dry Eye[D]. Department of Ophthalmology,Medical University Vienna VIenna,2017.

[18] Clayton J A. Dry eye[J]. New England Journal of Medicine,2018,378(23):2212-2223.

[19] 孟宪实,刘小伟.结膜乳头状瘤的临床特点[J].中华眼科杂志,2019,55(5):369-373.

［20］ Huang YM,Huang YY,Yang HY,et al. Conjunctival papilloma：clinical features，outcome，and factors related to recurrence ［J］. Taiwan J Ophthalmol,2018,8(1)：15-18.

［21］ Dandala PP,Malladi P,Kavitha Ocular surface squamous neoplasia(OSSN)：a retrospective study［J］. Clin Diagn Res,2015. 9(11)：NC10-13.

［22］ 柳孟云,郦惠燕,王颖君,等. 超高分辨率眼前节 OCT 在结膜增生性疾病的应用［J］. 浙江医学,2019,41(3)：295-299.

［23］ 吴奇,李养群. 婴幼儿血管瘤的发生机制及治疗研究进展［J］. 医学综述,2018,24(21)：4270-4275.

［24］ 李田园,贾仁兵,范先群. 婴幼儿眼部血管瘤的治疗进展［J］. 临床眼科杂志,2017,25(6)：560-564.

［25］ 张晓俊,张雅冰. 翼状胬肉治疗的现状与进展［J］. 医学综述,2017,23(6)：1183-1186.

［26］ Huseyin Cagatay H,Gokce G,Mete A,et al. Non-recurrence complications of fibrin glue use in pterygium surgery：prevention and management［J］. Open Ophthalmol J,2015,9：159-163.

［27］ 王娟. 翼状胬肉不同手术方式对术后泪膜影响的研究进展［J］. 国际眼科杂志,2018,18(1)：89-91.

［28］ Kampitak K,Tansiricharernkul W,Leelawongtawun W. A comparison of precorneal tear film pre and post pterygium surgery ［J］. J Med Assoc Thai,2015,98(Suppl)：S53-55.

［29］ Nanji AA,Sayyad FE,Galor A,et al. High-resolution optical coherence tomography as an adjunctive tool in the diagnosis of corneal and conjunctival pathology［J］. Ocul Surf,2015,13(3)226-235.

第六章　角膜病

角膜病是最常见的眼科疾病之一,其病因多种多样,涉及的病变机制不同,因此诊断和治疗方法各不相同。同时,由于正常角膜是无色透明、具有正常的屈光状态的组织,一旦发生病变则会发生混浊,从而严重影响视力,严重的角膜炎症甚至会引起角膜穿孔进而危及眼球。这些病变有的是可逆的,比如炎症细胞浸润、角膜水肿、上皮脱落,经过及时正确的诊断和治疗后,可以完全恢复正常,但当其进一步发展,则会发生不可逆损害;有的角膜病变属于眼科急诊,如果诊断和治疗不及时,会迅速加重。因此角膜病的早期正确诊断和治疗,对预防角膜病引起的视力损害有重要意义。另一方面,不同角膜病具有各自的表现特点,一些经典的和新发明的仪器设备逐渐进入临床,熟练掌握这些技能有助于迅速完成角膜病的诊断和治疗,提高疗效。

第一节　细菌性角膜炎

细菌性角膜炎(bacterial keratitis)是因细菌感染而引起的化脓性角膜炎,又称细菌性角膜溃疡。病情多较危重,如果得不到有效治疗,可发生角膜溃疡穿孔,甚至眼内感染,最终眼球萎缩。这是一个病因学分类诊断。

【病因和发病机制】

1. 本病多存在角膜外伤、角膜异物等危险因素,也可见于严重干眼、慢性泪囊炎、病毒性角膜炎、暴露性角膜炎、戴接触镜等人群。此外年老体弱、全身患慢性病如糖尿病、免疫功能低下等人群亦多发细菌性角膜炎。我国最常见的致病菌有铜绿假单胞菌、表皮葡萄球菌、金黄色葡萄球菌及链球菌等,常发生在角膜擦伤或角膜异物剔除术后。慢性泪囊炎、长期佩戴角膜接触镜、倒睫、长期应用免疫抑制剂以及糖尿病等,均可为本病的危险因素。角膜上皮缺损时,结膜囊内细菌可黏附到角膜基质,导致感染。

2. 细菌感染引起炎症细胞浸润、角膜组织坏死、溃疡形成等病理改变。病变的进展及临床表现主要与细菌的毒力有关,细菌的繁殖及分泌外毒素直接破坏角膜组织是主要的损害机制。有些细菌,比如金黄色葡萄球菌,也可通过诱发自身免疫反应引起角膜组织的破坏。

【临床表现】

1. **发病时间**　本病起病急,常在角膜外伤后 24~48 小时发病。进展快,如果没有得到及时诊治,将很快发展为角膜溃疡穿孔。

2. **症状**　显著的畏光、流泪,急剧的眼痛(磨痛或刺痛)、异物感,伴随视力下降、眼睑痉挛等,可伴有患侧头痛等症状。

3. **体征**　眼睑肿胀、球结膜水肿、睫状充血或混合充血。角膜溃疡多位于中央角膜。始发于外伤受损伤部位,根据菌种的不同,角膜溃疡的形态不一。如肺炎球菌引起的匐行性角膜溃疡,多位于中央,可向四周扩大。铜绿假单胞菌引起的环形溃疡,大量的黄白色带绿黏稠角膜坏死脱落组织,角膜呈毛玻璃样灰白色混浊,病情重,进展快。金黄色葡萄球菌引起的角膜溃疡多位于周边,部分可向中心进展。病变早期角膜上出现一个界线清楚的溃疡,溃疡下有边界模糊、致密的灰黄色浸润灶,周围组织水肿,浸润灶迅速扩大,形成溃疡。角膜溃疡向深层发展,继发后弹力膜膨出和穿孔。较重的角膜炎症或角膜溃疡,其毒素进入前房可引起虹膜睫状体炎。表现为房水闪辉、KP,严重者合并前房积脓,如不及时治疗可产生虹膜后粘连。眼部检查可见眼睑水肿及痉挛、混合性充血;角膜上有黄白色浸润灶,边界模糊,周围角膜组织水肿,病灶很快形成溃疡,底部污浊,表面常有坏死组织覆盖;由于毒素渗入前房,常伴发虹膜睫状体炎、前房纤维素样渗出或伴有前房积脓。

【特殊检查】

1. **眼前节照相**　记录充血严重程度、角膜溃疡范围大小、溃疡深度、前房积脓多少等,这对判断细菌性角膜炎严重程度,做治疗前后的对比分析,以评估治疗效果,并据此作出是否需要进行方案调整的判断。

2. **角膜荧光素钠染色**　对判断角膜上皮缺损范围、发现溪流征,从而判断溃疡严重程度,明确是否有穿孔有重要作用。

3. **眼前节 OCT**　可以客观判断溃疡深度,并检查是否合并角膜深层异物。

4. **活体共聚焦角膜显微镜**　用于检查角膜病变组织内的炎症细胞、组织结构改变,包括角膜基质细胞活化、树突状细胞浸润、角膜神经纤维变化等。同时对于是否合并真菌、棘阿米巴等病原体感染的鉴别诊断非常重要。

5. **眼部 B 超**　可以检查是否合并玻璃体视网膜病变,尤其是对玻璃体内混浊严重程度的动态观察,有助于提示是否合并眼内炎症,以及在治疗过程中的疗效反应。

【实验室检查】

1. **角膜刮片**　对细菌性角膜炎患者,开始治疗前需做角膜溃疡刮片,涂片,行 Giemsa 染色或者革兰氏染色后在显微镜下检查,高倍镜下可以发现杆状或球形形态的细菌。

2. **细菌培养+药敏试验**　角膜刮片、角膜活检或者角膜移植术中获取的病变组织,可以行细菌培养鉴定+药敏试验,以明确病原学诊断,指导及修改治疗方案。对于多次细菌培养阴性,药物治疗效果不佳的患者,尤其是怀疑少见菌引起的细菌性角膜炎时,可以行角膜组织活检细菌培养+药敏试验。对于因病变严重而行病变角膜切除或者角膜移植术的患者,术中获取的病变角膜组织,可以行细菌培养+药敏试验。

3. **组织病理学检查**　因病变严重行病变角膜切除或者角膜移植术的患者,可以行组织病理学检查,有助于了解角膜组织病变特征,以及炎症细胞浸润等特点,这对于正确诊断角膜溃疡的病因十分重要。

【诊断和鉴别诊断】

1. **诊断依据**

(1)危险因素:老年人、糖尿病、睑裂闭合不全、睑内翻、倒睫、严重干眼、自身免疫性疾病、长期使用激素等。

(2)诱发因素:角膜外伤、角膜异物、佩戴角膜接触镜(隐形眼镜)等。

(3)临床表现:起病急、进展快、脓性分泌物、可迅速发生角膜溃疡穿孔。

(4)角膜病变特点:角膜化脓性炎症,边界相对平滑,角膜水肿严重,可伴有前房积脓,相对于真菌性角膜炎患者来说,细菌性角膜炎患者的积脓比较稀薄。

(5)特殊检查:眼前节 OCT 可以有助于判断溃疡深度,活体共聚焦角膜显微镜下可见到大量炎症细胞而不是菌丝、棘阿米巴包囊或原虫等表现。

(6)实验室检查:角膜刮片吉姆萨染色可以发现不同形态的细菌,细菌培养阳性是确诊的标准,而且可以提供药物敏感试验等信息用于制订治疗方案。

2. **鉴别诊断**　细菌性角膜炎需要与其他类型角膜炎相鉴别,包括真菌性角膜炎、棘阿米巴性角膜炎、病毒性角膜炎、免疫性角膜炎等,且需要注意混合类型角膜炎的可能性,因为细菌性感染可以继发于其他类型角膜炎导致的角膜溃疡之后,也可以继发真菌性角膜炎(表 6-1-1)。

活体共聚焦角膜显微镜检查,可用于排除真菌性角膜炎或棘阿米巴角膜炎;根据反复发作病史和典型的临床表现以及单纯疱疹病毒病原学检查,可与单纯疱疹病毒性角膜炎鉴别。

表 6-1-1   角膜炎鉴别诊断要点

	细菌性角膜炎	真菌性角膜炎	棘阿米巴性角膜炎	单纯疱疹病毒性角膜炎	免疫性角膜炎
单/双眼	多单眼	单眼	多单眼	单眼或双眼	单眼或双眼
植物性外伤史	可有	较多	可有	无	无
角膜异物史	较多	可有	可有	无	无
佩戴隐形眼镜史	较多	可有	较多	无	无
发热性疾病病史	无	无	无	较多	无
反复发作病史	无	无	无	较多	较多
病程发展	快	病程迁延	较快	病程较长	病程长
眼痛	显著	较显著	眼痛剧烈	反复发作病例眼痛减轻	较明显
分泌物	多、稀薄	较少	少	少	少
溃疡部位	多在中央	多在中央	多在中央	中央或周边	周边
溃疡形态	圆形或类圆形	可有菌丝苔被、伪足、免疫环或者卫星灶	环形浸润	形态不规则	与角膜缘平行的长条形
前房积脓	多,稀薄	多,黏稠	较常见,稀薄	少见	少见
内皮斑	少见	常见	少见	无	无
角膜知觉减退	无	无	无	反复发作后角膜知觉减退	无
角膜刮片检查	可见细菌	可见真菌菌丝	可见棘阿米巴包囊或原虫	无特殊	无特殊
细菌培养	可以阳性	阴性	阴性	阴性	阴性
真菌培养	阴性	可以阳性	阴性	阴性	阴性
棘阿米巴培养	阴性	阴性	可以阳性	阴性	阴性
活体共聚焦角膜显微镜检查	可见大量炎性细胞	可见真菌菌丝	可见棘阿米巴包囊或原虫形态	神经纤维减少	较多朗格汉细胞
全身免疫性疾病检查	可有	少见	少见	可有	有

【病情评估】

1. 细菌性角膜炎严重程度根据患者自觉症状、眼部体征变化、病程进展速度等进行评估。

2. 了解疾病对治疗的反应,记录详细的既往诊断和治疗过程,尤其是抗生素的应用情况,以及应用后的反应,这是判断病情进展情况的重要依据。

3. 全身健康状况,包括是否合并全身免疫性疾病、糖尿病、甲状腺功能异常等消耗性疾病,对判断病情预后很有帮助。

【临床处理】

1. **处理原则**   治疗的主要目的包括去除病因、控制感染、促进溃疡愈合、减少瘢痕形成。

2. **药物治疗**   根据病情的严重程度确定合适的治疗方案。

（1）抗生素:抗生素的使用遵循及时、广谱、足量的原则,尽量避免耐药性的产生。并根据治疗反应,以及细菌培养和药敏试验结果及时进行调整。但是要注意大量使用抗生素带来的全身和局部副作用,并根据病情的好转情况及时减量。①对拟诊患者,选择广谱抗菌滴眼液进行经验性治疗。一般首选氟喹诺酮类滴眼液或氨基糖苷类滴眼液;对疑诊为葡萄球菌感染者可联合应用 5% 头孢唑啉钠溶液滴眼;②已有细菌培养和药物敏感性试验结果者,按药物敏感性结果执行,但仍需观察临床效果以及时调整用药;③严重角膜炎患者,按上述用药原则,频繁滴眼 15~30 分钟 1 次,好转后适当减少用药频率;④淋球菌角膜炎患者应全身应用青霉素治疗。

（2）抗炎药物:急性期禁用糖皮质激素滴眼液,这是因为糖皮质激素对白细胞有抑制作用,可能会加重细菌感染,此时可以采用非甾体抗炎药(0.1%普拉洛芬滴眼液等),以减轻组织炎症反应引起的组织破坏。经过规范抗生素治疗,明确细菌感染已经控制的前提下,可以谨慎使用低浓度激素类滴眼液,以减轻炎症反应和瘢痕形成,但是同时要注意糖皮质激素可能引起的上皮愈合延迟及感染复发、眼压升高等潜在风险。

（3）其他药物:并发虹膜睫状体炎的患者应给予散瞳,一般采用短效扩瞳药物如 0.25% 复方托吡卡胺滴眼液,使瞳孔保持活跃状态。口服维生素 C、维生素 B 有助于溃疡愈合。促进角膜上皮细胞修复类药物如玻璃酸钠滴眼液、小牛血去蛋白提取物眼用凝胶、重组牛碱性成纤维细胞生长因子滴眼液及眼用凝胶等,有助于缩短病程,改善视力预后。

3. 手术治疗　对于用药 48 小时后病情无好转者,应调整治疗方案或手术干预治疗,包括病灶清创联合结膜瓣遮盖术、板层角膜移植术和穿透角膜移植术。

4. 监测和随访　细菌性角膜炎治愈后不易复发,但是既往存在的危险因素可能导致细菌感染性角膜炎再次发生,因此这类患者,即使在细菌性角膜炎痊愈后,也应该继续治疗包括糖尿病、干眼、眼睑闭合不全、睑板腺功能障碍等眼部及全身病情,并规律性随访。

【学科新进展】

1. 病原学检查新方法　由于细菌性角膜炎病原学诊断阳性率不高,尤其是对厌氧菌、分枝杆菌等少见菌种的培养更加困难,而且细菌培养时间需要 24 小时或者更久,因此包括 PCR、基因芯片等更新的检测手段有必要进一步研究并用于临床,以提高细菌性角膜炎的确诊率和效率,从而提高治疗效果。

2. 治疗方法　抗生素的使用一般采用广谱、敏感的抗生素,对第三代喹诺酮类抗生素治疗效果不佳的患者,可以使用第四代喹诺酮类抗生素如莫西沙星滴眼液。对严重的绿脓杆菌性角膜溃疡,持续结膜囊抗生素溶液灌洗被证明是一种有效的方法,为临床上及时控制感染、减少角膜穿孔提供了一种可选择的手段。此外,紫外线核黄素交联、光动力学疗法等也被发现对治疗细菌性角膜炎有一定的效果,但是其标准治疗方法和效果还需要进一步的临床应用的验证。

（李贵刚）

第二节　真菌性角膜炎

真菌性角膜炎(fungal keratitis)是致病性真菌感染引起的一种致盲性角膜炎症,在我国居感染性角膜病致盲率的首位。该病主要与植物外伤有关,近年来其患病率有增高的趋势,而佩戴隐形眼镜、糖尿病、长期使用激素及免疫抑制剂也是重要的危险因素。这是一个病因学分类诊断。

【病因和发病机制】

1. 真菌性角膜炎常见的致病菌为镰刀菌、曲霉菌、念珠菌等。引起角膜感染的主要真菌菌属在不同国家和地区差别较大。发达国家及气候较寒冷地区最常见的致病菌为念珠菌属;我国主要以镰刀菌属(占 70%~80%)和曲霉菌属(占 10%)为主。本病有明显的致病危险因素,多与植物性眼外伤、长期应用免疫抑制剂或糖皮质激素以及患慢性眼表损伤性疾病有关。而在我国南方板栗生产地区,板栗刺引起的扎伤和异物伤则是重要的诱发因素。

2. 真菌感染的发生,取决于真菌毒力和宿主防御因素之间的相互作用。角膜上皮损伤后,真菌的孢子或菌丝通过黏附进入角膜基质,在毒素和水解酶的作用下向角膜基质内侵袭性生长。不同种属真菌感染所致角膜炎的临床表现不同,这主要与其毒力强弱、菌丝在角膜内的生长方式及机体免疫状况有关。研究发现镰刀菌属的菌丝在角膜内主要呈水平生长,曲霉菌属菌丝和念珠菌属的假菌丝主要呈垂直生长。严重感染时,真菌的菌丝可穿透角膜后弹力层进入眼内,引发真菌性眼内炎。

【临床表现】

1. **发病时间**　呈现亚急性起病,病情进展较慢,病程较长。

2. **症状**　眼部可出现明显的异物感或刺痛、视物模糊等症状,伴有少量分泌物。感染早期眼部刺激症状一般较轻,病变发展较细菌性角膜炎缓慢,与细菌混合感染时,病情可迅速加重。病情进展引起角膜混浊,视力可以严重下降至眼前手动乃至光感。合并前房积脓、眼内炎的患者,可以出现严重的畏光、眼痛、眼胀等症状,伴有同侧头痛。

3. **体征**　典型体征包括菌丝苔被、伪足、卫星灶、免疫环、内皮斑和前房积脓等。①菌丝苔被:表现为角膜病灶处灰白色轻度隆起,外观较干燥,无光泽,与下方炎症反应组织紧密相连。②伪足:在角膜感染病灶边缘呈树枝状浸润,也称为毛刺。③卫星灶:位于角膜主要感染灶周围,与主病灶之间看似没有直接联系的、小的浸润或溃疡灶。④免疫环:在角膜感染灶周围的环形致密浸润,与感染灶之间有一模糊的半透明带。⑤内皮斑:位于角膜内皮面的圆形或不规则形斑,常见于病灶下方或周围,由于收到前方混浊角膜的遮挡,这一体征往往不易在裂隙灯显微镜下发现,而在眼前节 OCT 检查时则可被清晰显示。⑥前房积脓:是判断角膜感染严重程度的重要指标之一,多发生于感染已达角膜深基质层,或菌丝已穿透角膜后弹力层进入前房者。真菌性角膜炎引起的前房积脓较细菌性角膜炎黏稠,不易随头位改变而移动。前房积脓出现时间早、量多、黏稠,常不形成液平面。研究发现约 50% 前房积脓的真菌培养是阳性。

【特殊检查】

1. **眼前节照相**　记录分泌物多少、性状,充血严重程度、角膜溃疡范围大小、溃疡深度、前房积脓多少等,有助于客观判断真菌性角膜炎严重程度,做治疗前后的对比分析,以判断治疗效果,并据此作出是否需要进行方案调整的判断。

2. **角膜荧光素钠染色**　对判断角膜上皮缺损范围、发现溪流征,从而判断溃疡严重程度,并确定是否有穿孔。

3. **眼前节 OCT**　可以客观判断溃疡深度、角膜厚度,并发现角膜后的内皮斑。

4. **活体共聚焦角膜显微镜**　是一种可重复进行的活体检查方法,可观察到角膜中的菌丝和/或孢子、棘阿米巴原虫的情况,并可用于动态观察治疗效果。尤其是对角膜上皮已经愈合的病例,活体共聚焦角膜显微镜可以判断基质层是否仍有菌丝的存在,这对指导抗真菌药物的使用时间很有帮助。

5. **眼部 B 超**　可以观察是否合并玻璃体视网膜病变,这对判断患者预后很重要。尤其是对玻璃体混浊严重程度的动态观察,有助于提示是否合并眼内炎症,以及在治疗过程中的疗效反应。

【实验室检查】

1. **角膜刮片**　角膜病灶刮片检查,是早期快速诊断真菌感染的有效方法。具体做法是在手术显微镜下刮取病变明显处与正常区域间角膜组织,放在清洁的载玻片上,滴 10% 氢氧化钾溶液于标本上,覆以盖玻片,在显微镜下观察,找到真菌菌丝或真菌孢子即可诊断,阳性率高达 90%。病灶组织可用碘酸-雪夫染色(PAS)、吉姆萨染色、革兰氏染色或六胺银染色法(GMS)等,在显微镜下找到被染色的真菌菌丝。在开始抗真菌药物治疗前做角膜刮片检查阳性率高。

2. **真菌培养+药敏试验**　角膜刮片、角膜活检、角膜切除术或者角膜移植术中获取的病变组织,可以用沙氏培养基行真菌培养,阳性结果不仅是诊断真菌感染的证据,而且可进行菌种鉴定和药敏试验,以明确诊断,指导及修改治疗方案,但培养需要 3~7 天或者更长时间。

3. **组织病理学检查**　因病变严重行病变角膜切除或者角膜移植的患者,可以行组织病理学检查 PAS 染色。在组织中找到菌丝即为阳性,PAS 可以将菌丝染成紫红色,有助于判断菌丝的生长方式是水平性还是垂直性为主,这对正确诊断角膜溃疡的病因十分重要,并且有助于判断手术预后。

【诊断和鉴别诊断】

1. 诊断依据

(1) 病史:植物、泥土等外伤史,或长期局部、全身应用糖皮质激素及抗生素药物史,亚急性发病,病程长,久治不愈,抗生素治疗无效。

(2) 危险因素:老年人、糖尿病、睑裂闭合不全、睑内翻、倒睫、严重干眼、自身免疫性疾病、长期使用激素等。

(3) 诱发因素:植物性角膜外伤、角膜异物、佩戴隐形眼镜等。

(4) 临床表现:亚急性起病、症状可以轻于体征,当出现前房积脓、眼压升高时症状加重。中央角膜混浊病变进展可引起视力严重下降。

(5) 角膜病变特点:可以具有菌丝苔被、伪足、卫星灶、免疫环、内皮斑等典型特征,前房积脓较早出现且黏稠。

(6) 特殊检查:OCT可以有助于判断溃疡深度并发现内皮斑,活体角膜共焦显微镜可发现真菌菌丝。

(7) 实验室检查:行角膜刮片,于显微镜下观察发现真菌菌丝即可确诊。真菌培养可明确真菌性角膜炎诊断,并判断真菌种属特点,药物敏感试验可用于指导药物治疗方案。

2. **鉴别诊断**　真菌性角膜炎需要与其他类型角膜炎相鉴别,包括细菌性角膜炎、棘阿米巴性角膜炎、病毒性角膜炎、免疫性角膜炎等,且需要注意混合类型角膜炎的可能性,因为真菌感染可以继发于其他类型角膜炎,真菌性角膜炎也可能诱发细菌感染,此时病情会迅速恶化。鉴别要点参考表6-1-1。细菌性角膜炎一般发病急,刺激症状重,溃疡凹下,前房积脓较稀薄,形成液平面。单纯疱疹病毒性角膜炎角膜病变多有典型形态特征,反复发作后可有角膜知觉减退,前房积脓少见。

【病情评估】

1. 角膜炎严重程度依据患者自觉症状、眼部体征变化、病程进展速度等进行判断。

2. 详细的既往诊断和治疗过程,抗真菌药物的应用以及应用后的反应,是判断病情进展情况的重要依据。

3. 全身健康状况,包括是否合并全身免疫性疾病、糖尿病、甲状腺功能异常等消耗性疾病。

【临床处理】

1. **处理原则**　真菌性角膜炎应根据病情的轻重和所处病程制定多元化治疗方案,禁用糖皮质激素。早期治疗主要依靠抗真菌药物;当病变主要在角膜浅基质层时,在手术显微镜下清创,清除病变组织,有利于抗真菌药物发挥作用,或联合结膜瓣遮盖术;有学者报道角膜病变切除联合羊膜移植有利于角膜上皮愈合,缩短病程,但羊膜移植在真菌性角膜炎的应用尚未获得一致性认可。药物治疗效果不佳、病变累及角膜深基质层时,要及时采取手术治疗,包括深板层或穿透性角膜移植术。

2. **药物治疗**

(1) 抗真菌药物:根据病情的严重程度确定合适的治疗方案。一般采用两种滴眼液联合应用,比如5%那他霉素滴眼液和0.25%氟康唑滴眼液,或者5%那他霉素滴眼液和0.2%两性霉素B滴眼液,并根据治疗反应和药敏试验结果进行调整。但是要注意大量使用抗真菌药物带来的全身和局部副作用,并根据病情的好转情况及时减量。全身应用抗真菌性药物可能引起肝肾功能损害,因此在应用前需要检查肝肾功能,并在应用过程中注意监测药物副作用。前房积脓患者说明病变累及角膜深层,应全身应用抗真菌药物,如氟康唑胶囊0.1g,口服1次/d,氟康唑胶囊0.2g,静脉滴注1次/d。合并较多前房积脓的患者,可以行前房穿刺冲洗,联合抗真菌药物前房注射。原则上真菌性角膜炎在溃疡愈合后应继续用药半个月以上,以防复发。其他疗法:①1%~2%碘化钾溶液滴眼,3~4次/d;②2.5%~5%碘酊或者1%碘伏溶液灼烧溃疡面。方法是用0.25%盐酸丙美卡因滴眼1次后,用毛笔样棉签蘸碘酊涂溃疡面,立即用生理盐水冲洗,涂咪康唑眼膏,包盖。注意蘸碘酊不宜过多,以免烧伤健康角膜。如果采用1%碘伏溶液,可以烧灼1分钟,再用生理盐水冲洗。

(2) 抗炎药物:真菌性角膜炎禁用糖皮质激素类药物,糖皮质激素可加重细菌感染,此时可以采用非甾体抗炎药(0.1%普拉洛芬滴眼液等),以减轻组织炎症反应引起的组织破坏。

（3）其他用药:并发虹膜睫状体炎的患者应给予散瞳,一般采用短效扩瞳药物如0.25%复方托吡卡胺滴眼液,使瞳孔保持活跃状态。对合并严重虹膜后粘连的患者,可以采用1%阿托品滴眼液乃至散瞳合剂球结膜下注射治疗。口服维生素C、维生素B有助于溃疡愈合。促进角膜上皮细胞修复类药物如玻璃酸钠滴眼液、小牛血去蛋白提取物眼用凝胶、牛碱性成纤维细胞生长因子滴眼液及眼用凝胶等,有助于缩短病程,改善视力预后。

3. **手术治疗**   对用药48小时后病情无好转者,应调整治疗方案或手术干预,包括病灶清创联合结膜瓣遮盖术、板层角膜移植术和穿透角膜移植术。

4. **监测和随访**   真菌性角膜炎的致病菌常侵及角膜组织深部,病灶表面愈合后,荧光素染色阴性时,仍需用抗真菌药物半个月以上,完全杀灭深部真菌,以免真菌感染复发。真菌在角膜内可以存活较长时间,因此可以采用活体角膜共焦显微镜检查角膜基质内真菌菌丝是否消失,作为是否临床停用抗真菌药物的参考指标。真菌性角膜炎治愈后一般不再复发,但是既往存在的危险因素可能导致再次真菌感染性角膜炎,因此这类患者,即使在真菌性角膜炎痊愈后,也应该继续治疗包括糖尿病、干眼、眼睑闭合不全、睑板腺功能障碍等眼部及全身病情,并规律性随访。

【学科新进展】

1. **病原学检查新方法**   典型的真菌性角膜炎行角膜刮片10%氢氧化钾溶液检查菌丝阳性率比较高,但是受到操作者取材的方法和部位很大影响,导致阳性率参差不齐。为了提高菌丝检查的敏感性,有学者提出涂片真菌荧光染色法,可以提高真菌诊断的敏感性。

2. **治疗方法**   研究表明核黄素紫外线角膜胶原交联(corneal collagen cross-linking,CXL)可以有效抑制小鼠角膜真菌活性,减轻真菌诱导的角膜炎症反应。有学者将CXL应用于人真菌性角膜炎的治疗,取得了一定效果,但是也有学者报道了截然相反的结果。角膜病变切除联合羊膜移植有利于角膜上皮愈合,缩短病程,但羊膜移植在真菌性角膜炎的应用尚未获得一致性认可。由于我国真菌性角膜炎发病患者数众多,而角膜移植材料相对匮乏,所以关于人角膜工体替代材料的研究始终是一大热点。最新的研究显示将脱细胞猪角膜基质用于尚未累及角膜全层的患者,可以取得与人角膜供体相当的治疗效果,这对及时有效的控制真菌感染,挽救患者眼球和视功能有重要意义。

（李贵刚）

第三节   病毒性角膜炎

病毒性角膜炎(virual keratitis,VK)是由病毒感染引起的角膜炎症,常见的致病病毒包括腺病毒、水痘-带状疱疹病毒、单纯疱疹病毒、巨细胞病毒等。其中单纯疱疹病毒性角膜炎(herpes simplex keratitis,HSK)是因单纯疱疹病毒感染引起,可使角膜形成不同形状和不同深度的混浊或溃疡。其特征是反复发作,近些年发病率有上升的趋势,是全球患病率最高的感染性角膜病,在我国人群中的患病率为11/万。据估计,在美国每年有90%的成年人对单纯疱疹病毒(HSV)抗原呈血清反应阳性,每年约有500 000例活动性单纯眼疱疹感染。

【病因和发病机制】

较常见的病毒包括病毒、水痘-带状疱疹病毒、单纯疱疹病毒、巨细胞病毒等。单纯疱疹病毒(HSV),属于DNA病毒,分HSV-1和HSV-2两个血清型,眼部感染是由HSV-1引起。人类是HSV-1的唯一天然宿主,主要通过密切接触传染。单纯疱疹病毒原发感染后,在三叉神经节内形成潜伏感染。近年的基础研究证明,角膜组织具有潜在的神经嵴源性,HSV-1在角膜组织内也可以形成潜伏感染。当机体抵抗力下降时,潜伏的HSV-Ⅰ病毒活化,形成复发性单纯疱疹病毒性角膜炎。

病毒引起角膜损害的机制包括病毒复制引起的细胞、组织破坏,也可以通过诱发自身免疫反应。原发感染多发于儿童期,原发感染后病毒终生潜伏于体内,在热病、创伤或机体免疫功能低下时再发,成人血清抗体阳性率在 90% 以上。

上皮型病毒直接破坏角膜上皮细胞。浅中基质层型病变区浸润水肿,前弹力层和基质浅层可见坏死。浅基质层型盘状角膜炎水肿重于浸润,较少形成溃疡及新生血管。深基质层角膜炎则浸润多于水肿,新生血管多,常合并溃疡穿孔,溃疡愈合后则形成瘢痕组织。

【临床表现】

1. **发病时间** 有热病史等复发诱因,病程长,反复发作。

2. **症状** 表现差异大,初发病例可有显著眼红、畏光、异物感、流泪等症状,中央角膜水肿、混浊时则伴随严重视力下降。复发性单纯疱疹病毒性角膜炎可因角膜感觉神经的破坏而出现症状轻而体征重的现象。

3. **体征** 腺病毒性角膜炎多为双眼发病,也可有单眼发病,累及上皮层及浅基质层。单纯疱疹病毒、带状疱疹病毒、巨细胞病毒引起的角膜炎则多为单眼发病,也可双眼发病。单纯疱疹病毒性角膜炎包括原发感染和复发感染。①原发感染:多在儿童期发病,通常合并上呼吸道感染,眼部体征主要表现为滤泡性结膜炎、点状或树枝状角膜炎,可同时存在口唇部和头面部三叉神经分布区域的皮肤疱疹。②复发感染:常因上呼吸道感染、月经期或过度疲劳等诱因发病。眼部表现为典型的角膜损害,并导致角膜知觉减退。根据 HSK 病变特征和损害部位,可分为上皮型、基质型、内皮型 3 种临床类型。根据病程变化可分为活动期、稳定期和晚变期。单纯疱疹病毒性及带状疱疹性角膜炎角膜病变可以呈树枝状、地图状溃疡及盘状深层混浊等不同形状,累及内皮层时可出现 KP,以羊脂状或色素性为主,并可能继发青光眼。巨细胞病毒引起的角膜炎多为形态特异的角膜内皮炎。

【特殊检查】

1. **眼前节照相** 记录充血严重程度、角膜病变形态、范围大小、溃疡深度、KP 多少等,这对判断角膜炎严重程度,并做治疗前后的对比分析,以判断治疗效果,并据此作出是否需要进行方案调整的判断。

2. **角膜荧光素钠染色** 对判断角膜上皮缺损范围、发现溪流征,从而判断溃疡严重程度,是否有穿孔有重要作用。

3. **眼前节 OCT** 可以客观判断溃疡深度,并检查角膜水肿程度。

4. **活体共聚焦角膜显微镜** 用于检查角膜病变组织内的炎症细胞、组织结构改变,包括角膜基质细胞活化、树突状细胞浸润、角膜神经纤维变化等。可以用于判断角膜感觉神经密度的变化,复发性病毒性角膜炎可伴有感觉神经显著减少。同时对于是否合并真菌、棘阿米巴等病原体感染的鉴别诊断非常重要。

5. **眼部 B 超** 可以检查是否合并玻璃体视网膜病变,尤其是对玻璃体内混浊严重程度的动态观察。

6. **角膜知觉检测** 对于考虑病毒性角膜炎的患者可行角膜知觉检测。单眼病例可以采用自身对照法,用无菌棉签制作成棉丝,通过在裂隙灯显微镜下观察棉丝触碰角膜引起的眨眼反射灵敏度,来判断患眼角膜知觉是否正常。也可以采用角膜知觉仪进行角膜知觉的定量检测,其中正常人中央角膜知觉灵敏度在(55.79±6.72)mm,而上方和下方周边角膜要更加灵敏。

【实验室检查】

1. **角膜刮片检查** HSV 单克隆抗体诊断试剂盒对角膜上皮刮片做病原学诊断有较好的敏感性和特异性,可迅速出结果。利用荧光素标记抗体染色技术在被感染细胞内可找到特异的颗粒荧光染色,以区分 HSV-1 或 HSV-2。细胞学检查行刮片 HE 染色,可见多核巨细胞、核内包涵体。电镜检查可查找到病毒颗粒。

2. **人外周血 T 细胞亚群测定** OKT3、OKT4、OKT8、T4/T8 比值。单纯疱疹病毒活动期表现为 T4 下降,T8 升高,T4/T8<1,说明机体处于免疫抑制和免疫调节紊乱状态。

3. **血清学检查** 血清中和抗体效价测定,对 HSV 原发感染有意义。

4. **病毒分离** 准确可靠,但需要一定设备条件和时间。

5. **组织病理学检查** 因病变严重行病变角膜切除或者角膜移植的患者,应常规行组织病理学检查,角膜组织病变特征,以及炎症细胞等浸润特点有助于判断角膜溃疡的分类。

【诊断和鉴别诊断】

1. **诊断依据**

(1) 诊断:主要依靠反复发作的病史和典型的角膜炎体征。

(2) 诱发因素:发热性疾病病史。

(3) 临床表现:眼红、眼痛、异物感,伴有不同程度视力下降。带状疱疹性角膜炎有典型带状疱疹皮肤损害或病史。

(4) 角膜病变特点:腺病毒性角膜炎往往发生于急性结膜炎之后,早期可以表现为丝状角膜炎或上皮型角膜炎,也可以表现为钱币状角膜上皮下浸润。单疱病毒性角膜炎分上皮型、基质型、内皮型、混合型。上皮型可以表现为地图状、树枝状角膜炎,基质型病毒性角膜炎为角膜基质炎的重要一类。

(5) 特殊检查:荧光素钠染色有助于辨别上皮型角膜病变的形态。OCT 可以有助于判断溃疡深度,活体角膜共焦显微镜下大量炎症细胞而不是菌丝、棘阿米巴等表现。反复发作病例可出现角膜知觉显著减退。

(6) 实验室检查:应用 HSV-1 型的多克隆抗体诊断药盒进行免疫荧光染色检查具有辅助诊断价值。血清中和抗体效价测定,病毒分离等对明确诊断有帮助。

2. **鉴别诊断**　病毒性角膜炎需要与其他类型角膜炎相鉴别,包括真菌性角膜炎、细菌性感染、棘阿米巴性角膜炎、免疫性角膜炎等,且需要注意混合类型角膜炎的可能性。①病毒性角膜炎具有反复发作的病史和典型角膜体征;②活体共聚焦角膜显微镜,可帮助排除真菌性和棘阿米巴角膜炎。

【病情评估】

1. **角膜炎严重程度**　患者自觉症状、眼部体征变化、病程进展速度等。

2. **疾病对治疗的反应**　详细的既往诊断和治疗过程,尤其是抗病毒药物的应用以及应用后的反应,是判断病情进展情况的重要依据。

【临床处理】

1. **处理原则**　根据病情的严重程度确定合适的治疗方案。上皮型病毒性角膜炎禁用糖皮质激素类药物。因免疫反应引起的盘状角膜炎可在使用抗病毒药物的同时谨慎使用激素。

2. **药物治疗**

(1) 抗病毒药物:①碘苷(疱疹净):0.1%眼药水每1~2小时1次,或0.5%眼膏5次/d。②阿糖胞苷:结膜下注射0.2%溶液0.3~0.6ml隔日或每周1~2次。③安西他滨(环孢苷):0.05%眼药水每1~2小时1次或涂用0.1%眼膏2次/d。也可结膜下注射1%溶液0.3ml。④阿糖腺苷:3%眼膏5次/d涂眼。⑤阿昔洛韦:0.1%眼药水6次/d,或3%眼膏5次/d。也可口服,200mg,5次/d;静脉滴注,50mg/kg,1次/d。⑥曲氟尿苷(三氟胸腺嘧啶核苷):1%~5%溶液,4~6次/d,1%眼膏1次/d。⑦利巴韦林(病毒唑):0.5%溶液,4~6次/d。⑧更昔洛韦(丙氧鸟苷):0.1%~0.2%溶液,1次/d;0.5%~1%眼膏,2~5次/d。⑨干扰素:人血白细胞干扰素8万~16万U/ml溶液滴眼,5万~40万U结膜下注射。⑩聚肌胞:0.1%滴眼;结膜下注射1mg,每周2次;肌内注射2mg,隔日1次。

(2) 抗炎药物:①上皮型HSK:禁止使用糖皮质激素滴眼液,此时可以采用非甾体抗炎药如普拉洛芬滴眼液,以减轻组织炎症反应引起的组织破坏。②基质型HSK:在局部和全身抗病毒药物治疗有效的情况下,适当使用糖皮质激素滴眼液。③内皮型HSK:局部和全身抗病毒药物和糖皮质激素联合应用,治疗期间要密切监测眼压变化。

(3) 其他药物:适当加用人工泪液以缓解眼部不适症状。

3. **手术治疗**　包括羊膜移植术、结膜瓣遮盖术、深板层角膜移植术及穿透角膜移植术。病情严重、溃疡或瘢痕大,视力在0.1以下者可行穿透性角膜移植术。

4. **监测和随访**　单纯疱疹病毒性角膜炎是严重的致盲眼病,居角膜病致盲首位。该病易反复发作,病程长,不能根治。应增强抵抗力,避免感冒发热,合理治疗,减少复发。

【学科新进展】

1. **病原学检查新方法**　Kodai 回顾性分析了实时定量 PCR 对 345 例角膜炎患者的检测结果,发现其中 38 例确诊为水痘-带状疱疹病毒(VZV)性角膜炎,这些患者中更高的 VZVDNA 拷贝数与 VZV 角膜炎的难治性有关,从而提示实时定量 PCR 可能是临床诊断 VZV 角膜炎并判断严重程度的有效方法。

Toine 等采用临床共聚焦显微镜(IVCM)在 250 例 HSV 角膜炎患者中的 107 例中发现了内皮炎的内皮改变特征(43%)。这些变化包括假性角膜小滴,细胞间隙扩大,角膜内皮层内炎性细胞浸润,细胞边界模糊,斑点样裂孔和内皮剥脱。经过适当的抗病毒和抗炎治疗,所有这些改变都消失了。然而,与健康的同龄人眼相比,具有内皮炎特征改变的眼睛中的内皮细胞显示细胞密度显著降低(每年 10.3%)。这些研究提示:与裂隙灯检查相比,IVCM 可以更早发现 HSV 角膜炎患者的内皮细胞改变,且尽管内皮炎特异的改变似乎可以治愈,但角膜内皮细胞会不可逆转地受损。

2. **治疗方法**　尽管尚无治愈 HSV 感染的治疗方法,而且尚不可能从神经系统中消除,但治疗的目的是可以减少角膜瘢痕形成并保持病毒潜伏期。更昔洛韦与阿昔洛韦一样,是合成的嘌呤核苷,是鸟嘌呤的类似物,对多种病毒具有广泛的活性,包括所有人类疱疹病毒(HSV-1,HSV-2,水痘-带状疱疹病毒)、CMV 和人类疱疹病毒 6 和腺病毒。伐昔洛韦可以用作局部和静脉使用,是效果优于用阿昔洛韦的新一代抗病毒药物。在手术治疗方面,深半层角膜移植术已经逐渐取代穿透性角膜移植术,成为未累及全层的病毒性角膜炎患者的优先选择。

(李贵刚)

第四节　角膜基质炎

角膜基质炎(interstitial keratitis)又称间质性角膜炎,是位于角膜深层而不形成表面溃疡的非化脓性炎症。角膜病变是由宿主对细菌、病毒(占病例的 40%)或寄生虫抗原的反应或自身免疫反应(占非角膜感染病例的 1%)引起的,该疾病的自然病史分为两个阶段:急性阶段和稳定阶段。它与全身性或感染性疾病相关,需要早期诊断和适当治疗以改善视觉预后并避免并发症。这是个解剖定位诊断,其病因各不相同。

【病因和发病机制】

角膜基质炎病因包括梅毒、病毒、免疫性因素、结核、寄生虫(利什曼病,锥虫病,盘尾丝虫病)等,是一种主要由局部抗原抗体反应和 $CD4^+T$ 细胞介导的免疫反应。梅毒是世界上第一位的角膜基质炎病因。梅毒在人类中通过性或先天性传播(经胎盘污染),很少通过输血传播,好发于年轻女性(30 岁以下),在 80% 的病例中为双侧,同时发病或间隔数周到数月,有时是单眼发病。梅毒性角膜基质炎是一种免疫反应,在角膜基质中并没有活跃的梅毒螺旋体增殖,对局部类固醇治疗反应良好。单纯疱疹病毒性角膜炎(herpes simplex keratitis,HSK)是由 1 型单纯疱疹病毒(HSV-1)感染角膜所致,是角膜基质内免疫反应而引起的以盘状、基质坏死性角膜炎为主要临床表现的眼病。

病理表现为整个角膜水肿增厚,炎症细胞浸润,新生血管形成,基质板层坏死,内皮细胞密度下降等。角膜基质炎反复发作,导致角膜基质变性混浊,最后角膜为血管性瘢痕所代替,视力严重下降。部分患者因新生血管渗漏而合并角膜基质脂质变性。

【临床表现】

1. **症状**　眼红、眼痛、视力下降反复发作等。
2. **体征**　睫状充血、角膜混浊、深层新生血管、角膜后弹力膜皱褶、KP(羊脂状或色素性)。
3. 可能合并疱疹、梅毒、结核等全身表现。

【特殊检查】

1. **眼前节照相**　记录充血严重程度、角膜病变形态、范围大小、KP 多少等,用于判断角膜炎严重程度,并做治疗前后的对比分析,以判断治疗效果,并据此作出是否需要进行方案调整的判断。

2. 眼前节 OCT　可以客观判断并记录角膜厚度,显示角膜水肿程度。

3. 活体共聚焦角膜显微镜　用于检查角膜病变组织内的炎症细胞、组织结构改变,包括角膜基质细胞活化、树突状细胞浸润、角膜神经纤维变化等。

4. 眼部 B 超　可以检查是否合并玻璃体视网膜病变,尤其是对玻璃体混浊严重程度的动态观察。

【实验室检查】

1. 血清学检查　包括病毒抗体、梅毒抗体等。梅毒患者临床上最常见的检查项目是梅毒特异性抗体,包括 TPPA 及 TPHA 两种方式。对可疑梅毒患者需要嘱患者至相关科室就诊。

2. 结核菌素试验　是结核病筛查的主要手段,通过结核分枝杆菌素纯蛋白衍生物皮内注射法,测定人体是否受过结核菌感染以及感染结核菌的程度,并嘱患者至呼吸科就诊。

3. 影像学检查　包括肺部 X 射线或 CT 用于排除肺部结核。

【诊断和鉴别诊断】

1. 诊断依据

(1) 眼部疼痛、畏光、流泪等刺激症状相对较轻,可伴有视力下降,严重者仅有光感。

(2) 角膜基质深层有细胞浸润及水肿,后弹力层皱褶,外观可呈毛玻璃状。

(3) 深层新生血管在角膜板层间呈暗红色毛刷状,严重者波及全角膜。

(4) 房水闪辉及 KP。

(5) 结核引起的角膜基质炎,基质浸润常为扇形,多位于周边,多为单眼发病,且更为表浅。

2. 鉴别诊断　角膜基质炎需要与其他类型角膜炎相鉴别,包括真菌性角膜炎、细菌性感染、棘阿米巴性角膜炎、麻痹性角膜炎等。此外,角膜基质炎继发的角膜水肿需要与角膜内皮炎引起的角膜水肿相鉴别,后者往往与病毒感染有关,而且常常伴有较多 KP,具有后弹力膜皱褶的特征表现。

【病情评估】

1. 角膜炎严重程度　患者自觉症状、眼部体征变化、病程进展速度等。

2. 疾病对治疗的反应　详细的既往诊断和治疗过程,尤其是对激素类药物的应用以及应用后的反应,是判断病情进展情况的重要依据。

【临床处理】

1. 处理原则　控制炎症,减轻由于水肿引起的角膜坏死、变性等引起的角膜混浊,减轻角膜新生血管。根据病情的严重程度确定合适的治疗方案,如治疗及时且持续系统用药,角膜有可能恢复透明,视力也不受严重损害。

2. 药物治疗

(1) 局部可用皮质类固醇滴眼液滴眼或者球结膜下注射。单纯疱疹病毒性角膜基质炎可用激素,但需同时应用有效的抗病毒药物,且应进行裂隙灯显微镜下角膜荧光素染色检查,若发现病变加重,发生角膜溃疡时则需立即停药,并关注患者眼压、前房情况,及时对症处理。

(2) 合并较明显的葡萄膜炎症,可给予扩瞳治疗,如 1% 阿托品溶液滴眼液滴眼,1 次/d;复方托吡卡胺滴眼液 2~4 次/d。

(3) 病因治疗,如抗病毒、抗结核和抗梅毒治疗等。

(4) 合并眼压升高患者,给予降眼压药物治疗。

3. 手术疗法　当患者角膜混浊严重,严重影响视力时,可在炎症稳定一段时间后择期行穿透性角膜移植术,目的为提高视力或者改善外观。

4. 监测和随访　该病易反复发作,病程长,不能根治,因此需要注意激素类药物的规范化使用,并及时诊断和治疗眼压升高等副作用。

【学科新进展】

1. 检查新方法　HSK 静止期患者多存在泪膜改变,活体共焦显微镜检查显示泪膜功能异常者可出现与干眼类似的角膜上皮细胞及上皮下神经纤维的形态学改变。提示可以使用活体共焦显微镜 HSK 静止期患者进行泪膜监测,在疾病的早期和静止期指导诊断。

2. 治疗方法　局部糖皮质激素、抗病毒滴眼液滴眼联合全身抗病毒治疗是传统的治疗病毒性角膜基质炎治疗方法,但除了糖皮质激素相关的眼部并发症外,约 10% 的患者存在糖皮质激素耐药及 20% 的患者存在停用糖皮质激素后病情反复的问题。他克莫司(tacrolimus,FK506)是新型免疫抑制剂,临床上已用于器官移植后免疫排斥反应的防治和自身免疫性疾病的治疗,其抗炎效果理想,且不存在糖皮质激素应用后带来的并发症。抑制 T 细胞介导的细胞免疫反应是 FK506 的主要作用机制,因此理论上可用于 HSV 盘状角膜基质炎的治疗。眼局部应用他克莫司滴眼液联合抗病毒治疗可减轻 HSV 盘状角膜炎患者的角膜水肿和促进泪膜修复,并可用于糖皮质激素局部应用无效者或有糖皮质激素禁忌证患者。有学者报道了自制阿昔洛韦-地塞米松混合滴眼液对于难治性病毒性角膜基质炎的疗效确切,这种复合制剂有利于减少滴眼液使用频率和防腐剂造成的副作用。

（李贵刚）

第五节　神经麻痹性角膜炎

神经麻痹性角膜炎(neuroparalytic keratitis,NK)是支配角膜的三叉神经(第 V 对脑神经)受损而导致的一类非感染性角膜炎,目前尚无流行病学的文献报道。多数是获得性,少数为先天性,其发生原因包括病毒感染、炎性、外伤、眼部手术、放射性角膜病变、长期佩戴角膜接触镜、三叉神切断术经后以及长期糖尿病等。角膜感觉神经受损导致角膜感觉及营养紊乱,从而引起角膜知觉障碍,对外来机械性损伤失去防御反应,可伴有泪液分泌减少。在营养代谢发生障碍的基础上,易于发生上皮干燥、受损脱落或者感染,严重者可致角膜溃疡和穿孔。这是一个病因学分类诊断。

【病因和发病机制】

角膜的感觉神经支配来自于三叉神经。三叉神经起自半月神经节,分为眼支、上颌支和下颌支,眼支再分为 3 支,即泪腺神经、额神经和鼻睫状神经,经眶上裂进入眼眶。鼻睫状神经发出神经纤维进入睫状神经节,睫状神经节发出的睫状短神经行走于视神经的上下侧,与鼻睫状神经的另一个分支——睫状长神经相吻合,作为感觉神经分布于睫状体、虹膜和角膜。这种感觉的神经分布作为 2 个反射弧的传入支分别操纵着泪液反射性分泌和眼睑瞬目。正常的角膜神经支配对于维持角膜上皮层的完整性是必不可少的。

正常的神经支配对于角膜上皮的新陈代谢及上皮基底膜在前弹力层上的附着有重要意义。三叉神经眼支遭受破坏时,角膜感觉的传入神经异常或中断,其特征是角膜感觉减退或消失,角膜上皮更新受限,从而出现一系列角膜病变。神经麻痹性角膜炎患者的泪液分泌量明显减少,角膜去神经支配后,伴随着泪液分泌的减少,泪液的渗透压明显升高,结膜的杯状细胞密度减少,角膜上皮细胞的形态学改变类似于角结膜干燥症。研究表明,当双侧角膜感觉缺失时,瞬目的频率明显减少,可使角膜上皮角化。

【临床表现】

1. 发病时间　起病缓慢,病程长,反复发作。

2. 症状　表现差异大,初发病例可有显著眼红、畏光、流泪等症状。典型特征为症状轻而体征重。初期表现为泪膜功能异常,表现为眼干、烧灼感及异物感,视力轻度下降。中央角膜混浊患者,可伴有视力严重下降。

3. 体征

（1）睫状充血和畏光是早期表现。

（2）角膜知觉减退,瞬目反应迟钝,可伴同侧面额皮肤感觉减退等现象,伴有面瘫表现。

（3）角膜上皮有水肿脱落,上皮一旦被破坏愈合很慢。基质层浸润混浊,可形成溃疡。溃疡边缘的上皮光滑略隆起,溃疡周边无明显基质浸润。若继发感染,则出现前房积脓及角膜穿孔。晚期角膜瘢痕化,新生血管形成。

（4）可合并面瘫、颅内手术瘢痕等神经损伤性改变。

【特殊检查】

1. **眼前节照相** 记录充血严重程度、角膜病变形态、范围大小、溃疡深度、KP 多少等，这对判断角膜炎严重程度，并做治疗前后的对比分析，以判断治疗效果，并据此作出是否需要进行方案调整的判断。

2. **角膜荧光素钠染色** 对判断角膜上皮缺损范围、发现溪流征，从而判断溃疡严重程度，是否有穿孔有重要作用。

3. **眼前节 OCT** 可以客观判断溃疡深度，并检查角膜水肿程度。

4. **活体共聚焦角膜显微镜** 可以用于判断角膜感觉神经密度的变化，可显示角膜上皮下感觉神经纤维显著减少。同时对于是否合并真菌、棘阿米巴等病原体感染的鉴别诊断非常重要。

5. **眼部 B 超** 可以检查是否合并玻璃体视网膜病变，尤其是对玻璃体内混浊严重程度的动态观察。

6. **角膜知觉检测** 单眼病例可以采用自身对照法，用无菌棉签制作成棉丝，通过在裂隙灯显微镜下观察棉丝触碰角膜引起的眨眼反射灵敏度，来判断患眼角膜知觉是否正常。也可以采用角膜知觉仪进行角膜知觉的定量检测，其中正常人中央角膜知觉灵敏度在(55.79±6.72)mm，而上方和下放周边角膜要更加灵敏。

【实验室检查】

角膜刮片检查作为细菌、真菌、阿米巴感染等的鉴别诊断。

【诊断和鉴别诊断】

1. **诊断依据**

（1）诊断：主要依靠三叉神经损伤病史、角膜知觉减退等临床表现。

（2）诱发因素：头部外伤史、脑部肿瘤手术史、听神经瘤手术史、面瘫、长期糖尿病病史等。

（3）临床表现：睫状充血，角膜上皮有水肿脱落，基质层浸润混浊，可形成溃疡。角膜知觉减退，瞬目反应迟钝，可伴同侧面额皮肤感觉减退等现象，伴有面瘫表现。

（4）特殊检查：OCT 可以有助于判断溃疡深度，活体角膜共焦显微镜下大量炎症细胞而不是菌丝、阿米巴等表现。

2. **鉴别诊断** 麻痹性角膜炎需要与其他类型角膜炎相鉴别，包括真菌性角膜炎、细菌性感染、棘阿米巴性角膜炎、免疫性角膜炎等。

【病情评估】

1. **角膜炎严重程度** 患者自觉症状、眼部体征变化、病程进展速度等。

2. **疾病对治疗的反应** 详细的既往诊断和治疗过程。

【临床处理】

1. **治疗原则** 该病的治疗原则主要是促进角膜愈合，避免继发感染。本病发展缓慢，预后一般，与其发病原因相关，因神经不会大量生长，治疗目的主要是预防并发症。由于其病程长而迁延，目前治疗上主要是在积极治疗三叉神经麻痹（面瘫）等原发病的基础上，眼部使用多种抗生素滴眼剂、上皮润滑保护剂及湿房保护措施等以促进角膜缺损的愈合。

2. **药物治疗**

（1）首选使用无防腐剂的人工泪液、小牛血去蛋白提取物眼用凝胶、重组牛碱性成纤维细胞生长因子滴眼液及眼用凝胶等促进上皮修复。

（2）局部滴用抗生素眼药水及眼膏预防感染。

（3）辅助用药：维生素 C、维生素 B_1、甲钴胺等药物口服有利于促进神经修复和上皮愈合。有学者报道促神经再生类药物有一定效果。

3. **辅助治疗** 发生角膜上皮脱落、角膜溃疡的患者，可涂抗生素眼膏后进行眼部包扎。合并干眼的患者可以佩戴湿房镜。

4. **手术治疗** 角膜溃疡长期不愈者，可行羊膜移植、结膜瓣遮盖术、睑裂缝合术等，待 6~12 个月后再予打开。病情严重、溃疡接近穿孔或已经穿孔者,可行深板层或者穿透性角膜移植术以求挽救眼球,但是由于神经麻痹性营养障碍可导致上皮愈合困难,容易出现植片融解而失败,因此往往需要联合睑裂缝合术。

5. **监测和随访**　该病病程长,易反复发作。治疗角膜炎的同时,应积极治疗包括面瘫、糖尿病等在内的疾病,预防更严重的并发症发生。

【学科新进展】

1. **病因诊断**　文献报道泪腺区域手术也可以继发麻痹性角膜炎。泪腺区手术可造成三叉神经眼支的损伤,导致神经麻痹性角膜炎;同样,泪腺手术后出现角膜溃疡,眼科医生应详细分析患者病史,考虑神经损伤的可能性,以做出正确的临床诊断。近来随着研究的进展,发现糖尿病患者发生的周围神经损害,尤其是角膜感觉神经的减少,也可能导致麻痹性角膜炎。

2. **治疗方法**　对排除感染因素的麻痹性角膜炎患者,佩戴绷带式角膜接触镜可以减轻眼睑活动带来的摩擦损伤,促进角膜上皮的愈合,有效提高神经麻痹性角膜炎患者治愈率。上皮细胞再生一般只需1周左右,但与基底膜形成稳定的附着需要8周,可嘱咐患者佩戴绷带镜3周以上,最长佩戴时间可达3个月,以确保角膜上皮与基底膜附着牢固。

（李贵刚）

第六节　棘阿米巴角膜炎

棘阿米巴角膜炎(acanthamoeba keratitis , AK)是一种由棘阿米巴原虫感染引起,严重威胁视力的角膜炎。该病表现为慢性、进行性的角膜溃疡,病程可持续数月之久。

【病原学】

1. 已知棘阿米巴属有17种,其中7种与人类感染有关,可引起棘阿米巴角膜炎的有5种,以卡氏棘阿米巴最为常见。致病性棘阿米巴属从形态学难以对其进行细分和鉴定,近年来检测技术日新月异,核糖体指纹技术、线粒体 NA 限制性片段多态性分析等技术引入棘阿米巴的检测当中。目前确定有13种基因型棘阿米巴,多数棘阿米巴角膜炎与T4型有关,T3、T6、T11在个别患者中致病。

2. 棘阿米巴生命周期包含两个阶段,即活动并具有感染性的滋养体期和极低代谢活动的休眠包囊期。棘阿米巴可以存在于池塘、游泳池、热水浴缸、隐形眼镜溶液中,外界环境不适宜时以休眠的包囊形式存在。

【病因和发病机制】

1. **病因**　本病常因角膜接触棘阿米巴污染的水源,特别是污染的接触镜或清洗镜片的药液,而感染。

2. **棘阿米巴角膜炎的致病过程**　包括2个阶段:第一阶段,致病性的棘阿米巴滋养体对角膜上皮细胞进行黏附,并与上皮细胞的甘露糖基化糖蛋白结合,并过量表达蛋白激酶降解角膜上皮;第二阶段,棘阿米巴原虫侵入角膜基质层,造成广泛的胶原组织损伤,并引起严重的炎症反应。阿米巴角膜炎的致病机制非常复杂,原虫可以引起眼表的免疫偏离,并促进微生物生物膜的形成。

【临床表现】

1. 多为单眼发病。多数病程长达数月。

2. **症状**　畏光、流泪伴视力减退,可出现与体征不相符的剧烈眼痛。

3. **体征**　根据棘阿米巴角膜炎的特征将本病分为3期:

（1）早期:主要表现为角膜上皮的粗糙、点状角膜上皮病变、上皮下的点状浸润、上皮假树枝样病变或反复上皮糜烂,有时可伴有角膜上皮下及浅层基质斑状浸润或浅层基质溃疡,直径多<4mm,此期容易与病毒性角膜炎相混淆,沿角膜神经分布的线状浸润(放射状角膜神经炎)是早期棘阿米巴角膜炎的特征性表现。早期阶段角膜知觉可能会降低,基质浸润早期也可能伴有症状与体征不一致的严重眼痛。

（2）进展期：多表现为角膜深基质溃疡，直径往往>5mm，多位于角膜中央区或偏中心，溃疡基底部呈灰白色浸润，严重者呈黄白色脓性浸润，表面有坏死组织。基质的浸润及混浊可以呈环形或者双环状，但环形浸润也可以出现于其他疾病，不仅仅是阿米巴角膜炎的特征。

（3）晚期：角膜深基质溃疡直径多>8mm，常伴有明显的前房积脓、角膜溃疡中央区变薄甚至穿孔。

还有学者将棘阿米巴角膜炎按严重程度分为五类，上皮炎、上皮炎伴放射性神经炎，浅基质病变，深基质角膜炎，环形浸润。

4. **并发症**　棘阿米巴性角巩膜炎是棘阿米巴角膜感染较少见的并发症，一般为反应性的而不是感染性累及，其发生率为14%~16%。临床表现为弥漫性前巩膜炎，个别有后巩膜炎、神经炎，症状一般较重，治疗困难。发生机制尚不清。

【检查方法】

1. **病灶涂片染色**　从角膜病灶边缘取材涂片染色找到棘阿米巴原虫。常用的染色方法有：吉姆萨染色、PAS 染色和革兰氏染色，前两种染色可以显示典型的包囊。有条件者可行荧光钙白染色（荧光显微镜检查）。

2. **角膜刮片培养**　棘阿米巴培养使用需使用大肠杆菌覆盖的非营养性琼脂培养基。角膜刮片和培养分离出包囊和滋养体被认为是诊断棘阿米巴角膜炎的金标准，但此项检查为有创检查、需数周时间得出结论并且依赖操作者的技术，阳性率30%~60%。

3. **聚合酶链反应（PCR）**　PCR 技术能够检测出样本中棘阿米巴 DNA，对诊断棘阿米巴角膜炎有帮助。但此项检查费用昂贵，临床很难开展。

4. **活体共聚焦角膜显微镜**　角膜共聚焦显微镜下，典型的阿米巴包囊呈现串珠状排列的双壁外观。当包囊呈现典型双壁外观不难发现，但包囊呈高反射亮点甚至更少见的印戒样外观时诊断有一定困难可能漏诊；或可能将上皮细胞核、上皮细胞碎片、炎症细胞、角膜基质细胞等误诊为包囊。需要依据大小、形态及特殊排列方式加以鉴别。

【诊断和鉴别诊断】

1. **诊断依据**

（1）病史：长期佩戴角膜接触镜、与污水接触史、养家禽及宠物史、角膜异物及微小角膜擦伤病史。

（2）临床表现：慢性、进展性病程，可长达数月，眼红、异物感、与体征不相符的剧烈眼痛。角膜病变特点为放射状角膜神经炎、粗盐状致密浸润点、环形浸润和沟状溶解。

（3）特殊检查：共聚焦显微镜可发现呈现串珠状排列具有双壁外观的棘阿米巴包囊，通过对包囊形态大小排列及侵及角膜深度的观察结合临床特点，帮助诊断棘阿米巴角膜炎。

（4）实验室检查：角膜刮片培养找出棘阿米巴包囊及滋养体为确诊的关键。

2. **鉴别诊断**　在疾病的早期阶段，本病易与单纯疱疹病毒性角膜炎相混淆；而在晚期，感染与真菌性角膜炎或角膜溃疡相类似。

（1）单纯疱疹病毒性角膜炎：棘阿米巴角膜炎呈假树枝状上皮病变，无膨大末端的上皮细胞缺损，噬神经浸润，环形浸润，内皮细胞不受累及。而典型单疱病毒性角膜上皮炎为伴有末梢膨大的真树枝状改变。

（2）细菌性角膜炎：棘阿米巴角膜炎通常仅限于角膜，晚期才累及前房，基质浸润通常是多灶性的，环形浸润。病毒性角膜炎多为单一病灶。

（3）真菌性角膜炎：虽然棘阿米巴角膜炎的慢性、进展性病程与真菌性角膜炎类似，但从病史及临床表现上可以区分。真菌性角膜炎常伴有植物划伤史，伴有干酪样病变、卫星灶、内皮斑、前房积脓等改变。

【治疗】

棘阿米巴角膜炎的治疗是一个棘手的难题。本病的预后与患者确诊的时间有关，确诊越早预后越好。深部基质病变或免疫环预示患者可能出现较差的视力结果。

1. 清除受感染的上皮细胞可能有效。

2. 局部应用抗阿米巴药物。棘阿米巴对大多数抗菌药物都有耐药性,尽管已经报道了使用多种局部制剂有效,但其中一些药物只对滋养体阶段有效。

（1） 0.02%聚六亚甲基双胍（PHMB）和氯己定（0.02%）有杀细胞作用,可杀灭滋养体。

（2） 己脒定或普罗帕脒,前者活性更强。

（3） 伏立康唑和其他唑类抗真菌药物也许有效。

（4） 目前还没建立一个最理想的治疗方案。如 PHMB 与氯己定,或二者任选其一与定或普罗帕脒联合使用。1 次/h,逐渐减量;2 周后才会有明显效果。

（5） 根据临床表现决定是否需要进行联合抗感染治疗。

（6） 随着治疗逐渐减量,复发普遍存在,可能需要继续治疗数月,嘱患者千万不能自行停药。

3. **局部类固醇激素药物**　应尽量避免使用,有加重病情的可能。

4. **控制疼痛**　口服非甾体消炎药。

5. 对于耐药或穿孔的病例可能需要行角膜移植术;残留的瘢痕也可能需要穿透性角膜移植术。在角膜移植手术中,有研究建议角膜环钻比病灶区大 1mm,并用氟康唑溶液（0.2%）冲洗前房。对于病灶过大不适合传统角膜移植术的患者,应采用角巩膜移植术。有相关学者认为早期进行角膜移植术联合抗阿米巴药物治疗是一种有效的治疗方案。

【学科新进展】

随着隐形眼镜佩戴者的增多,全世界的 AK 发病率都在上升。通常用于 AK 治疗的氯己定没有商品化的药物,此外,也有治疗失败和角化细胞毒性的报道,因此,需要开发新型的治疗药物。

有研究证实黑藻水提取液（nigella sativa aqueous extract,Ns）和壳聚糖纳米颗粒（chitosan nanoparticles,nCs）（单独或联合）对 AK 的疗效。Ns 对 AK 的疗效可归因于其抗氧化活性。此外,还发现 Ns 的酚类、生物碱和皂苷成分对泪液中 IgA 的分泌也有增强作用,促进对棘阿米巴的吞噬作用。还有报道,Ns 可以通过抑制生物膜形成而阻碍棘阿米巴与角膜的结合。nCs 的黏附特性以及较高的表面体积比,使其能够穿过生物膜,增加与微生物细胞膜的相互作用,导致其破裂,可能是目前研究中 nCs 对 AK 疗效的原因。仍需进一步的研究以确定这些制剂对不同致病性棘阿米巴物种的棘阿米巴包囊和滋养体阶段的影响,探索其抗阿米巴作用的潜在机制。

（张　弘）

第七节　暴露性角膜炎

暴露性角膜炎（exposure keratitis）是角膜失去眼睑保护而暴露在空气中,引起角膜上皮干燥、脱落进而继发感染的角膜炎症。暴露性角膜炎是一种潜在的威胁视力的疾病,在临床工作中并不罕见,因此其治疗及其预防很重要。

【危险因素】

眼睑缺损、眼球突出、睑外翻、手术源性上睑滞留或睑闭合不全,此外,也可见于面神经麻痹、深度麻醉或昏迷等。

【临床表现】

1. **症状**　眼部干燥、砂砾感以及灼烧感。

2. **体征**　病变多累及角膜下 1/3。初期角膜、结膜上皮干燥、粗糙,暴露部位的结膜充血、肥厚,特别是与夜间眼睑闭合不有关;角膜上皮逐渐由点状糜烂融合成大片的上皮破损;基质溶解,可能导致角膜穿孔;随着时间的推移可能出现下方纤维血管化并伴有 Salzmann 变性;继发感染时则出现化脓性角膜溃疡症状及体征。

【治疗】

治疗原则为去除暴露因素、保护和维持角膜的湿润状态;同时治疗方法的选择依赖于暴露的程度以及原发病是否可恢复。

1. 可逆性暴露

（1）白天使用不含防腐剂的人工泪液,晚上使用眼药膏。

（2）夜间使用绷带使眼睑闭合,同时加用眼药膏。

（3）使用硅胶绷带镜或巩膜接触镜。

（4）临时眼睑缝合,或者覆盖羊膜。

（5）必要时通过眼眶减压术来治疗眼球突出。

2. 长期暴露

（1）永久睑裂缝合。

（2）面神经麻痹患者可在眼睑植入睑板植入物以增加上睑重量。

（3）当患者视力很差时需要行永久性中央睑裂缝合,羊膜移植或结膜瓣覆盖。

【学科新进展】

长期暴露引起的角膜病变通过暂时性眼睑缝合是不能解决的,但永久性睑裂缝合术对美观的影响不可忽视。改良式内眦部睑板结膜瓣缝合法为一种兼顾美观的治疗方式。手术技术为:2% 利多卡因充分麻醉眼睑及靠近内眦部的结膜囊,在靠近内眦部的上睑缘上方 2mm 及下睑缘下方 2mm 做睑结膜切口,钝性分离睑结膜,制作 4mm×4mm 皮瓣,5.0Vicryl 线缝合游离端。此项研究随访期间眼部症状得到满意的治疗,角膜再上皮化得以实现并得以维持,眼球功能得到改善,所有患者均对外观满意。

（张　弘）

第八节　角结膜皮样瘤

角结膜皮样瘤(corneal dermoid tumor)是先天性异常,肿物由纤维组织和脂肪组织构成,来自胚胎性皮肤,属典型的迷芽瘤。

【病因】

皮样瘤发生于约在胚胎 4 个月前眼睑尚未完全闭合时,角膜和羊膜接触并发生粘连所致。

【临床表现】

出生就存在的肿物,随年龄增长和眼球发育略有增大。肿物多位于角巩膜颞下方,少数侵犯全角膜。外表色如皮肤,边界清楚,可有纤细的毛发存在。较大皮样瘤常可造成角膜散光、视力下降。中央部位的皮样瘤可造成患眼的弱视。Goldenhar 综合征伴有上睑缺损、附耳或眼部其他异常。

【特殊检查】

1. **验光**　注意是否可能因为角膜皮样瘤的存在形成不规则散光而导致弱视发生。

2. **UBM 的检查**　很重要,可以明确肿物累及角巩膜部位的深度,为确定手术方式做重要参考。

3. **角膜组织病理学检查**　是确诊的"金标准"。术中获取的病变角膜肿瘤片行组织病理检查可用于该疾病的确诊。

【鉴别诊断】

1. **巩膜化角膜**　为一种非进行性、非炎症的角膜巩膜化,表现为全部或部分角膜无角巩膜缘界限,病变角膜呈现巩膜样改变,有大量的新生血管深入角膜。同时可能伴有房角异常、球形晶状体等。

2. **角膜原位癌**　是指未穿破上皮基底膜的上皮样肿瘤,好发于老年人,也称为 Bowen 病。病程进展缓慢,好发于角巩膜缘部,呈灰白色半透明隆起,常伴有伞缘状边缘浸润灶向角膜中央进展,有血管时呈红色胶样扁平隆起、界限清楚,可局限生长。

【治疗】

肿物随年龄增长,可发展至角膜中央甚至整个角膜而影响视力。故早期瘤体小、浸润浅、手术创伤小、术后反应轻,宜尽早手术。

1. 肿瘤仅波及角膜周边部且侵犯未超过前 1/3 基质层者,只需做肿瘤局部切除并联合羊膜贴敷,以防止术后假性胬肉的发生。

2. 若肿瘤波及角膜超越瞳孔区或侵及深层基质,则需做板层角膜移植,以恢复相应的角巩膜缘的解剖位置和角膜厚度,改善角膜散光和外观。

3. 角膜病灶要切除干净,术后局部应用皮质类固醇眼药水,可抑制新生血管的形成和眼局部炎症,减少植片混浊。

4. 手术前后应及时验光配镜,对矫正视力不良者应配合弱视治疗,以期达到功能治愈。

（张　弘）

第九节　角膜变性与营养不良

一、角膜变性

角膜变性(corneal degeneration)指由于某些眼部或全身性疾病引起角膜组织退化变质并使功能减退,多为后天获得性疾病,无家族遗传性。而角膜营养不良(corneal dystrophy)指由于基因异常导致正常角膜组织的结构或功能受到进行性损害,并发生具有病理组织学特征的组织改变。二者应该予以鉴别。

（一）角膜老年环

角膜老年环(cornea arcus senilis)是角膜周边部基质内的类脂质沉着。

【病理组织学】

油滴状脂质主要沉积于周边角膜靠近前、后弹力层的部位。组织化学与免疫荧光法证明沉积于角膜环的脂质是低密度脂蛋白。

【流行病学】

50~60 岁老年人中约 60% 有老年环,超过 80 岁的老人几乎全部有老年环。偶尔可作为一种先天性异常出现于青壮年,又称为青年环,这时病变常局限于角膜缘的一部分而不形成环状。

【临床表现】

1. 双眼发病。

2. 基质内脂质沉积从上方和下方角膜缘附近开始,然后逐渐环形发展成约 1mm 宽的带状混浊。

3. 这个混浊带通常在垂直方向比在水平方向更宽。

4. 混浊带的内侧缘不清晰而外侧缘清晰,与角膜缘之间有一透明区域相隔离,为 Bowman 层止端处。

【治疗】

本病无需治疗。

【其他】

老年环通常是一种有遗传倾向的退行性改变,但有时也可能是高脂蛋白血症(尤其为低密度脂蛋白)或血清胆固醇增高的表现,尤其为 40 岁以下患者出现时可作为诊断动脉粥样硬化的参考依据。

大量临床统计资料表明,老年环发病率的高低以及环体的宽狭、颜色的深浅,与年龄增加成正比;因此,有人认为可把老年环的出现和程度作为衰老的外在指标。也有人认为老年环特别明显者与血清中胆固醇含量上升密切相关,是高胆固醇血症和动脉粥样硬化在眼部的连锁反应。基于上述观念,有明显老年环的老人,应常去医院检查,尽早发现和治疗可能潜在的疾病。

（二）带状角膜病变

带状角膜病变(band keratopathy)是主要累及前弹力层的表浅角膜钙化变性,常继发于各种眼部或系统性疾病。

【病因】

1. **眼部**　慢性前葡萄膜炎(特别是儿童)、眼球萎缩、前房硅油眼、慢性角膜水肿和严重慢性角膜炎、晚期青光眼等。

2. 个别健康患者受年龄相关因素影响。

3. **代谢性（转移性钙化）**   这种情况见于甲状旁腺功能紊乱和慢性肾衰竭等引起的高血钙、高血磷、高尿酸症。

4. **遗传因素**   包括家族中有该病的患者和鱼鳞病。

【临床表现】

1. **症状**   早期无症状。当混浊带越过瞳孔区时视力下降。上皮隆起或破损，可有刺激症状和异物感。

2. **体征**

（1）病变起始于睑裂区角膜边缘部，在前弹力层出现细点状灰白色钙质沉着。

（2）混浊的周边侧边界清楚，与角膜缘之间有约 1mm 的透明带清楚的分隔。

（3）病变由鼻、颞侧逐渐向中央部蔓延形成带状白色斑块，斑块中含有透明小孔，偶尔出现小裂隙。

（4）病变进展为结节状并凸出表面，伴有由于上皮破裂而导致的明显不适。

【治疗】

治疗指征是视力受威胁或有明显不适感。积极治疗原发病。

1. 病症轻微者局部使用依地酸二钠滴眼液滴眼。

2. 重症者表面麻醉后刮去角膜上皮，用 2.5% 依地酸二钠溶液浸洗角膜，通过螯合作用去除钙质。佩戴浸泡有依地酸二钠溶液的接触镜和胶原帽也有较好疗效。

3. 混浊严重者可行板层角膜移植术或准分子激光治疗（PTK）。

（三）边缘性角膜变性

边缘性角膜变性（marginal degeneration）又称为 Terrien 边缘变性（Terrien marginal degeneration），是一种双侧性周边部角膜扩张病。病因不明。男女发病比为 3∶1，常于青年时期（20～30 岁）开始，进展缓慢，病程长。多为双眼，但可先后发病，两眼的病程进展也可不同。

【病理学】

边缘性角膜变性角膜上皮、后弹力层及内皮层正常，而 Bowman 膜缺如或不完整，基质层有大量的酸性黏多糖沉着。电子显微镜观察发现，基质层被具有高度溶酶体酶活性的组织细胞破坏角膜变薄区内有胶原的电子致密区，目前认为和免疫性炎症有关。

【临床表现】

1. **症状**   通常无明显临床症状，但角膜变薄扩张导致不规则近视散光，视力进行性减退且无法矫正。有少数的患者有偶发疼痛和炎症的可能。

2. **体征**

（1）早期角膜周边出现细小、黄白色的点状基质混浊，通常从上方开始沿外周进展，混浊与角膜缘之间有透明区分隔。由于没有上皮缺陷，故如果检查粗略可能与老年环相混淆。至浸润期时上方周边部角膜出现与角膜缘平行的 2～3mm 宽灰白色混浊带，经常伴有轻度浅层血管化。

（2）变性期病变累及基质层，组织变性而变薄形成一弧形血管性沟状凹陷带，浅层组织渐被融解吸收而形成小沟，沟内有脂质沉着。沟的中央侧边缘陡峭而周边侧呈坡状。膨隆期病变区角膜进一步变薄形成单个或多个 1.5～3mm 或更宽的膨隆区，呈小囊肿样外观。

（3）很少发生穿孔，穿孔可能是自发性的或是钝伤后的结果。

（4）变薄区有浅层新生血管。长期病变可能会导致假性胬肉。

【治疗】

药物治疗无效，以手术治疗为主。

1. 早期应验光配镜提高视力。应用角膜接触镜矫正散光。巩膜角膜接触镜，或软性角膜接触镜叠加硬性透氧性角膜接触镜。

2. 患眼角膜进行性变薄，有自发性穿破或轻微外伤导致破裂的危险者，可行板层角膜移植术。如果角膜小范围穿孔,仍可行部分或全板层角膜移植;穿孔范围较大且伴眼内容物脱出者,则需行部分穿透性角膜移植术。

【学科新进展】

角膜边缘变性的治疗极具挑战性。角膜缘移植技术已显示出最持久的治疗效果,可以用于病变超过1/3角膜厚度或者伴有角膜穿孔的患者。这类手术往往有较高的发生手术并发症和排斥反应的风险,术后要严密随访并用抗移植排斥的药物。

目前有报道证实角膜交联术治疗角膜扩张性疾病的有效性,并且有病例报道证实,一名 Terrien 边缘变性患者接受角膜交联治疗后,术后随访 9 年,双侧视力、屈光度、角膜地形图均有明显改善,并且无边缘变性进展的征象。尽管如此,我们仍需要大量的数据及临床试验去证实此种治疗的安全性及有效性。

（四）大泡性角膜病变

大泡性角膜病变(bullous keratopathy,BK)是由于各种原因严重损毁角膜内皮细胞,导致角膜内皮细胞失代偿,使其失去液体屏障和主动液泵功能,引起角膜基质和上皮下持续性水肿的疾病。

【病因】

大泡性角膜病变的主要原因有角膜内皮营养不良、白内障手术源性损伤、青光眼高眼压或手术源性损伤、角膜移植术后内皮细胞功能失代偿及外伤性内皮损伤等,其中白内障手术源性损伤比例最高。

【临床表现】

患者多有上述病史。患眼雾视,轻症者晨起最重午后可有改善,重者刺激症状明显、疼痛流泪、难以睁眼,特别是在角膜上皮水泡破裂时最为明显。结膜不同程度的混合性充血,裂隙灯检查见角膜基质增厚水肿,上皮气雾状或有大小不等的水泡,角膜后层切面不清或皱褶混浊。病程持久者角膜基质新生血管形成、基质层混浊,视力明显减退。

【治疗】

大泡性角膜病变的治疗主要包括:①缓解异物感、眼痛、畏光、流泪等刺激症状;②恢复视力。

1. **药物治疗**

（1）使用维生素,加强内皮营养,改善角膜代谢。

（2）白内障手术后早期、足量、全身和局部使用糖皮质激素。

（3）局部应用高渗脱水剂如 50g/L 氯化钠溶液、500g/L 葡萄糖等减轻角膜水肿。

（4）非甾体抗炎药。

（5）控制眼压,维持前房。

（6）使用抗生素类眼膏及眼液,防止感染。

2. **佩戴软性角膜接触镜**

3. **手术治疗**

（1）穿透性角膜移植(penetrating keratoplasty,PKP)。

（2）角膜内皮移植术(endothelial keratoplasty,EK):EK 技术经历了后板层角膜移植术(posterior lamellar keratoplasty,PLK)、深板层角膜内皮移植术(deep lamellar endothelial keratoplasty,DLEK)、后弹力层撕除角膜内皮移植术(Descemet's stripping endothelial keratoplasty,DSEK)/后弹力层撕除自动板层刀制备的角膜内皮移植术(Descemet's stripping automated endothelial keratoplasty,DSAEK)和后弹力层角膜内皮移植术(Descemet's membrane endothelial keratoplasty,DMEK)等一系列的变化。目前,DSEK/DSAEK 为 EK 的主要术式。

（3）角膜移植的替代手术:结膜瓣遮盖术、羊膜移植术、角膜前基质穿刺术、角膜胶原交联等。

【学科新进展】

1. 体外培养的角膜内皮细胞移植术和选择性的 Rho 激酶抑制剂　在动物实验中发现,体外培养的人角膜内皮细胞前房注射联合 Rho 激酶抑制剂,可以减轻猴角膜水肿,同时促进角膜内皮细胞增殖并黏附于后弹力层上。此法是否可用来治疗人角膜内皮失代偿疾病,尚需进一步的研究来证实。

2. 体外培养的内皮细胞移植术　将体外培养的角膜内皮细胞通过前房注射法移植到撕除后弹力层的动物角膜后表面。内皮细胞可以在角膜后表面生长,并发挥屏障作用,在某种程度上可以使角膜保持脱水和透明状态,术后随访 3 个月,前房角的组织结构和形态学未见异常。因此,体外培养的角膜内皮细胞前房注射法有可能成为治疗大泡性角膜病变的一种新方法。

（五）脂质变性

脂质变性(lipid degeneration)有原发性与继发性两种。

【病因】

原发性脂质变性罕见,病因未明,可能与角膜缘血管通透性增加有关。继发性脂质变性较为常见,与既往眼部炎症导致角膜新生血管化有关。最常见的原因为单纯疱疹病毒或带状疱疹病毒盘状角膜炎。

【临床表现】

角膜病灶为灰色或黄白色。脂质变性形状像扇形,有羽毛状边缘,常出现于无炎症反应无活动性的新生血管区域,病灶边缘可见胆固醇结晶。急性炎症的区域则多为致密的圆盘状病灶。脂质沉着可位于角膜中央或周边部,位于周边部时外观上像扩大的老年环。除影响美容外,本病还可影响视力。

【诊断】

诊断原发性脂质变性时,必须具有下述条件:①无眼部外伤史;②家族成员中无相似病史;③无角膜新生血管;④全身无脂质代谢性疾病;⑤血脂在正常水平。

【治疗】

1. 治疗主要针对原有的眼部病变,采用药物控制炎症。

2. 氩激光光凝或针尖烧灼法破坏动脉滋养血管。

3. 稳定的炎症患者需要接受穿透性角膜移植。但是术后新生血管、厚度变薄和知觉减退是影响术后疗效的因素。

二、角膜营养不良

角膜营养不良是一组少见的遗传性、双眼性、原发性的具有病理组织特征改变的疾病,与原来的角膜组织炎症或系统性疾病无关。可在幼年发病,但进展缓慢,有些至晚年才表现出临床症状,药物治疗无效。

角膜营养不良可根据其遗传模式、解剖部位临床表现、病理组织学、超微结构、组织化学等的不同而分类。近年来,对一些角膜营养不良已找出其遗传相关的基因,例如:Meesman 角膜上皮营养不良为 17q12 上的角蛋白 12 和 12q3 上的角蛋白 13 基因发生改变;颗粒状和格子状 I 和 III 型角膜基质营养不良为 5q31 染色体位点上的角膜上皮素基因突变;II 型格子状角膜营养不良为 9q34 染色体位点上的 Gelsolin 基因发生改变;后部多形性角膜内皮营养不良为 20p11.2q11.2 染色体位点发生突变所致;胶滴状角膜营养不良则和 MS1 基因异常有关。

临床上多采用解剖部位分类法,根据受累角膜层次而分为角膜前部、基质部及后部角膜营养不良三类。本节各举一种常见的典型病种加以介绍。

（一）上皮基底膜营养不良

上皮基底膜营养不良(epithelial basement membrane dystrophy)是最常见的前部角膜营养不良,表现为双侧性,可能为显性遗传,也称地图-点状-指纹状营养不良(map-dot-fingerprint dystrophy)。

【病理组织学】

病理组织学检查可见基底膜增厚,并伴有纤维蛋白沉积在基底膜和前弹力层;上皮细胞不正常,伴有微小囊肿,通常位于基底膜下,内含细胞和细胞核碎屑。基底膜细胞缺乏半桥粒。

【临床表现】

1. 发病在 20 岁左右,女性患病较多见。约 10% 的患者在 30 岁左右发生复发性角膜上皮糜烂,其余患者一生中没有症状。同时发生的无外伤史的双眼复发性角膜上皮糜烂提示上皮基底膜营养不良。

2. **症状** 主要症状是自发性反复发作的患眼疼痛、刺激症状及暂时的视力模糊。

3. **体征** 病灶通常由后照法或巩膜散射来观察最佳。眼部表现:①点状混浊和上皮微囊;②上皮下地图样病变,周围环绕轻度雾状混浊;③涡轮状指纹样条纹;④疱疹样上皮下毛玻璃样改变。其无症状眼的病变特征多变,可以无或仅有十分轻微的病变。要注意:类似的特征可以在由任何原因引起的复发性糜烂中看到;随着时间推移、一种类型常会转变为另一种类型。

【治疗】

1. 局部可使用 5% 氯化钠滴眼液和眼膏、人工泪液等黏性润滑剂。

2. 上皮剥脱时可佩戴软性角膜接触镜,也可刮除上皮后加压绷带包扎。

3. 部分患者采用准分子激光去除糜烂角膜上皮,可促进新上皮愈合,有较满意效果。

4. 适当用刺激性小的抗生素滴眼液和眼膏预防感染。

(二)斑块状角膜营养不良

斑块状角膜营养不良是一种常染色体隐性遗传性疾病,是三种典型的角膜基质营养不良中最严重的一种,早期明显影响视力。

【病理组织学】

角膜基质层间胶原的异常填充和黏多糖积聚,普鲁士蓝和胶体铁染色阳性。

【临床表现】

1. **症状** 患者在 10 岁以前就双眼对称发病。视力下降约在 20 岁时病情明显,有畏光、流泪及视力下降的症状。随着角膜混浊的加重,角膜表面高低不平或有上皮的反复糜烂,视力进一步下降,通常在成年就丧失了有用的视力。

2. **体征** 中央前基质和周边后基质内出现灰白色、密集、局灶性的、边界模糊的斑点。混浊之间界限模糊,可能会融合。

(1)病灶进展并伴有前基质混浊,早期累及中央角膜。

(2)混浊范围扩大最终累及整个基质包括整个角膜缘。

(3)角膜变薄是一个早期出现的体征,晚期由于内皮功能失代偿会出现角膜水肿增厚。

(4)角膜知觉减退。

【特殊检查】

1. **眼压检查** 由于角膜混浊的存在,大多数患者用喷气式眼压计不能测出眼压数值。应行压平眼压计检查,配合指试眼压。患者一般眼压正常。

2. **角膜 OCT 检查** 明确角膜基质混浊的深度、范围及角膜混浊的程度,有助于选择手术方式。

3. **B 超** 角膜病变混浊明显、难以行常规眼底检查者,应行 B 超检查以评估玻璃体腔及视网膜等部位的情况。

4. **眼轴** 由于发病时间的早晚不一,部分患者对眼球的发育会有一定影响。眼轴检查对病情的评估有所帮助。

【鉴别诊断】

1. **先天性角膜混浊** 自出生即表现为角膜发白,眼科检查见角膜混浊。角膜混浊为弥漫性混浊,无斑块状、颗粒状或格子状等特征性表现。

2. **角膜变性** 引起角膜变性的原发病通常为眼部炎症性疾病,少部分原因未明,但与遗传无关。

【治疗】

穿透性角膜移植术,但复发十分常见。

（三）Fuchs 角膜内皮营养不良

Fuchs 角膜内皮营养不良（Fuchs endothelial dystrophy）是角膜后部营养不良的典型代表。以角膜内皮的进行性损害，最后发展为角膜内皮失代偿为特征的营养不良性疾病。可能为常染色体显性遗传。

【病理组织学】

病理显示角膜后弹力层散在性增厚形成角膜小滴凸向前房，其尖端处的内皮细胞变薄，内皮细胞总数减少。HE 染色和 PAS 染色可显示蘑菇状半球形或扁顶砧样的角膜小滴轮廓。

【临床表现】

1. 多见于绝经期妇女，常于 50 岁以后出现症状及加重。双侧性发病。

2. **症状**　由于角膜水肿，视物模糊会逐渐恶化，特别是在早晨。

3. **体征**

（1）角膜小滴是指由异常内皮细胞分泌的后弹力层不规则"疣状赘生物"。

（2）镜面反射显示微小暗点，是由规则内皮破坏所致；进展为"金属样"外观。

（3）内皮失代偿逐渐导致中央基质水肿和视力下降，晨起时严重。

（4）持续上皮水肿导致微囊和大泡形成（大泡性角膜病变），破裂后由于角膜神经末梢的暴露导致疼痛和不适感。在慢性病例中可以看到上皮瘢痕和周围新生血管形成。

【治疗】

1. 保守治疗包括局部 5% 盐水或眼膏、降眼压和晨起使用吹风机加速角膜脱水。

2. 佩戴绷带镜、使用睫状肌麻痹剂、抗生素软膏和润滑剂，可以减少角膜大泡破裂时的不适感。前基质穿刺可能有一定疗效。

3. 后板层角膜移植手术（如后弹力层剥离内皮角膜移植术，DSAEK 或后弹力层内皮角膜移植术，DMEK）比穿透性角膜移植术的成功率高。

4. 对于视力很差的患者还可采用结膜瓣和羊膜移植。

5. 白内障手术会加速内皮细胞丢失，使角膜状态恶化，应采取保护措施。对角膜上皮水肿的患者可以考虑采用"三联手术"（白内障手术、人工晶状体植入术和角膜移植术）。

（张　弘）

参 考 文 献

［1］王明武. 新时期细菌性角膜炎的临床处置要点［J］. 中华实验眼科杂志，2017，11（35）：966-969.

［2］张阳，王智群，孙旭光. 2006 至 2015 年我国北方地区细菌性角膜炎病原学及药物敏感性分析［J］. 中华眼科杂志，2017，53（9）：662-667.

［3］Mah FS，Sanfilippo CM. Besifloxacin：efficacy and safety in treatment and prevention of ocular bacterial infections［J］. Ophthalmol Ther，2016，5（1）：1-20.

［4］Wang M，Smith WA，Duncan JK，et al. Treatment of pseudomonas keratitis by continuous infusion of topical antibiotics with morgan lens［J］. Cornea，2017，36（5）：617-620.

［5］苏冠羽，王乐滢，李彬，等. 光动力疗法在细菌性角膜炎治疗中的应用［J］. 国际眼科纵览. 2019，43（3）：145-150.

［6］乔秀莲，段羽，周传奇，等. 细菌性角膜炎病原学分析［J］. 医学检验与临床，2019，30（2）：60-62.

［7］胡卫萍，徐永根，倪利洋，等. 细菌性角膜炎 951 例病原学及药物敏感性分析［J］. 眼科新进展，2019，39（10）：976-979.

［8］李莹. 细菌性角膜炎致病菌属的分布及其耐药性分析［J］. 中国民康医学，2019，31（13）：118-120.

［9］Lin A，Rhee MK，Akpek EK，et al. American Academy of Ophthalmology Preferred Practice Pattern Cornea and External Disease Panel. Bacterial Keratitis Preferred Practice Pattern［J］. Ophthalmology. 2019. 126（1）：1-55.

［10］孙旭光. 眼科临床指南解读——细菌性角膜炎［M］. 北京：人民卫生出版社，2017.

［11］Niu L，Liu X，Ma Z，et al. Fungal keratitis：Pathogenesis，diagnosis and prevention［J］. Microbial pathogenesis，2020，138：103802.

［12］Mahmoudi S，Masoomi A，Ahmadikia K，et al. Fungal keratitis：An overview of clinical and laboratory aspects［J］. Mycoses，2018，61（12）：916-930.

[13] Hodkin MJ. Fungal Keratitis Associated With Airborne Organic Debris and Soft Contacts Lenses：Case Reports and Review of the Literature[J]. Eye & Contact Lens,2018,44(Suppl 1)：S16-S21.

[14] Wu J,Zhang WS,Zhao J. Review of clinical and basic approaches of fungal keratitis[J]. Int J Ophthalmol,2016,9(11)：1676-1683.

[15] Garg P,Roy A. Update on fungal keratitis[J]. Curr Opin Ophthalmol,2016,27(4)：333-339.

[16] 龚杰,杨皓媛.氟康唑联合两性霉素 B 治疗真菌性角膜炎的临床疗效 Meta 分析[J].海峡药学,2019,31(7)：65-68.

[17] 王敬亭,边江,王欣,等.糖皮质激素对真菌性角膜炎预后的影响[J].中华眼视光学与视觉科学杂志,2019,21(6)：426-432.

[18] 蓝倩倩,陈琦,陈丽妃,等.共聚焦显微镜在真菌性角膜炎诊治中的临床应用[J].国际眼科杂志,2019,19(3)：523-526.

[19] 郭玉楠,鲁静.真菌性角膜炎的发病机制综述[J].医药前沿,2019,9(16)：9-11.

[20] 史伟云.以生物工程角膜为供体的板层角膜移植术治疗真菌性角膜炎[J].中华眼科杂志,2019,55(6)：463.

[21] 张阳,王智群,邓世靖,等.涂片真菌荧光染色法对真菌性角膜炎诊断价值的研究[J].中华眼科杂志,2019,55(8)：601-608.

[22] 白利广,夏建朴.412 例真菌性角膜炎的回顾性分析[J].中华眼视光学与视觉科学杂志,2019,21(11)：865-870.

[23] 朱丽媛,李斌,孔宁.角膜基质内注射氟康唑联合纳他霉素滴眼液治疗真菌性角膜炎的疗效[J].世界临床医学,2019,13(3)：59,61.

[24] 张阳,王智群,孙旭光.2007 至 2016 年我国北方地区真菌性角膜炎病原学及药物敏感性分析[J].中华眼科杂志,2018,54(6)：432-436.

[25] 蒲琪,胡丽华,蔡苏博,等.真菌培养和共聚焦显微镜检查诊断非首诊真菌性角膜炎的临床评价[J].国际眼科杂志,2018,18(2)：333-335.

[26] 郭楠,韩雪,陆成伟,等.真菌性角膜炎诊断学的研究进展[J].中国实验诊断学,2018,22(11)：2022-2027.

[27] 朱子芊,邱双浩,岳娟,等.角膜胶原交联治疗小鼠真菌性角膜炎的疗效[J].中华实验眼科杂志,2018,36(5)：344-350.

[28] 龚桦,谭奕炜,龚向明,等.中国华南地区真菌性角膜炎致病菌谱变化[J].中华实验眼科杂志,2017,35(2)：161-164.

[29] 白利广,辛鑫.角膜基质内注射不同浓度氟康唑治疗真菌性角膜炎的疗效观察[J].中华实验眼科杂志,2017,35(2)：165-169.

[30] 柯丹丹,项楠,余天,等.深层角膜及前房板栗刺异物合并真菌感染一例[J].中华眼科杂志,2019,55(2)：145-147.

[31] 蔡苏博,孙明,李莘,等.角膜移植 315 例患者的原发疾病谱及手术方式选择[J].中华眼科杂志,2017,53(6)：460-463.

[32] 张波.更昔洛韦眼用凝胶和阿昔洛韦滴眼液治疗病毒性角膜炎 疗效对比[J].医药前沿,2019,9(17)：89-90.

[33] 朱晨晨,唐永赢,赵学英,等.带状疱疹病毒性角膜炎合并青光眼及面神经麻痹一例[J].中华眼视光学与视觉科学杂志,2019,21(1)：71-72.

[34] 张启明.更昔洛韦治疗病毒性角膜炎的疗效及对血清炎症因子的影响[J].国际眼科杂志,2019,19(3)：376-379.

[35] 刘冬梅,彭小琼.比较更昔洛韦眼用凝胶和阿昔洛韦滴眼液分别治疗单疱性病毒性角膜炎的疗效[J].中国现代药物应用,2018,12(4)：82-83.

[36] 张佳男,王海昆.病毒性角膜炎角膜共焦显微镜的临床观察[J].中华医学杂志,2017,97(30)：2384-2386.

[37] 张永平.糖皮质激素治疗基质型单疱病毒性角膜炎的临床疗效[J].临床合理用药杂志,2017,10(9)：33-34.

[38] Inata K,Miyazaki D,Uotani R,et al. Effectiveness of real-time PCR for diagnosis and prognosis of varicella-zoster virus keratitis[J]. Jpn J Ophthalmol,2018,62：425-431.

[39] Zemaitiene R,Rakauskiene M,Danileviciene V,et al. Corneal esthesiometry and sub-basal nerves morphological changes in herpes simplex virus keratitis/uveitis patients[J]. Int J Ophthalmol,2019,12：407-411.

[40] Herpes Simplex Virus Keratitis[J]. Home Healthc Now,2019,37：281-284.

[41] Danileviciene V,Zemaitiene R,Gintauskiene VM,et al. The Role of C21orf91 in Herpes Simplex Virus Keratitis[J]. Medicina (Kaunas),2019,55 (12)：753.

[42] Tsatsos M,MacGregor C,Athanasiadis I,et al. Herpes simplex virus keratitis：an update of the pathogenesis and current treatment with oral and topical antiviral agents-comment[J]. Clin Exp Ophthalmol,2017,45：932.

[43] Tsatsos M,MacGregor C,Athanasiadis I,et al. Herpes simplex virus keratitis：an update of the pathogenesis and current treat-

ment with oral and topical antiviral agents[J]. Clin Exp Ophthalmol,2016,44:824-837.

[44] Gauthier AS,Noureddine S. Interstitial keratitis diagnosis and treatment[J]. J Fr Ophtalmol,2019,42(6):e229-e237.

[45] Farooq AV,Paley GL,Lubniewski AJ,et al. Unilateral Posterior Interstitial Keratitis as a Clinical Presentation of Herpes Simplex Virus Disease[J]. Cornea,2018,37(3):375-378.

[46] Rajasagi NK. The Role of T Cells in Herpes Stromal Keratitis[J]. Frontiers in immunology,2019,10(3):512. DOI:10. 3389/fimmu. 2019. 00512.

[47] Rajasagi NK. Application of our understanding of pathogenesis of herpetic stromal keratitis for novel therapy[J]. Microbes Infect,2018,20(9-10):526-530.

[48] 谭田畅. CD160/BTLA-HVEM-LIGHT/LT-α 共信号通路与单纯疱疹病毒性角膜基质炎的研究[J]. 中华实验眼科杂志,2018,36(7):564-569.

[49] 张宇,任胜卫. 单纯疱疹病毒性角膜基质炎角膜新生血管的研究进展[J]. 中华眼科杂志,2019,55(12):956-960.

[50] 秦秀虹,卢建民. 疱疹性角膜基质炎的研究进展[J]. 眼科新进展,2016,36(8):783-787.

[51] 梁凌毅,林丽霞,刘祖国. 他克莫司点眼治疗单纯疱疹病毒性盘状角膜基质炎的疗效及其对泪膜的影响[J]. 中华实验眼科杂志,2015,33(1):60-65.

[52] 张帅. 糖皮质激素治疗基质型单疱病毒性角膜炎的临床效果观察[J]. 临床合理用药杂志,2019,12(19):111-112.

[53] 吴丝雨,廖桂仪,黄心瑜,等. 自制阿昔洛韦地塞米松混合滴眼液治疗 61 例病毒性角膜基质炎的疗效分析[J]. 上海医药,2016,37(21):3-5,9.

[54] Mastropasqua L,Massaro-Giordano G,Nubile M. Understanding the Pathogenesis of Neurotrophic Keratitis:The Role of Corneal Nerves[J]. J Cell Physiol,2017,232(4):717-724.

[55] 马昱,唐少华. 绷带型角膜接触镜在治疗神经麻痹性角膜炎的疗效观察[J]. 基础医学与临床,2016,36(4):531-533.

[56] 孙亚茹,赵海霞. 神经麻痹性角膜炎的治疗进展[J]. 中国医药导报,2018,15(15):22-25.

[57] Lorenzo-Morales J,Khan NA,Walochnik J. An update on Acanthamoeba keratitis:diagnosis,pathogenesis and treatment[J]. Parasite,2015,22:10.

[58] Daas L,Viestenz A,Schnabel PA,et al. Confocal microscopy as an early relapse marker for acanthamoeba keratitis[J]. Clin Anat,2018. 31(1):60-63.

[59] 王森,姜超,王智群,等. 棘阿米巴角膜炎 65 例临床分析[J]. 中国眼耳鼻喉科杂志,2019,19(4):253-256.

[60] McKelvie J,Alshiakhi M,Ziaei M,et al. The rising tide of Acanthamoeba keratitis in Auckland,New Zealand:a 7-year review of presentation,diagnosis and outcomes (2009-2016)[J]. Clin Exp Ophthalmol,2018,46(6):600-607.

[61] Elkadery A,Elsherif EA,Ezz Eldin HM,et al. Efficient therapeutic effect of Nigella sativa aqueous extract and chitosan nanoparticles against experimentally induced Acanthamoeba keratitis[J]. Parasitol Res,2019,118(8):2443-2454.

[62] Nakagawa H,Koike N,Ehara T,et al. Corticosteroid eye drop instillation aggravates the development of Acanthamoeba keratitis in rabbit corneas inoculated with Acanthamoeba and bacteria[J]. Sci Rep,2019,9(1):12821.

[63] 沙士珂,王新娟,马路生. 暴露性角膜炎治疗的研究进展[J]. 国际眼科杂志,2018,18(11):1986-1989.

[64] 李传宝,许庆文. 角膜病(2)[J]. 中华诊断学电子杂志,2016,4(2):144-145.

[65] 商旭敏,吴护平,王燊等. 2006 年至 2015 年角膜移植手术适应症(证)及手术方式变化趋势的研究[J]. 中华眼科医学杂志(电子版),2017,7(6):257-262.

[66] Okumura N,Sakamoto Y,Fujii K,et al. Rho kinase inhibitor enables cell-based therapy for corneal endothelial dysfunction[J]. Sci Rep,2016,6:26113.

[67] Al-Hity A,Ramaesh K,Lockington D. EDTA chelation for symptomatic band keratopathy:results and recurrence[J]. Eye (Lond),2018,32(1):26-31.

[68] Ding Y,Murri MS,Birdsong OC,et al. Terrien marginal degeneration[J]. Surv Ophthalmol,2019,64(2):162-174.

[69] 孙珊珊,高明宏. 大泡性角膜病变手术治疗研究进展[J]. 创伤与急危重病医学,2019,7(1):59-62.

[70] Soh YQ,Peh GS,Mehta JS. Evolving therapies for Fuchs' endothelial dystrophy[J]. Regen Med,2018,13(1):97-115.

[71] 郑巧,张琪. 共焦显微镜在角膜病变中应用的新进展[J]. 国际眼科杂志,2019,19(9):1503-1506.

[72] Sun YC,Yang LC,Hu FR,et al. In Vivo Confocal Microscopic Study of Hard Contact Lens-Induced Lipid Keratopathy Secondary to Corneal Neovascularization in a Rabbit Hypercholesterolemic Model[J]. Eye Contact Lens,2018,44 Suppl 2:S325-S332.

[73] Lamarca J,Salvador-Culla B,Fernández-Vega C,et al. Long-term Results of Corneal Cross-linking for Terrien's Marginal De-

generation[J]. J Refract Surg,2018,34(6):424-429.

[74] Wong M,Man R,Gupta P,et al. Is Corneal Arcus Independently Associated With Incident Cardiovascular Disease in Asians [J]. Am J Ophthalmol,2017,183:99-106.

[75] 徐建江. 角膜缘板层移植术治疗边缘性角膜变性[J]. 中国眼耳鼻喉科杂志,2019,19(4):230-231.

[76] Weng SF,Jan RL,Chang C,et al. Risk of Band Keratopathy in Patients with End-Stage Renal Disease[J]. Sci Rep,2016,6: 28675.

第七章 巩 膜 病

第一节 巩 膜 炎

巩膜主要由胶原纤维构成,最常见的巩膜疾病为巩膜炎。巩膜炎(scleritis)是由巩膜的炎症反应所导致,可与多种感染性及非感染性的眼部疾病和全身系统性疾病相关。广义的巩膜炎包括表层巩膜炎和巩膜炎。表层巩膜炎为巩膜表面的薄层血管结缔组织的炎症反应,具有自限性,预后较好;巩膜炎是病理特征为细胞浸润、胶原破坏、血管重建的巩膜基质层炎症。巩膜炎常伴发导致视力下降的眼部并发症和全身的结缔组织或自身免疫性疾病,部分具有潜在的致命性。

【病因和发病机制】

目前巩膜炎的发病机制尚不明确,尤其与全身性疾病有关的巩膜炎,病因更难确定,主要与免疫或感染有关。巩膜炎大多数伴有全身胶原性、肉芽肿性或代谢性疾病,少数由微生物感染所致。

1. **自身免疫性疾病** 特别是血管炎性免疫病,是引起巩膜炎最常见的病因。此类型巩膜炎的发生、发展与病变程度与自身免疫性疾病的性质、持续状态和严重程度有关。常见的是原发性中、小血管炎性病变伴结缔组织炎症的疾病,如类风湿关节炎、系统性红斑狼疮、复发性多软骨炎。其次为血管炎症伴肉芽肿性疾病,如结节性多动脉炎、Behcet病、Wegener肉芽肿病等。另外,还有与皮肤或代谢有关的疾病,如酒渣鼻、痛风等。

2. **感染** 临床上少见。细菌及真菌感染较常见,病毒及阿米巴少见。可为细菌、真菌和病毒等经过结膜创面、眼内感染灶、外伤、手术创面等引起感染,也可通过全身的脓性转移灶或非化脓性肉芽肿(结核、麻风、梅毒等)导致感染。

因此,在诊断和治疗巩膜炎时,需对患者眼部及全身做全面的检查,找出可能的全身病因,同时治疗眼病和全身性疾病,以达到良好的疗效。

【临床表现】

巩膜炎按侵犯巩膜的部位分为前部和后部及全巩膜炎三大类;按病变性质分为单纯性、弥漫性、结节性、坏死穿孔性四大类;临床上通常是把病变部位和病变性质结合起来进行分类,如以弥漫性前部巩膜炎、结节性前部巩膜炎、前部坏死性巩膜炎等。

1. **表层巩膜炎**

(1) 单纯性表层巩膜炎:病变部位位于睑裂区靠近角巩膜缘至直肌附着之间的区域,其主要特点为急性起病,表现为表层巩膜及其上方球结膜发生弥漫性暗红色充血、水肿,巩膜表浅血管怒张、迂曲,无局限性结节。有眼胀痛、刺痛感,一般不影响视力,该病可周期性发作,有的女性患者与月经周期有关。

(2) 结节性表层巩膜炎:较常见,起病隐匿,主要表现为急性发生的2~3mm的局限性结节样隆起,结节位于巩膜表层组织内,可被推动。病程约2周左右,结节由红色变为粉红色,形态由圆形或椭圆形隆起逐渐变小和变平,最后可完全吸收,但多反复发作。一般不影响视力,也不会出现结节坏死。

2. **巩膜炎** 较表层巩膜炎严重,也少见。起病急,患者会出现明显眼部疼痛,夜间加重,常引起同侧的头痛或面部疼痛。早期视力轻度下降,眼压轻微升高。病情反复发作,可导致巩膜变薄,引起相邻组织如角膜、葡萄膜的炎症而产生并发症,预后不良。

(1) 前巩膜炎:病变位于赤道前,可分为以下三种。

1) 结节性前巩膜炎:表现为病变区巩膜单个或多个暗红色或紫红色充血、肿胀的炎症性结节样隆起,质硬、压痛、不可推动。病变部位的巩膜会变透明,但不发生穿孔。在这个类型的巩膜炎中,约一半的患者合并有系统性疾病,如类风湿关节炎。

2) 弥漫性前巩膜炎:是最常见的临床类型,主要表现为巩膜弥漫性紫色、蓝色或者橙红色充血。是巩膜炎中症状最轻的。有可能发展成结节性前巩膜炎或坏死性前巩膜炎,总体预后相对较好。炎症消退后,病变的巩膜变成半透明或者蓝灰色。

3) 坏死性前巩膜炎:较少见,是巩膜炎中最具破坏性的一种。多数患者会出现眼部或全身的并发症。发病时眼痛明显,进展迅速,典型表现为局限性片状无血管区,随着病情发展,病灶迅速向周围蔓延、扩展,甚至侵及整个眼球前段和周边角膜,产生角膜溃疡、葡萄膜炎和青光眼等并发症,可发生巩膜变薄、软化、坏死和葡萄肿。患者常合并有严重的血管性自身免疫性疾病,如类风湿关节炎、Wegener 肉芽肿病等。

(2) 后巩膜炎:临床少见,是发生于赤道后部及视神经周围巩膜的炎症。多单眼发病,眼前段无明显改变,患者可出现视力下降、眼部疼痛、眼球突出、眼球运动受限。向上注视时会出现下睑回退,可能是炎症侵及了后部巩膜的肌肉。在未合并前巩膜炎,外眼又无明显体征时,容易漏诊。采用超声、CT、MRI 检测后部巩膜有无增厚有助于诊断。大部分后巩膜炎患者并无系统性疾病,可伴有眼眶炎性假瘤。

【并发症】

1. **葡萄膜炎** 巩膜炎患者中超过 1/3 的病例发生葡萄膜炎。前葡萄膜炎常见于坏死性巩膜炎,后葡萄膜炎则常见于后巩膜炎,是由巩膜的炎症扩散或延伸而造成的。

2. **角膜炎** 14%~37% 的巩膜炎患者合并的角膜炎,常侵犯周边角膜,临近病变巩膜组织的角膜可见到小而浅的灰色角膜浸润灶。如果得不到治疗,混浊灶可以从周边部向中央发展,最终形成角膜硬化。

3. **白内障** 多见于反复发作的前巩膜炎,可能与长期局部使用糖皮质激素有关。

4. **高眼压症** 通常巩膜炎并发高眼压为暂时性的,很少进展到为青光眼。其原因为巩膜水肿和血管扭曲所致的上巩膜静脉压增高,或者治疗中皮质类固醇的应用所致。

5. **视网膜和视神经炎** 眼后节并发症多见于后巩膜炎。约有 6% 的巩膜炎患者合并有囊样黄斑水肿、视盘水肿、视网膜脱离和脉络膜皱褶等眼底病变。

6. **眼内炎** 感染性巩膜炎如未能及时明确诊断,局部和全身使用大剂量糖皮质激素,可能使感染及炎症反应迁延不愈,甚至加重病情,造成感染扩散,从而发生细菌或真菌性眼内炎。

【辅助检查】

大多数巩膜炎与自身免疫性疾病有关,因此在诊断时进行全身和实验室检查是十分必要的。

1. **全身系统检查** 尤其应注意皮肤、关节、心血管和呼吸系统的情况,胸、脊柱、骨骼关节 X 线、CT 或 MR 等有助于病因学诊断。

2. **实验室检查**

(1) 血常规及炎性子检测:包括血常规检查指标、红细胞沉降率、结核菌素试验、C 反应蛋白等,如类风湿关节炎,有贫血、血小板和嗜酸性粒细胞增多。红细胞沉降率(血沉)加快是巩膜炎的炎症发展的表现,补体水平下降。

(2) 免疫学指标:①类风湿相关的自身抗体;②循环免疫复合物及细胞免疫相关的因子等;③抗核抗体;④其他与自身免疫相关的基因如 *HLA-B27* 等。

(3) 病原学检查:如发现巩膜溃疡及脓肿形成,应高度怀疑与感染有关,及时行巩膜感染病灶刮片及微生物培养以明确致病微生物。

3. **眼部影像学检查**　主要用于巩膜炎的诊断，尤其是后巩膜炎。

（1）B超检查：主要用于后巩膜炎的诊断，表现为眼球后壁增厚（一般认为巩膜壁增厚厚度在2mm以上考虑异常），并出现围绕视神经的球周 Tenon 囊水肿，（即为T型征）。另外也可见球后组织和视盘水肿、视神经鞘增宽、视网膜脱离等。应注意，T型征并非后巩膜炎的特征性表现，部分葡萄膜炎、眼眶炎性假瘤及眶蜂窝织炎亦可出现，需注意鉴别。

（2）超声生物显微镜检查（UBM）：角膜缘至赤道部为B超的"盲区"，UBM可观察前部巩膜及邻近组织的形态及回声的变化，并测量巩膜厚度，实时观察炎症引起的形态学改变，主要用于表层巩膜炎及前巩膜炎的诊断，亦可用于细小巩膜异物的定位。表层巩膜炎的改变表现为表层巩膜组增厚、低反射和边界不清，前部巩膜炎可引起巩膜厚度增加，内回声降低。

（3）荧光素眼底血管造影和脉络膜血管造影：非特异性的检查，主要用于鉴别诊断。多见于后巩膜炎引起的脉络膜及视网膜继发改变，早期可见脉络膜背景光斑，继而出现多个针尖大小的强荧光区，晚期这些病灶的荧光素渗漏。

（4）OCT检查：非特异性无创检查，可检查到后巩膜炎导致的视盘水肿、黄斑区视网膜色素上皮脱离及脉络膜增厚等改变。

（5）MRI扫描：在诊断后巩膜炎时，可排除某些葡萄膜炎症及眼底肿瘤。

（6）CT扫描：对于后巩膜炎的诊断来说，其特异性不如超声检查，但可显示炎性肿块以区分眼眶炎性假瘤，并可显示视神经前段和相邻眼外肌的变化，患者出现眼位异常时可用于鉴别诊断。

【诊断和鉴别诊断】

根据病史、临床表现、实验室检查和全身检查一般可以诊断，但后巩膜炎的误诊率较高。巩膜炎多与系统性疾病相关，因此除了眼部的检查外，还应进行详细的全身体检，特别是关节、皮肤、心血管和呼吸道方面的检查，通常需与风湿科医生共同诊断和治疗。

根据病史、裂隙灯检查眼部可以鉴别诊断巩膜炎与表层巩膜炎。后巩膜炎B超显示后巩膜增厚有助于诊断，但局限性增厚可能被误诊为脉络膜肿瘤，MR检查有助于鉴别。另外，后巩膜炎应注意与眶蜂窝织炎鉴别，后巩膜炎的眼球突出不如眶蜂窝织炎明显，但球结膜水肿比其严重。

【治疗】

1. **表层巩膜炎**　是自限性疾病，若不行治疗，1~2周可自愈。对于症状较重者，可局部使用非甾体抗炎药和/或糖皮质激素滴眼液减轻炎症，缓解症状；对易复发的患者，加用1%环孢素或FK-506滴眼。

2. **巩膜炎**　注意区分免疫性及感染性巩膜炎，针对病因选择不同的治疗方案，免疫性巩膜炎应使用局部或全身糖皮质激素进行抗炎治疗，同时积极治疗全身性疾病；感染性巩膜炎应首选敏感抗生素予局部或全身治疗，慎用或禁用糖皮质激素，同时清除感染病灶。

（1）抗感染药物：根据病史（手术、外伤、局部或全身感染）及实验室检查和药敏试验等确诊为感染性巩膜炎时，应给予相应的抗感染药物治疗，大多数情况下，局部使用抗生素眼液可控制病情，如病情严重或发展迅速，可根据药物敏感试验选择口服或静脉滴注抗生素。

（2）非甾体抗炎药：局部和全身使用非甾体抗炎药可减轻疼痛和炎症反应。

（3）糖皮质激素：为免疫性巩膜炎的一线用药，给药途径包括滴眼液、结膜下注射、全身应用等途径。首次给药时，需较高浓度的糖皮质激素眼药水频繁滴眼，当结膜囊内药物达到一定浓度后，可逐渐减到每日四次。当局部用药效果不佳或巩膜炎较严重时，可全身应用糖皮质激素，视病情变化，而后逐渐减量。但应注意，对坏死性巩膜炎禁止结膜下注射糖皮质激素类药物，因为有可造成巩膜穿孔。

（4）免疫调节治疗：当单独应用糖皮质激素治疗效果不佳或激素性的副作用明显时，就需要改用免疫调节治疗或联合使用免疫调节药物。一般为全身使用免疫抑制剂（如甲氨蝶呤、环孢素）、细胞毒制剂（如环磷酰胺），也有局部给药如结膜下注射西罗莫司和环孢素滴眼液滴眼。坏死性巩膜炎及肾上腺皮质激素治疗无效的弥漫性或结节巩膜炎患者建议加入免疫调节治疗，尤其是对于病程长且伴有系统性疾病者，应与风湿科医生共同对其进行免疫调节治疗。治疗过程中必须仔细监测服用此类药物的不良反应，例如肝毒性和骨髓抑制。

（5）生物制剂：上述治疗手段疗效欠佳时，可选择联合使用此类制剂，常用的生物制剂包括人 α-干扰素和肿瘤坏死因子抑制剂。

（6）手术治疗：对于药物控制不佳的感染性巩膜炎，应及时行清创手术，彻底切除感染坏死组织并进行自体结膜、羊膜及同种异体巩膜修补术，术后仍然需要全身和局部的药物治疗。针对其他药物无法控制的并发症（青光眼、视网膜疾病等）行相应的手术治疗。

【学科新进展】

近年来，在探讨巩膜炎治疗方法的研究中，越来越多的学者发现生物反应调节剂能有效治疗难治性巩膜炎，特别是肾上腺皮质激素和免疫调节治疗失败的巩膜炎患者，如伴有结缔组织病或血管炎性疾病的弥漫性或结节性巩膜炎患者。这些生物反应调节剂主要为抗肿瘤坏死因子 TNF-α 和抗 B 淋巴细胞表面抗原 CD20 单克隆抗体。常用的生物反应调节剂有抗肿瘤坏死因子抗体-英夫利昔单抗、阿达木单抗，以及抗 CD20 抗体——利妥昔单抗。临床研究证明，伴有类风湿关节炎的患者经甲氨蝶呤治疗无效时，换用抗肿瘤坏死因子 TNF-α 抗体治疗有效。此类药物能有效控制患者全身的症状和体征，并减缓关节损伤的进程。此外，当抗肿瘤坏死因子 TNF-α 抗体治疗失败时，换用抗 CD20 抗体-利妥昔单抗等生物反应调节剂，治疗仍有效。

（梁　皓）

第二节　先天性巩膜异常

先天性巩膜异常常和全身结缔组织代谢紊乱有关。临床常表现为蓝色巩膜和巩膜色素斑。

一、蓝色巩膜

正常巩膜为瓷白色，不透明。新生儿可见到半透明巩膜下隐约显露葡萄膜色调，呈均匀的蓝色。出生后 3 年巩膜持续为蓝色时，才被视为病理状态。临床上所见的蓝色巩膜是与巩膜胶原纤维结构改变和变薄有关，从而透出脉络膜色素。多伴有其他全身发育异常如并发骨异常、Van der Hoeve 综合征，Marfan 综合征，Ehlers-Danlos 综合征等。目前研究证实，伴有蓝色巩膜的综合征与基因突变和蛋白质表达异常有关，17 号染色体上的 COL1A1 的"功能型 null"同位基因或者 7 号染色体上的 COL1A2 是导致 Ⅰ 型胶原减少的主要原因。

二、巩膜色素斑

巩膜色素斑是指巩膜前部表面出现紫灰色或蓝灰色境界清楚的色素斑，该色素斑无移动性，多见于睫状前静脉穿出巩膜处。有时伴有虹膜和眼底色素异常。

三、巩膜葡萄肿

由于巩膜的先天缺陷或病理损害使其抵抗力减弱，在眼压作用下，巩膜及深层的葡萄膜向外扩张膨出，称为巩膜葡萄肿。

由于膨出扩张的巩膜变薄，故显露出葡萄膜的颜色而呈蓝黑色。前葡萄肿位于睫状体区或睫状体与角膜缘之间的区域，多由于深层巩膜炎、巩膜外伤、慢性青光眼等，早期可行减压术，以缓解病变的发展和扩大。赤道部葡萄肿多为绝对期青光眼的并发症，如患眼疼痛且无光感，可行眼球摘除。后葡萄肿好发部位在视神经根周围，多由于高度近视引起。也有视力正常或接近正常的先天性视盘周围葡萄肿，后葡萄肿引起脉络膜萎缩和视网膜下新生血管。

（张　晗）

参 考 文 献

[1] Oray M, Meese H, Foster C S. Diagnosis and management of non-infectious immune-mediated scleritis: current status and future

prospects[J]. Expert review of clinical immunology,2016,12(8):827-837.

[2] Tappeiner C,Walscheid K,Heiligenhaus A. Diagnosis and treatment of episcleritis and scleritis [J]. Der Ophthalmologe: Zeitschrift der Deutschen Ophthalmologischen Gesellschaft,2016,113(9):797-810.

[3] Stem M S,Todorich B,Faia L J. Ocular pharmacology for scleritis:review of treatment and a practical perspective[J]. Journal of Ocular Pharmacology and Therapeutics,2017,33(4):240-246.

[4] de Fidelix T S A,Vieira L A,de Freitas D,et al. Biologic therapy for refractory scleritis:a new treatment perspective[J]. International ophthalmology,2015,35(6):903-912.

第八章　葡萄膜疾病

第一节　葡　萄　膜　炎

一、概述

葡萄膜是眼球壁的中层,包括虹膜、睫状体和脉络膜。由于眼内有多种隐蔽抗原,且脉络膜血流缓慢,易导致病原体、肿瘤细胞、抗原抗体或抗原抗体补体复合物的滞留和沉积,从而易于发生自身免疫性炎症、感染和肿瘤等疾病。其中炎症最为常见。葡萄膜炎(uveitis)是指发生于葡萄膜、视网膜、视网膜血管和玻璃体的炎症。多发生于青壮年,常反复发作,治疗棘手,致盲率较高。

【病因和发病机制】

1. **感染因素**　细菌、螺旋体、真菌、病毒和寄生虫等可通过直接侵犯引起炎症,也可通过诱发自身免疫反应引起炎症。

2. **自身免疫因素**　眼内葡萄膜、晶状体和视网膜含有多种隐蔽抗原,如视网膜可溶性抗原(S 抗原)、光感受器维生素 A 类结合蛋白和黑色素合成的相关蛋白等。在感染、外伤或其他原因导致的炎症状态下,血眼屏障破坏导致隐蔽抗原暴露,可诱发自身免疫反应。

3. **创伤及理化损伤**　外伤、手术和理化损伤可直接引起眼部炎症反应,又可继而通过导致隐蔽抗原暴露引起自身免疫反应,如交感性眼炎。

4. **免疫遗传机制**　有多种类型的葡萄膜炎与特定 HLA 抗原相关。最常见的是强直性脊柱炎伴发的葡萄膜炎与 HLA-B27 密切相关。Vogt-小柳原田综合征与 HLA-DR4、HLA-DRw53 相关,Behcet 病与 HLA-B5、HLA-B51 相关。

【分类】

常用的分类方法如下:

1. **按病因分类**　可分为感染性和非感染性葡萄膜炎。非感染性葡萄膜炎包括特发性自身免疫性葡萄膜炎、免疫风湿病伴发的葡萄膜炎、外伤性葡萄膜炎及伪装综合征等。

2. **按病理分类**　可分为肉芽肿性和非肉芽肿性。

3. **按解剖分类**　按照葡萄膜炎发生的位置分为前葡萄膜炎、中间葡萄膜炎、后葡萄膜炎或全葡萄膜炎。根据病程,小于 3 个月的为急性,大于 3 个月的为慢性。

4. **其他分类**　根据疾病本身的特征,可诊断为某种特异的葡萄膜炎类型,如 Vogt 小柳原田综合征、Fuchs 综合征和青睫综合征等等。

葡萄膜炎的分类诊断对于选择正确治疗方法至关重要。事实上在临床工作中,需要结合多种分类方法以及疾病本身的特征和性质,做出最详细的分类诊断。

【临床表现】

1. **前葡萄膜炎（anterior uveitis）**　累及前部葡萄膜组织的炎症,包括虹膜炎、虹膜睫状体炎和前部睫状体炎,是最常见的葡萄膜炎类型,约占全部葡萄膜炎的 50%。

（1）症状

1）眼部疼痛:急性或急性复发者可出现急剧眼痛。睫状体部常有压痛,散瞳后可缓解。慢性炎症疼痛可较轻或不明显。

2）畏光、流泪:常和疼痛同时发生。

3）视力减退:急性期可由于角膜水肿、房水混浊、前房渗出物等导致视力下降。睫状体痉挛也可导致暂时性近视。如果引起反应性黄斑水肿和视盘水肿,也会导致视力下降。慢性葡萄膜炎可发生并发性白内障导致视力下降。

（2）体征

1）眼压:在多数情况下,由于炎症导致睫状体分泌房水的功能下降,眼压降低。在病毒性前葡萄膜炎、青睫综合征和 Fuchs 综合征等前葡萄膜炎时可因小梁网炎症导致眼压升高。

2）睫状充血(ciliary congestion):为角膜缘周围的表层巩膜血管充血,是前葡萄膜炎常见体征。严重时可出现结膜受累,表现为混合性充血,也可伴有结膜水肿。慢性前葡萄膜炎可无或有轻度睫状充血。部分儿童葡萄膜炎在眼前节炎症很重的情况下,也可不出现充血。

3）角膜带状变性:在慢性炎症时,尤其是儿童慢性前葡萄膜炎,角膜易发生带状变性。

4）角膜后沉着物(keratic precipitates,KP):KP 是房水中的炎性细胞或色素沉积于角膜后表面所形成。由于炎症类型、程度及沉着物的成分不同,KP 可表现为多种形态。一般可分为尘埃状、细点状和羊脂状三种类型。由于受房水离心力和重力的影响,KP 多沉积在角膜下方,呈三角形分布。KP 的形态有助于葡萄膜炎的分类诊断。HLA-B27 相关的急性前葡萄膜炎和白塞氏病发作时的眼前节炎症多表现为尘埃状 KP,主要由白细胞组成,呈灰白色;羊脂状 KP 见于肉芽肿性葡萄膜炎,主要由单核巨噬细胞和类上皮细胞所组成;病毒性前葡萄膜炎可出现色素性粗大 KP;Fuchs 综合征主要表现为中等大小的星形 KP。

5）房水闪辉(aqueous flare):由于血-房水屏障(blood-aqueous barrier)破坏,房水中蛋白质含量增加,裂隙灯检查时表现为前房内白色的光束,即为房水闪辉或称 Tyndall 征。活动性前葡萄膜炎可出现前房闪辉,在炎症消退后,由于血-房水屏障功能的破坏不能马上恢复,前房闪辉仍可存在一段时间;在慢性炎症时,血-房水屏障受到不可逆损害,前房闪辉可持续存在。在炎症严重时尚可出现大量纤维蛋白性渗出。前房闪辉并不定代表活动性炎症,不是局部使用糖皮质激素的指征。房水闪辉分级如下:0 级,无房水闪辉;1 级,轻度;2 级,中度(虹膜和晶状体细节清晰);3 级,显著(虹膜和晶状体细节模糊);4 级,严重(纤维素性渗出)。

6）房水细胞(aqueous cell):在病理情况下,房水中可出现炎症细胞、红细胞、肿瘤细胞或色素细胞。葡萄膜炎时主要为炎症细胞,裂隙灯检查可见到大小一致的灰白色尘状颗粒,近虹膜面向上运动,近角膜面则向下运动。当房水中大量炎症细胞沉积于下方房角内,可见到液平面,称为前房积脓(hypopyon)。房水细胞是反映眼前段炎症严重程度的重要指标,按照每 1mm×1mm 裂隙灯光柱里所含细胞数进行分级标准如下:0 级,<1 个细胞;0.5 级,1~5 个细胞;1 级,6~15 个细胞;2 级,16~25 个细胞;3 级,26~50 个细胞;4 级,>50 个细胞。

7）虹膜改变:急性炎症时虹膜充血、水肿,色泽污暗,纹理不清。慢性炎症时由于炎症渗出使虹膜与周围组织发生粘连,如与角膜粘连称虹膜前粘连(anterior synechia of iris),与晶状体粘连称虹膜后粘连(posterior synechia of iris),若瞳孔缘完全后粘连,则称为瞳孔闭锁(seclusion of pupil)。瞳孔闭锁后因房水流出障碍可形成虹膜膨隆,继而形成虹膜周边前粘连或房角粘连和继发性青光眼。炎症时虹膜表面可出现结节,位于瞳孔缘者称 Koeppe 结节,位于卷缩轮附近则称 Busacca 结节,结节形态可表现为胶冻样或绒毛样。此外,虹膜还可出现脱色素改变,Fuchs 综合征时虹膜可表现为弥漫性脱色素,病毒性眼葡萄膜炎可出现局部脱色素和虹膜萎缩。炎症反复发作,可致虹膜萎缩,其表面可形成机化膜及新生血管。

8）瞳孔改变：急性炎症时睫状肌痉挛和瞳孔括约肌收缩，故常表现为瞳孔缩小、瞳孔对光反应迟钝。如渗出物沉积在瞳孔区，形成渗出膜覆盖瞳孔及晶状体前表面，称为瞳孔膜闭（occlusion of pupil）。瞳孔膜闭可导致视力下降。虹膜发生后粘连，可导致瞳孔变形。在散瞳后，由于局部不能散开，瞳孔可呈梅花状或不规则外观。

9）晶状体改变：急性炎症时虹膜表面可出现渗出膜，另外由于虹膜与晶状体粘连，在散瞳后，晶状体表面可出现色素沉着。慢性炎症时除了虹膜与晶状体的后粘连以外，晶状体表面还可出现机化膜，长期慢性炎症可导致并发性白内障。

10）玻璃体及眼底改变：在急性虹膜睫状体炎症时，玻璃体前部可见少量的炎症细胞及絮状混浊。一般眼底正常，严重的会出现反应性黄斑水肿、视盘水肿及周边视网膜炎症。

2. **中间葡萄膜炎（intermediate uveitis）**　是一组累及睫状体扁平部、玻璃体基底部、周边视网膜和脉络膜的炎症性疾病。中间葡萄膜炎多见于儿童和年轻人。占全部葡萄膜炎的 0.1% ~15.3%，在儿童可达 25% ~28%，中国有报道显示约占全部葡萄膜炎的 6.1%。多双眼同时发病或先后发病，呈慢性病程。本病无明确性别倾向，有研究表明女性可能发病率更高。

（1）症状：眼前黑影和视物模糊是常见症状。如伴有眼前节炎症，可出现眼痛和畏光，多见于儿童。

（2）体征

1）可伴有眼前节炎症，尤其是儿童眼前节炎症更常见，表现为 KP、房水细胞、房水闪辉和角膜带状变性。

2）睫状体平坦部炎（pars planitis）是中间葡萄膜炎的一种特殊类型，表现为睫状体扁平部和睫状突出现大块样渗出，融合呈堤状遮蔽锯齿缘，称为雪堤样改变（snowbank）。

3）玻璃体炎症细胞、雪球样混浊（snowballs）、周边视网膜血管白鞘及闭塞、囊样黄斑水肿是常见眼底改变。视网膜血管炎症也可累及到后极部，还可出现视网膜新生血管、新生血管膜、增殖性玻璃体视网膜病变、渗出性视网膜脱离、牵引性视网膜脱离和玻璃体积血等并发症。

3. **后葡萄膜炎（posterior uveitis）**　是炎症波及脉络膜、视网膜和玻璃体的总称。因脉络膜血管源于睫状后短动脉，临床上可单独发病。根据炎症累及的视网膜和脉络膜组织的不同，后葡萄膜炎可包括视网膜血管炎、视网膜炎、神经视网膜炎、视网膜脉络膜炎、脉络膜炎等。

（1）症状：取决于炎症的类型及受损害部位。炎症渗出导致玻璃体混浊时可出现眼前黑影，严重者出现雾视；如果病变未波及黄斑，玻璃体无炎性渗出，可无症状或仅有眼前闪光感；炎症波及黄斑、导致视网膜水肿或视网膜脱离时视力会显著下降，并出现视野缺损、视物变形等症状。

（2）体征：炎性细胞和纤维素样渗出导致的玻璃体混浊是常见的临床表现，眼底可出现视盘及视网膜水肿、血管扩张或变细、血管白鞘和闭塞、黄斑水肿、渗出性视网膜脱离、视网膜出血、局部的视网膜浸润病灶和视网膜坏死等。晚期可出现视网膜及脉络膜萎缩、色素细胞迁移和增殖、增殖性玻璃体视网膜病变和牵拉性视网膜脱离。

4. **全葡萄膜炎（panuveitis）**　是指累及整个葡萄膜和/或视网膜的炎症。全葡萄膜炎患者可出现上述前、中、后葡萄膜炎所表现的症状和体征。

【特殊检查】

1. **眼前节照相**　可以记录眼前节的改变，作为随诊时观察病情变化的依据。

2. **眼底照相**　可以记录眼底的改变，作为随诊时观察病情变化的依据。

3. **UBM 检查**　可以检测前部巩膜厚度、前房炎症情况、房角粘连情况和睫状体的改变等。

4. **B 超检查**　可以显示眼后段玻璃体混浊的程度、有无视网膜脱离、后部巩膜的厚度等。

5. **OCT 检查**　可以显示黄斑区和视乳头的改变，包括不同程度的视盘水肿、黄斑水肿、CNV、光感受器细胞损伤、视网膜萎缩等。OCT 检查安全、简单、快捷，是葡萄膜炎诊断和随诊的最常用检查之一。

6. **FFA 和 ICGA**　视网膜和脉络膜造影对于中间和后葡萄膜炎至关重要，是判断视网膜和脉络膜炎症状态和类型的最重要手段。

7. **影像学检查**　有些类型葡萄膜炎可能需要排查是否合并强直性炎，需要进行骶髂关节的 CT 或

X 线检查;需要排除结核时,需要进行胸部 X 线检查;需要排除脑部淋巴瘤时,需要做颅脑 MRI 检查。

【实验室检查】

1. 血常规、肝肾功能、血脂、乙肝等常规检查判断患者一般状况和有无用药禁忌,指导药物选择。

2. **感染性葡萄膜炎排查**　对于高度怀疑梅毒性葡萄膜炎的患者,需要做梅毒的血清学检查;对于疑似结核性葡萄膜炎的患者,需要做结核菌素试验和 T-spot 检查;对于疑似巨细胞病毒性葡萄膜炎的患者,需要做 HIV 感染排查。

3. 如需要排查相关自身免疫性疾病,可结合其他全身表现,进行相关检查。如各种自身抗体、免疫球蛋白、类风湿因子、血沉、C 反应蛋白、血管紧张素转化酶等。

4. **组织病理学检查**　在高度怀疑结节病,除了血管紧张素转化酶以外,可能还需要组织病理学检查;高度怀疑由白血病或淋巴瘤导致的眼部浸润时,可能需要做相关组织病理学检查。

5. **眼内液检查**　高度怀疑淋巴瘤时,可做眼内液 IL-10/IL-6 细胞因子测定、玻璃体细胞病理涂片或基因重排等检查;高度怀疑病毒性葡萄膜炎时,可行眼内液病毒 PCR 和抗体测定;高度怀疑感染性眼内炎时,可做细菌或真菌的 PCR 或基因芯片检测;高度怀疑眼弓蛔虫和弓形虫时,可行眼内液和血浆弓蛔虫和弓形虫抗体检测。

6. **细菌或真菌培养和涂片**　高度怀疑感染性眼内炎时,需要做玻璃体液的细菌和真菌培养和涂片检查。

7. **HLA 检测**　怀疑 HLA-B27 阳性相关的葡萄膜炎时,可以进行 HLA-B27 的检查,有助于排查全身相关性疾病和了解疾病病程和预后。

由于葡萄膜炎类型繁多,上述检查需要根据患者葡萄膜炎的临床特征,有选择地进行。

【诊断和鉴别诊断】

1. **诊断依据**

(1) 根据典型的症状和眼部体征即可作出葡萄膜炎的初步诊断。

(2) 葡萄膜炎的分类诊断至关重要,还需要结合上述各种眼部特殊检查和实验室检查,明确葡萄膜炎的类型。

2. **鉴别诊断**　不同类型的葡萄膜炎之间需要进行鉴别诊断。此外,前葡萄膜炎要注意和急性结膜炎、急性闭角型青光眼等相鉴别;Vogt 小柳原田综合征、巩膜炎和交感性眼炎发病时可发生眼压高、前房浅等表现,类似急性闭角型青光眼的改变,需要进行鉴别;结核导致的肉芽肿性改变需与眼内肿瘤相鉴别;葡萄膜炎导致的渗出性视网膜脱离需要和孔源性视网膜脱离鉴别;以视盘水肿为主要表现的葡萄膜炎需要与视乳头炎进行鉴别;葡萄膜炎晚期发生的视网膜玻璃体增殖及眼底色素改变,需与其他疾病所引起的增殖性视网膜玻璃体病变及视网膜色素变性等相鉴别。

【临床处理】

针对不同类型的葡萄膜炎选择合适的治疗药物和治疗方案。对于梅毒、结核、巨细胞病毒性视网膜炎、急性视网膜坏死等感染性葡萄膜炎,需要进行充分的抗感染治疗。对于眼内淋巴瘤则需要玻璃体注射甲氨蝶呤进行治疗。下面主要讲述自身免疫性葡萄膜炎的治疗手段。

1. **前葡萄膜炎**　治疗原则是立即扩瞳以防止虹膜后粘连,迅速抗炎以防止组织破坏和并发症发生。

(1) 睫状肌麻痹剂:可使瞳孔散大,解除和防治虹膜后粘连。此外,还可解除睫状肌及瞳孔括约肌的痉挛,改善血供,减轻疼痛,从而缓解临床症状。常用的散瞳药包括阿托品、后马托品和托吡卡胺。阿托品作用持续时间长(10~14 天),可在严重的急性前葡萄膜炎早期使用,待瞳孔充分散大后可改为短效散瞳药。如果长期使用阿托品,同时炎症控制又不理想,可发生在瞳孔散大状态下的虹膜后粘连,应尽量避免。后马托品的作用时间约 18~36 小时,托吡卡胺作用时间更短,大约 5~10 小时后瞳孔可恢复至正常水平。这些短效散瞳药可使瞳孔处于不断运动状态,有助于防止虹膜后粘连。托吡卡胺每晚睡前一次可用于炎症恢复期,以避免白天散瞳对日常工作造成影响。对于新鲜不易拉开的虹膜后粘连,也可以采用散瞳合剂(1%阿托品、1%可卡因、0.1%肾上腺素等量混合)0.1~0.2ml 结膜下注射。

(2) 糖皮质激素滴眼液:目前常用的有 1%醋酸泼尼松龙、0.1%地塞米松、0.5 氯替泼诺和 0.1 氟米龙滴眼液。对于严重的急性前葡萄膜炎,可给予醋酸泼尼松龙或地塞米松滴眼液每15分钟1次,连续4次后改为每1小时1次,之后根据炎症情况逐渐减少滴眼次数。氟米龙是较弱的糖皮质激素滴眼液,用于较轻的炎症。

（3）非甾体抗炎药滴眼液：非甾体抗炎药通过阻断花生四烯酸的代谢产物发挥抗炎作用,非甾体抗炎药滴眼液可作为辅助药物。一般不需口服治疗。

（4）糖皮质激素眼周注射：对于出现玻璃体炎性细胞浸润、反应性视盘水肿或囊样黄斑水肿的患者,可给予糖皮质激素后Tenon囊下或半球后注射。药物可选用地塞米松、曲安奈德、曲安西龙或醋酸泼尼松龙等。在伴有角膜病变,不适合使用滴眼液频繁滴眼时,也可采用糖皮质激素眼周注射。

（5）糖皮质激素和免疫抑制剂全身治疗：急性前葡萄膜炎出现玻璃体炎性细胞浸润、反应性视盘水肿或囊样黄斑水肿的患者,不易进行眼周注射,或眼周注射效果不理想时,可采用中等剂量糖皮质激素（泼尼松30~40mg）口服治疗,早晨顿服,逐渐减量。慢性前葡萄膜炎,尤其是合并全身性疾病（如幼年特发性关节炎、炎性肠道疾病）患者以及一些少年儿童特发性慢性前葡萄膜炎,除了局部用药外,还需全身使用糖皮质激素或联合其他免疫抑制剂。

2. **中间葡萄膜炎**　对于视力较好、无明显眼前段和玻璃体炎症、无囊样黄斑水肿、荧光素眼底血管造影未显示明显血管炎和/或周边视网膜缺血及新生血管生成的中间葡萄膜炎可不予治疗,但应定期随访观察。反之则需要治疗。对于儿童中间葡萄膜炎,在糖皮质激素治疗时易出现眼压升高和白内障形成,需要密切监测眼压。

（1）糖皮质激素滴眼液：眼前段受累时需使用糖皮质激素滴眼液,需密切监测眼压改变。

（2）睫状肌麻痹剂：眼前段受累时需要使用。

（3）非甾体抗炎药滴眼液：非甾体抗炎药滴眼液可作为辅助药物。

（4）糖皮质激素全身治疗：双眼受累者,可选用糖皮质激素口服治疗。根据病情严重程度选择初始剂量和疗程,醋酸泼尼松初始剂量可为1~1.2mg/（kg·d）,随病情好转逐渐减量。一般宜治疗半年以上,病程较长者可能需要更长治疗时间。

（5）糖皮质激素眼周注射或玻璃体腔注射：单眼病例可选用糖皮质激素眼周注射或玻璃体腔注射。眼周注射可能需要重复给予。

（6）免疫抑制剂：对于需要长期全身免疫抑制治疗的双侧中间葡萄膜炎,为了减少激素使用,可采用糖皮质激素联合免疫抑制剂进行治疗。尤其是对于儿童可减少眼压升高和白内障形成。常用的是抗代谢药,如甲氨蝶呤和吗替麦考酚酯等。

（7）激光光凝：对于雪堤样改变和视网膜周边或虹膜新生血管可使用视网膜光凝。

（8）冷冻治疗：由于可导致严重炎症反应,现已很少使用。

（9）玻璃体切割术：有些情况下扁平部玻璃体切除可能有助于控制病情,但如病例选择不当,可导致炎症加重。一般宜在药物治疗无效,确需清除玻璃体混浊和玻璃体积血时才考虑。

3. **后葡萄膜炎和全葡萄膜炎**　自身免疫性后葡萄膜炎和全葡萄膜炎一般需要全身使用糖皮质激素或糖皮质激素联合免疫抑制剂治疗。对于炎症难以控制、难以耐受激素副作用的患者,糖皮质激素联合免疫抑制剂治疗可降低药物用量和副作用,增强疗效。常用的免疫抑制剂有T细胞抑制剂环孢素和他克莫司,抗代谢药甲氨蝶呤、吗替麦考酚酯和硫唑嘌呤,以及氮芥类药物苯丁酸氮芥和环磷酰胺。不同类型的葡萄膜炎具有不同的临床进程,需要根据其特点选择合适的全身治疗方案。由于治疗葡萄膜炎的全身用药具有一定全身副作用,定期检测血常规、肝肾功能对于监测药物副作用至关重要。累及单眼或双眼,但单侧较重的可同时采用糖皮质激素眼周注射治疗。全葡萄膜炎还要同时使用糖皮质激素滴眼液和睫状肌麻痹剂滴眼液。

4. **并发症的治疗**

（1）并发性白内障：为葡萄膜炎最常见的并发症,多从后囊下混浊开始。手术治疗需要在炎症稳定状态下进行,一般认为前房保持无炎症细胞状态3个月后进行手术较为安全。在围术期需要根据炎症控制情况加强局部和全身激素用药。Fuchs综合征并发的白内障不需要严格控制炎症即可进行手术。

（2）继发性青光眼：瞳孔闭锁、虹膜周边前粘连、小梁网变性、激素性高眼压可导致继发性青光眼。在虹膜接近完全后粘连时，需进行长期散瞳或预防性虹膜激光切开或周边切除，防止眼压升高；因虹膜完全后粘连导致眼压升高时，可行激光虹膜切开或虹膜周边切除，以沟通前后房，降低眼压；激素导致的高眼压，可以采用激光小梁成形术；对于难以控制的高眼压，需要进行滤过性手术，尤其是对于高危患者，需要行引流阀植入手术。

（3）黄斑水肿：是葡萄膜炎常见并发症，多数情况下通过常规抗炎治疗可消退。对于顽固性黄斑水肿，眼内激素或抗 VEGF 药物玻璃体腔注射有效，但易复发。

（4）CNV：可采用抗 VEGF 药物玻璃腔注射、光凝或 PDT 治疗。

（5）增殖性视网膜玻璃体病变：易形成牵拉性视网膜脱离，炎症控制后可进行玻璃体切割手术治疗。

（6）低眼压和眼球萎缩：长期慢性炎症使睫状体分泌房水功能下降，甚至丧失，引起眼压下降，严重者可致眼球萎缩。对眼压较低者要加强抗炎治疗，尽可能避免眼球萎缩。

【学科新进展】

1. 激素玻璃体腔缓释制剂的应用　目前通过美国 FDA 批准主要有两类激素玻璃体腔缓释制剂：①0.7mg 地塞米松玻璃体腔缓释制剂，对于葡萄膜炎的抗炎作用可持续 3~6 个月，已在中国上市。②氟轻松玻璃腔缓释制剂，可持续释放 36 个月，未来有望在中国上市。

2. 生物制剂的应用　用于治疗葡萄膜炎的生物制剂主要是抗肿瘤坏死因子 α 单克隆抗体。其中阿达木单抗在中国已获得批准用于非感染性中间和后葡萄膜炎的治疗。目前在很多国家，生物制剂的使用已经写入白塞氏病葡萄膜炎、儿童葡萄膜炎等难治性葡萄膜炎的临床指南。

二、强直性脊柱炎伴发的葡萄膜炎

强直性脊柱炎是一类主要累及中轴骨骼的特发性慢性炎症性疾病，葡萄膜炎是其最常见的关节外表现。

【临床表现】

强直性脊柱炎主要表现为慢性腰背痛，同时伴有晨僵，活动后减轻。强直性脊柱炎伴发的葡萄膜炎主要表现为双眼反复、交替发作的急性非肉芽肿性前葡萄膜炎。患者主要表现眼红、眼痛、畏光和视力下降。检查可见尘状 KP 和前房细胞，易出现虹膜后粘连，严重可出现前房积脓、纤维素样渗出和瞳孔区渗出膜。一般眼底正常，严重情况下，可出现不同程度的玻璃体炎性混浊、反应性黄斑水肿、视盘水肿及周边视网膜炎症。

【特殊检查】

骶髂关节的 X 线或 CT 检查可发现软骨板模糊、骨侵蚀、骨硬化，关节间隙纤维化、钙化、骨化及骨性强直等改变。

【实验室检查】

HLA-B27 阳性对诊断有一定帮助。

【诊断】

根据典型的病史、特征性临床表现、骶髂关节和脊柱改变，即可诊断。

【临床处理】

急性前葡萄膜炎的治疗最重要的是使用糖皮质激素滴眼剂和睫状肌麻痹剂。此类前葡萄膜炎，由于发病后易于进行性加重，即便发病时可能炎症较轻，也往往需要使用作用较强的糖皮质激素滴眼液，如醋酸泼尼松龙或地塞米松滴眼液，严重时可每 15 分钟 1 次，连续 4 次后改为每 1 小时 1 次。如出现严重的眼后段炎症，可给予口服糖皮质激素。

三、福格特-小柳-原田综合征

福格特-小柳-原田综合征（Vogt-Koyanagi-Harada syndrome，VKH）是国内常见的葡萄膜炎类型之一，也被称为特发性葡萄膜大脑炎,以双侧肉芽肿性全葡萄膜炎为特征,常伴有脑膜刺激征、听力障碍、白癜风、毛发变白或脱落等病症。此病由自身免疫反应所致,与 HLA-DR4、HLA-DRw53 相关。

【临床表现】

本病双眼发病,发病时可出现眼红、眼痛、视物模糊,视力在数天内进行性下降。此病有典型的临床进展过程:

1. **前驱期(葡萄膜炎发病前约 1~2 周内)** 患者可有颈项强直、头痛、耳鸣、听力下降和头皮触痛等改变。

2. **后葡萄膜炎期(葡萄膜炎发生后 2 周内)** 患者视力出现显著下降,眼部典型表现为双侧弥漫性脉络膜炎、脉络膜视网膜炎、视乳头炎、视网膜神经上皮脱离、视网膜脱离等改变。检眼镜下可见视乳头充血水肿、视网膜丘陵样隆起或广泛视网膜脱离(图 8-1-1,彩图见书末)。

3. **前葡萄膜受累期(发病后约 2 周至 2 个月)** 除后葡萄膜炎期的表现外,出现尘状 KP、前房闪辉、前房细胞等非肉芽肿性前葡萄膜炎改变。

4. **前葡萄膜炎反复发作期(约于发病 2 个月后)** 如发病后病情控制不理想,即可进入前葡萄膜炎,典型表现为复发性肉芽肿性前葡萄膜炎,常有羊脂样 KP、胶冻样虹膜结节、眼底晚霞样改变(图 8-1-2,彩图见书末)、Dalen-fuchsg 结节和各种眼部并发症,包括并发性白内障、继发性青光眼、CNV、黄斑前膜、囊样黄斑水肿、视网膜萎缩等。

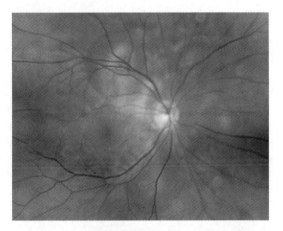

图 8-1-1 福格特-小柳-原田综合征后葡萄膜炎期视网膜丘陵样隆起

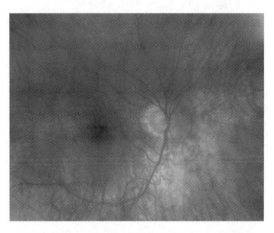

图 8-1-2 福格特-小柳-原田综合征前葡萄膜炎反复发作期晚霞样眼底

由于睫状体水肿、前旋,本病在发病时可出现眼压升高,检查可见前房浅、房角关闭,。如忽视眼底检查,极易误诊为闭角型青光眼。在抗炎治疗后眼压和前房深度可恢复。此外,在疾病发展过程中,还可出现白癜风、毛发变白或脱落等其他眼外改变。

【特殊检查】

1. **FFA 检查** 在疾病早期,典型的 FFA 检查可见早期多发细小荧光渗漏,后期扩大融合,可形成多湖样改变,也有病例主要表现为视乳头荧光渗漏。

2. **OCT 检查** 早期可以显示视网膜神经上皮层脱离,可呈大泡样,以及不同程度的视盘水肿,疾病后期可出现 CNV、视网膜萎缩、黄斑前膜、囊样黄斑水肿等。

3. **B 超检查** 早期可以显示渗出性视网膜脱离,早期为多泡样的视网膜脱离。

【实验室检查】

本病的诊断一般无需特殊实验室检查。特殊情况下脑脊液检查可协助诊断。

【诊断】

根据典型的病史及特征性临床表现,排除穿通性眼外伤和内眼手术等可导致交感性眼炎的病史,即可诊断。发生眼压升高时,需与闭角型青光眼相鉴别,结合典型眼底改变不难诊断。

【临床处理】

对初发患者主要给予泼尼松口服,一般开始剂量为 1~1.2mg/(kg·d),根据病情调整减量速度,治疗多需 8 个月以上。初发患者如果治疗得当,可治愈。对于复发的患者,一般需要糖皮质激素联合免疫抑制剂治疗。有眼前节炎症时需要使用糖皮质激素滴眼液和睫状肌麻痹剂。

四、Behcet 病

Behcet 病(Behcet disease)是以复发性葡萄膜炎、口腔溃疡、皮肤损害和生殖器溃疡为特征的多系统受累的炎症性疾病。主要发生于远东、中东和地中海沿岸的一些国家,也是我国葡萄膜炎常见的类型之一。

【临床表现】

1. **眼部损害**　表现为反复发作的非肉芽肿性全葡萄膜炎,约 25% 的患者出现前房积脓,部分患者为不伴睫状充血的寒性前房积脓。发作时可出现严重玻璃混浊,典型的眼底改变为视网膜炎、视网膜血管炎。主要并发症包括并发性白内障、继发性青光眼、黄斑水肿、视网膜萎缩和视神经萎缩等。

2. **口腔溃疡**　为反复发作的多发、疼痛口腔溃疡,一般持续 7~14 天。

3. **皮肤损害**　可出现多形性皮肤损害,包括结节性红斑、痤疮样皮疹、溃疡性皮炎、脓肿等。针刺处可出现结节或脓疱(皮肤针刺反应阳性)。

4. **生殖器溃疡**　疼痛性生殖器溃疡,愈合后可遗留瘢痕。

5. **其他**　包括关节红肿、血栓性静脉炎、神经系统损害、消化道溃疡、附睾炎等。

【特殊检查】

1. **FFA 检查**　典型的 FFA 检查可见弥漫性视网膜毛细血管渗漏(图 8-1-3),此外可见视网膜血管扩张和壁染、视网膜血管闭塞、视盘染色和囊样黄斑水肿等。

2. **OCT 检查**　可出现囊样黄斑水肿和视网膜萎缩等改变。

【诊断】

目前尚无特异性的实验室检查可以用于诊断白塞氏病,其诊断主要依据临床特征。日本 Behcet 病研究委员会的诊断标准将患者分为完全型和不完全型,出现反复发作的葡萄膜炎、复发性口腔溃疡、多形性皮肤病变和生殖器溃疡 4 种主要体征称为完全型;出现 3 种主要体征或 2 种主要体征及其他一些病变称为不完全型。国际 Behcet 病研究组制定的诊断标准如下:

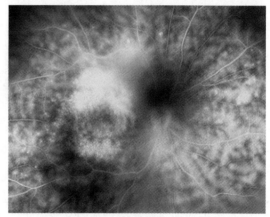

图 8-1-3　Behcet 病眼底 FFA 造影

1. 复发性口腔溃疡(1 年内至少复发 3 次)。

2. 以下 4 项中出现 2 项即可确诊:①复发性生殖器溃疡或生殖器瘢痕;②葡萄膜炎(前葡萄膜炎、后葡萄膜炎、玻璃体内炎症细胞或视网膜血管炎);③皮肤损害(结节性红斑、假毛囊炎、脓丘疹或发育期后的痤疮样结节);④皮肤针刺反应试验阳性。

【临床处理】

一般采用糖皮质激素联合免疫抑制剂治疗。糖皮质激素不易长期大剂量使用。有眼前节炎症时需要使用糖皮质激素滴眼液和睫状肌麻痹剂。

五、交感性眼炎

交感性眼炎(sympathetic ophthalmia)是指发生于一眼穿通伤或内眼手术后的双侧肉芽肿性葡萄膜

炎,受伤眼称为诱发眼,另一眼则称为交感眼。

【临床表现】

交感性眼炎多发生于外伤或手术后发生于2周至2个月内,但也可在数天至数十年内发生,为肉芽肿性炎症,可表现为前葡萄膜炎、后葡萄膜炎、中间葡萄炎或全葡萄膜炎,以全葡萄膜炎为多见。可出现与福格特-小柳-原田综合征相似的渗出性视网膜脱离、晚霞样眼底和Dalen-Fuchs结节,也可出现一些类似的眼外病变,如白癜风、毛发变白、脱发、听力下降或脑膜刺激征等。

【诊断】

眼球穿通伤或内眼手术史对此病诊断有重要价值,也是与福格特-小柳-原田综合征相鉴别的重要依据。近年也发现睫状体光凝、视网膜冷冻也可诱发交感性眼炎。眼底检查可见类似福格特-小柳-原田综合征的改变。

【临床处理】

对于后葡萄膜炎或全葡萄膜炎,使用糖皮质激素口服治疗,或联合其他免疫抑制剂治疗。有眼前节炎症时需要使用糖皮质激素滴眼液和睫状肌麻痹剂。眼球穿通伤后及时修复创口,避免葡萄膜嵌顿及预防感染对此病可能有预防作用。摘除伤眼眼球是否具有预防作用,尚有争议。

六、Fuchs 综合征

Fuchs综合征(Fuchs syndrome)是一种以虹膜脱色素为特征的慢性非肉芽肿性葡萄膜炎,90%为单眼受累,也称为异色性虹膜睫状体炎。

【临床表现】

本病发病时可无明显症状,可在查体时被偶然发现,或因并发性白内障导致视力下降时才发现,也可因玻璃混浊出现视物模糊、眼前黑影等表现。检查可见中等大小KP或星形KP、前房轻度闪辉和少量细胞、虹膜脱色素。由于中国人虹膜色素浓集,虹膜脱色素可不显著。可出现绒毛样结节,但不发生虹膜后粘连。易发生并发性白内障,常表现为晶状体后囊下混浊,也可出现眼压升高。玻璃体可出现混浊和细胞,也可出现周边部的视网膜炎症病灶。

【诊断】

主要根据轻度前葡萄膜炎、特征性KP和虹膜结节、虹膜弥漫性脱色素、缺乏虹膜后粘连等典型表现来诊断。单眼受累、晶状体后囊下混浊、眼压升高等对诊断有一定帮助。

【临床处理】

轻度炎症可不治疗。前房炎症明显时,可给予短期糖皮质激素滴眼治疗。对并发性白内障,无需要求炎症完全控制即可行超声乳化和人工晶状体植入术,视力预后较好。对眼压升高者,给予降眼压药物,必要时需行抗青光眼手术治疗。严重的玻璃体混浊,可行玻璃体切割术。

七、幼年特发性关节炎伴发的葡萄膜炎

幼年特发性关节炎(juvenile idiopathic arthritis,JIA)是指除外其他疾病,发生于16岁以下持续6周以上不明原因的关节肿胀。JIA是儿童葡萄膜炎的常见全身合并症,伴发的葡萄膜炎表现为双侧、非肉芽肿性前葡萄膜炎。由于常常隐匿发病,葡萄膜炎的诊断易于延误。很多孩子在被诊断时,已经发病很长时间,出现较多眼部并发症。JIA患者需要定期进行眼部检查,以使葡萄膜炎得到早期诊断。

【临床表现】

11.6%~30%的JIA患者发生葡萄膜炎。JIA主要临床表现是关节肿胀、僵硬和活动受限。JIA尚无统一的分类标准,目前应用的大多数是2001年加拿大埃德蒙顿国际风湿病学会联盟修订标准,将幼年特发性关节炎分为7型,包括全身型、少关节型、类风湿因子(RF)阴性多关节炎、RF阳性多关节炎、银屑病性、附着点炎相关的关节炎和未分类型。隐匿发病的慢性前葡萄膜炎较为常见,少关节炎和RF阴性多关节炎易发生,其中女性、发病年龄小、少关节炎和抗核抗体(ANA)阳性是发生此类慢性前葡萄膜炎的危险

因素。而男性、附着点炎相关的关节炎、HLA-B27 阳性患者易发生急性前葡萄膜炎。

由于儿童表达不清,且无明显眼部充血和刺激性症状,隐匿发病的慢性前葡萄膜炎可能会在患儿视力显著下降时才被发现。此外由于儿童在检查时配合程度较差,加上角膜带状变性的影响,在眼部检查时前房炎症细胞易于被医生忽略,而被诊断为陈旧性葡萄膜炎。此类葡萄膜炎双眼发病,眼部一般无睫状充血,易发生带状角膜变性,尘状 KP,偶尔为羊脂状,易发生虹膜前后粘连,易出现瞳孔闭锁、膜闭和变形移位,可出现虹膜 NV,易发生白内障、青光眼、黄斑水肿、黄斑前膜和视盘水肿等并发症。急性前葡萄膜炎可出现眼红、眼痛、畏光等症状。

【诊断】

诊断主要依据双眼非肉芽肿性前葡萄膜炎的特点以及 JIA 的病史。葡萄膜炎一般在 JIA 诊断后四年内发生,也有患者葡萄膜炎发病可能在 JIA 之前,对任何非感染性葡萄膜炎的患儿都要想到排查 JIA 和监测 JIA 的发生。对于诊断 JIA 的患者,需要定期进行眼部检查,欧洲指南建议每 3 个月进行一次眼部查体。由于抗核抗体阳性和 HLA-B27 阳性是不同类型 JIA 伴发葡萄膜炎的危险因素,可根据葡萄膜炎和 JIA 的类型选做这两项实验室检查。

【临床处理】

本病在前房细胞评分 0.5 时(1~5 细胞/1mm×1mm)即要开始治疗,有效治疗的目标是达到双眼前房细胞评分为零。糖皮质激素仍是一线药物。病情较轻时可采用糖皮质激素滴眼液和睫状肌麻痹剂治疗,滴眼治疗改善不理想时,需要联合全身用药。视力损害、白内障形成、继发青光眼、低眼压、严重玻璃体混浊和黄斑水肿是本病预后不良的危险因素。在出现上述情况时,需要进行加强的全身抗炎治疗。甲氨蝶呤是免疫抑制剂中的首选,糖皮质激素联合甲氨蝶呤是最常用的治疗方案,其他可选用的免疫抑制剂包括硫唑嘌呤、吗替麦考酚酯和环孢素。对于口服药物治疗不理想的患者,可考虑使用生物制剂肿瘤坏死因子 α 单克隆抗体。值得注意的是,儿童眼压对激素更为敏感,糖皮质激素滴眼液长期使用不仅易于促进白内障形成,也易导致眼压升高,治疗奇迹需密切关注眼压改变。

八、急性视网膜坏死综合征

急性视网膜坏死综合征(acute retinal necrosis syndrome,ARN)是由单纯疱疹或水痘-带状疱疹病毒感染引起,主要表现为视网膜坏死和视网膜动脉炎。多单眼受累,如未得到及时治疗时,对侧眼发病风险增高。本病病情进展迅速,易导致失明。

【临床表现】

早期可出现眼红、眼痛或眶周疼痛,随病情进展出现进行性视物模糊、眼前黑影,直至严重视力下降。发病时易发生轻中度眼压升高。眼前段可有轻至中度的炎症反应,可表现为羊脂样 KP。玻璃体表现为中至重度混浊和大量炎性细胞,可出现纤维化。眼底出现片状或地图状、边界清晰的斑块状黄白色坏死病灶,位于中周部视网膜,进行性融合并向心性发展,后期出现视网膜萎缩。视网膜血管炎是另一重要体征,动、静脉均可受累,以动脉炎为主,易出现血管鞘和血管闭塞,也可伴视网膜出血。后期坏死区可形成多个视网膜裂孔,在玻璃体牵拉下,极易引起视网膜脱离。

【诊断】

可根据典型临床表现诊断。对不典型病例,可进行眼内液病毒 PCR 测定。超广角眼底照相有助于发现早期周边视网膜病灶。

【临床处理】

全身抗病毒药物使用非常重要,可控制病毒复制,并减少对侧眼发病风险。可采用阿昔洛韦或更昔洛韦静脉滴注,10~21 天后,改为口服药物,连用 4~6 周。在全身治疗的同时,可采用玻璃体腔注射抗病毒药物,如玻璃体腔注射更昔洛韦,每周一至两次。在抗病毒治疗后可配合糖皮质激素口服治疗,以减轻炎症反应。光凝对预防视网膜脱离可能有一定作用,但仍存在争议。发生玻璃体积血和视网膜脱离时应行玻璃体切除联合玻璃体内气体填充、硅油填充等。

九、伪装综合征

伪装综合征（masquerade syndrome）是一类能够引起类似葡萄膜炎的表现但是非炎症性的疾病。在临床上多见于视网膜母细胞瘤、眼内淋巴瘤、葡萄膜黑色素瘤、恶性肿瘤眼内转移、孔源性视网膜脱离等，可表现为前房积脓、虹膜结节、玻璃体混浊、视网膜或视网膜下肿块病灶等。此类疾病往往对糖皮质激素无反应或不敏感。对可疑患者应进行超声、MRI、CT、眼组织的活检以及全身有关检查。

（张晓敏）

第二节　葡萄膜肿瘤

一、虹膜睫状体肿瘤

（一）虹膜肿瘤

虹膜肿瘤以雀斑、色素痣最多，其次为黑色素瘤、转移癌，其他如平滑肌瘤、血管瘤、淋巴瘤以及炎性肿物如肉样瘤病、异物等均可在虹膜上形成肿块。虹膜转移性肿瘤的发生率次于脉络膜，原发灶男性和女性分别以于肺癌、乳腺癌最多见。临床表现为粉红或黄白色肿物，UBM 检查可见形态不规则伴较高内反射，疑难病例可采用细针穿刺或切除活检诊断，为防继发性青光眼，治疗采用全身化疗或外放疗。平滑肌瘤为良性肿瘤，一般起源于瞳孔括约肌或扩大肌，临床少见。血管瘤也属良性肿瘤，无增长倾向的小肿瘤可定期观察。

1. **虹膜痣（nevus of iris）**　是虹膜浅基质层内异常色素细胞的聚集，临床常见，好发于虹膜下方近瞳孔缘区。临床分为边界清楚、轻微隆起的局灶性和常累及整个或部分虹膜的弥漫性，后者有些是虹膜痣综合征（Cogan-Reese 综合征）的一种临床表现。裂隙灯显微镜有助于诊断，UBM 可见边界清晰但不规则的虹膜异常隆起，内反射均匀。本病需与虹膜黑色素瘤、眼黑色素细胞增生症相鉴别，定期观察即可。

2. **虹膜黑色素瘤（melanoma of iris）**　少见，约占葡萄膜黑色素瘤 6%～9.5%，好发于白色人种，发病年龄平均 42~47 岁，多单眼发病。

【临床表现】

1. **症状**　一般多无症状，多数是无意中发现虹膜颜色改变或虹膜上有黑点，部分患者晚期出现眼红、眼疼等症状。

2. **体征**　可发生于虹膜的任何部位，好发于下方、其次为颞侧和鼻侧，大小不一，颜色可以为黑色、棕褐色或无色素。病灶分局灶性和弥漫性两种。前者表面光滑边界清晰，轻度隆起，其周围有时可见细小的卫星病灶。后者为虹膜广泛增厚，呈皮革样外观。部分病例可见前房色素及细胞浮游，或沉积于前房角，形成"黑色积脓"，肿瘤坏死可致前房积血。

【特殊检查】

1. **裂隙灯显微镜检查**　可直接观察病变表面的血管、不均匀的色素等。

2. **房角镜检查**　可了解前房角是否受累。

3. **UBM 检查**　可清晰地显示虹膜病变，边界清晰，内回声较均匀与周围组织间分界清晰。并可了解睫状体是否受累，鉴别睫状体黑色素瘤累及虹膜。

【诊断和鉴别诊断】

本病的诊断主要靠病史和密切地观察，定期裂隙灯照相和 UBM 检查尤为重要。尤其是要鉴别睫状体黑色素瘤累及虹膜，还是虹膜黑色素瘤浸及睫状体。本病需与虹膜痣、虹膜异色、虹膜囊肿、虹膜转移癌、虹膜平滑肌瘤相鉴别。

【临床处理】

1. 很小的虹膜黑色素性肿瘤期密切观察。

2. 对于生长较快的患者可行肿瘤局部切除术。

3. 对于弥漫性或病变范围超过 5 个钟点,或继发青光眼视功能已丧失,则考虑行眼球摘除术。

（二）睫状体肿瘤

睫状体肿瘤也以黑色素瘤为多,其他睫状体肿瘤有来自睫状体色素上皮的腺瘤与腺癌和无色素的上皮肿瘤,前者极少发生,临床表现与黑色素瘤相似,但颜色更深且突出于正常色素上皮上,后者分为先天性和获得性:先天性的无色素上皮肿瘤又称髓上皮瘤,为睫状体最常见的肿瘤,超声检查睫状体区有特征性高反射,不规则伴有囊性变的肿瘤。获得性无色素上皮肿瘤常见于老年人,可为真性肿瘤或仅为上皮反应性增生所致。睫状体上皮源性肿瘤恶性度不高,小肿瘤随访观察,增长可局部切除,更大或眼外蔓延可摘除眼球。睫状体平滑肌瘤和神经源性肿瘤均少见。

睫状体黑色素瘤(melanomna of ciliary body)由于所在部位隐蔽不易早期发现,诊断困难,占葡萄膜黑色素痛 9% ~12% ,50 岁以上多见,多单眼发病,白色人种好发。

【临床表现】

1. **症状**　肿瘤较小时一般无任何症状,瘤体增大可有眼前黑影遮挡。瘤体可挤压晶状体引起屈光状态变化,视力下降。肿瘤侵犯前房角继发青光眼,可有眼红、眼痛症状。

2. **体征**　睫状体黑色素瘤相应区域的巩膜充血,部分可见粗大迂曲的血管。累及前房角和虹膜时可见黑色肿物,肿瘤所在区域虹膜膨隆,前房变浅。肿瘤推挤晶状体,可致晶状体移位甚至混浊。肿瘤坏死可有前房色素游离沉积和前房积血,玻璃体混浊、积血,渗出性视网膜脱离等。

【特殊检查】

1. **裂隙灯显微镜检查**　可发现部分区域虹膜膨隆,前房变浅,或晶状体移位和不明原因混浊等征象。

2. **超声生物显微镜**　对本病的早期诊断、鉴别诊断、治疗的选择和随诊都有重要价值。

3. **MRI 扫描**　T_1 加权为高信号,T_2 加权为低信号。

【诊断和鉴别诊断】

1. **诊断依据**　睫状体黑色素瘤早期不易被发现,常被漏诊、误诊。裂隙灯显微镜检查发现部分区域虹膜膨隆,前房变浅,或晶状体移位和不明原因混浊等征象时应警惕本病。UBM 可见睫状体呈半球形局限隆起增厚,近球壁回声强、远球壁回声弱,部分病变边缘伴虹膜囊肿,有虹膜形态变化、脉络膜上腔渗漏等继发改变,无脉络膜凹及挖空现象。MRI 检查有利于本病的诊断。

2. **鉴别诊断**　本病需与睫状体囊肿、睫状体黑色素细胞瘤、睫状体腺瘤、睫状体神经纤维瘤等疾病相鉴别。

【临床处理】

睫状体肿瘤的诊断较为困难,临床处理要根据肿瘤的部位、病理类型、组织来源和必要的鉴别诊断采取相应的措施。常用的方法有:

1. **局部切除术**　术眼仍有一定视力,良性,大小不超过 4~5 个钟点且无眼部及全身转移表现的恶性肿瘤多采用局部板层巩膜睫状体切除术式。

2. **巩膜表面敷贴放疗**　肿瘤不太大,高龄患者,单眼可选择。

3. **眼球摘除术**　轻易不应行眼球摘除术,肿瘤大小超过 5 个钟点,或弥漫性肿瘤侵犯整个睫状体者可考虑。

二、脉络膜恶性黑色素瘤

脉络膜恶性黑色素瘤(malignant nelanoma of the choroid)是成年人最常见的眼内恶性肿瘤,见于 50~60 岁,男性略多于女性,常为单侧性。主要起源于葡萄膜组织内的色素细胞和痣细胞,病因不明。

【临床表现】

1. **症状**　如果肿瘤位于黄斑区,患者于疾病早期即可有视物变形或视力减退,视野缺损或有相对性或绝对性的暗点;如果位于眼底的周边部则无自觉症状。

2. **体征**　根据肿瘤生长表现,分为局限性及弥漫性两种,前者居多。局限性者受巩膜和 Brunch 膜限制,表现为视网膜高低不平的隆起。肿瘤生长至一定高度可突破 Brunch 膜,表现为凸向玻璃体腔的球形隆起肿物,周围常有渗出性视网膜脱离。晚期肿瘤高度坏死可致玻璃体内出现大量的血液,可因渗出物、色素及肿瘤细胞阻塞房角、肿瘤压迫涡状静脉、或肿瘤坏死所致的大出血等,引起继发性青光眼。在肿瘤生长过程中,可因肿瘤坏死而引起眼内炎或全眼球炎,因此它也是一种较为常见的伪装综合征。弥漫性发病率为3%,沿脉络膜水平发展,呈普遍性增厚而隆起不明显,眼底所见类似转移性脉络膜肿瘤或橘红色广泛性浆液性脉络膜脱离,易被漏诊或误诊,恶性程度高,并易发生眼外或全身性转移,可转移至巩膜外、视神经、肝、肺、肾和脑等组织,预后甚差。

【特殊检查】

1. **荧光素眼底血管造影**　早期肿瘤无荧光表现,动静脉期呈双循环现象,肿瘤血管和视网膜血管同时显荧光。晚期肿瘤部位表现较弥漫性荧光。

2. **眼底检查**　可见黄白色玻璃膜疣、含脂色素的颗粒、新生血管等。

3. **眼前节检查**　可见病灶邻近的角膜知觉减退。

4. **视野检查**　肿瘤相应部位的视野有缺损。

5. **超声**　典型形状为蘑菇状(领扣状),内反射是超声诊断的重要依据,血液循环是黑色素瘤的重要声学性质。

6. **MRI**　T_1WI 中或高信号,T_2WI 低信号为黑色素瘤的特征影像。

7. 此外,还应行巩膜后透照、CT 等检查。

【诊断和鉴别诊断】

1. **诊断依据**　早期诊断有时较困难,必须详细询问病史和家族史,进行细致的全身和眼部检查结合其特殊表现以期做出诊断。

2. **鉴别诊断**　脉络膜黑色素瘤需与脉络膜痣、脉络膜血管瘤、脉络膜转移癌、年龄相关性黄斑病变、脉络膜缺血鉴别等疾病鉴别。

【临床处理】

1. **定期随访**　初诊时小的肿瘤可定期观察,每 1~3 个月随访 1 次;若 4~6 个月病情无变化则每6~12 个月随访 1 次。

2. 严格筛除的小肿瘤也可做局部切除、激光光凝或放疗。

3. 眼球摘除术仍是主要的治疗选择,主要适用于肿瘤很大且失明、并发青光眼或视网膜脱离者、随访证实肿瘤继续长大累及视神经。

4. 肿瘤已向眼外伸展者可行眼眶内容剜除术,但对患者生命预后并无改善。

三、脉络膜骨瘤

脉络膜骨瘤(choroidal osteoma)病因尚不明确,多认为是一种骨性迷离瘤,好发于青年女性。

【病因和发病机制】

病因和发病机制不明,现多认为是中胚叶组织残存在脉络膜内发展成骨瘤,也有人认为与性激素分泌和遗传有关。

【临床表现】

1. **发患者群**　患病者男女比 1∶4,年龄为 26~39 岁,双眼居多。

2. **症状**　患者常因视力下降、眼前旁中心暗点就诊,可伴有同侧性偏头痛。

3. **体征**　肿瘤多位于视乳头黄斑区,呈黄白色或橘红色如地图状的扁平隆起,病变表面凹凸不平,有棕色色素沉着。肿物边界不规则似伪足,有时有出血,可形成肿瘤表面微小血管分支组成的新生血管膜,伴有出血或浆液性视网膜脱离。

【特殊检查】

1. **荧光素眼底血管造影**　早期病变处强荧光,晚期荧光仍强并有弥漫的斑驳状染色。肿瘤周边色素上皮未被染色呈正常棕红色荧光。

2. **超声**　病灶显示出特征性超高反射和极强声影,B超检查时降低仪器灵敏度可更清楚显示病灶形状和边界。

3. **CT**　眼底后极部有与骨密度相同的病灶。

4. **OCT**　眼底后极部可查出浆液性视网膜下积液。

【诊断和鉴别诊断】

眼底所见和特殊检查均对诊断具有特异的意义,本病需要与脉络膜血管瘤、脉络膜转移癌、脉络膜恶性黑色素瘤等疾病相鉴别

【临床处理】

至今尚无确切有效的治疗方法。出现视网膜下新生血管者可考虑激光光凝,光动力或瞳孔温热疗法可在肿瘤合并新生血管膜时采用。

四、脉络膜血管瘤

脉络膜血管瘤(choroidal hemangioma)为先天性血管发育畸形形成的良性肿瘤,可孤立出现于眼底后极部,也可弥漫侵入大部分脉络膜。

【临床表现】

1. **症状**　脉络膜血管瘤多发生于青年人,早期一般自觉症状较少,开始为眼前黑影和视力减退,易并发顽固性青光眼而失明。

2. **体征**　病变多邻近视盘及黄斑部,表面可有色素沉着,大多伴浆液性视网膜脱离。伴有颜面血管瘤、或脑膜血管瘤以及青光眼者,称为 Surge-Weber 综合征。可为孤立性,表现为橘红色圆形或近似球形隆起,肿瘤表面及附近的视网膜可发生囊样变性、血管变细;也可为弥漫性,表现为广泛、弥漫、扁平、边界不清楚的番茄色增厚。

【诊断和鉴别诊断】

详细检查眼底和荧光素眼底血管造影、超声检查可协助诊断。脉络膜血管瘤需要与无色素性脉络膜黑色素瘤、脉络膜恶性黑色素瘤、脉络膜转移癌、出血性视网膜色素上皮脱离、年龄相关性黄斑变性、脉络膜骨癌、中心性浆液性脉络膜视网膜病变鉴别。

【特殊检查】

1. **荧光素眼底血管造影**　视网膜动脉充盈前期,肿瘤处出现脉络膜血管状的强荧光,循环期出现浓密的强荧光,有时可见视网膜血管扩张。

2. **超声**　A超所见高反射和内部结构规则是脉络膜血管瘤的特征性表现。

【临床处理】

无药物可以改善本病的视力及消灭血管瘤,激光治疗是本病的首选方法。

(孙大卫)

第三节　葡萄膜先天异常

葡萄膜的先天异常多与早期胚眼的发育过程中胚裂闭合不全有关,在眼的先天异常中并不少见。

一、无虹膜

无虹膜(aniridia)是一种少见的眼内先天畸形,以明显虹膜缺损为特征并伴有多种眼部先天异常,可能与早期胚胎发育过程中胚裂闭合不全有关。

【病因和发病机制】

1. **属显性遗传** 突变基因定位于常染色体11p。

2. **胚胎的异常发育** 神经外胚叶的原发性缺陷和中胚叶的异常发育致使外胚叶缺乏引导或受阻均被认为是可能导致本病的重要因素。

【临床表现】

1. **症状** 可有畏光、眼球震颤、眩光、弱视和斜视及各种眼部异常引起的视力低下。

2. **体征** 虹膜缺失,只剩下发育不全的周边残留或根部组织,可直接看到晶状体赤道部边缘、悬韧带及睫状突,几乎都是双眼受累,新生儿中出现概率为1/10万。常伴有角膜、前房、晶状体、视网膜和视神经异常。较多患者因进行性角膜、晶状体混浊(50%~85%)或青光眼(28%~50%)而失明。可有晶状体异位、角膜血管翳和中心凹发育不良。

3. **临床分型**

Ⅰ型(常显):85%,只有眼部症状。

Ⅱ型:13%,包括Miller综合征(同时有无虹膜畸形及肾母细胞瘤)和WAGR综合征(W:肾母细胞瘤;A:无虹膜畸形;G:泌尿生殖器异常;R:智力发育障碍)。

Ⅲ型:(常染色体隐性遗传):2%,与智力发育障碍和小脑共济失调(Gillespire综合征)相关,无肾母细胞瘤。

【临床处理】

1. 对于影响视力的白内障可手术治疗,可考虑使用人工虹膜。有些残存的中胚叶胚胎组织阻塞前房角小梁网引起的高眼压只能对症治疗。

2. 为减轻畏光不适,可戴有色眼镜或角膜接触镜。

二、虹膜缺损

虹膜缺损(coloboma of the iris)是胚裂闭合不全造成的虹膜部分缺损,分为典型性和单纯性缺损两种。

【病因和发病机制】

眼在早期发育过程中,胚裂闭合发生紊乱而闭合不全,导致相关位置的葡萄膜发育不全。

【临床表现】

1. **症状** 典型性缺损伴有不同其他眼部畸形时会有不同相应症状,单纯性虹膜缺损多不影响视力。

2. **体征** 典型性虹膜缺损是位于下方的完全性虹膜缺损,形成梨形瞳孔,尖端向下,发生于原始视泡内陷与胚裂闭合之间的阶段。与手术切除者的不同点在于其缺损边缘为色素上皮所覆盖,常伴有其他眼部先天畸形,如眼睑、晶状体、睫状体、视网膜、脉络膜视神经缺损等,与多种遗传综合征相关。单纯性虹膜缺损为不合并其他葡萄膜异常的虹膜缺损,表现为瞳孔缘切迹、虹膜孔洞、虹膜周边缺损、虹膜基质和色素上皮缺损等,缺损形状常为梨形或三角形,尖端向下,也有呈裂隙状者,大小范围变异很大。

三、瞳孔残膜

瞳孔残膜(persistent pupillary membrane)又称为永存虹膜孔,为良性的、胚胎时期晶状体表面的血管膜(中胚层)吸收不全的残迹,表现为连接瞳孔的细小虹膜丝,是最常见的眼部先天异常。

【病因和发病机制】

瞳孔部的第一和第二中央动脉弓及其伴同的中胚叶组织发育过程中吸收不完全所致,少数患者是遗传性病例。

【临床表现】

1. **症状**　随着年龄增长,大部分婴儿眼内残膜消失,一般不影响视力,不消失者成为永存膜。

2. **体征**　瞳孔残膜可分为丝状和膜状两种。一般一端始于虹膜小环,另一端止于在对侧的虹膜小环外或晶状体前囊,角膜粘连少见。可有完全附着于晶状体前表面的星状色素团。

【临床处理】

通常不影响视力和瞳孔活动,不需要治疗。对于影响视力的较厚的瞳孔残膜,可行手术或 Nd:YAG(钕:钇-铝-石榴石)激光治疗。

四、脉络膜缺损

脉络膜缺损(coloboma of the choroid)为先天性疾病,与胚胎裂的闭合不全密切相关。受闭合不全的程度不同,临床变异颇多,分为典型和非典型缺损两种。

【病因和发病机制】

1. **典型脉络膜缺损**　常有遗传倾向,目前认为主要原因可能是原发性胚裂闭合异常,中胚层过度发育及色素上皮分化不良,脉络膜血管不发育是次要原因。

2. **非典型脉络膜缺损**　可能与外胚层及中胚层发育异常有关,胎儿期内脉络膜炎症可能有较大影响

【临床表现】

1. **症状**　视力一般较差,常伴斜视或眼球震颤。

2. **体征**　典型的脉络膜缺损多双眼发生,位于视盘鼻下方胚裂处,也有包括视盘在内。缺损区的大小与形态变异颇大,通常为直立的钝三角形,也可为盾形,大小范围为 1~2PD 至大于 1 个象限。表现为无脉络膜,通过发育不良的菲薄视网膜可透见白色巩膜,缺损区见不到脉络膜毛细血管,有时可见残存的脉络膜大血管,于缺损区表面可见视网膜血管。缺损区边缘整齐,有色素沉着,常伴有眼球内陷、小眼球、虹膜异常、视神经异常、晶状体缺如以及黄斑部发育异常等。全身其他部位先天性异常如合并左肝与胆囊缺如。非典型缺损者发生于眼底非胚裂位置,较少见,多为单眼发病,可位于眼底任何部位,以黄斑区脉络膜缺损最多见,影响中心视力,其他与典型者相似。

【特殊检查】

视野检查:缺损区可查出相对或绝对性暗点,视野缺损的范围小于眼底所见病变区。

【诊断和鉴别诊断】

1. **诊断依据**　典型缺损具有特征性眼底改变。

2. **鉴别诊断**　非典型或鼓励型缺损需与陈旧性脉络膜视网膜炎和外伤后眼底萎缩斑相鉴别。

【临床处理】

1. 本病无特殊治疗,并发视网膜脱离时可行手术治疗。注意在全部周边视网膜和缺损区仔细寻找视网膜是否有裂孔,观察残存脉络膜血管的平面和视网膜平面时注意调整焦点。

2. 在视网膜未脱离或脱离尚低平/视网膜下积液较少时,可行用激光将裂空限制在缺损区内。

(孙大卫)

第四节　脉络膜脱离

脉络膜脱离(choroidal detachment)是由于手术、外伤、炎症、眼内肿瘤及其他眼部疾病引起液体或血液集聚在脉络膜上腔,导致脉络膜离开正常位置。

【病因和病理生理学】

1. 脉络膜上腔积聚的液体可以是渗出液、漏出液,也可以是血液,以渗出液或漏出液为主的习惯性称为渗出性脉络膜脱离,以血液为主的称为脉络膜上腔出血。

(1) 渗出性脉络膜脱离:脉络膜血管内的血浆成分渗漏至脉络膜上腔。

（2）血管通透性增加：炎症致脉络膜血管扩张,如福格特-小柳-原田综合征等炎症性疾病使血管通透性改变。

（3）血浆胶体渗透压降低：低蛋白血症等重度血管障碍性疾病。

（4）静脉回流障碍：巩膜加压术使涡静脉受压或先天性巩膜增厚,如真性小眼球等。

（5）低眼压：内眼手术如抗青光眼滤过手术、白内障手术、视网膜脱离放液术、玻璃体切割术及眼外伤时,眼压突然下降,脉络膜血管扩张；孔源性视网膜脱离导致睫状体水肿及低眼压,破坏血视网膜屏障,诱发葡萄膜炎症,脉络膜血管扩张,渗漏的液体积聚于脉络膜上腔而发生脱离。

其他,有报道某些降眼压药物的使用也与渗出性脉络膜脱离相关,如噻吗洛尔、马来酸噻吗洛尔、拉坦前列素、坦索罗辛、醋甲唑胺等。

2. **脉络膜上腔出血（suprechorodal hemorrhage，SCH）** 脉络膜血管破裂,血液可积聚于脉络膜上腔。发生于眼外伤、内眼手术术中及术后、角膜溃疡穿孔、及脉络膜黑色素瘤坏死等,也有无明显原因或诱因的原发脉络膜上腔出血。发生脉络膜上腔出血的危险因素见表 8-4-1。SCH 可根据出血的范围分为局限性和弥漫性。局限性 SCH 一般于手术后自发形成,多可自行吸收；弥漫性 SCH 出血量大、范围广,甚至可顶推视网膜至后房中央。

表 8-4-1 脉络膜上腔出血的危险因素

危险因素	具体表现	危险因素	具体表现
系统性危险因素	高龄		对侧眼曾发生脉络膜上腔出血
	动脉粥样硬化	围手术期危险因素	无肾上腺素的球后麻醉
	高血压		眼压陡降
	血流动力学障碍或凝血障碍		Valsalva 动作
	糖尿病		玻璃体丢失
眼部危险因素	脉络膜动脉粥样硬化		术中高血压
	青光眼	术后危险因素	术后眼外伤
	近视		低眼压
	无晶状体眼或人工晶状体眼		Valsalva 动作
	脉络膜炎症		注射组织纤溶酶原激活物（TPA）
	近期内眼手术		

【临床表现】

1. **症状**

（1）脉络膜脱离未累及黄斑区,无或少有视力减退,相应部位视野受损。

（2）后极部扁平脉络膜脱离,患者轻度视力下降和视物变形,相应部位视野受损及周边部缩小。

（3）脉络膜广泛脱离,视力可下降至眼前指数甚至更差。

（4）伴脉络膜脱离的孔源性视网膜脱离,眼前闪光,固定黑影遮挡,视物变形,视力下降。

（5）发生驱逐性脉络膜上腔出血时,由于眼压的突然增高或对睫状神经的直接刺激,患者多伴有剧烈眼痛。

2. **体征**

（1）眼压：可增高、正常或降低。

（2）伴发葡萄膜炎时：睫状充血,KP,前房闪辉,瞳孔后粘连,睫状体脱离可致虹膜晶体震颤。

（3）前房：根据晶体虹膜隔的位置及眼压的不同,深度可加深,正常,变浅或消失。

（4）伤口或切口渗漏致持续低眼压：外伤缝合、角膜移植、白内障手术、青光眼滤过手术、玻璃体切割等手术之后,荧光素钠染色可发现伤口或切口渗漏。

（5）房角镜检查：外伤或手术后，致低眼压的因素不明显时，房角镜检查可发现睫状体离断或脱离。

（6）检眼镜检查：在不同情况下，脉络膜脱离的大小、高低、形态各不相同。

1）周边局限的脉络膜脱离可在眼底呈现半球状的灰褐色或棕色局限性隆起，如睫状体也高度隆起可观察到锯齿缘，其表面的视网膜可在位，也可伴有孔源性视网膜脱离，青灰色视网膜隆起呈波浪状或因增殖形成固定皱褶，隆起的脉络膜可致玻璃体腔减小。

2）由于被涡静脉分隔，广泛的脉络膜脱离有时表现为几个局限性球状或半球状隆起（图 8-4-1，彩图见书末）。大量的液体积聚时可导致球状隆起最高点接触，即视网膜与视网膜接触（对吻状）。

3）视神经周围的脉络膜脱离常表现为扁平状，因这个部位有较多睫状后短动脉及神经经巩膜进入脉络膜，限制了脉络膜脱离的发展。

4）眼内手术时发生暴发性脉络膜上腔出血时，眼压突然升高，随之眼球变硬，眼底红光反射消失，前房变浅，晶状体及虹膜隔前突或晶状体脱位，因出血快速且量大，可顶推眼内容物向前甚至从开放的切口脱出。紧急关闭手术切口，出血停止后，大量脉络膜上腔的血液可渗至视网膜下或玻璃体内，或突破巩膜突附着点，进入前房，产生高眼压并可致角膜血染。

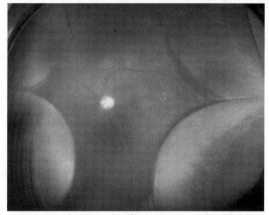

图 8-4-1　脉络膜脱离

【特殊检查】

1. 视力、眼压和血压。

2. **巩膜透照**　帮助区分脉络膜上腔为浆液、血液或实体肿物。如有红光反射，提示病变部位无实体肿物；如反光较暗或无红光反射，提示病变部位有实体肿物或积血存在。

3. **B 超检查**　可明确脱离的部位，根据脉络膜上腔的密度区分浆液性脱离或出血性脱离，尚可显示有无占位及视网膜脱离等伴随情况。典型的 B 超可显示玻璃体内弧形带状回声，多个带状弧形呈花瓣状，光带较厚、厚度均匀、回声较强、后运动试验阴性，带状回声与球壁回声之间为无回声区。

4. **荧光素眼底血管造影**　FFA 有助于鉴别脉络膜黑色素瘤和脉络膜脱离；ICGA 可鉴别视网膜色素上皮下出血和脉络膜脱离。典型 ICGA 检查可表现为极早期即可见随时间增强的广泛而明显的脉络膜强荧光，并一直延续到晚期阶段，提示脉络膜可能存在高通透状态。

5. **房角镜、UBM 或前节 OCT 检查**　有助于发现睫状体离断或分离。

6. **CT 和 MRI**　鉴别脉络膜脱离与其他实性病变。

【实验室检查】

1. 血常规、凝血功能、血生化检查等有助于发现血液系统疾病导致的脉络膜脱离。

2. 肿瘤标志物等有助于鉴别脉络膜转移癌。

【诊断和鉴别诊断】

1. **诊断依据**

（1）病史及危险因素（表 8-4-1）。

（2）眼底表现：眼底可见一个或多个，圆形或卵圆形的灰褐色或棕色隆起，可伴或不伴视网膜脱离。

（3）辅助检查：眼压可升高、正常或降低。B 超为最重要的辅助检查，结合荧光素眼底血管造影、UBM、MRI 或 CT 等检查可对不同病因进行鉴别。

2. **鉴别诊断**

（1）脉络膜黑色素瘤（choroidal melanoma）：是成人最常见的眼内恶性肿瘤。表现为眼底的蘑菇状、棕黑色隆起。B 超检查瘤体呈蕈状或圆顶样生长，高度-基底比大，呈现"挖空现象"和脉络膜凹陷征；彩色多普勒血流成像显示肿瘤内供血来源于睫状后动脉；MRI 显示高 T_1 信号，低 T_2 信号；CT 增强扫描表现为不同程度的强化。

（2）脉络膜转移癌（metastatic carcinoma of choroids）：多有原发癌症病史。男性原发癌症多为肺癌，女性则多为乳腺癌。眼底表现为后极部扁平的灰黄色或黄色肿物。脉络膜转移癌组织主要破坏脉络膜上腔及大、中、毛细血管层，呈扁平分布，高度-基底比小。B 超可见眼球后极部扁平实质隆起，大小不一，侵犯范围广。CT 可见眼后节扁平状软组织密度肿块影，部分仅表现为眼环局限性不规则增厚。MRI 显示肿块在 T_1WI 上呈等信号，而在 T_2WI 上呈高信号或等信号，边界较为清晰。FFA 动脉期早期呈现低荧光，与脉络膜黑色素瘤和脉络膜血管瘤的早期高荧光相鉴别，以后病变区呈斑驳状高荧光。

（3）脉络膜血管瘤（choroidal hemangioma）：是一种良性肿瘤，肿物呈现橘红色，生长缓慢。因含有丰富的血管成分，声学反射界面多，因此 A 超表现为瘤体内高反射；而脉络膜黑色素瘤和脉络膜转移癌因细胞规则排列所形成的声学反射界面少，A 超检查内回声较低。ICGA 呈现"桑葚样荧光"，也称"冲刷现象"。MRI 表现为 T_1、T_2 加权均为高信号。

（4）息肉状脉络膜血管病变（polypoidal choroidal vasculopathy，PCV）：脉络膜血管局限性膨隆，呈息肉状改变，以出血、色素上皮脱离和神经上皮脱离为其特征。眼底表现为视网膜下有橘红色的隆起；OCT 检查"指状"隆起及"双层征"为其特征；ICGA 为其特征性诊断方法，特点包括脉络膜内层分支血管网，结节样息肉状动脉瘤或异常分支血管网末端膨大，对应眼底的视网膜下橘红色结节。

【临床处理】

1. 药物治疗 寻找病因及诱因，针对病因治疗；明确去除诱因后，多数无严重并发症的脉络膜脱离和脉络膜上腔出血只需观察或药物对症治疗，如 1% 阿托品滴眼散瞳麻痹睫状肌，糖皮质激素局部滴眼、结膜下注射、全身应用或联合应用减轻炎症。眼压高时静脉输入高渗剂脱水或口服碳酸酐酶抑制剂减少房水生成。内眼手术后仅发现有脉络膜脱离，但前房正常者，多可自然恢复。

2. 手术治疗

（1）伤口或切口漏：内眼手术后 1 周，如前房极浅，眼压低，应仔细检查伤口或切口愈合情况。多数患者经过积极处理，如扣带角膜接触镜、加压包扎或缝合，脉络膜脱离多可复位，前房形成，眼压恢复正常。

（2）前房消失、房角关闭：当前房消失存在晶状体或 IOL 与角膜接触时，应立即手术恢复前房，减少角膜内皮损伤。房角关闭可继发闭角型青光眼。处理：经角膜缘切口向前房注入平衡盐溶液（balanced salt solution，BSS）、黏弹剂或无菌空气形成前房。并于脉络膜脱离最高处经巩膜穿刺放出脉络膜上腔积液。手术过程中应保持眼压平衡，避免眼压过低再次引发脉络膜脱离。

（3）大量脉络膜上腔出血：如在内眼手术时怀疑或确定发生暴发性脉络膜上腔出血的患者，需迅速关闭切口，眼部加压包扎。术后立即给予高渗剂降低眼压、止痛，局部或者全身使用皮质类固醇激素减轻炎症反应等对症治疗，等待二期手术。术后发生脉络膜上腔出血者，特别是两侧脉络膜隆起度高，甚至相互接触、不能控制的高眼压、持续疼痛，以及伴有其他玻璃体视网膜并发症如大量玻璃体积血、视网膜脱离或视网膜嵌顿等，需手术处理。两者手术时间均选择于出血后 7~14 天为宜，此时脉络膜上腔的血凝块液化，便于放出；同时角膜水肿、眼内炎性反应趋于消退或稳定，易于手术进行。术前需行 B 超检查，核实脉络膜上腔血液积聚最多的部位、液化状况及玻璃体视网膜状态，并评估原手术伤口愈合的情况，规划手术方式。经巩膜切开放液多需结合玻璃体视网膜手术。

（4）少数大量脉络膜上腔出血的患者可自行吸收，但时间较长。

【预后】

渗出性脉络膜脱离一般预后较好，在去除原发因素及诱因后多能恢复。暴发性脉络膜上腔出血，其视功能的恢复主要与出血量、出血位置、累及范围和高度、出血后的处理等有关。局限性出血者，预后要好于弥漫性出血者。术中迅速关闭切口、选择适当的手术时机及合理的手术方式可最大程度挽救患者视功能。

（张晓敏）

参 考 文 献

［1］杨培增. 葡萄膜炎诊断与治疗［M］. 北京：人民卫生出版社，2009.

［2］赵堪兴，杨培增. 眼科学［M］. 北京：人民卫生出版社，2017.

［3］Conway MD，Stern E，Enfield DB，et al. Management of cataract in uveitis patients［J］. Curr Opin Ophthalmol，2018，29（1）：69-74.

［4］ Ramdas WD,Pals J,Rothova A,et al. Efficacy of glaucoma drainage devices in uveitic glaucoma and a meta-analysis of the literature［J］. Graefes Arch Clin Exp Ophthalmol,2019,257(1):143-151.

［5］ Whitcup SM,Robinson MR. Development of a dexamethasone intravitreal implant for the treatment of noninfectious posterior segment uveitis［J］. Ann N Y Acad Sci,2015,1358:1-12.

［6］ Pouwels XGLV,Petersohn S,Carrera VH,et al. Fluocinolone Acetonide Intravitreal Implant for Treating Recurrent Non-infectious Uveitis:An Evidence Review Group Perspective of a NICE Single Technology Appraisal. Pharmacoeconomics［J］. 2019, 38(5):431-441.

［7］ Sen ES. Ramanan AV. Juvenile idiopathic arthritis-associated uveitis［J］. Clinical Immunology,2020,211:108322.

［8］ 裴超,刘静霞. 脉络膜黑色素瘤的研究进展［J］. 国际眼科杂志,2017,17(12):2256-2259.

［9］ 王子杨,杨文利,李栋军,等. 中小脉络膜黑色素瘤的超声诊断及鉴别诊断分析［J］. 中华眼科杂志,2018,54(11): 843-848.

［10］ 赵琳,权彦龙,王建明,等. 内眼手术术中及术后暴发性脉络膜上腔出血的原因、处理和预后［J］. 眼科新进展,2016,36 (2):143-145.

［11］ Garrido-Martin J,Leon-Aparicio JC,Fontan-Rivas EM,et al. ［Spontaneous expulsive choroidal hemorrhage. Case report］［J］. Arch Soc Esp Oftalmol,2015,90(9):445-447.

［12］ Lee SJ,Lee JH,Park SW,etal. Spontaneous resolution of massive expulsive suprachoroidal hemorrhage with good long-term visual outcome:a case report［J］. Int Med Case Rep J,2015,8:185-187.

［13］ Rezapour J,Hoffmann EM,Prokosch-Willing V,et al. Spontaneous Resolution of Delayed Suprachoroidal Hemorrhage in the Single Eye Following Needling in Congenital Glaucoma［J］. J Glaucoma,2017,26(12):e268-e270.

第九章　青　光　眼

第一节　原发性青光眼

根据病因学、解剖学和发病机制等,临床上通常将青光眼分为原发性、继发性和儿童(发育)性三大类。原发性青光眼是主要的青光眼类型,在我国约占 86.7%,其病因机制尚未完全阐明,是典型的眼科心身疾病,见于 18 岁及以上人群,一般系双侧性,但两眼的发病可有先后,严重程度也常不相同。根据眼压升高时前房角的状态——关闭或开放,又分为闭角型青光眼和开角型青光眼两大类,虽然最终都表现为典型的青光眼性视神经病变和视功能损害,但其易感因素、发病机制、临床表现过程、早期筛查及治疗原则均明显不同。

一、原发性闭角型青光眼

原发性闭角型青光眼(primary angle-closure glaucoma,PACG)是由原发性房角关闭所导致的急性或慢性眼压升高,造成视盘改变和视野损伤的一组疾病。在亚洲人群中最为常见。

从我国传统分类上看,原发性闭角型青光眼根据眼压升高是骤然发生还是逐渐发展,又可分为原发性急性闭角型青光眼和原发性慢性闭角型青光眼。

西方国家对原发性闭角型青光眼的认识与我国现有的概念不同,主要在于青光眼的诊断标准有差异。他们认为诊断青光眼必须有视神经和/或视野的损害,将原发性闭角型青光眼分为三个阶段:①原发性可疑房角关闭,即周边虹膜与小梁网接触范围至少 180°而眼压正常,没有形成周边虹膜前粘连,也没有视神经结构或视野的改变;②原发性房角关闭,即在上述基础上出现这三种情况之一:眼压升高、周边虹膜前粘连、有急性眼压升高的提示征(虹膜萎缩、瞳孔变形或晶状体的青光眼斑),且没有视神经结构或视野的损害;③原发性闭角型青光眼,即同时具有至少 180°的房角关闭和视神经结构或视野的损害,但不一定要有眼压升高或周边虹膜前粘连的表现。因此,从他们的流行病学资料中所得到的我国原发性闭角型青光眼患病率与我们自己的就有差异。这个定义将急性大发作但通过药物、激光或手术及时控制而无视神经和视野损害的患眼称为急性房角关闭,并将临床前期眼也完全排除在外了。所谓的没有视神经和/或视野损害就不归属于青光眼范畴,此定义有待商榷。目前《我国原发性青光眼诊断和治疗专家共识》(2008 年及 2014 年)对其定义仍然是:原发性房角关闭所导致的急性或慢性眼压升高,伴有或不伴有青光眼性视盘改变和视野损害。

【危险因素】

1. 解剖因素　眼轴较短、前房较浅而晶状体较厚的人更易发生房角关闭。

2. 人口统计学因素　原发性闭角型青光眼与人种、年龄和性别密切相关,年龄越大患病率越高,女性患病率也高于男性。

3. 其他危险因素　脾气暴躁、喜怒无常及易激动、过度疲劳、近距离用眼、职业和高血压、吸烟嗜酒等可能与原发性闭角型青光眼发病相关,也有学者认为原发性闭角型青光眼还与日照、气候、太阳黑子、上呼吸道感染等相关。

【发病机制】

对原发性闭角型青光眼而言,房水流出减少是造成眼压升高的原因。机制如下:

1. 瞳孔阻滞理论　当患者存在眼前段解剖结构拥挤的解剖基础时,在各种诱因的作用下瞳孔阻滞加重,后房压力持续升高,导致周边虹膜向前隆起而与房角处的角膜内皮面接触,将导致房角关闭、小梁网阻塞,从而引起眼压的升高。

2. 非瞳孔阻滞理论　有一部分原发闭角型青光眼患者,虽然房角没有发生器质性的粘连闭合,但周边虹膜切除术却无法控制眼压,这类患者是高褶虹膜综合征(plateau iris syndrome),患者具有正常的中央前房深度、虹膜面相对平坦、往根部堆积,但周边前房变浅,窄房角或房角关闭,在周边虹膜切除术后仍可能因为自发性或散瞳等因素引起房角关闭、眼压升高;另外,还有一部分患者尽管早期眼压控制好、瞳孔阻滞解除后房角开放,但是远期却发生进行性的房角粘连闭合。

3. 晶状体阻滞　部分原发性闭角型青光眼患者在周边虹膜切除术后,由于晶状体增厚或位置前移导致虹膜平面前移,进而与房角处的角膜内皮相贴,引起房角关闭,这种机制称为晶状体阻滞。

4. 虹膜因素　原发性闭角型青光眼患者的虹膜较正常人曲率更大,即虹膜膨隆明显,厚度更厚,面积更大。虹膜动态变化的异常也可能在原发性闭角型青光眼的发生中起一定的作用。此外位于虹膜内的瞳孔开大肌和瞳孔括约肌也在闭角型青光眼的发病机制中起一定的作用。

5. 脉络膜因素　脉络膜厚度增加、脉络膜脱离可能与闭角型青光眼的发生有关。对于二者因果关系的争论迄今仍在继续。

【临床表现】

1. 原发性急性闭角型青光眼　根据临床发展规律分为以下6期。

(1) 临床前期:指具有闭角型青光眼的解剖结构特征,包括浅前房、窄房角等等,尚未发生青光眼的患眼,存在着急性发作的危险,对侧眼可有闭角型青光眼发作史或有急性闭角型青光眼的家族史。眼部检查可表现一些急性闭角型青光眼的解剖学特点,暗室激发试验可呈阳性表现。

(2) 前驱期(先兆期):患眼有轻度眼痛,视力减退,虹视伴有鼻根部和眼眶部酸痛感等,检查可发现:睫状充血、角膜轻度混浊、前房浅、瞳孔略开大,伴眼压轻度升高,虹膜与小梁网组织部分粘连。常常出现于劳累或情绪波动后,症状轻微,可自行缓解。

(3) 急性发作期:起病急,眼压突然升高,房角大部分或全部关闭,症状有剧烈眼痛、视力急剧下降伴同侧头痛,恶心呕吐。查体可见:眼睑水肿,结膜睫状或混合充血,结膜水肿,角膜水肿呈雾状混浊,角膜后色素沉着,前房极浅,房闪和前房漂浮物(+),瞳孔扩大,多呈竖椭圆形或偏向一侧,对光反应消失,晶状体前囊表面可见青光眼斑。虹膜水肿、隐窝消失。发病略久的青光眼,尚可见虹膜色素脱落及/或扇形萎缩。虹膜萎缩、瞳孔变形和晶状体的青光眼斑这些征象一般出现在眼压急剧升高且持续时间较长的情况下,即使眼压下降后也不会消失,作为急性大发作的标志而遗留下来。在控制眼压、角膜恢复透明后,应行房角检查。房角有可能重新开放,或有局部粘连,小梁网上有色素粘着,甚或纤维素性渗出等。如房角大部分已经粘连,则眼压必将回升。角膜水肿消退后的眼底检查可见到静脉轻度充盈,视网膜上偶可见到出血斑点。如高眼压持续时间较短,视盘可正常或略充血;如高眼压持续较长,则可见视盘充血、视网膜轻度水肿(回流障碍);如高眼压持续过久,则可出现视盘苍白(缺血),甚或视网膜中央静脉阻塞性出血。

(4) 间歇缓解期:急性闭角型青光眼发作后,自然缓解或经药物治疗后,房角可重新开放,眼压恢复正常,在此期间可保持长时间稳定(数月至数年),也可短时间(如几天)内再次发作。反复发作后,房角可以形成局部小范围的粘连,但大部分房角仍处于开放状态,眼压仍保持正常范围。

(5) 慢性期:常因急性发作期没有缓解,房角关闭过久,周边虹膜与小梁网发生粘连关闭,眼压持续升高,直至出现青光眼性视神经损害,例如视盘凹陷和萎缩,视野逐渐受损、缩窄。此期可由急性发作期未能控制、间歇缓解期或临床前期长期滴用缩瞳药发展而来。

（6）绝对期：长期高眼压持续过久，视神经组织已遭受严重损伤，视力降至无光感称为绝对期，可因眼压过高或角膜变性而剧烈疼痛。

2. 原发性慢性闭角型青光眼　同样是由于周边虹膜与小梁网发生粘连关闭所致，特点为：房角粘连为逐步进展，眼压水平为逐渐升高，因此没有眼压急剧升高的相应症状与体征，但视盘形成凹陷，视神经逐渐受损萎缩，根据视野受损程度分为早期、进展期和晚期。

【特殊检查】

1. 眼压检查　在现有的各种眼压计及其测量方法的基础上，建议使用 Goldmann 压平眼压计或被公认的类似眼压计进行眼压测量。测量时应记录测量前使用降低眼压药物的情况。眼压异常时应除外影响眼压的其他因素。

2. 房角镜检查　先进行静态观察，在不改变前房角解剖状态的条件下区分房角宽窄，并采用 Scheie 分类法进行分级。后进行动态观察，确定房角开放、关闭和周边前粘连的程度和范围。记录房角检查结果时应注明动态与静态，建议按时钟方位对房角全周进行文字和画图描述，并记录虹膜周边部的形态（膨隆或后凹）和小梁网的色素分级，同时应记录检查时的眼压及用药情况。

3. 激发试验　暗室激发试验是为诊断 PACG 而设计的激发试验，旨在从可疑的浅前房、窄房角患者中筛查出具有房角关闭风险的高危患者。由于传统暗室激发试验的准确性并不高，我国学者对其进一步改良，提高了诊断的敏感性和特异性，即监测短期房角闭合状态（采用明暗光 UBM 或 3 分钟暗适应对房角进行评估），随后以 1 小时的暗室试验判断眼压水平。改良后的闭角型青光眼激发试验以房角关闭及眼压升高两项指标为判断标准，从而决定是否对闭角型青光眼的高危眼进行及时处理。激发试验阳性可作为诊断依据，激发试验阴性不能排除 PACG。

【诊断和鉴别诊断】

1. 诊断

（1）房角关闭的临床表现

1）急性闭角型青光眼视力急剧下降、眼压突然升高、角膜严重水肿、瞳孔垂直椭圆形扩大、眼局部明显混合充血、伴剧烈眼痛、头痛等。

2）慢性闭角型青光眼除了视物模糊、视野缺损外，常缺乏自觉症状，如果检查不细致，可被漏诊或误诊为老年性白内障、开角型青光眼等而贻误有效的治疗。强调细致认真的眼部检查，尤其前房角的检查非常必要。

（2）眼压测量：眼压升高。

（3）青光眼性视神经损害：①视乳头 C/D>0.6，或者双眼 C/D 不对称，且相差>0.2；②视盘的盘沿变薄、视网膜神经纤维层缺损或视网膜神经节细胞丢失；③重复测量可得到可靠的青光眼视野损害。

（4）房角镜或 UBM 检查：房角关闭。

2. 鉴别诊断（表9-1-1）

表 9-1-1　急性闭角型青光眼的眼部疾病鉴别

鉴别点	急性闭角型青光眼	急性虹膜睫状体炎	急性结膜炎
症状	剧烈眼胀痛伴头痛、恶心、呕吐	轻度眼痛、畏光、流泪	异物感和烧灼感、黏液或脓性分泌物
视力	高度减退	不同程度减退	正常
充血	混合充血	睫状或混合充血	结膜充血
角膜	雾状水肿混浊 色素 KP	透明 灰白色 KP	正常
瞳孔	散大、常成垂直椭圆形	缩小、常呈不规则形	正常
前房	浅、房水轻度混浊	正常或深、房水混浊	正常
眼压	明显升高	多数正常	正常
治疗	缩瞳降压	扩瞳抗炎	抗炎或抗病毒

（1）与眼部疾病鉴别：急性虹膜睫状体炎、急性结膜炎。

（2）与全身病鉴别：颅脑疾病、急性胃肠炎、偏头痛等。

【筛查】

建议针对高龄、具有浅前房、窄房角解剖特征的人群进行以医院为基础的机会性筛查。前期文献已证实房角镜检查和 UBM 检查的一致性在 80% ~ 90% 及以上，因此这两种方法均可用于闭角型青光眼的筛查，建议优先考虑用房角镜，有条件的医院建议用房角镜联合 UBM 检查。

【治疗】

PACG 的手术治疗原则

1. 周边虹膜切除术的手术适应证　急性或慢性前房角关闭、前房角粘连闭合范围累计<180°、无视盘改变和视野损害者，可选择激光或手术方式行周边虹膜切开或切除术。

2. 滤过性手术的适应证　急性或慢性前房角关闭、前房角粘连闭合范围>180°、药物无法控制的眼压或视神经损伤较重者，应选择滤过性手术，推荐复合式小梁切除术。

3. 对于房角关闭>180°但仍有部分开放区，眼压升高，行滤过手术具有严重并发症风险的患者，可采取激光周边虹膜切开术；术后眼压仍高的患者可采用药物治疗。

4. 急性前房角关闭发作时，应给予局部和全身降眼压药物治疗，迅速降低眼压。若眼压无法控制或无下降趋势，可在手术前急诊进行前房穿刺术以降低眼压，或者在手术中采取必要的降低眼压措施。

5. 原发性急性或慢性闭角型青光眼尚无任何青光眼体征的对侧眼，存在前房角关闭的可能时，应采用激光或手术方式行预防性周边虹膜切开或切除术。如存在非瞳孔阻滞因素，可进行激光周边虹膜成形术。

6. 滤过性手术联合白内障手术的手术指征　符合滤过性手术指征的白内障患者，白内障手术指征参照白内障手术适应证。

7. 单纯白内障手术的指征　符合白内障手术指征又需要做虹膜周边切除术的青光眼患者可采用单纯白内障摘除术来治疗。

二、原发性开角型青光眼

【定义与分类】

1. 定义　原发性开角型青光眼(primary open angle glaucoma,POAG)是一种慢性、进行性的视神经病变，病理性高眼压是造成视神经损伤的重要因素之一。POAG 的特征是获得性的视神经萎缩与视网膜神经节细胞及其轴突丢失，且无其他可能引起上述病变的眼部及全身性疾病，眼压升高时房角始终保持开放。根据视野受损程度分为早期、进展期和晚期。

2. 分类

（1）高眼压型：病理性高眼压（一般认为 24 小时眼压峰值超过 21mmHg），眼底有青光眼的特征性损害（视网膜神经纤维层缺损或视盘形态改变）和/或视野出现青光眼性损害，房角开放，并排除引起眼压升高的其他因素，诊断为 POAG。

（2）正常眼压型：24 小时眼压峰值不超过正常值上限（眼压≤21mmHg），眼底有青光眼的特征性损害（视网膜神经纤维层缺损或视盘改变）和/或视野出现青光眼性损害，房角开放，并排除其他疾病引起的眼底及视野变化，诊断为正常眼压性青光眼。

（3）高眼压症：眼压多次测量超过正常上限，但未发现青光眼性视网膜神经纤维层缺损和/或视野的损害，房角为宽角，并排除了继发性青光眼或较厚角膜、检测技术等其他因素导致的假性高眼压，可诊断为高眼压症，但要定期随访眼底视盘、视网膜神经纤维层厚度和视野。眼压>25mmHg 且中央角膜厚度≤555μm 者具有较高的危险性，建议给予降眼压治疗。

（一）高眼压型 POAG

【危险因素与发病机制】

1. 疾病危险因素

（1）高眼压症：高眼压症中原发性开角型青光眼患病率高于一般人群,不同眼压水平中开角型青光眼患病率不同,眼压水平越高则患病率越高。

（2）年龄：随年龄的增大原发性开角型青光眼的患病率也逐渐增加,40 岁以上年龄段的人群原发性开角型青光眼的患病率明显增加。

（3）种族：原发性开角型青光眼的患病率有较明显的种族差异。

（4）遗传因素：原发性开角型青光眼具有遗传倾向,一般认为属多基因遗传。

（5）近视：尤其是高度近视患者原发性开角型青光眼的患病率也高于正常人群,原因可能与高度近视患者眼轴拉长使巩膜和视神经的结构发生改变,导致其对眼压的耐受性和抵抗力降低有关。

（6）皮质类固醇：皮质类固醇与原发性开角型青光眼的发病机制的关系尚未完全清楚,但已知皮质类固醇可影响小梁细胞的功能和细胞外基质的代谢。

（7）心血管系统的异常：原发性开角型青光眼患者中血流动力学或血液流变学异常的发生率较高,常见的疾病有糖尿病、高血压、心或脑血管中风病史、周围血管病、高粘血症、视网膜中央静脉阻塞、偏头痛、血管舒缩功能异常等原因可能与影响视乳头的血液灌注有关。

2. 发病机制 POAG 是小梁网功能障碍,房水流出阻力增加导致眼压升高。机制如下：

（1）小梁组织局部病变：小梁细胞功能异常和细胞外基质成分和代谢的异常是其主要的改变。

（2）小梁后阻滞：即房水流经小梁组织后的 Schlemm 管到集液管和房水静脉部位的病变,包括巩膜内集合管周围细胞外基质异常和表层巩膜静脉压升高。

（3）血管-神经-内分泌或大脑中枢对眼压的调节失控引起。

（4）跨筛板压力差增大导致筛板向后弯曲变形,视盘凹陷加深,杯盘比增大,导致青光眼病变发生发展。

【临床表现】

1. 症状 发病隐匿,除少数患者在眼压升高时可出现雾视、眼胀外,多数患者可无任何自觉症状。常常直到晚期,视功能遭受严重损害时才发觉。部分患者存在进行性近视加深为早期主要表现,常有视疲劳。

2. 眼压 眼压高,但早期不稳定,有时可在正常范围。测量 24 小时眼压较易发现眼压高峰和较大的波动值,眼压可有昼夜波动和季节波动。

3. 眼前节 早期眼前节可无任何改变。前房深度正常或较深,虹膜平坦,前房角开放,在患眼视神经损害较重时可有瞳孔轻度散大,对光反应迟钝(相对性传入性瞳孔障碍)。

4. 眼底视盘改变

（1）视盘凹陷进行性扩大和加深。

（2）正常中等大小视盘的人,其盘沿宽度符合"ISNT 原则",即盘沿下方(I,Inferior)最宽,依次为上方(S,Superior)、鼻侧(N,Nasal),颞侧(T,Temporal)最窄。青光眼盘沿变窄首先发生在颞下方或颞上方,垂直径 C/D 值(杯/盘比)增大或形成切迹。

（3）双眼凹陷不对称,C/D 差值>0.2。

（4）视盘上或盘周浅表线状出血。

（5）视网膜神经纤维层缺损(retinal nerver fiber layer defect,RNFLD)。晚期,视神经乳头呈盂状凹陷,整个乳头色泽淡白,凹陷直达乳头的边缘,视网膜中央血管在越过视盘边缘处呈屈膝或爬坡状,类似"中断"一样。

5. 视功能 青光眼性视野缺损(旁中心暗点、鼻侧阶梯、弓形暗点、环形暗点、管状视野及颞侧视野等)。

【特殊检查】

1. **视野检查**　在现有的各种视野检查方法的基础上,建议使用国际标准的计算机自动视野计进行视野检查,在分析视野检查结果时应注意其一致性和可靠性。

2. **频域 OCT 检查**　检测视盘旁视网膜神经纤维层厚度,与正常眼数据库进行比较,自动判断出缺损的范围和程度,其诊断青光眼的敏感性和特异性均在90%以上。

另外频域 OCT 能够分层计算视网膜的各层厚度,青光眼在早期即可发生黄斑部的节细胞的死亡,频域 OCT 通过检测节细胞的细胞体、以及其轴突(神经纤维层)和/或树突(内丛状层),以节细胞复合体(GCC)等参数来检查青光眼的结构改变,有助于早期青光眼的诊断。

需要注意的是,OCT 结果容易受到其他因素的影响,只能作为临床诊断的参考,NTG 的诊断还需要综合其他临床表现。对于高度近视眼,OCT 容易出现假阳性结果,在临床上要注意辨别。

【诊断和鉴别诊断】

1. **诊断**　眼压升高、视盘损害、视野缺损三大诊断指标,如其中两项为阳性,房角检查属开角,诊断即可成立。

2. **鉴别诊断**　注意与缺血性视乳头病变、颅内占位性病变引起的视神经萎缩相鉴别。

【筛查】

POAG 的发病机制复杂,任何人都有可能患病。40 岁以上或有高危因素者,建议进行青光眼的筛查,甚至定期随访观察。这些危险因素包括:青光眼家族史(最有力的影响因素,一级亲属中的发病率比普通人高 10%),中高度近视,代谢性疾病(糖尿病、甲状腺疾病等),心血管疾病(血压、血液流变学、眼部血液循环障碍等),高眼压症的患者。

开角型青光眼诊断相对复杂,除了注意鉴别诊断,还要留意正常眼压性青光眼和高眼压症,因此,筛查项目应包括基本眼部检查(视力、裂隙灯、眼压和房角检查)以及评估视神经损伤的检查(视野、眼底视盘和神经纤维层检查),必要时测量中央角膜厚度和多次眼压测量。

【治疗】

POAG 的治疗原则:

1. 根据患者的眼压、视野和眼底损害程度,结合医院的条件和医生的经验,可选择药物、激光和滤过性手术给予降低眼压治疗。

2. 降低眼压治疗时,应尽可能为患者设定个体化目标眼压。

3. **药物治疗**　建议前列腺素类衍生物可作为 POAG 一线用药:①前列腺素类衍生物;②β 肾上腺素能受体拮抗剂;③α_2 肾上腺素能受体激动剂;④局部碳酸酐酶抑制剂;⑤拟胆碱能类药物。

根据患者目标眼压的需要,选择单一或者联合药物治疗。单独用药不能达到目标眼压,可联合不同作用机制的药物治疗。

4. **激光治疗**　选择性激光小梁成形术可作为部分开角型青光眼患者的首选治疗。

5. **手术治疗**

(1) 对药物或激光治疗不能控制病情进展、或不能耐受药物治疗的患者,应考虑滤过性手术治疗。手术方式包括小梁切除术、非穿透性小梁切除术、青光眼引流装置植入术、睫状体光凝术等。手术方式的选择应基于患者年龄、疾病程度、药物治疗反应等因素综合考虑以获得最大的益处。

(2) 根据患者年龄、眼部情况,术中、术后选择应用抗代谢药物(如丝裂霉素 C、5-氟尿嘧啶)可减少滤过手术失败风险。

(3) 青光眼引流装置植入术适用于滤过性手术失败和/或药物治疗无效的青光眼。

(4) 睫状体光凝术是治疗各种难治性青光眼的安全而有效的手术方法之一。

6. 视神经保护治疗也应引起关注。

(二)正常眼压性青光眼(normal tension glaucoma, NTG)

【发病机制】

1. **眼压依赖机制**　支持的依据主要有:

（1）组织学证据。

（2）降眼压治疗对 NTG 有效。

（3）流行病学调查结果：NTG 患者的眼压值虽然在统计学规定的正常范围内，却高于正常人。

2. 非眼压依赖机制 主要包括：

（1）视盘的结构-生物力学因素。

（2）跨筛板压力梯度增加。

（3）伴有系统性相关异常：①局部血管调节功能障碍：偏头痛、系统性低血压、甲皱襞微循环异常；②BMI 较低；③全身激素水平异常：低雌激素；④自身免疫因素；⑤遗传因素。

【诊断和鉴别诊断】

1. 诊断

（1）眼压：Goldmann 压平式眼压测量值始终不高于正常人群眼压值的 95% 区间，即 21mmHg 以下。

（2）视神经结构改变：包括视盘沿组织的不规则变薄、视盘旁视网膜神经纤维层的缺损、视盘的浅层出血等，早期最先发生在视盘的颞下和颞上象限。

（3）视野损害包括旁中心暗点、鼻侧阶梯以及 Bjerrum 区域的暗点、弓形暗点，晚期环形暗点、颞侧视岛等。经常呈现上下半侧视野损害轻重的不对称性。

但是和高眼压性 POAG 相比，NTG 还具备一些独特的结构特征，例如：①视盘的浅层出血更多见；②早期患者视盘盘沿组织颞下象限更薄、杯盘比更大；③视盘旁脉络膜视网膜萎缩 β 带面积较大；④更值得重视的是视网膜神经纤维层缺损位置更靠近黄斑中心、范围更宽；⑤视野缺损也更靠近中心注视点、更局限。

除此之外，研究表明，NTG 患者中眼压较低者较眼压较高者的视网膜神经纤维层缺损部位更靠近黄斑中心凹；伴有高度近视的 NTG 患者较伴有中低度近视者视网膜神经纤维层缺损范围更广、也更接近黄斑中心凹。

2. 鉴别诊断 NTG 患者眼压不高，在诊断时特别需要和其他原因引起的视神经病变相鉴

（1）视野缺损相关疾病

1）先天性视神经异常：视盘倾斜（视野中出现屈光性暗点）、视神经玻璃膜疣（周边视野缺损严重时类似"管视"，可通过眼 B 超鉴别诊断）等。

2）遗传性视神经病变：如 Leber 遗传性视神经病变。

（2）视盘异常相关疾病

1）生理性大视杯。

2）视盘缺损（形态似视杯扩大且可伴半侧视野缺损，采用眼底立体图像、相干光层析成像术鉴别诊断）。

3）缺血性视神经病变：非动脉炎性前部缺血性视神经病变、动脉炎性前部缺血性视神经病变。

4）压迫性视神经病变：颈动脉瘤、垂体瘤、空蝶鞍综合征、颈动脉延长扩张症等。

5）营养性及中毒性视神经病变：维生素 B_{12} 缺乏、乙胺丁醇中毒等。

（3）假性低眼压相关疾病

1）房角关闭：间歇性贴附性房角关闭，出现间断性眼压升高，致视神经损伤。

2）角膜厚度偏薄或角膜切削手术后的开角型青光眼。

3）糖皮质激素性青光眼患者在停用糖皮质激素后，眼压恢复至正常水平，但残留青光眼性视神经损伤。

4）全身应用药物后眼压下降，使高眼压型开角型青光眼的眼压"正常"。

【治疗】

将 NTG 分为 3 种类型并分别采取以下治疗方案：

1. 有视野进展 NTG 不伴系统性相关异常 可给予药物降眼压治疗，将眼压在基线水平上降低 30%；若通过药物治疗不能延缓疾病进展，则考虑手术治疗，将眼压继续降低至 8~12mmHg。通过降低眼压可

以降低跨筛板压力梯度,起到保护视神经作用,从而延缓疾病进展。

2. 有视野进展 NTG 伴有系统性相关异常   应给予纠正系统性相关异常治疗,如增加 BMI(营养疗法),药物改善微循环异常(银杏叶提取物、钙离子拮抗剂等),补充雌激素(在妇科医生指导下使用)等。在纠正系统性异常基础上,如仍不能延缓进展,再考虑降低眼压治疗。

3. 视野进展缓慢或不进展 NTG   通过 OCT 检查,观察是否有筛板局灶性缺损,若确定有且可以沟通眼内和筛板后蛛网膜下腔间隙,则不需要治疗,随访观察;如疑似或无筛板局灶性缺损,则需要密切随访观察,发现有进展时可以参考 1、2 进行治疗。

正常眼压青光眼协作研究(CNTGS)中 NTG 患者眼压下降幅度标准是 30%,但是实际临床操作有时存在难度,但即使药物治疗达不到 30% 的降眼压幅度,也有一定的治疗效果,临床可以首先以 20% 的降幅作为目标眼压。

三、原发性青光眼的治疗

1. 药物治疗

(1) 高渗剂

常用制剂:50% 甘油,20% 甘露醇。

用法:50% 甘油按每千克体重 2~3ml 口服;20% 甘露醇按每千克体重 1~2g 静脉快速滴注。

作用机制:提高血浆渗透压,减少眼内容量,降低眼压。

副作用:脱水、电解质紊乱,甘露醇降低颅内压-头痛、恶心,甘油参与糖代谢-糖尿病患者慎用。肾毒性药物,肾功能不全患者禁用。

(2) 拟副交感神经药(缩瞳药):是治疗原发性闭角型青光眼的一线用药。

常用制剂:1%~4% 毛果芸香碱滴眼。

用法:每 5~30 分钟滴眼 1 次,眼压下降后或瞳孔恢复正常大小时,逐步减少用药次数,最后维持在每日 3 次。

作用机制:缩小瞳孔、开放房角、促进小梁途径房水外流,防止房角粘连。

副作用:眉弓疼痛,视物发暗,近视加深等。

长期使用毛果芸香碱不一定能有效地预防急性发作。

(3) β-肾上腺能受体拮抗剂

常用制剂:0.25%~0.5% 噻吗洛尔、0.25% 倍他洛尔、2% 卡替洛尔、0.5% 左布诺洛尔。

用法:每日 2 次滴眼。

作用机制:抑制房水生成,不影响瞳孔大小和调节力。

副作用:心率减慢、心律不齐、血压下降、诱发支气管哮喘。

房室传导阻滞、窦房结病变、支气管哮喘忌用。

(4) α_2 肾上腺能受体激动剂

常用制剂:0.2% 溴莫尼定。

用法:每日 2 次滴眼。

作用机制:减少房水生成,增加房水经葡萄膜巩膜途径外流。

副作用:口干、眼红、眼刺痛。

对溴莫尼定过敏及用单胺氧化酶抑制剂治疗者忌用,小于 2 岁儿童禁用。

(5) 碳酸酐酶抑制剂

常用制剂:醋甲唑胺片,1% 布林佐胺滴眼液(1% Azpot)。

用法:醋甲唑胺 50mg 每日 2 次口服,布林佐胺滴眼液每日 2~3 次滴眼。

作用机制:减少房水生成。

副作用:口服碳酸酐酶抑制剂可引起口唇面部及指趾麻木、肾绞痛、血尿等,不宜长期服用。

对磺胺过敏及严重肾功能不全者忌用。

（6）前列腺素衍生物

常用制剂：0.005% 拉坦前列素、0.03% 贝美前列素、0.004% 曲伏前列素、0.001 5% 他氟前列素。

用法：每日 1 次滴眼。

作用机制：通过增加房水经葡萄膜巩膜通道外流而降低眼压。

副作用：结膜充血、睫毛增长、眼周皮肤色素沉着、虹膜色素增加。

眼部炎症、黄斑水肿禁用，哮喘患者慎用。

（7）复方固定制剂：将两种或以上的降眼压药物混合制成一种滴眼液，加强了降眼压疗效，减少了防腐剂对眼表的损伤，提高了患者的用药依从性。可以是上述几类不同作用机制的降眼压药物之间的组合，目前主要有前列腺素衍生物+β 肾上腺素受体拮抗剂、碳酸酐酶抑制剂+β 肾上腺素受体拮抗剂等。

2. 抗青光眼手术

（1）解除瞳孔阻滞的手术：周边虹膜切除术、激光虹膜切开术等。

（2）解除小梁网阻力的手术：小梁切开术、房角切开术、选择性激光小梁成形术（SLT）等。

（3）建立房水外引流通道的手术（滤过性手术）：非穿透性小梁手术、CO_2 激光辅助深层巩膜切除术（CLASS 手术）。小梁切除术、Ex-press 引流钉植入术、Ahmed 引流阀植入术等。

（4）减少房水生成的手术：睫状体冷凝术、睫状体光凝术、聚焦超声睫状体成形术等。

（5）微创青光眼手术：Schlemm 管成形术、小梁消融术、iStent 植入术、Hydrus 植入术、GMS 植入术、XEN 凝胶支架植入术、内镜下睫状体光凝术等。

3. 小梁切除术后浅前房

（1）伴有眼压偏低的浅前房发生机制：滤过作用过强、结膜瓣渗漏、睫状体脉络膜脱离。

（2）伴有眼压偏高的浅前房发生机制

1）睫状环阻滞性青光眼又称为恶性青光眼：手术刺激引起睫状体水肿，使睫状体环缩小，并与晶状体赤道部紧贴，房水潴留在晶状体后面，推动晶体-虹膜隔前移，使前房明显变浅，前房角闭塞并瞳孔阻滞而使房水循环障碍导致眼压升高；由于房水向外排出障碍，而不断地向后迷流，进入玻璃体内及其后方形成水囊，进一步使晶状体、睫状体、玻璃体之间的位置异常，从而导致睫状环阻滞性青光眼。

2）术后瞳孔阻滞。

3）伴有睫状体前移和房角闭合的环形脉络膜脱离。

4）迟发性脉络膜出血。

【学科新进展】

1. POAG 的个性化选择治疗方案　高眼压性 POAG 主要的治疗方法包括药物治疗、激光治疗和手术治疗，最佳的治疗方案是根据患者的眼压和视功能损害，以及患者的依从性和实际经济情况，在衡量治疗的风险与收益后，制订个性化的治疗方案。治疗前首先确认基础眼压水平，评估视野和视神经损害程度；考虑患者的期望值和生活质量，以及治疗费用和卫生经济，确定目标眼压，全面评估治疗的风险和收益。目前为止，病理性高眼压仍是造成青光眼性视神经损害的唯一被确认的因素，眼压是延缓青光眼进展的唯一证实可控危险因素。因此，目标眼压是个性化的青光眼治疗的核心。

目标眼压是指能阻止青光眼损害或将疾病进展速度降到最低的眼压上限。目标眼压是一个范围，在这个眼压范围里，青光眼性视神经病变和视野损害的进程将得到控制。以基础眼压为标准，当青光眼视神经损害处于早期阶段，治疗后眼压应降低 20%～30%，目标眼压应控制在 18mmHg 以下；对于进展期，治疗后眼压应降低 40% 左右，眼压应控制在 15mmHg 以下；对于晚期，治疗后的目标眼压应控制在 10～12mmHg。治疗过程中目标眼压范围是动态的，应根据病情进展情况不断地进行重新评估并修正。

通常药物→激光→滤过手术是高眼压性 POAG 治疗所遵循的原则，滤过手术往往是应用最大耐受量药物或激光后仍然无法控制眼压时才进行，但是仍需根据不同病例、不同眼压水平、视功能损害程度、不同个体的依从性、卫生经济条件，选择个体化的治疗方案。除传统的外滤过手术，非穿透小梁切除术，尤其是近年国内已开展的二氧化碳激光辅助深层巩膜切除术（CLASS 手术）以及微创青光眼手术包括 Schlemm 管成形术、内路小梁切开术（小梁消融术）、iStent 植入术、Hydrus 植入术、GMS 植入术等。这些无滤过泡的内引流手术，避免了术后滤过泡的产生，可以大大减少外滤过手术的并发症，另外，国内尚未广泛开展的 XEN 凝胶支架植入术，是一种外滤过手术，降眼压效果强且微创，具有微创青光眼手术的安全、微创、组织损伤小的优点，为青光眼手术治疗提供了新的术式选择。但目前这些新的手术方式的临床应用价值及远期手术疗效还有待更多研究。

2. 关于 PACG 发病机制及治疗的新认识 近年针对 PACG 的研究取得了新的进展。研究发现 PACG 的发生和发展与虹膜、睫状体、脉络膜组成的葡萄膜病理生理改变相关。虹膜-睫状体-脉络膜均由中胚层发育而来，在生理状态下时刻处于动态变化中，使之成为 PACG 发作的危险因素。当瞳孔散大时，虹膜膨隆加重，虹膜容积减小，睫状肌的舒张和收缩均可造成晶状体厚度和晶状体悬韧带的改变，进而导致前房进一步变浅；脉络膜厚度的增加推动虹膜—晶状体隔前移，导致前房和房角变化。因此，虹膜-睫状体-脉络膜在 PACG 的发病机制中发挥重要作用，是 PACG 发生和发展的始动因素。遗传学研究结果也证明了葡萄膜与 PACG 的相关性。*CHAT* 基因与睫状肌、瞳孔括约肌调控相关；*ABCC5* 基因与中央前房深度相关；*EPDRl* 基因与血管组织细胞的黏附性以及脉络膜膨胀相关。以上研究发现的基因位点均与葡萄膜的解剖和病理生理变化密切相关。

针对 PACG 的治疗，近期国际透明晶状体摘除术治疗 PACG 的 EAGLE 研究，对 5 个国家 155 例原发性房角关闭和 263 例 PACG 患者进行多中心、随机对照研究，发现透明晶状体摘除术的综合疗效优于周边虹膜切除术，并推荐其可作为 PACG 的首选治疗。然而，EAGLE 研究是在限定人群中进行的，数据是经英国医疗卫生体系评价，不能代表我国的卫生经济学现况。若在我国首选透明晶状体摘除术治疗 PACG，仍需有立足于我国医疗实际的高级别循证医学研究证据支持。因此，中华医学会眼科学分会青光眼学组专家认为，EAGLE 研究结果尚不符合我国国情，待我国相关临床研究完成提出证据后再行相关讨论。

（郑雅娟）

第二节 继发性青光眼

由各种眼病或全身性疾病在眼部改变引起的眼压升高，都属于继发性青光眼。虽然一些继发性青光眼的原发病因不完全清楚，但造成眼压升高的基础发病原因是可认识的。

多数继发性青光眼是后天获得，少数可能与遗传或发育障碍有关，多为单侧性，也可双侧性发病，占全部青光眼的 20%~40%。由于病因不一，继发性青光眼的种类多，目前没有明确的分类方法。

一、虹膜角膜内皮综合征

虹膜角膜内皮综合征（iridocorneal endothelial syndrome，ICE）的名称是由 Eagle 和 Yanoff 提出的，它代表着一组具有原发性角膜内皮异常的眼前节疾病。角膜内皮病变不同程度地对角膜水肿、进行性前房角粘连闭合、显著的虹膜破坏和继发性青光眼负有直接责任。在 ICE 综合征这个系列中，进行性虹膜萎缩、Chandler 综合征和 Cogan-Reese 综合征三个临床类型，主要基于虹膜变化进行区分。

【病因和发病机制】

1. 病因学 ICE 综合征准确的病因学目前仍不清楚。患者缺乏阳性家族史、青年或中年期发病以及组织学狄氏膜层充分发育等，提示本综合征是获得性疾病。早期提出过下列一些原因包括：虹膜基质炎症、血管异常和缺血、角膜内皮增殖性变性、进行性角膜内皮瘤病、神经嵴细胞分化异常等。在 ICE 综合征患者角膜标本内皮细胞层中发现淋巴细胞后，曾提出慢性炎症及病毒病原学的假设，亦发现 ICE 综合征患者 EB 病毒的抗体水平增高，最近通过 PCR 技术及共聚焦显微镜的普及应用，更证实单纯疱疹病毒的感染与该病相关。

对 ICE 综合征患者行角膜内皮细胞镜检查，发现一群被称为"ICE 细胞"的异常细胞，超微结构及细胞免疫化学研究证实其为上皮细胞。上皮细胞或 ICE 细胞可能来源于眼表层上皮细胞异位(具有与角膜缘上皮细胞表达相同的鉴别标记物),或是角膜内皮细胞对病毒感染的一种非特殊性化生反应,它在 ICE 综合征的病理变化中占着重要位置。研究 ICE 细胞和正常内皮细胞交界的边缘带超微结构,发现该处具有高代谢活性,ICE 细胞可对毗邻的正常内皮细胞产生毒性损害。

2. 青光眼发病机制 准确的病因不清楚,Campbell 膜理论认为原发性角膜内皮异常是 ICE 综合征系列的基本缺陷。内皮缺陷引起角膜水肿(衰竭)、内皮细胞游走及跨越房角并延伸至虹膜表面的细胞性膜增生。这些内皮细胞具有丝状伪足突、胞浆内肌动蛋白丝并明显缺乏接触性约束,提示其游走细胞属性。细胞膜收缩造成周边虹膜前粘连、瞳孔异位和葡萄膜外翻。当虹膜在两侧被周边前粘连固定时,位于瞳孔移位和葡萄膜外翻对侧的虹膜受到"拉紧",这种虹膜牵张被认为是发生虹膜萎缩和裂孔的主要原因,缺血因素亦可能参与。细胞膜环绕和箍缩虹膜基质部分组织与 Cogan-Reese 综合征虹膜表面上结节损害有关。膜性组织覆盖小梁网导致房水流出受阻(开角,少数),收缩则引起虹膜周边前粘连(闭角,多数),因而引起眼压升高。

ICE 综合征系列三个临床类型均有上述共同的发病机制,其临床特点差异可能与患者就诊时间有关。一些最初诊断为 Chandler 综合征的患者,随后出现了虹膜裂孔或虹膜结节损害,则分别改变诊断为进行性虹膜萎缩或 Cogan-Reese 综合征。还有一些 Chandler 综合征患者的病变可以不进展,这可解释为何 Chandler 综合征是最常见的临床类型。Chandler 综合征患者的角膜内皮细胞也许破坏更严重或丧失游走能力,这也可解释为何 Chandler 综合征比其他两个临床类型有较严重的角膜水肿、较小的虹膜改变和较轻的青光眼。

【临床表现】

单眼发病,但对侧眼角膜内皮亚临床异常亦较常见。好发于青年到中年女性,家族史罕见,并没有发现与其他眼或全身性疾病的联系。常见的临床表现是单侧虹膜异常、视力减退及疼痛。虹膜异常包括瞳孔形状及位置异常,或虹膜上局限暗黑色斑点,这代表着虹膜萎缩或裂孔区域;视力模糊晨起明显,随后逐渐变清晰,因为睡眠时眼睑的压迫,引起角膜轻度水肿,随着白天眼睛暴露于空气,角膜脱水而变得清晰;持续进行的视力减退和疼痛,通常是由于角膜衰竭及继发青光眼的结果。

1. 角膜改变 角膜内皮异常是所有 ICE 综合征临床类型的常见特点,也是唯一的或早期的异常发现。因此怀疑 ICE 综合征诊断时,应对患者角膜后部做仔细的裂隙灯检查和角膜内皮镜检查。

(1) 裂隙灯检查:内皮细胞呈细小碎银末样斑点,类似 Fuchs 内皮营养不良(滴状角膜)的角膜后部外观。

(2) 角膜内皮镜检查:内皮细胞呈弥漫微细橘皮样外观,其在细胞大小、形状与密度上具有不同程度的多形性,细胞内暗区,细胞局灶性缺失(剥落)和细胞计数显著减少,丧失正常清晰的六角形镶嵌边界。角膜内皮镜检查证实角膜内皮主要有两型细胞:ICE 细胞和正常内皮细胞。ICE 细胞呈光-暗倒转特点,细胞表面是暗(常有一个中心亮点)而不是光亮,细胞间边界亮而不是暗。目前认为这种细胞是 ICE 综合征独有的,并具有上皮细胞特点。ICE 细胞分布有下列四种模式:①完全性 ICE:指正常内皮细胞镶嵌完全被 ICE 细胞代替;②不完全性 ICE(+):ICE 细胞与正常内皮细胞并列存在,但正常内皮细胞密度超过年龄匹配的健康者;③不完全性 ICE(-):正常内皮细胞密度减少;④分散状 ICE:指 ICE 细胞散在分布或以一小簇位于正常内皮细胞镶嵌之间。通常正常和异常细胞的边界会随着时间而变化,即正常区域逐渐消失。

2. 前房角与继发性青光眼 进行性周边前粘连是 ICE 综合征所有类型的另一常见特点,典型表现为进行性横跨房角并伸延到 Schwalbe 线或超越 Schwalbe 线的广泛周边前粘连,后者特点有助于与其他类型闭角青光眼区分。通常首先开始于 1~2 个区域的周边角膜、虹膜相贴处发生锥状粘连,继而粘连基底增宽并形成跨越房角的虹膜桥及相应位置的瞳孔偏位,随后粘连环状发展最终引起广泛周边前粘连及房角完全闭合,偶尔在虹膜-角膜粘连接合处发现灰黄色半透明无定形物质,它可能与粘连扩展有关。前房角广泛粘连闭合是大多数 ICE 综合征继发青光眼的机制,然而青光眼与房角粘连程度并无准确的联系。一些青光眼患者的房角似乎完全开放,提示房水流出阻塞可能由于覆盖在小梁网上的细胞膜所致。虽然周边前粘连可见于 ICE 综合征的所有类型,但青光眼在进行性虹膜萎缩和 Cogan-Reese 综合征更为严重。Chandler 综合征的周边前粘连不如前两者那么广泛或超越 Schwalbe 线,青光眼也不那么严重,如此情况易误诊为原发性闭角型青光眼。随着眼压持续升高,角膜水肿、大泡性角膜病变和青光眼性视神经损害相继发生。ICE 综合征患者中,青光眼的患病率约 82%,与 Chandler 综合征相比,进行性虹膜萎缩和 Cogan-Reese 综合征更易发生青光眼。

3. **虹膜改变**　虹膜异常是区别 ICE 综合征临床类型的主要基础。

(1) 进行性虹膜萎缩:具有显著虹膜萎缩、瞳孔异位和葡萄膜色素上皮外翻,瞳孔通常向着周边前粘连最严重的象限偏位。最典型的虹膜改变是虹膜裂孔形成,裂孔可以牵引性或溶解性两种形式发生。牵引性裂孔发生在远离瞳孔异位的对侧虹膜,此处虹膜受到张力牵引而逐渐变薄。溶解性裂孔是指裂孔发生与瞳孔异位或虹膜紧张变薄无关,荧光素眼底血管造影提示裂孔与虹膜缺血有关。

(2) Chandler 综合征:是最常见的类型,约占 56%。轻度的瞳孔异位和虹膜基质萎缩是本病的典型特点,一些患者虹膜甚至完全表现正常,这会给诊断本病造成困难,仔细检查角膜内皮是必需的。

(3) Cogan-Reese 综合征(虹膜痣综合征):虹膜可有某种程度异常,如从缺乏瞳孔异位或虹膜基质萎缩到具有显著虹膜裂孔。典型特点是虹膜表面上的暗黑色带蒂结节。一些患者在结节出现之前若干年已存在 ICE 综合征的其他特点。Cogan-Reese 综合征不具备 ICE 细胞等特征性角膜内皮异常改变,其特点是虹膜基质上弥漫色素沉着性病变,组织学具有"痣"的特性。

【特殊检查】

1. **眼前节照相**　记录角膜水肿程度,虹膜萎缩及前粘连范围、瞳孔异位和变形情况,并做治疗前后的对比分析,以判断病情进展情况。

2. **角膜内皮镜检查**　发现 ICE 细胞,记录 ICE 细胞分布情况;记录角膜内皮细胞数量、形态及角膜厚度。

3. **房角镜检查**　记录房角粘连部位、程度及范围。

4. **眼前节 OCT 或 UBM**　房角粘连部位、程度及范围;记录角膜厚度及前房情况。

5. **活体共聚焦角膜显微镜**　早期 ICE 综合征患者仅有少量的"风筝样"内皮细胞,有核内皮细胞比例也较低,随着病程的延长,"风筝样"内皮细胞逐渐增多,有核内皮细胞比例也明显增多,病情继续发展,"风筝样"细胞的大小和形态也发生了明显改变,出现"上皮样"内皮细胞,细胞变圆,细胞内可见立体感强、高反光的细胞核,还可以看到双核细胞以及正处于分裂状态的细胞核。

【诊断和鉴别诊断】

1. **诊断依据**

(1) 临床表现:单侧进行性典型虹膜破坏外观、特有的前房角周边前粘连形态,继发青光眼及角膜衰竭。

(2) 角膜内皮镜检查及活体共聚焦显微镜检查有助于早期诊断及鉴别诊断。

2. **鉴别诊断**　下面几种角膜或虹膜疾病,其中许多伴有青光眼,容易与 ICE 综合征各种临床类型混淆。

(1) 角膜内皮疾病:角膜后部多形性营养不良和 Fuchs 角膜内皮营养不良,这两种原发性角膜内皮异常疾病需与 ICE 综合征鉴别。后部多形性营养不良系列中的一种类型,可具有类似 ICE 综合征的房角及虹膜改变,偶尔伴有青光眼。鉴别要点是后部多形性营养不良具有:①家族史及双侧发病;②典型不规则的角膜后部异常外观;Fuchs 内皮营养不良与 ICE 综合征有着非常类似的角膜内皮改变,前者的鉴别要点是:①双侧发病;②完全没有类似 ICE 综合征的房角及虹膜改变。此外尚须与继发于炎症性疾病的角膜内皮疾病鉴别,如单纯疱疹病毒性内皮炎及虹膜炎。

(2) 虹膜溶解:下面几种情况的虹膜改变易与 ICE 综合征混淆,特别是 Axenfeld-Rieger 综合征,两者具有类似的临床与组织病理学改变,例如前房角桥样虹膜角膜粘连、虹膜破坏和青光眼。鉴别要点是 Axenfeld-Rieger 综合征具有:①家族史;②先天性和双侧性;③眼或全身发育异常。进行性虹膜萎缩晚期患者的虹膜变化,可与无虹膜畸形类似,但后者为先天性、双侧性。虹膜劈裂症的虹膜变化是基质表层分离而不是全层破坏性裂孔,且多发生在老年人。

(3) 虹膜结节性损害:Cogan-Reese 综合征的虹膜结节病变应与虹膜黑色素瘤鉴别,通常虹膜黑色素瘤病变大而厚,且较弥散,罕有瞳孔变形、周边前粘连及青光眼。虹膜黑变病患者的病变也可具有"疣状突起"外观,双侧性和可疑家族史对鉴别 Cogan-Reese 综合征有帮助。一种特殊的虹膜痣因其具有 ICE 综合征的某些特点,曾称为"虹膜痣综合征"被纳入 ICE 综合征系列。其他需与 Cogan-Reese 综合征结节病变鉴别的疾病,包括虹膜神经纤维瘤病、肉芽肿性葡萄膜炎(类肉瘤病)。

【病情评估】

1. **青光眼严重程度**　包括患者眼压控制、眼底、视野及视网膜神经纤维层变化、病程进展速度等。

2. **角膜混浊的严重程度**　包括患者角膜水肿、增厚的程度。

3. **疾病对治疗的反应**　详细的既往诊断和治疗过程,尤其是对症治疗后的反应,是判断病情进展情况的重要依据。

【临床处理】

1. **处理原则**　主要针对角膜水肿、继发性青光眼进行治疗。理论上,针对细胞性膜的病因治疗应是根本措施,然而迄今尚无有关治疗报告。

2. **角膜水肿治疗**　眼压正常的轻度角膜水肿,应用高渗盐眼药水而得以缓解。持续角膜水肿(大泡性角膜病变)患者可试戴软性接触镜。如果同时伴有眼压升高,药物降压治疗会减轻角膜水肿,然而对于严重角膜衰竭患者,尽管眼压降低,但角膜水肿仍然持续存在,可做穿透性角膜移植术或角膜内皮移植术。

3. **继发性青光眼治疗**　早期阶段可应用药物控制眼压,尤其减少房水生成的药物如 β 肾上腺素能受体拮抗剂、α 受体激动剂、局部或全身应用的碳酸酐酶抑制剂。药物治疗后眼压未能控制,可采用手术治疗。手术方式可选择滤过手术、睫状体光凝术等,多数医生愿意选择滤过性手术。ICE 综合征的继发性青光眼是一种难治性青光眼,滤过性手术的成功率较低预后较差。滤过性手术后早期可适当控制眼压,随后 2~3 年常因滤过泡或瘘口内皮化而失败。虽然手术降低眼压可暂时缓解角膜水肿,然而即使术后获得非常低的眼压也不能逆转进行性的角膜水肿,而且角膜水肿恶化可作为滤过性手术的术后并发症,因而滤过性手术不推荐作为角膜水肿的特殊治疗。

对于眼压控制或眼压稍微升高的持续角膜水肿患者,可考虑单纯作穿透性角膜移植或角膜内皮移植术。对于继发性开角型青光眼,激光小梁成形术通常无效,但对于术后内瘘口内皮膜阻塞而失败的情况,可试行 Nd:YAG 激光瘘口重建术。

【学科新进展】

ICE 综合征主要引起角膜混浊和继发性青光眼,因其病因不明,尚难进行病因治疗。Alvarado 等因发现病毒感染而提倡用抗病毒药物,并有一些患者病情得到控制,但是还未得到大多数学者的认可。目前,治疗措施主要是针对角膜水肿和继发性青光眼两种主要并发症进行对症治疗。

二、角膜后部多形性营养不良

角膜后部多形性营养不良(posterior polymorphous dystrophy,PPD)代表一组具有临床和组织病理差异的系列疾病其中一种形式与 ICE 综合征类似。既往对本病提出过不同名称,如内部大泡性角膜病变、后部角膜疱疹、遗传性深部角膜营养不良和遗传性中胚叶营养不良,现普遍接纳"PPD"这一名称。青光眼与 PPD 的相关性是由 Rubenstein 和 Silverman 于 1968 年提出的。而 Grayson 和 Cibis 等(1970)详细论述了 PPD 的各种临床表现。PPD 是一种罕见的、双侧角膜内皮及深基质层多形性改变的角膜后部营养不良,该病通常为常染色体显性遗传,但是临床表现各异,即使在同一家族,比如,一个家庭成员可以只有单眼的一处内皮病变,而同胞兄弟可能出现角膜失代偿、广泛前粘连以及进行性发展的青光眼。亦有部分病例为常染色体隐性遗传,发病年龄不确切,对于大多数无临床症状的患者,无需特殊处理,但对于角膜功能失代偿的严重病例,则需行角膜移植术。目前国内关于 PPD 的病例极少。

【病因和发病机制】

1. **病因学**　阳性家族史、双侧发病及发育不完全的后弹力膜组织学发现,支持本病是遗传性疾病,最可能假设是角膜内皮细胞或其基底膜遗传缺陷,并受到下列发现支持:①异常的后弹力膜后胶原层(非带状);提示内皮细胞在胎儿后期或生后早期已开始变化(重组和最后分化);②曾发现本病与其他先天性疾病(如圆锥角膜和 Alport 综合征)的联系,提示可能是基底膜遗传缺陷;③迷走的角化细胞群进行性替代内皮细胞,这些失去功能的变性角化细胞具有异常的超微结构上皮样细胞特点,包括微绒毛、少量线粒体、胞质内角蛋白质和桥粒接触等,这些细胞与后弹力膜小的环状病变(伴有周围混浊)有关;④多数研究认为异常细胞具有上皮样细胞特点,可能是角膜内皮细胞经过化生,或是对其基底膜变化的一种反应。然而在一例 PPD 角膜移植术后复发的角膜标本研究中,提出本病缺陷也许不在内皮细胞本身,而是在细胞周围的微环境,尤其是房水。

2. **发病机制**　类似 ICE 综合征的膜理论,曾被认为是 PPD 继发性闭角型青光眼的发病机制异常内皮细胞或上皮细胞及其基底膜样物质,从周边角膜向下越过前房角和延伸到虹膜表面,随后此膜收缩导致虹膜角膜粘连、房角关闭、瞳孔移位、葡萄膜外翻及虹膜萎缩。但其继发开角型青光眼的机制尚未肯定。前房角镜检查及超微结构研究发现,这些患者的虹膜恰好在巩膜嵴之前高附止地嵌入后部小梁网,推测高附止的虹膜起着压迫作用,导致小梁网间隙及小梁柱萎陷和增加房水流出阻力。这些发现提示前房角存在发育异常和类似某些先天性青光眼的发病机制。

【临床表现】

PPD 是一种双侧性、进行性、遗传性角膜内皮营养不良疾病,通常为常染色体显性遗传,然而家族患病成员之间的临床表现(年龄和严重性)存在较大差别。没有种族和性别的差异。虽然本病为先天性,但在出生后直至成年期可维持无症状。早期视力正常,若角膜广泛受累或继发青光眼,则可引起严重角膜衰竭、显著视力下降及视功能损害。PPD 的其中一种类型的特有的角膜改变与虹膜角膜粘连、虹膜萎缩、瞳孔变形等有关。

1. 角膜改变裂隙灯检查角膜后部,相当于后弹力膜水平呈现典型不规则损害,如小泡、带样增厚和地图状混浊。小泡多呈直线或成簇状分布,并由灰色雾样晕轮围绕。角膜内皮镜面反射显微镜检查呈现下列两种形式:①局限性小泡,类似弹坑或炸面圈样损害和蜗牛轨迹等特点,角膜保持透明;②地图状并伴有后弹力膜和深层基质模糊,常有虹膜角膜粘连和青光眼发生。上述变化是进行性的,在某个年龄阶段病变呈局限性和节段性,其后随着年龄增加病变扩展甚至累及整个角膜。本病虽然为双眼患病,但亦可表现双侧非对称性。临床上按角膜病变形态可分为小泡型、带状型和弥漫型三种。

2. 前房角和虹膜改变前房角镜检查可发现周边前粘连,粘连表现为细小、宽基底或广泛的,粘连亦可扩展到或越过 Schwalbe 线。严重者将伴有虹膜萎缩、瞳孔变形、葡萄膜外翻和继发闭角型青光眼。青光眼也可发现在前房角完全开放的情况,但虹膜附止通常位于巩膜嵴前方的后部小梁网上。

3. 青光眼大约发生于 15% PPD 患者,可分为青年性开角型青光眼、成年人开角型青光眼和成年人闭角型青光眼三种类型。

【特殊检查】

1. **角膜内皮镜检查**　在角膜内皮镜下,泡状病变表现为紧贴于后弹力层后部的类圆形的暗区,暗区四周围以体积变大且异形的内皮细胞。双眼内皮镜下可见,内皮细胞稀疏,数目明显低于正常同龄人。角膜内皮镜中 PPD 可以观察到三种内皮病变的变化:①囊泡,斑驳的暗边包围环绕的点状改变;②宽条带形,边缘粗糙;③在后弹力层可见的坑槽、脊、赘生物。

2. **共焦显微镜检查**　在共焦显微镜下,泡状病变主要表现为内皮层类圆形的暗区,暗区周围及深基质层可见不定形的高反光物质,暗区周围内皮细胞密度下降且细胞呈多形性及异形性。共焦显微镜下可见角膜内皮层类圆形暗区,暗区周围成环状高反光,该病变周围内皮细胞变大,呈异形性或多形性,内皮计数明显减少。PPD 角膜后表面有 4 种细胞,包括正常内皮细胞,减弱或退化的角膜内皮细胞,上皮样细胞和成纤维样细胞。

【诊断和鉴别诊断】

1. 诊断依据

（1）依靠病史。

（2）典型的临床表现。

（3）角膜内皮显微镜或共聚焦显微镜检查有重要的诊断价值。

2. 鉴别诊断

（1）虹膜角膜内皮综合征:ICE 与 PPD 共同具有的临床表现包括角膜内皮异常、角膜水肿、虹膜角膜周边前粘连、继发性青光眼、瞳孔异位等,临床上易误诊。但 ICE 无遗传倾向,罕有家族史,且多为单眼发病,发病年龄一般为中年,发病时即有明显临床症状且病程进展相对较快,其继发性青光眼的发生率亦远高于 PPD,这些特征都与本病例不符。ICE 病例裂隙灯下可见中央角膜后部细小银屑样特征性改变,内皮镜下可见特征性的细胞色暗但中心及边缘较明亮的 ICE 细胞。组织病理学及电镜检查可以发现 ICE 病例中病变的内皮细胞仍保留了内皮细胞的显微结构,而 PPD 中病变的内皮细胞呈上皮样改变。

（2）Fuchs 角膜内皮营养不良:该病为常染色体显性遗传,但最常见于绝经后的女性,存在种族间差异。该病特征性的表现为双眼角膜中央后部进行性增多的滴状疣,伴内皮进行性破坏,最终向前部发展至上皮及基质的水肿,上皮下结缔组织增生。与 PPD 不同,病理组织学及电镜检查可见 Fuchs 内皮营养不良的后弹力层完整,病变内皮细胞少见上皮样改变。

（3）先天性遗传性内皮营养不良(CHED):该病可为常染色体显性或隐性遗传,亦有部分为散发病例。常染色体隐性遗传者出生时即存在角膜病变,但保持稳定,无明显临床症状,但伴有眼震。常染色体显性遗传者与出生后 1~2 年内出现临床症状,病情缓慢发展,但无眼震。典型裂隙灯下表现为全角膜上皮及基质水肿,后弹力层水平灰色增厚,但无泡状赘生物,部分病例可见内皮细胞镶嵌图案。此外先天性遗传性内皮营养不良的角膜厚度常较 PPD 增厚明显,为正常角膜厚度的 2~3 倍。

具有虹膜角膜粘连的 PPD 需与 ICE 综合征或 Axenfeld-Rieger 综合征鉴别。另外,角膜后部带样增厚的 PPD 应与先天性青光眼的 Haab 条纹鉴别,后者的特点是中央变薄但边缘增厚。

【病情评估】

疾病严重的危险因素包括虹膜角膜粘连和眼压升高,因此需要定期复查房角情况和眼压情况。

【临床处理】

治疗基本原则同 ICE,多数患者 PPD 稳定无症状。而少数的情况下持续进展并需要角膜移植手术。房角镜检查的 PAS 和术前合并眼压升高的患者需要警惕考虑术后植片失败的问题,在 PPD 患者是角膜移植的相对禁忌证。

三、Fuchs 角膜内皮营养不良

Fuchs(1910)首先描述了这一临床现象,随后发现它与原发性角膜内皮营养不良有关。滴状角膜(cornea guttata)是一种常见现象,随年龄其发生率显著增加。许多滴状角膜患者的角膜其他方面表现正常且不影响视力。少数患者发生角膜基质和上皮水肿,可引起视力显著减退。

【病因和发病机制】

1. 病因 双眼发病,家族史提示本病为常染色体显性遗传,多见于 40~70 岁女性,男女比例为 1:3.5。遗传学研究发现胶原Ⅷ基因 COL8A2 或硼酸钠转运子 SLC4A11 异常可能是导致该病的原因水通道蛋白-1(AQP1)在患者角膜的表达明显减少,可能与角膜水肿有密切关系;越来越多的证据表明,氧化应激和角膜内皮细胞凋亡在该病的发生发展中起了重要作用。原发性营养不良的角膜内皮细胞可能引起位于后弹力膜后面的胶原沉积,单纯的滴状角膜组织学表现为疣或赘生物样外貌,其他情况则可表现为局部胶原沉积、额外覆盖的基底膜或均匀增厚的后胶原层。有些角膜标本上发现病毒颗粒,也提示获得性病因的可能。

2. 青光眼发病机制

（1）眼压对角膜内皮的影响:关于青光眼与滴状角膜及 Fuchs 内皮营养不良的关系存在争议,其中一个原因是眼压升高亦常导致角膜内皮继发性变化。内皮细胞密度减少可见于开角型青光眼、闭角型青光眼和某些继发性青光眼,但角膜内皮改变的程度并不始终与眼压升高的程度一致,提示其他因素(如年龄或前葡萄膜炎)会影响青光眼与角膜内皮变化之间的关系。

(2)滴状角膜与房水流出:曾有报道表明滴状角膜患者有较高的异常房水流畅系数发生率,但随后研究证实滴状角膜组房水流畅系数平均值与正常组没有统计学差异,滴状角膜病变范围和房水流畅系数之间亦无联系。另外,滴状角膜组与无滴状角膜匹配组比较研究,发现前者具有较低的平均眼压。

(3)Fuchs角膜内皮营养不良与青光眼:开角型青光眼与Fuchs内皮营养不良的联系仍未清楚,既往有研究推测10%~15%Fuchs内皮营养不良患者患有开角型青光眼。然而,在其他一些Fuchs内皮营养不良研究中,发现开角型青光眼的患病比例很低,而且即使不考虑角膜水肿对眼压的影响,眼压与滴状角膜病变的关系也无相关性。基于体外淋巴细胞对皮质类固醇反应研究,没有发现Fuchs内皮营养不良与原发性开角青光眼存在遗传重叠。

Fuchs角膜内皮营养不良患者常伴有轴性远视,约+2.45D,具有浅前房的患者,易发生闭角型青光眼,这是由于角膜逐渐增厚并最终导致房角关闭的结果。既往有学者提出闭角型青光眼,尤其伴有虹膜萎缩的急性闭角型青光眼,滴状角膜发生率较高。也有研究指出滴状角膜或Fuchs内皮营养不良患者的前房较浅,但还有部分学者认为这是两种非相关的异常情况同时存在,可能互相存在影响。

【临床表现】

双眼发病,常染色体显性遗传,女性多见,通常在40~70岁时发病。角膜透明患者可无症状,具有角膜基质和上皮水肿患者视力显著减退。裂隙灯检查可发现角膜后部中央区碎银末样外貌,类似ICE综合征的角膜发现。角膜内皮镜面反射显微镜检查,发现特征性的内皮细胞增大和细胞重叠边缘的暗区。Fuchs内皮营养不良常伴随角膜基质和上皮水肿、显著视力减退、甚至需要行角膜移植术。闭角型及开角型青光眼均可继发于Fuchs内皮营养不良,前者多见。

【特殊检查】

1. **角膜内皮镜检查**　角膜内皮出现大量黑区,角膜内皮细胞形态不均,细胞增大并呈多形性,角膜内皮细胞密度明显降低。

2. **共聚焦显微镜检查**　角膜内皮细胞层可见大小不一、高反光圆点状赘疣,其周围为暗区,晚期赘疣可融合,早期内皮细胞形态正常,随病情进展,内皮细胞增大、肿胀,失去多边形结构,终致结构不清,还会伴有上皮大泡、基质混浊、基质细胞网状激活状态等表现。

3. **角膜超声厚度检查**　疾病早期角膜厚度在正常范围内,当发生角膜内皮细胞功能失代偿后角膜厚度大于$620\mu m$。

【诊断和鉴别诊断】

1. **诊断依据**　临床症状结合裂隙灯检查和/或特殊检查就可以得出诊断。共聚焦显微镜可以清晰的对Fuchs角膜内皮营养不良的特征性滴状赘疣成像,为临床诊断提供有力证据。

(1)典型的临床表现患者有临床症状,往往在50岁以后,逐渐出现视力下降,早期自觉晨间比下午症状重。

(2)裂隙灯显微镜检查疾病早期可见角膜内皮面有滴状赘疣和金箔样细小发光点,之后逐渐出现基质水肿,上皮水泡。

(3)角膜内皮镜检查或共聚焦显微镜检查。

(4)角膜厚度检查。

2. **鉴别诊断**　Fuchs角膜内皮营养不良的鉴别诊断可以包括任何具有滴状赘疣的疾病。有些老年性角膜内皮细胞退变也会在角膜周边部出现滴状赘疣,也可出现类似本病的早期表现,但不会导致角膜水肿、病毒性盘状角膜内皮炎、角膜基质炎、后部多形性角膜内皮细胞营养不良等均可观察到滴状赘疣的形成。然而,在每一种疾病中,都会有其他角膜和眼前段的异常体征来鉴别诊断。

病毒性盘状角膜内皮炎有时会与Fuchs角膜内皮营养不良混淆,角膜后沉着物(KP)是鉴别诊断的要点。当急性水肿时KP不易被观察到,经过抗病毒联合糖皮质激素抗炎治疗,水肿减轻后KP就可以看到。

没有水肿的赘疣可以在基质角膜炎出现,特别是在角膜深层血管下线性排列。

赘疣也可以在后部多形性角膜内皮细胞营养不良出现,认真检查、密切随访、根据角膜的典型"双轨征"体征以共聚焦显微镜的图像可以做出鉴别。

角膜假性赘疣也可以在外伤、感染、炎症、角膜热成形术后出现,但这些赘疣是暂时的,当潜在病因消除以后,赘疣也会逐渐消失。因此,密切随访和检查有助于鉴别诊断。

Chandler 综合征是虹膜角膜内皮综合征的一种类型,内皮金属样的改变合并角膜水肿会与 Fuchs 角膜内皮营养不良赘疣相混淆,但此病多是单眼疾病,并伴有与其不同的眼前段改变,这些可以帮助鉴别。

【临床处理】

药物降低眼压将对缓解角膜水肿有帮助,降眼压药物最好不要选择局部碳酸酐酶抑制剂,因为该类药物可能会引起不可逆的角膜水肿。缩瞳剂对预防浅前房眼发生房角关闭通常无效。如果青光眼存在,开角型青光眼处理与原发性开角型青光眼相同,但闭角型青光眼则需行周边虹膜切除术或滤过性手术。

四、色素播散综合征和色素性青光眼

在正常发育成熟和老年化过程中,程度不等的葡萄膜色素慢性释放,经房水循环途径色素播散至眼前段组织,小梁网是最易发现这种色素播散现象的位置。婴幼儿小梁网是非色素性的,但随着年龄增加,小梁网呈进行性、数量不等的色素沉积。大多数情况色素不是青光眼机制的主要因素,仅仅少数严重、浓密色素播散情况显然与房水流出阻力增加有关,如色素性青光眼、剥脱综合征、糖尿病及甲状腺功能亢进患者。

【病因和发病机制】

色素播散综合征和色素性青光眼的病因及病理生理仍未充分阐明。导致色素播散的原因,色素播散和/或其他因素又如何引起青光眼,这是了解本病发病机制的两个基本问题。

1. **色素播散机制**　有关色素播散的机制曾提出过发育性和机械性两种理论。本病虹膜组织病理学研究,发现虹膜色素上皮局灶性萎缩、色素减少、黑色素生成显著延迟和瞳孔扩大肌增生,提示虹膜色素上皮发育异常(萎缩或变性)是色素播散的基本缺陷。虹膜血管荧光素眼底血管造影观察,显示虹膜血管分布缺陷和血管低灌注(后者可出现在色素播散之前),提示虹膜中胚叶支撑组织先天发育缺陷。本病的常染色体显性遗传模式,两兄弟同时患色素性青光眼和广泛视网膜色素上皮营养不良,周边虹膜凹陷、虹膜根赘长,虹膜较松弛、显著的巩膜嵴和睫状体带、较后的虹膜附止和丰富的虹膜突等形态异常,似乎支持本病的遗传或发育缺陷的病因学。机械性摩擦理论包括虹膜色素上皮与晶状体韧带接触,虹膜色素上皮放射状皱襞与晶状体囊膜接触和虹膜色素上皮与睫状突接触等机械性摩擦释放色素机制。Campbell首先提出近代色素播散机制的概念,即假设凹陷的中-周边虹膜紧贴着晶状体韧带前束,随着瞳孔生理性移动来往机械摩擦,其后引起色素颗粒从虹膜后面的色素上皮细胞脱落并释放入房水循环途径。周边虹膜凹陷提示存在前、后房压力差,也许这种周边虹膜向后凹陷和晶状体韧带前移,促进了虹膜与晶状体韧带接触及机械性摩擦。

Karickhoff(1992)提出反向性瞳孔阻滞这一新的色素播散机制,他首先讨论了本病周边虹膜何以向后凹陷以致与晶状体韧带接触这个关键性问题。向后凹陷的虹膜下垂并紧靠着晶状体前面,它起着"瓣阀"样作用,使后房房水流向前房而不能流回后房,前房压力增高推周边虹膜更接近晶状体韧带。这种反向性瞳孔阻滞加重了原来存在的虹膜凹陷,或者对虹膜凹陷及与晶状体韧带接触起着主要作用。

Sokol 等(1996)应用 UBM 测量 Schwalbe 线、巩膜嵴和虹膜根附止点之间的距离,结果显示色素播散综合征患眼虹膜附止靠后。这种虹膜后附止可使色素上皮层最接近晶状体韧带,增加两者之间机械性摩擦和色素脱落。机械性理论与发育性理论并非毫不相关,实际上虹膜色素上皮和其支撑组织的遗传或发育缺陷,对虹膜-晶状体韧带或虹膜-睫状突接触和机械性释放色素是必需的。

2. **眼压升高机制**　仍然是一个争论问题,可能涉及房水流出通道的色素颗粒阻塞、细胞毒性、前房角先天或发育异常及原发性开角型青光眼的一种变异等理论。

色素阻塞房水流出通道并引起房水流动阻力增加,曾得到临床观察、体外或活体实验研究、组织病理学发现的支持。然而,也有人认为色素性青光眼的发病机制,尚有其他因素或额外因素。在对药物疗法无效的色素性青光眼房水流出系统电镜观察中,发现小梁柱内皮细胞退化变性、细胞碎屑和色素颗粒阻塞小梁网间隙、小梁柱硬化等变化,提示这些变化是色素阻塞小梁网过程的另一阶段变化。基于上述发现 Richardson(1977)提出色素性青光眼房水流动受阻和眼压升高的两阶段理论。第一阶段色素颗粒从虹膜神经上皮细胞释放,经房水循环进入小梁网间隙。由于小梁内皮细胞有选择性吞噬潜在阻塞房水通道物质的能力,色素颗粒亦聚集在内皮细胞内。经过短期色素适量积聚会引起小梁网间隙急性阻塞和短暂眼压升高。过度吞噬色素可导致内皮细胞自小梁柱脱落(徙移)或在原位上发生细胞破裂,包含吞噬色素的内皮细胞游走入小梁网间隙,部分细胞溶解造成色素颗粒和细胞碎片进行性积聚并阻塞小梁网间隙。小梁柱细胞剥落引起小梁柱裸露,通常黏附在小梁柱的内皮细胞会自动向裸露区伸延,由新的健康细胞自身修复。因此这个阶段引起的眼压升高是偶尔发生、轻度和可逆的,散瞳、运动或前房灌注引起的急性阻塞和短暂眼压升高也属于这个阶段。如果小梁网失去这种自动平衡修复能力则可能演变为第二阶段,其特征是小梁柱变性塌陷、融合和硬化。此阶段变化通常是不可逆的,临床表现为不可控制的严重晚期青光眼。

【临床表现】

色素播散综合征与色素性青光眼有着密切联系。两者均为双眼发病,多见于青年、男性和近视患者。发病年龄常在20~40岁(平均30岁),随着年龄增长疾病严重程度倾向减轻。色素播散综合征患者,男性较女性常见,男女比例约为2:1,但色素性青光眼男女比例报告存在差异。色素播散综合征患者近视常为轻、中度,而色素性青光眼患者近视常超过-3.0DS。色素播散综合征多见于白色人种,尤其高加索人,患病率为 2.45% 以上,黑色人种的患病率为 0.15%,亚洲人(包括我国)罕见。我国色素性青光眼较为罕见,小梁网色素沉着不那么稠密,罕见有虹膜透照性缺损。到目前为止,尚无法判定色素播散综合征是一种遗传性疾病。角膜后部 Krukenberg 梭、中周部虹膜裂隙样轮辐状透照缺损和小梁网浓密色素沉着等三组合体征,组成色素播散综合征的典型临床特点,而色素性青光眼几乎都有这些色素播散综合征的体征。

1. **角膜后部梭形色素沉着**　首先由 Krukenberg(1899)描述,故有 Krukenberg 梭形色素病之称。其特征是角膜内皮中央正中线部位垂直梭形棕色颗粒沉着带,0.5~3.0mm 宽,1.0~6.0mm 长,中央部色素致密,边缘部变稀疏。它的垂直梭形状态是由于房水对流垂直汇合和其后由邻近内皮细胞吞噬的结果。有时角膜色素沉着呈弥散点状,偶尔可无 Krukenberg 梭。裂隙灯显微镜仔细检查角膜内皮是识别 Krukenberg 梭这一临床体征的重要手段,色素播散综合征患者的角膜厚度和内皮细胞密度是正常的。

2. **虹膜透照性缺损**　虹膜透照是诊断色素性青光眼最重要的临床体征,因它代表着色素播散的来源。其特点是周边部及中周部虹膜呈轮辐状裂隙样透照缺损(色素缺失区域)。通过裂隙灯后部透照反光法,即让光束垂直虹膜面并经瞳孔区投入,或应用定位在巩膜表面的光导纤维透照探头行巩膜透照,通过虹膜上缺损(裂隙样缺损)观察到来自视网膜的红色反光。暗而厚的虹膜基质可妨碍缺损透照,因此缺乏虹膜透照缺损并不能排除色素性青光眼诊断,这可解释黑种人或国人色素性青光眼缺乏虹膜透照的原因。

3. **小梁网致密色素沉着**　色素性青光眼患者前房较深,虹膜呈凹陷形态(中周部最显著)。前房角镜检查,一般都是宽角,整个小梁网覆盖着均匀致密暗棕色环形色素颗粒带,色素位于邻近 Schlemm 管的小梁网间隙内。色素也可沉着在 Schwalbe 线及其前方(尤其在下方),形成细小暗色素环,称为 Sampolesi 线。部分患者存在丰富的虹膜突,它可附着于巩膜嵴或巩膜嵴之前的小梁网部。另外虹膜附止倾向靠后,睫状体带较宽。

4. **其他眼部表现**　本病色素播散也可见于虹膜前表面、房水、晶状体前、后囊及晶状体韧带和滤过泡内面。虹膜前表面上色素沉着呈散在或簇状外貌,单侧患者虹膜基质色素沉着可使虹膜呈现进行性变暗及异色体征。色素沉着在晶状体韧带后囊附止部,称为 Zentmayer 环或 Scheie 线。色素沉着在晶状体韧带小束,称为 Wieger 线。其他伴随的眼部异常有虹膜震颤、视网膜脱离、视网膜色素上皮营养不良、瞳孔直径不等、单侧 Horner 综合征、大角膜、先天性青光眼、视盘玻璃疣和 Alport 综合征等。

5. 青光眼及其临床过程　早期研究认为,50% 的色素播散综合征患者发生青光眼;近期的研究则认为真正的转化率应为 10% 左右。色素性青光眼通常被认为是一种进行性疾病,然而有时发现它的进行过程轻微或随着年龄增长变得缓和,少数患者治疗若干年后眼压恢复正常甚至终止青光眼治疗。

关于色素播散综合征的危险因素包括:年轻人、白色人种、男性、近视和深前房。近视度数越高,发生青光眼损害的年龄越倾向年轻。青光眼发生及其严重性的危险因素有男性、黑色人种、年轻高度近视者和 Krukenberg 梭。

【特殊检查】

1. 前房角镜检查　一般都是宽角,整个小梁网覆盖着均匀致密暗棕色环形色素颗粒带,色素位于邻近 Schlemm 管的小梁网间隙内。

2. 超声生物显微镜(UBM)检查　观察色素播散综合征患者眼前段解剖结构之间的联系,观察调节、瞬目、运动以及治疗(激光虹膜切开术和缩瞳剂)对色素播散综合征患者虹膜形态的影响。

【诊断和鉴别诊断】

1. 诊断依据

(1) Krukenberg 梭、轮辐状裂隙样虹膜透照缺损及浓密小梁网色素沉着,是诊断色素播散综合征的典型三组合体征。

(2) 由于表现不同,色素播散综合征在不同人种之间的诊断依据和标准略有不同。对于白种人同时具备垂直梭形色素颗粒沉积,小梁网色素颗粒沉积和中周部虹膜透照缺损三联征中的任意两种,即可诊断为色素播散综合征,但黄种人和黑种人患者没有中周部虹膜透照缺损,套用白种人的标准可能会引起漏诊。

(3) 关于中国人色素播散综合征,诊断时需同时具备垂直梭形色素颗粒沉积、小梁网色素颗粒沉积及晶状体悬韧带和/或晶状体后囊 Weiger 韧带附着处色素颗粒沉附(Zentamayer ring 或 Scheie's line)中的任意两种体征即可确诊。

(4) 反复测量眼压、房水流畅系数,定期监测眼底视盘凹陷及视野变化,有助于青光眼早期发现及判断青光眼发展过程。

2. 鉴别诊断　包括其他具有前房内色素播散的异常情况,如剥脱综合征、葡萄膜炎、虹膜和睫状体囊肿、黑色素瘤细胞分散、人工晶状体植入术后、眼皮肤黑变病或 Ota 痣、糖尿病和年龄变化等。

(1) 剥脱综合征　本病中周部晶状体与瞳孔周围虹膜之间机械性摩擦,类似色素性青光眼那样出现虹膜透照缺损、Krukenberg 梭、小梁色素沉着和眼压升高。然而下列情况容易做出鉴别:①60 岁以上老年人多见,罕见于 40 岁以下年龄;②50% 患者为单侧性,无性别、屈光不正(近视)倾向;③透照缺损常见于瞳孔缘及其周围虹膜,罕见在中周部虹膜,小梁网色素沉着不如色素性青光眼那么浓密(通常 Ⅱ 级);④最具鉴别特征的是瞳孔缘灰白色头皮屑样颗粒或絮片,周边晶状体前囊上的灰色假性剥脱物质。

(2) 后房人工晶状体植入术后色素播散:这是一种继发性色素性青光眼,色素播散与虹膜过度损伤或术后人工晶状体视部边缘及袢持续摩擦虹膜色素上皮层有关。虹膜透照缺损通常位于邻近人工晶状体区域,小梁网可见浓密色素沉着,眼压升高可为短暂性,也可为长期存在。根据后房人工晶状体植如手术史及单眼发病可助鉴别。

【病情评估】

本病发病年龄较早,色素播散综合征患者眼压波动较大,色素性青光眼常有隐性眼压升高[≥60mmHg(8.0kPa)]以及随年龄增长本病有自然改善或停止发展倾向,因而本病的治疗与其他开角型青光眼稍有不同。如果疾病处在第一期,即偶尔及短暂眼压升高、小梁网仍具有自身修复能力及疾病过程可以缓和者,首先考虑采用预防性或治疗性缩瞳药物及激光周边虹膜切除术。如果疾病进入第二期,应根据药物治疗后眼压控制情况、小梁网自身修复的残留能力、视盘及视野变化,以决定是否长期药物治疗、行激光小梁成形术及小梁切除术。

【临床处理】

1. **药物治疗**　理论上,消除虹膜和晶状体韧带之间的接触,将是色素播散综合征或色素性青光眼最合适的处理,缩瞳药物可达到这一目的。具有发生青光眼危险因素的色素播散综合征患者,需要密切随访,或是开始预防性缩瞳药物治疗。毛果芸香碱引起瞳孔缩小和周边虹膜拉紧,从而减少虹膜与晶状体韧带接触和随后的色素释放,尚可改善房水外流。由于调节痉挛和视力模糊(近视加深),患有色素性青光眼的年轻近视患者难以长期耐受毛果芸香碱治疗。另外由于色素性青光眼患者常伴有脉络膜视网膜变性或视网膜脱离,因此在开始接受毛果芸香碱治疗前应作仔细周边视网膜检查,治疗期间应注意发生视网膜脱离的危险。前列腺素衍生物通过增加葡萄膜巩膜途径房水流量而有效降低眼压,单药治疗有效,与缩瞳剂有累加效应。肾上腺素 α 受体拮抗剂如莫西赛利(thymoxaminc)或哌吡三唑(dapiprazole),既可缩小瞳孔和消除虹膜与晶状体韧带接触,又不会产生睫状肌痉挛和近视增加。肾上腺素 β 受体拮抗剂、肾上腺素 α 受体激动剂、局部碳酸酐酶抑制剂等也有较好的降压效果且副作用小。短期应用全身碳酸酐酶抑制剂,目的在于减少本病急性眼压升高的危险性,不过,这些制剂抑制房水生成,理论上可能会降低小梁网色素的清除率,同时减弱缩瞳剂的作用,可能会加重病情的发展。

2. **激光治疗**　具有发生青光眼危险因素的色素播散综合征或早期可逆的色素性青光眼,激光虹膜切开术是一种预防性或治疗性的治疗手段。它通过平衡前后房压力差、解除虹膜向后凹陷(反向性瞳孔阻滞),而消除虹膜与晶状体韧带或睫状突之间的接触。虹膜切开术用氩激光优于 YAG 激光,后者可致炎症和加重色素脱失。

目前,激光小梁成形术或选择性激光小梁成形术是进展期色素性青光眼、或药物不能控制眼压的一种临时治疗方法,其降压效果开始较好,但随着时间推移会变得失控,并且失控可发生在较短时间,尤其那些年龄较大或青光眼持续较长时期的患者。

3. **手术治疗**　最大剂量药物治疗和激光治疗失败时,青光眼滤过手术如小梁切除术可供选择。视盘凹陷扩大和视野缺损是决定是否需要手术的原则,大多数患者小梁切除术的效果较好。

五、虹膜劈裂

虹膜劈裂(iridoschsis)是一种罕见疾病,多在 60 或 70 岁年龄段发现。其特点是虹膜基质层组织劈裂与分离,典型者位于下方虹膜并呈双侧性。大约 1/2 患者具有青光眼,偶尔继发角膜水肿。鲜有患者伴有其他眼部疾病,但也有老年虹膜劈裂患者同时存在梅毒性间质性角膜炎及一例儿童虹膜劈裂伴有小眼球的病例报道。

【病因和发病机制】

病理学发现虹膜基质组织显著萎缩,分离区域内组织胶原纤维减少或缺乏,没有血管及神经改变。来自本病大泡性角膜病变而切除的角膜组织病理学发现有角膜内皮细胞变性和局灶性缺乏,后弹力层的后部带具有不规则的结缔组织,基质和上皮水肿。

关于青光眼的发病机制,根据一些窄角眼患者周边虹膜切除术后前房加深,证实闭角型青光眼瞳孔阻滞机制存在;另一些宽角眼患者由于虹膜释放的色素或虹膜基质碎屑阻塞小梁网,导致房水流出受阻,提示开角型青光眼的机制存在。

【临床表现】

裂隙灯检查显示特征性虹膜基质劈裂后的薄片样或股索样组织,部分从留下的虹膜底层分离,典型位于下象限虹膜。在一些患者,松散的劈裂组织可接触角膜内皮并引起相应区域的角膜水肿。前房角镜检查,一些患者的房角有类似原发性慢性闭角型青光眼表现,另一些患者房角呈开角,分离的组织股索可部分遮盖前房角结构的可见性。角膜内皮镜检查,发现内皮细胞密度显著减少,细胞大小和形态呈高度多形性。这些内皮变化直接位于虹膜劈裂区域的相应角膜内皮上。

【诊断和鉴别诊断】

1. **诊断**　根据典型虹膜基质劈裂特征和较老年龄发病,诊断本病不难。

2. **鉴别诊断**　与其他虹膜基质溶解鉴别,如 ICE 综合征和 Axenfeld-Rieger 综合征。也须注意外伤性虹膜破裂也可引起类似虹膜劈裂的临床外观。

【临床处理】

闭角型青光眼早期可采用激光或手术周边虹膜切除术。开角型青光眼治疗同原发性开角型青光眼。进展期闭角型青光眼,最大剂量药物治疗失败或呈现视盘凹陷和视野进行发展的开角型青光眼应选择滤过性小梁切除术。

六、晶状体源性青光眼

(一)剥脱综合征与青光眼

剥脱综合征(exfoliation syndrome)也叫囊膜剥脱综合征或假性剥脱综合征,早期曾认为是由于晶状体周边囊膜分离及剥脱所致,后来发现晶状体囊表面的物质是沉淀而来,这就是假性剥脱综合征名称的由来。电子显微镜研究证实除晶状体囊膜外,眼的其他结构如房角小梁、睫状体、虹膜、结膜、眼外肌、视神经鞘和眼睑等都存在着剥脱物质,晶状体摘除后剥脱物质仍存在于玻璃体表面。

Eagle 等(1979)发现睫状体后短动脉被累及,提示剥脱综合征是一种基底膜疾病,因而命名为基底膜剥脱综合征(basement membrane exfoliation syndrome)。进一步的观察发现,剥脱物质也存在于肺、心脏、肝脏、皮肤和膀胱等脏器中。

目前尚未证实这些剥脱物质能导致青光眼,但 Thorleifsson 等(2007)通过单核苷酸多态性分析(singl nucleotide polymorphisms,SNP)发现赖氨酰氧化酶样蛋白酶-1(lysyl oxidase-like protein 1,LOXL1)基因多态性与假性剥脱综合征的发病密切相关。

剥脱综合征的发生频率,世界各地相差很大。以挪威、芬兰等斯堪的纳维亚地区较多见,我国较少见。

本病的发生与年龄有密切关系,发生率随年龄的增长而升高,60 岁以后显著升高。1/3～1/2 本病患者为单眼发病,但大约 50% 在 5～10 年内可发展为双侧,30% 剥脱综合征患者 10 年内出现青光眼改变。

【病因和发病机制】

1. 剥脱物质的性质　剥脱物质的生化性质尚不完全清楚,组织化学研究显示,剥脱物质由一个蛋白核心和周围的糖聚合物组成,为糖蛋白/蛋白多糖结构。

2. 剥脱物质的来源　一度认为晶状体囊膜是剥脱物质的唯一来源。但 Bucacca(1927)首先提出晶状体前囊的剥脱物质不是晶状体的产物,而是来自他处的颗粒性无结构的沉着物。这一观点得到了 Theobald(1954)的支持,她证明了晶状体前囊的沉着物与晶状体囊之间被一清晰着色线所分隔,这些物质不是来源于晶状体,故提倡用假性晶状体囊剥脱,以利于与真性剥脱相鉴别。目前认为剥脱物质来源于许多部位,在眼部主要位于眼前段,赤道前晶状体上皮细胞、睫状体无色素上皮细胞、虹膜内血管内皮细胞、小梁内皮细胞等都能合成剥脱物质。这些物质先分泌到细胞间隙并停于细胞周围,也可随房水循环转移到晶状体的悬韧带和前表面、瞳孔缘及房水排出系统的各个部位。疾病的过程可能是随着细胞的老化,异常的基底膜取代了正常的基底膜,从而产生了上皮萎缩。最近的研究发现剥脱综合征的发病可能与眼部低氧状态有关。

3. 发病机制　剥脱物质的合成和堆积,更严重的结果是干扰受影响组织的细胞外基质代谢,进而导致细胞和组织的功能变化,如晶状体悬韧带脆性增加或离断,可致晶状体脱位,晶状体囊膜变薄,增加白内障手术难度,术中和术后并发症增多严重的晶状体脱位可致瞳孔阻滞、继发性闭角型青光眼角膜可出现内皮细胞形态和数量变化,并在常规白内障手术后或高眼压下易于出现内皮失代偿,虹膜变性使患者的瞳孔散大受到限制,血管变性可致小血管闭塞和新生血管形成,血管的通透性增加,血-房水屏障改变,部分患者出现虹膜后粘连。

关于剥脱综合征与青光眼之间的关系至今仍不肯定。Richardson 发现除小梁网能看到剥脱物质的存在外,小梁网的结构正常,故认为剥脱综合征是一种色素颗粒与剥脱物质直接阻塞房水通道的结果。更重要的是,剥脱物质可干扰小梁细胞外基质代谢,造成小梁细胞损伤或数量减少,从而引起细胞的吞噬功能下降,房水排出功能减小。然而为什么有些患者随访多年不发生青光眼,而有些患者存在一种与剥脱综合征无关的青光眼,或青光眼先于剥脱综合征而发生,因而有学者认为青光眼是由于存在房水动力学异常,仅有剥脱综合征而无青光眼者,其具有正常的房水动力学,单侧剥脱综合征而双侧眼压升高或青光眼者,可能存在房水动力学缺陷。剥脱综合征对青光眼易感也与皮质类固醇反应阳性有关,这表明大多数基础眼压高者有对原发性开角型青光眼易感的基因,假性剥脱是一个促进的因素。另有观点认为剥脱综合征与青光眼之间无因果关系,可能是老年性改变偶然巧合见于某些老年人;还有观点主张开角型青光眼及剥脱综合征都是由于睫状体变性所致。

【临床表现】

1. **眼前节假性剥脱物质沉淀**　特有的灰白色头皮屑、小絮片和薄片样物质可沉淀在晶状体前囊、瞳孔缘、角膜内皮、虹膜前或虹膜后、小梁网、悬韧带和玻璃体。晶状体前囊剥脱物质形成是重要的诊断特征。一般可见三个部分:①中央盘(瞳孔区);②周边部颗粒带,在此区可见白色颗粒状混浊(晶状体前囊外1/3);③中间透明带。散大瞳孔才能发现周边部改变,周边带一般总是存在,放射状条纹也可以看到。除晶状体前囊假性剥脱物质沉淀外,瞳孔缘一种小的、发亮的、蓝白色或灰白色的无定形碎片沉着也是本病的诊断标志之一。类似瞳孔缘的无定形碎片也可发现在房角隐窝和小梁面,房角开放。

2. **眼前节色素分散**　角膜内皮中央通常有少量色素沉着,色素分布不规则。房角特有的色素沉着也是诊断标志之一,通常色素是不规则的,无明显的界限,下方4~8点方位之间的一个或多个超过Schwalbe线的色素波纹(Sampaolesi纹)具有诊断意义。瞳孔缘色素皱褶消失或瞳孔周围虹膜透明区也许是本病虹膜色素上皮早期变化的体征。

3. **青光眼**　本病有较高的青光眼发生率,为30%~80%,通常为开角型青光眼,偶尔由于悬韧带变性与晶状体小全脱位而致闭角型青光眼。疾病首次检出时,其眼压水平通常高于原发性开角型青光眼;由于眼压波动大,24小时眼压测量更有利于疾病的诊断、治疗和预后评价;散瞳检查时,虹膜后色素脱落可能引起眼压急性升高,2~3小时后恢复;尽管眼压很高,但通常没有自觉不适。很少有低眼压性青光眼合并剥脱综合征。若假性剥脱综合征附加到原发性开角型青光眼,常伴持续眼压升高和进行性视野损害,甚至发生新生血管性青光眼。

【诊断和鉴别诊断】

1. **诊断**　老年患者,典型瞳孔缘(小瞳检查)及晶状体前囊改变,不难作出诊断。

我国剥脱综合征患者瞳孔缘灰色改变及晶状体前囊中央盘常较轻微或缺失,周边带亦可能不典型,以致容易忽略或漏诊。

若发现老年患者(有或没有开角型青光眼),瞳孔缘色素皱褶消失或小梁网过度色素沉着,应散瞳仔细检查晶状体周边前囊情况。

2. **鉴别诊断**

(1) 色素性青光眼:本病前房角有一致密的色素带,角膜内皮有Krukenberg梭形色素沉着,患者较年轻且多有近视眼,虹膜周边部有裂隙状缺损。

(2) 虹膜炎并发青光眼:虹膜炎而致者,前房中有细胞,房水闪辉阳性,可有虹膜周边前粘连或虹膜后粘连。患者一般较年轻,无剥脱物质沉着。

(3) 真性晶状体剥脱:本病为继发于热性白内障的晶状体前囊剥脱,不伴有青光眼,沉淀物质常呈卷曲的薄片状。

【临床处理】

青光眼合并剥脱综合征用药物治疗效果较差,虽然用药早期降压幅度大,但该病眼压波动大妨碍靶眼压的制订,常需联合用药。

即使药物可以控制眼压,但难于长期保持在正常水平范围内。因此当药物治疗失效时,应尽早施手术,氩激光小梁成形术有很好的疗效,因小梁网上色素的存在,激光能量可以降低;有关选择性激光小梁成形术在此类青光眼的应用不多,初步结果显示与原发性开角型青光眼的疗效相似。

当保守治疗效果欠佳时,小梁切除术是最佳选择,也有学者尝试采用非穿透性小梁切除术(包括CLASS手术)、黏小管切开术、或联合白内障超声乳化手术等新的手术技术,效果也不错。

（二）膨胀期白内障继发青光眼

老年性白内障膨胀期继发急性眼压升高是一种继发性闭角型青光眼，其临床、疾病的演变过程及对眼部组织的损害与原发性急性闭角型青光眼几乎相似。

【病因和发病机制】

膨胀期白内障由于晶状体水肿体积变大，前后径增加，导致晶状体—虹膜隔向前移位，结果使前房变浅，房角变窄。此外由于晶状体向前移位，其前囊面与虹膜背面紧密相贴，加剧了生理性瞳孔阻滞，从而引起眼压升高。

【临床表现】

膨胀期白内障继发青光眼的临床表现与原发性急性闭角型青光眼极相似，所不同之处在于本症有长期视力减退病史，晶状体混浊兼有水裂。在高眼压状态下，眼局部呈混合性充血，角膜雾状水肿，前房明显变浅，瞳孔散大。前房角镜检查可见不同程度房角关闭，如果高眼压状态持续较久，将引起广泛持久性房角粘连。

【鉴别诊断】

膨胀期白内障继发性闭角型青光眼与原发性闭角型青光眼鉴别要点是前者多为单眼发病，发病前已有较长时间的视力下降，两眼前房深度、房角宽度不对称，对侧眼的闭角型青光眼激发试验为阴性等。

【临床处理】

本症用药物治疗仅能暂时降低眼压及缓解症状，达不到根本治疗的目的。虽然单纯摘除晶状体可使发病时间短、尚无房角粘连闭合的患者的眼压下降，但对于房角已发生粘连关闭者，单纯晶状体摘除术后2~3个月内眼压可恢复至正常范围，但手术后3个月，多数患者眼压又再上升，不得不再施降压手术。因此术前不应忽视房角检查，根据房角情况选择手术方式。本症的治疗原则：

1. 应用全身性降眼压药物及缩瞳剂、α受体拮抗剂、β受体激动剂、局部碳酸酐酶抑制剂或联合制剂等使眼压下降至正常或接近正常，为施手术创造良好条件；眼压仍居高不下，发作时间24小时内者，尽快行前房穿刺，降低眼压。

2. 如果眼压升高后6~7小时内迅速控制，并使瞳孔缩小和前房角重新开放大于1/2周者，可考虑只做白内障摘除和人工晶状体植入术。房角粘连大于1/2周，病程较短（2周内），也可考虑行房角分离联合白内障超声乳化术，术后部分房角重新开放，眼压控制良好。

3. 如果病程较长，前房角已发生周边虹膜前粘连，或经全身及局部降眼压药治疗，眼压仍不能下降，角膜仍水肿，估计房角已发生粘连闭合者，应施青光眼白内障联合手术，如小梁切除联合白内障超声乳化摘除和囊袋内人工晶状体植入术，手术前和手术后注意抗感染治疗，常可获得满意的治疗效果。

（三）晶状体脱位继发青光眼

无论是外伤性或自发性晶状体脱位都可继发青光眼，但不是所有病例都合并青光眼，有青光眼是晶状体脱位所致，有些则由多种因素共同作用所致。

【病因和发病机制】

晶状体脱位继发青光眼的原因较多，概括起来主要有：

1. **晶状体引起的瞳孔阻滞**　当晶状体全脱位于前房或嵌顿于瞳孔时，虹膜前面（尤其瞳孔缘）与晶状体后面紧密相贴甚至粘连，从而产生瞳孔阻滞，后房压力增高，将虹膜推向前，引起周边虹膜前粘连，房角关闭，眼压升高。

2. **晶状体与玻璃体同时导致的瞳孔阻滞**　当晶状体不全脱位时，可形成玻璃体疝，此时晶状体和玻璃体疝同时引起瞳孔阻滞，另一方面脱位的晶状体前倾压迫虹膜导致周边虹膜前粘连，前房变浅，继而发生房角粘连，眼压升高。

3. **玻璃体引起的瞳孔阻滞**　当晶状体向后全脱位于玻璃体腔时，可引起玻璃体疝嵌顿于瞳孔致瞳孔阻滞，最终造成房角关闭，眼压升高。

4. **其他**　在外伤性晶状体脱位，眼压升高原因除晶状体脱位外，还可由于前房角损伤及小梁网炎症、水肿而影响房水排出另外有人认为全脱位的晶状体对虹膜睫状体的机械性刺激引起神经血管反射，影响房水循环而致眼压升高。在自发性晶状体脱位如无瞳孔阻滞或房角关闭,则可能存在房角发育障碍导致眼压升高。

【临床表现】

由于晶状体脱位的表现形式有多种多样,因而引起青光眼的临床表现也不尽相同。

1. **晶状体全脱位进入前房**　78%~93%发生青光眼。表现为急性闭角型青光眼的症状,前房变深,虹膜后凹,晶体呈大油滴状,光照时晶状体赤道部边缘显金色反光。由于晶状体前面与角膜后面及虹膜相贴,造成角膜内皮失代偿、角膜水肿混浊及晶状体代谢障碍、晶状体混浊。这种情况必须迅速处理,否则将造成严重的视功能障碍。

2. **晶状体半脱位**　主要症状为视力障碍。较重的晶状体半脱位患者,由于晶状体悬韧带的松弛可致晶状体前后径增加,尤其是年轻人,从而出现晶状体性近视。如果晶状体位置发生倾斜,则可出现散光。

另外,由于晶状体悬韧带断裂可使调节功能发生障碍而不能阅读,如果晶状体赤道部位于瞳孔中央,则产生单眼复视。眼部体征可有:

(1)前房深度改变:患眼的前房深度深浅不一,晶状体前倾侧前房较浅,后倾侧前房较深。晶状体悬韧带松弛者可表现为患眼前房普遍比对侧眼浅。

(2)房角改变:晶状体半脱位无玻璃体嵌顿者,往往可见晶状体前倾侧房角变窄或粘连闭合,而后倾侧房角增宽,半脱位合并玻璃体嵌顿及瞳孔阻滞发生时,房角与对侧眼相比较窄甚至发生粘连闭合。

(3)虹膜震颤:晶状体脱位往往伴有虹膜震颤,轻微的半脱位时,虹膜震颤不易发现,但当作眼球运动时,仍可见有虹膜震颤。

(4)晶状体位置改变:较重的晶状体半脱位者,在裂隙灯下可见脱位区晶状体的赤道部,并可见断裂的悬韧带附着于晶状体前囊上。而轻微的半脱位患者检查时可看不见晶状体赤道部,如为了确定晶状体脱位的部位,可用弱快速散瞳药散瞳检查,此时在脱位区也可见晶状体赤道部。检查完毕应用缩瞳药缩小瞳孔以免晶状体脱位进入前房。

3. **晶状体脱位于玻璃体腔**　患者往往仅有视力障碍而可耐受数年至十多年未发生任何不良反应。如伴玻璃体瞳孔阻滞,则可出现前房变浅、房角变窄或粘连。如无玻璃体疝,患者就诊时前房深度正常,但房角已有粘连,表明这些粘连可能是曾有玻璃体瞳孔阻滞,已自行缓解如无瞳孔阻滞则前房加深,房角变宽。此外可见虹膜震颤,晶状体悬浮在玻璃体腔内或视网膜表面,亦有与视网膜相粘连。这些部位的晶状体可表现为皱缩或钙化现象,晶状体蛋白渗漏,葡萄膜炎症反应,角膜背面有沉着物,大分子晶状体蛋白和吞噬了晶状体蛋白的巨噬细胞阻塞了房水流出道,从而产生晶状体溶解性青光眼。不全脱位及后脱位的晶状体患者45%~93%可发生继发性青光眼。

【临床处理】

晶状体脱位继发青光眼的治疗应根据不同情况进行不同的处理:

1. **晶状体脱位进入前房**　发生青光眼,往往眼压较高,用药物治疗多无效。Walton提出了晶状体复位的方法,即嘱患者仰卧,散瞳,于角膜上置一软性接触镜,然后用斜视钩加压接触镜以使晶状体后退,当晶状体退入后房后即用缩瞳药缩小瞳孔,以防晶状体再次脱入前房,接着做周边虹膜切除,解除瞳孔阻滞。但由于晶状体复位后仍容易向前脱出或后脱位于玻璃体,因此有效的治疗应是尽快摘除脱位于前房的晶状体。术前应用全身和局部降眼压药,将眼压降至手术的安全水平,也应用缩瞳剂缩瞳,以保持晶状体存留在前房。由于此类青光眼眼压常较高,即使术前充分降压,有时尚不能降至安全水平,且后房压力较大,因此术中在切开前房前可在扁平部行玻璃体穿刺,放出部分玻璃体,降低后房压力,防止暴发性脉络膜大出血。然后切开前房,捞出晶状体,继而作前段玻璃体切割,切除前房内之玻璃体,最后做周边虹膜切除。若房角已广泛粘连,则应施青光眼白内障联合手术。

2. **晶状体半脱位**　继发青光眼常由于瞳孔阻滞所致。因此若晶状体透明,无明显视力障碍,则应先用药物降低眼压。缩瞳剂因可加重瞳孔阻滞应慎用,可长期用睫状肌麻痹剂,或氩激光行周边虹膜切开术,解除瞳孔阻滞。由于晶状体位置发生改变而缺乏对玻璃体的保护,行常规周边虹膜切除容易发生玻璃体脱出。行激光虹膜周边切除的部位应选择在晶状体不能阻塞其开口的位置即尽量靠周边,残余的青光眼可用局部降眼压药控制。如半脱位的晶状体已混浊或严重影响视力及有较明显的单眼复视现象则应摘除晶状体,手术方式视晶状体脱位程度及手术医生的技术水平,可考虑行白内障囊内摘除、囊外摘除联合人工晶状体植入、囊袋张力环应用下的白内障超声乳化摘除术。也可经扁平部施晶状体咬切术,同时切除前段玻璃体。对晶状体半脱位而玻璃体嵌入瞳孔区或进入前房形成瞳孔阻滞者,经散瞳或周边虹膜切除仍不能解除瞳孔阻滞,或玻璃体与角膜内皮相贴时,应经前房或扁平部行玻璃体切割术。如果瞳孔阻滞未能及时处理,或由于长期慢性炎症致房角广泛粘连引起闭角型青光眼者,需行滤过手术,手术切口应选择在远离玻璃体脱出的部位,以免玻璃体脱出阻塞滤过口。

3. 晶状体后脱位于玻璃体腔 以往认为患者如无葡萄膜反应、晶状体溶解或视网膜脱离,可采取保守治疗,一旦发生晶状体溶解或视网膜脱离才施手术治疗。随着玻璃体手术技术的日臻完善和普遍开展,越来越多的眼科医生认同通过玻璃体手术(如有硬核则联合晶状体超声粉碎摘除术),尽早取出脱位的晶状体。并根据术眼情况,考虑是否植入前房型人工晶状体或缝襻固定后房型人工晶状体,是否经睫状体平坦部植入房水引流装置或内镜下激光睫状体光凝术。

(四)晶状体溶解性青光眼

在正常情况下,晶状体囊可有效地保护晶状体蛋白不致渗漏入前房,但随着年龄增加和白内障形成,晶状体蛋白成分发生改变,大分子量晶状体蛋白增加,这些可溶性晶状体蛋白经肉眼上看为完整的晶状体囊渗入前房,则可阻塞房角,晶状体蛋白也可刺激炎症反应和巨噬细胞反应,巨噬细胞吞噬晶状体蛋白后进一步阻塞房水流出道,引起眼压升高。Flock 等(1995)将这种继发于过熟期白内障的突发性开角型青光眼命名为晶状体溶解性青光眼(phacolytic glaucoma)。

【病因和发病机制】

通常是因为过熟期白内障晶状体囊渗透性增加,可溶性晶状体蛋白从晶状体囊膜渗透入房水所致。目前的观点认为吞噬了晶状体皮质的肿胀的巨噬细胞和大分子量可溶性晶状体蛋白阻塞房水流出道导致眼压升高,引起青光眼。

1. 巨噬细胞吞噬晶状体皮质阻塞小梁 在过熟期白内障中,晶状体皮质发生液化,液化的晶状体皮质从囊膜中渗漏入房水中,被巨噬细胞所吞噬,这些吞噬了晶状体皮质的巨噬细胞肿胀变成圆形,借助于游走或房水循环作用,聚集在虹膜隐窝、小梁面和小梁网内,机械地阻塞了房水流出道,导致眼压升高。这些细胞也可以附着在角膜后面,一般不致引起周边虹膜前粘连。

2. 大分子量可溶性晶状体蛋白阻塞房水流出道 虽然前房中的巨噬细胞在晶状体溶解性青光眼中可清除晶状体皮质及晶状体蛋白,但有学者发现在儿童和青少年的外伤性白内障或白内障截囊术后,可在房水中观察到吞噬有晶状体皮质的巨噬细胞,但不引起眼压升高。因而近来提出除巨噬细胞外,大分子量可溶性晶状体蛋白对眼压升高也起重要作用。儿童和青少年这种蛋白只占可溶性蛋白的 1% 以下,因而不会发生晶状体溶解性青光眼,而随着年龄的增长,大分子量可溶性蛋白含量呈直线上升,70 岁以后的老年人,其含量占 5%~15%,白内障患者的含量亦随病程发展而明显增加,为同龄人的 2~3 倍。在无青光眼的一般白内障患者和有白内障的原发性开角型青光眼患者房水中不存在这种蛋白,而在晶状体溶解性青光眼患者中,其房水中含量较高。房水检查可见大量无定形物质,这些物质可阻塞房水流出道,导致眼压升高。

【临床表现】

本病多数是老年患者,均有长期视矇病史,多发生于过熟期白内障患者。由于外伤或其他原因引起之晶状体脱位入玻璃体腔的患者,也可发生本症。一些成熟期白内障甚至未成熟期白内障患者均可发生本症。

大多数患者都是突然发病,个别病例尤其是年轻患者起病隐蔽。其发作时其临床症状几乎与急性闭角型青光眼相似。出现眼球及眼眶周围疼痛、头痛、恶心、呕吐以及衰竭等全身症状,视力非常差,光方向可不准甚至无光感。眼压可以渐渐升高并保持一定时间中度高眼压水平,或眼压急剧升高,一般均在 30mmHg(3.39kPa)以上,严重者可达 100mmHg(13.3kPa)以上。结膜有不同程度的混合充血,角膜上皮水肿,由于没有引起明显的炎症反应,多数患者不出现角膜后沉着物。前房深或正常,可见中等度房水混浊,并见大小不等的白色或褐黄色小片物在房水中环流,个别病例可见前房积脓。有时虹膜面可见类似棉絮状白色晶状体皮质堆积,也有些病例前房充满着结晶体。瞳孔对光反应存在但迟钝,这是区别晶状体溶解性青光眼和晶状体蛋白过敏性青光眼的有价值的体征。

晶状体溶解性青光眼也可发生于晶状体脱位于玻璃体腔者,眼压可突然升高或缓慢升高,即使缓慢升高者,其眼压最终也达到较高值,房水中有一些细胞,玻璃体常液化,B超检查可确定晶状体位置。

过熟期白内障的晶状体,除混浊外,其前囊常有散在白色小钙化点及呈皱纹状。此外,前囊表面可见典型白色或黄褐色斑点,可能为巨噬细胞在晶状体囊膜上的微细破孔处沉着所致。晶状体皮质液化呈乳糜状,晶状体前后径缩短,晶状体核呈棕色,常沉于液化的皮质下方,若晶状体核位于中央,则下方晶状体赤道部的前后囊可能已粘连。

【特殊检查】

1. **前房角镜检查**　一般显示开角,没有周边虹膜前粘连,附着于小梁面及小梁网的巨噬细胞在前房角镜检查时难于窥见,但虹膜根部、巩膜突及小梁网上可见散在灰白色或褐黄色小点状、片状沉着物。

2. **眼压描记**　在高眼压状态下,房水流畅系数明显降低,可降至0.05以下,当晶状体被摘除后眼压下降,房水流畅系数可恢复至正常状态。

【诊断和鉴别诊断】

典型的过熟期白内障引起的晶状体溶解性青光眼,根据病史、典型的特殊改变以及其他临床症状,诊断并不困难。对可疑患者可作前房穿刺,抽吸房水检查有无吞噬了晶状体皮质的肿胀的巨噬细胞和无定形物质。晶状体溶解性青光眼患者尚需与下列疾病进行鉴别:

1. **膨胀期白内障继发青光眼**　晶状体除了混浊合并水裂外,前房变浅,房角通常关闭,瞳孔散大呈固定状,对光反应消失。而本症患者前房较正常眼深一些,虹膜外观正常,瞳孔仅轻度或中度散大,对光反应存在,房角开放。

2. **晶状体蛋白过敏性青光眼**　此症最容易与晶状体溶解性青光眼混淆,但前者的原发病变是炎症,累及虹膜及睫状体,所以虹膜充血,其颜色和形态都有改变,由于虹膜组织肿胀及后粘连,因此瞳孔缩小及对光反应消失,严重病例可有周边虹膜前粘连,造成房水流出的双重障碍,引起眼压升高。

3. **原发性急性闭角型青光眼**　由于本症的临床症状与急性闭角型青光眼的相似,因此也有人误将本症诊断为原发性急性闭角型青光眼,施周边虹膜切除术后造成病情恶化。对可疑的病例,应在局部麻醉下,点数滴甘油后,详查前房、房角及晶状体情况,即可作出正确诊断。

4. 一眼发生穿孔性外伤或曾施内眼手术,另一眼发生与外伤无关的白内障,以后此白内障可能发生晶状体过敏反应而被误诊为交感性眼炎,这两种情况可能耦合。在鉴别诊断方面应注意交感性眼炎的恶化几乎常常是双侧的,另外对本症患者试作前房冲洗,可见症状缓解,再结合本症的其他特点,即可避免误诊。

【临床处理】

晶状体溶解性青光眼的治疗首先是设法降低眼压,有炎症存在时应积极控制炎症,一旦眼压下降至手术安全水平,即应施白内障手术。

1. **药物治疗**　患者一般对局部抗青光眼或抗炎治疗无明显反应,局部用β受体拮抗剂、α受体激动剂、局部碳酸酐酶抑制剂或联合制剂等及全身用碳酸酐酶抑制剂、高渗剂(如尿素、甘油、甘露醇等)、皮质类固醇和睫状肌麻痹剂等,眼压可以明显下降,但只是暂时的,因此一旦眼压下降,应迅速摘除晶状体并冲洗前房。

2. **手术治疗**　如果药物治疗无效,可考虑作前房穿刺缓解症状,继而做白内障摘除术及冲洗前房。一般主张作白内障囊外摘除联合前房冲洗术,或白内障超声乳化摘除术,必须将晶状体皮质碎片彻底冲洗干净,也可考虑同时植入人工晶状体。由于本症患者眼球后段未受累,因此即使术前光方向定位不准甚至无光感者也不是手术禁忌,术后不仅眼压及房水流畅系数可恢复正常水平,并往往获得良好视力,相反,如不及时摘除晶状体,最终将导致失明。

（五）晶状体颗粒性青光眼

本病又称晶状体皮质残留性青光眼,是继发于白内障囊外摘除或晶状体外伤后晶状体皮质残留于前房的青光眼。

【病因和发病机制】

在白内障囊外摘除术或晶状体外伤后,晶状体皮质可进入前房并膨胀分解,大量的晶状体颗粒阻塞小梁网而导致眼压升高。此外本症常伴明显的炎症反应,如未及时控制则可造成周边虹膜前粘连、虹膜后粘连,并形成致密的炎性瞳孔膜,引起瞳孔阻滞,导致永久性青光眼、囊样黄斑水肿、中心视力丧失,由于后极部广泛炎性膜牵拉视网膜,可造成视网膜脱离。如果残余的晶状体皮质碎片被房水中的巨噬细胞吞噬消化而被清除,则青光眼症状可缓解。部分患者在晶状体手术后或外伤数年后发生本症,其机制可能是晶状体颗粒在吸收的过程中引起房水流出道功能失调,从而发生开角型青光眼。

【临床表现】

通常在白内障术后或外伤晶状体破裂后数日内出现眼压升高,患者往往有眼疼痛、眼红及视力下降。裂隙灯检查见角膜水肿,眼压升高,前房深,房水中见晶状体皮质颗粒,房水闪辉阳性,疏松的晶状体皮质可沉于前房下方,类似前房积脓。由于虹膜炎症反应可形成虹膜后粘连,有时炎症渗出物夹着晶状体皮质形成炎症性瞳孔膜。

【特殊检查】

前房角镜检查房角可开放,小梁网上有较多晶状体皮质碎片附着,部分患者可发生周边虹膜前粘连。

【诊断和鉴别诊断】

典型的晶状体颗粒性青光眼患者,根据具有白内障手术史或外伤史、房水中有大量的晶状体皮质碎片、眼压升高即可作出诊断。对一些可疑患者可行前房穿刺,显微镜下检查房水有晶状体颗粒及巨噬细胞对本病诊断有帮助。房水生化检查其高分子量可溶性晶状体蛋白含量不高,借此可与晶状体溶解性青光眼进行鉴别。

【临床处理】

晶状体颗粒性青光眼治疗首先是积极控制眼压,如果有炎症存在时还要控制炎症。一般用 β 受体拮抗剂、α 受体激动剂、局部碳酸酐酶抑制剂或联合制剂等,全身应用碳酸酐酶抑制剂及高渗剂,因本病容易发生瞳孔后粘连,所以应慎用缩瞳降眼压药,可适当应用睫状肌麻痹剂散瞳,炎症反应明显者应该使用皮质类固醇,如用药物治疗眼压仍不能下降,应手术去除前房残留的晶状体皮质。一般来说,残留于前房的晶状体皮质较疏松,很容易抽吸或冲洗。但如在术后数周或数月、则皮质可能夹在晶状体囊与炎症渗出膜之间,很难抽吸或冲洗,此时应用玻璃体切割器将残留的晶状体皮质切除干净。只要将前房残留的晶状体皮质清除干净。眼压即可得到控制,炎症消退。但如果手术拖延太久,则可由于炎症发生周边虹膜前粘连,瞳孔膜闭导致继发闭角型青光眼,眼压通常难于控制,视力难于恢复。

（六）晶状体过敏性青光眼

晶状体过敏性青光眼在临床上较少见,它是在白内障手术或晶状体受损伤后,个体对自身晶状体蛋白起免疫反应所致,这种反应的结果可累及房水排出通道,引起房水排出障碍,导致眼压升高。

【病因和发病机制】

在正常情况下,晶状体蛋白在晶状体囊内,并形成免疫赦免区,个体对其不发生过敏反应。但当手术或外伤时晶状体囊膜破裂或成熟期、过熟期白内障晶状体囊膜通透性发生改变时,晶状体蛋白首先溢出进入前房或玻璃体中,经过一定时间的潜伏期,就可发生过敏反应。其特征性改变是葡萄膜组织中有过敏性炎症细胞(多形核细胞、淋巴细胞、类上皮细胞和巨噬细胞)。只要残留的晶状体蛋白抗原存在,过敏性细胞反应就不会消失。若炎症累及小梁网,将导致房水排出障碍,眼压升高。另外两种情况是对晶状体蛋白的过敏反应与其他晶状体源性青光眼同时存在,如晶状体溶解性青光眼和晶状体颗粒性青光眼的高分子量可溶性晶状体蛋白或晶状体颗粒直接阻塞房角,引起眼压升高。

【临床表现】

本病一般有白内障手术或晶状体外伤致晶状体皮质残留眼内的病史,尤其是晶状体皮质混杂于玻璃体内的病例更易发生。外伤或手术经过一段时间的潜伏期,可发生过敏性葡萄膜炎并出现相应的症状与体征,当炎症累及小梁网时,可出现眼压升高。一些患者一眼曾行白内障囊外摘除术,另一眼又作同类手术,或成熟期、过熟期白内障患者晶状体蛋白溢出均可发生这类青光眼。

【诊断和鉴别诊断】

本病在临床上一般很难作出正确诊断,摘出的眼球标本病理检查可与晶状体溶解性青光眼鉴别。临床上怀疑本症时可行前房穿刺,房水细胞学检查中若发现有大量小淋巴细胞或一些巨噬细胞有助于诊断。在行白内障残留皮质抽吸、冲洗术中将取出物进行病理检查,如见晶状体皮质周围有多形核白细胞、淋巴细胞、类上皮细胞及巨噬细胞存在于过敏反应病灶,即可确诊。此外本症房水中高分子量晶状体蛋白含量不高,可与晶状体溶解性青光眼鉴别。

【临床处理】

本病治疗应首先全身或局部应用皮质类固醇控制葡萄膜炎症,并用 β 受体拮抗剂、α 受体激动剂、局部碳酸酐酶抑制剂或联合制剂等或全身用碳酸酐酶抑制剂、高渗剂压,如药物治疗效果欠佳时,应尽早施行手术,清除晶状体皮质或摘除晶状体。

七、视网膜疾病与青光眼

青光眼与视网膜疾病的关系是复杂的,青光眼给视网膜疾病的诊断与治疗带来了一定的困难,而视网膜疾病往往又掩盖了青光眼的临床表现,引起误诊或漏诊,使患者得不到及时治疗而造成不可逆的视功能损害。视网膜疾病引起的青光眼包括开角(原发或继发)、闭角(有或无瞳孔阻滞)和上巩膜静脉压升高所放的青光眼。根据青光眼和视网膜疾病的关系又可进一步分为:①青光眼和视网膜疾病同时发生;②视网膜疾病及其治疗导致青光眼;③治疗青光眼的过程中引起视网膜疾病的发生。因此对视网膜疾病与青光眼的发病机制有较全面的了解,就能较好地预防及进行早期治疗。

(一)新生血管性青光眼

早在 1875 年,Pagestecher 首先报道了眼内出血和眼压升高为出血性青光眼,在当时缺乏有关新生血青光眼解剖和病理生理学知识的情况下,文献中出现不同的术语如出血性青光眼、血栓性青光眼、充血性青光眼、红变性青光眼、糖尿病性青光眼等,所有这些都是目前称为的新生血管性青光眼。

【病因和发病机制】

新的血管形成是正常生长发育、伤口愈合、肿瘤生长和各种病理过程所需的基本的生物过程。新的血管形成,无论是正常的发育、肿瘤生长或虹膜新生血管都表现出同一过程首先来自小静脉或毛细血管的内皮细胞释放酶,破坏邻近的血管基底膜,来自血管的内皮细胞向血管因子刺激源迁徙,血管远端的细胞增殖,然后内皮细胞拉长,形成管腔,最后形成基底膜,周细胞围绕着新的毛细血管形成成熟的血管。

1948 年,Michaelson 假设有血管形成因"X-因子"的存在,其在胚胎形成中控制着血管的正常发育。1954 年,Ashton 提出晶状体后纤维增生可以引起。"X-因子"过量,引起视网膜新生血管形成。Wise(1956)提出视网膜毛细血管或静脉阻塞可引起视网膜细胞缺氧,如果缺氧的细胞不死亡,可以生成一种血管形成因子。目前临床上已证实当有新生血管形成时总是存在着广泛的毛细血管阻塞和慢性组织缺氧。

近来研究最多的是血管内皮生长因子(vascular endothelial growth. factor,VEGF),现认为 VEGF 最可能是眼内新生血管的生长因子。VEGF 是血管内皮细胞特异的促有丝分裂素,可与内皮细胞表面的特异性受体(VEGF receptor,VEGFR)结合而发挥生物学效应。由于单基因剪切的位置不同,VEGF 分为 VEGF121、VEGF165、VEGF189、VEGF206 等 4 种亚型,其中 VEGF165 是主要亚型。VEGF 广泛分布于人和动物体内的脑、肾、肝、眼等多种组织。在生理性血管生成过程中,VEGF 是关键的限速因子,在调节血管形成和血管通透性中起重要作用。正常情况下,视网膜的周细胞、视网膜色素上皮细胞、Müller 细胞和内皮细胞均可产生较低水平的 VEGF 以维持眼部血管的完整性,但过度表达将会促进血管的增殖。研究发现,各种原因引起的视网膜缺氧,刺激 VEGF 合成增加,于是视网膜局部细胞间黏附分子-1(intercellular adhesion molecule-1,ICAM-1)基因的表达上调,微血管渗透性增加,白细胞淤滞及血-视网膜屏障(blood retinal barrier,BRB)的破坏,引起视网膜渗出、出血及水肿;VEGF 与细胞表面相应受体结合后,激活细胞内的一系列信号转导途径,造成内皮细胞增殖、迁移,最终形成新生血管腔。抑制 VEGF 表达、VEGF 与受体结合及 VEGF 下游信号途径,均可成为治疗的靶点。临床上,VEGF 抑制剂在治疗眼部新生血管性以及渗出性病变中疗效显著。

由于新生血管的形成与组织缺氧密切相关,作为氧调节的敏感器缺氧诱导因子(hypoxic inducible factors,HIFs)的作用也越来越受到重视。其中研究较多的是 HIF-1α 和 HIF-2α,它们都是 VEGF 的上游调节子,在视网膜缺氧状态下,HIF-1α 和 HIF-2α 积聚,VEGF 及下游靶因子的表达增加,新生血管形成,而 HIF-1α 条件基因敲除可明显抑制试验动物新生血管的形成。

以往将新生血管性青光眼视为糖尿病和视网膜中央静脉阻塞的并发症,但目前的研究表明无论眼部何处的新生血管均可发展为新生血管性青光眼,并总是有后段广泛缺氧或前段局限性缺氧。除上述两种疾病外,尚有 30 多种眼病或全身性疾病可以引起新生血管性青光眼。1984 年的一项研究表明,208 例新生血管性青光眼中,36% 有视网膜中央静脉阻塞,32% 有糖尿病性视网膜病变,13% 有颈动脉阻塞性疾病。

1. **视网膜中央静脉阻塞合并新生血管性青光眼**　其发病率的范围较宽,为 15%~65%,平均约为 30%。视网膜中央静脉阻塞可以分为两种类型视网膜缺氧(缺血)型和无视网膜缺氧(非缺血)型。在非缺血型视网膜中央静脉阻塞眼的自然过程中无一例会发生新生血管性青光眼,而在缺血型者中则 18%~60% 会发生新生血管性青光眼,视网膜毛细血管无灌注区越大,新生血管形成的机会就越大。新生血管性青光眼可在视网膜中央静脉阻塞发生后两周至两年内发生,且 80% 的病例在发生后 6 个月内出现。荧光素眼底血管造影对判断视网膜中央静脉阻塞是否缺血有重要的诊断价值,约 30% 的患者在首次进行荧光素眼底血管造影时由于出血遮蔽荧光而妨碍视网膜缺血的观察,以致最终发生新生血管性青光眼,因此当首次进行荧光素眼底血管造影不能确定视网膜缺血程度时,必须经常随访,当视网膜出血逐渐被吸收时,复查荧光素眼底血管造影。非缺血性的视网膜中央静脉阻塞可以转变为缺血性,大约在 8 个月内。

2. **糖尿病**　是引起新生血管性青光眼的主要原因之一。大多数盲都是由于增殖性视网膜病变,只有 5% 的盲为新生血管性青光眼所致。Salus(1928)首先发现虹膜新生血管和糖尿病之间的关系。糖尿病主要分为 1 型(胰岛素依赖型)和 2 型(非胰岛素依赖型)。不管糖尿病的类型如何,其发生视网膜病变主要与糖尿病的发生时间有关,1 型糖尿病 10 年后约 10% 有视网膜病变,15 年后约 50% 有视网膜病变,25 年后约 90% 有视网膜病变。2 型糖尿病发生视网膜病变比 1 型要快,10 年后约 50% 已有视网膜病变。虽然已知糖尿病发生与视网膜病变发生的间隔时间,但糖尿病性视网膜病变与发生新生血管性青光眼之间的间隔时间仍是未知数。在未治疗的病例,虹膜新生血管与新生血管性青光眼发作的间隔时间可以是 1 个月~3 年。此外已知糖尿病患者一眼发生新生血管性青光眼,如未经治疗,另一眼也不可避免地会发生新生血管性青光眼。毛细血管消失和视网膜缺氧使糖尿病性视网膜病变,眼更易受到进一步的损害,在这些眼进行白内障和玻璃体手术将会增加新生血管性青光眼发生的危险。因此晶状体后囊-玻璃体前界膜屏障是重要的房水屏障,同时也可能产生抗血管生成因子。但该屏障也只是相对的,当血管生成因子量大时也可逾越,就如伴有广泛后段缺血的有晶状体眼也会发生新生血管性青光眼。如这一屏障被破坏,则有足够的血管生成因子向前扩散刺激虹膜新生血管形成,继而发生新生血管性青光眼。

3. **颈动脉阻塞性疾病**　是引起新生血管性青光眼的第三个常见原因,至少占这些病例的 13%,它可引起眼前段缺血,产生虹膜新生血管,最后导致新生血管性青光眼。视网膜中央动脉阻塞与新生血管性青光眼的关系早有报道,在视网膜中央动脉阻塞中,新生血管性青光眼的发生率为 1%~17%。目前的研究表明视网膜中央动脉阻塞患者其颈动脉阻塞性疾病的发生率占 45%~90%,甚至达 100%,因此其引起新生血管性青光眼的机制与颈动脉阻塞性疾病相似。在葡萄膜恶性肿瘤中,新生血管性青光眼的发生率为 0.5%~15%,新生血管性青光眼的发生与肿瘤的大小、瘤体坏死、视网膜脱离的程度、放射治疗以及肿瘤产生的血管生成因子有关。除上述疾病外,无脉症、颈动脉结扎术、巨细胞动脉炎、颈动脉海绵窦瘘、Laber 睫状体动脉瘤、晶状体后纤维增生、Sturge-Weber 综合征合并脉络膜血管瘤、眼内炎、葡萄膜炎、交感性眼炎、视网膜脱离、Coats病、视网膜静脉周围炎、进行性虹膜萎缩、神经纤维瘤病、镰状血细胞病、红斑狼疮、视网膜母细胞瘤以及眼外伤等均可引起虹膜新生血管导致新生血管性青光眼。

【临床表现】

临床上,新生血管性青光眼通常根据病情分为三个阶段:青光眼前期,开角型青光眼期和闭角型青光眼期。典型的新生血管性青光眼,眼部有疼痛和畏光,视力常常只有指数或手动,眼压可以是60mmHg(7.98kPa)或更高,有中度的结膜充血,常常伴有角膜水肿,通过混浊的角膜仍可见虹膜新生血管和葡萄膜外翻,可存在不同程度的房角粘连性闭合。

【诊断和鉴别诊断】

典型的新生血管性青光眼的诊断并不难。

1. **诊断依据**

(1) 虹膜表面新生血管:最早期的体征是瞳孔缘可见新生血管,这些血管扩大成临床上可见的细的血管环。若虹膜有周切孔,早期可见周切孔附近虹膜新生血管。当虹膜新生血管发展时,新生血管就可从瞳孔缘的束状血管以不规则、蜿蜓的方式扩展。

(2) 房角镜检查:在房角新生血管覆盖小梁前,眼压仍可是正常的,但房角镜下看到的伴随新生血管的纤维血管膜足以阻塞小梁网而引起继发性开角型青光眼。纤维血管膜有收缩和牵拉血管的倾向,开始跨过房角,然后将虹膜拉向小梁网,发生粘连性房角关闭。

(3) 眼压升高:后期眼压可以≥60mmHg(7.98kPa)。

2. **鉴别诊断**   要考虑早期(只有虹膜新生血管)和晚期(有眼压升高、角膜混浊、血管充血)。

(1) 早期应与几种虹膜有明显新生血管的疾病进行鉴别。

1) Fuchs异色性虹膜睫状体炎:本病可有虹膜新生血管。眼部通常不充血,虹膜血管小,壁薄而脆弱,可有自发性前房积血,但前房积血在进行眼部操作时更常见,如房角镜检查或前房穿刺术后。血管可以跨过巩膜嵴至小梁,但很少引起粘连性房角关闭或新生血管性青光眼。可因小梁网炎症发生继发性青光眼。

2) 剥脱综合征:虹膜新生血管也可见于本症。电镜研究表明血管内皮增厚伴管腔变窄,部分患者虹膜荧光素血管造影可见荧光素渗漏,未见真正的新生血管性青光眼的报道。

3) 炎症:也可引起永存性的虹膜新生血管,有时应与进展期新生血管性青光眼进行临床鉴别,尤其是行白内障摘除术后的糖尿病患者,当有严重的虹膜炎和继发性血管充血时与突发性新生血管性青光眼很相似,这时应考虑到炎症细胞在血管生成过程中的作用。这些病例用局部类固醇治疗,假性虹膜新生血管可消退,而真性虹膜新生血管则不能消退。

4) 其他:视网膜脱离或斜视术后的患者有时虹膜上可见新生血管,这是由于损伤了睫状前血管,从而引起前段局部缺氧所致。

(2) 晚期患者由于眼压升高和角膜水肿,其鉴别诊断有所不同虽然新生血管性青光眼其原发病往往都有较长的病程,如糖尿病性视网膜病变或视网膜中央静脉阻塞,但其新生血管性青光眼的症状和体征常是突然出现的,而且发作时患者有眼痛和头痛,也可表现为角膜水肿和瞳孔散大,因此应与急性闭角型青光眼相鉴别(部分急性闭角型青光眼晚期也可有虹膜新生血管)。可在全身用高渗剂、局部用甘油使角膜清亮后认真检查虹膜和房角,注意观察新生血管,其次要认真检查对侧眼,一般窄房角或闭角型青光眼通常见于双眼,而新生血管性青光眼的对侧眼前房往往较深。

【临床处理】

新生血管性青光眼的治疗是一个十分困难的问题,关键是要早期发现虹膜新生血管并进行早期治疗,一旦发展为新生血管性青光眼,虹膜布满新生血管,则治疗非常棘手。

1. **预防性治疗**   全视网膜光凝是预防发生虹膜新生血管和新生血管性青光眼的最有效的方法。在缺血型视网膜中央静脉阻塞和糖尿病性视网膜病变中,荧光素眼底血管造影显示广泛毛细血管非灌注区或瞳孔缘有荧光素渗漏者,均应进行全视网膜光凝。此外应积极治疗原发病,才能有效地控制新生血管性青光眼的发生。

2. 青光眼前期　这一期的临床特点是眼压正常,其瞳孔缘虹膜可见小的虹膜新生血管。其治疗包括:

(1) 全视网膜光凝:在虹膜新生血管早期进行了适当的全视网膜光凝后,视网膜中央静脉阻塞和糖尿病性视网膜病变所致的虹膜新生血管可以消退,使新生血管性青光眼的发生率降低。

(2) 眼内光凝:一些有虹膜新生血管的患者术前不能进行全视网膜光凝而又必须进行内眼手术(如白内障摘除或玻璃体切割术),有可能增加术后新生血管性青光眼的危险,术后玻璃体积血也会妨碍术后光凝,因此术中可同时进行眼内激光光凝。

(3) 全视网膜冷凝术:对于由于角膜、晶状体或玻璃体混浊而不能进行全视网膜光凝的病例可进行全视网膜冷凝术。

(4) 房角光凝术:在发生新生血管性青光眼前直接用激光光凝治疗虹膜新生血管有一定的效果,可见治疗区新生血管消失,阻止治疗区房角粘连,但不能阻止虹膜新生血管的继续发生,因此应同时进行全视网膜光凝术。

(5) VEGF拮抗剂:目前研究显示行VEGF拮抗剂玻璃体腔注射能明显抑制眼内新生血管,显示出很好的治疗前景。

3. 早期和进展期的新生血管性青光眼　临床特点是眼压升高、房角开放或部分粘连闭合,视功能受到一定程度的损害。治疗包括:

(1) 全视网膜光凝:这两期的新生血管性青光眼如有可能仍需进行全视网膜光凝或全视网膜冷凝术,以消除新年血管形成的刺激物。全视网膜光凝并不能使粘连的房角重新开放,但可使虹膜新生血管消失,阻止粘连的进一步发生。一般在进行了全视网膜光凝后3~4周行滤过性手术,以达到降低眼压的目的。

(2) 药物治疗新生血管性青光眼:一般不主张用缩瞳剂治疗,因会增加充血和炎症反应。可用局部β受体拮抗剂、α受体激动剂、局部或全身应用碳酸酐酶抑制剂和高渗剂降低眼压。此外局部可用皮质类固醇和1%阿托品以减轻炎症反应和疼痛。

(3) 手术:包括传统的滤过性手术和前房引流管植入术。

(4) 晚期或绝对期:视功能仅存手动、光感、光方向不准或无光感,此时不适宜行滤过性手术或前房引流管植入术,控制疼痛常常是主要的治疗目的。可考虑施睫状体破坏手术,目前常用的方法包括睫状体光凝或冷凝,其他睫状体破坏手术如Nd:YAG激光经巩膜睫状体光凝术、高能量激光和眼内CO_2,激光睫状体光凝术、高频率超声波睫状体破坏术以及睫状体透热术也可根据情况应用。当有大泡性角膜病变时,可用软性接触镜。

(5) 球后注射无水酒精或氯丙嗪:一些患者局部应用阿托品和类固醇或睫状体破坏手术后仍不能解除症状,可在球后注射无水酒精或氯丙嗪以缓解疼痛并获得长期效果。其主要的并发症有暂时性上睑下垂、眼球突出。

(二) 视网膜脱离与青光眼

孔源性视网膜脱离一般都伴有眼压下降。实验研究表明视网膜脱离早期暂时性眼压下降是由于炎症和房水生成减少所致,而长期低眼压可能是由于房水通过视网膜裂孔向后流所致。Schwartz(1973)指出视网膜脱离眼60%~65%是低眼压,30%是正常眼压,5%~10%是高眼压。

视网膜脱离与青光眼之间的联系是非常复杂的。两者之间的关系有:①青光眼与视网膜脱离同时发生;②共同的诱因,如外伤可引起视网膜脱离,也可引起青光眼;③视网膜脱离引起青光眼;④治疗视网膜脱离引起青光眼;⑤治疗青光眼引起视网膜脱离。因此对于一个具体的患者来说,欲了解两者的关系,必须询问病史,做一些必要的检查,才有可能判断两者间的关系。

1. 视网膜脱离与开角型青光眼　这一类青光眼可以有两种情况:①视网膜脱离之前已存在原发性开角型青光眼。有研究表明视网膜脱离者青光眼的发生率比普通人群高。此外近视也常常合并青光眼和视网膜脱离,色素性青光眼患者视网膜脱离发生率也增加,这都提示这些疾病之间可能有基因连锁。这种视网膜脱离与青光眼并存的临床特征是早期眼压已开始升高,而长期持续的视网膜脱离也不引起低眼压。视网膜脱离的对侧眼亦可能有青光眼的存在,患者常有典型的青光眼性视野缺损和视盘损害。②视网膜脱离及青光眼均系由于眼球挫伤所致,受伤后不久即发生视网膜脱离和青光眼。这些患者的眼压升高可能是由于眼球挫伤后小梁组织水肿使眼压升高,可用大量的皮质类固醇治疗,炎症消退后眼压可恢复正常。若受伤后数年或数十年后发生青光眼,则容易忽视受伤的因素。除询问病史外,应仔细检查有无其他外伤体征,如虹膜根部离断、房角后退、瞳孔散大合并瞳孔缘切迹、晶状体脱位以及白内障等,这些体征有助于本症诊断。

2. 视网膜脱离引起青光眼　一般来说,孔源性视网膜脱离往往会引起眼压下降,但 Schwartz(1973)报道了比较少见的病例,患者有孔源性视网膜脱离,伴有眼压升高、房角开放、房水闪辉和有细胞,并将之称为 Schwartz 综合征。虽然许多患者有外伤史,部分患者同时有小梁网损伤而引起房水流出减少,但引起青光眼的确切机制仍不是很清楚。其可能的机制包括视网膜脱离合并前段葡萄膜炎、视网膜色素上皮细胞的色素颗粒和光感受器合成的葡萄糖胺阻塞小梁网等。也有人认为是光感受器的外节通过视网膜裂孔进入房水流出道,阻塞小梁网,引起房水流出受阻。本症的治疗主要是使视网膜复位,当视网膜脱离复位几天后眼压可以下降。在鉴别诊断方面应注意与恶性黑色素瘤引起的视网膜脱离和青光眼相鉴别。

3. 治疗视网膜脱离引起的青光眼　视网膜脱离手术眼闭角型青光眼的发生率较高,约达 10%。主要有几种原因:

(1) 巩膜扣带术:术后发生浅前房窄房角的概率为 14.4%~50%,发生急性房角关闭者占 2.1%~14.4%。视网膜脱离者进行扣带术后房角变窄是常见的现象,若扣带的位置位于赤道部之前或者手术眼已为窄角,手术之后眼内容积减少,玻璃体被推向前,晶状体虹膜隔前移,可以导致闭角型青光眼,这种闭角型青光眼往往无瞳孔阻滞,周边虹膜无膨隆。部分患者眼压升高的原因似乎是睫状体脉络膜渗出和视网膜脱离使睫状体充血、水肿和前移导致房角关闭,睫状体充血可能由于手术操作引起的炎症反应、涡静脉回流障碍所致。由房角窄所致的继发闭角型青光眼常常需要手术治疗,可先试行周边虹膜切除术,若无效再施滤过手术,视结膜的完整情况考虑小梁切除术或房水引流管植入术。由睫状体充血水肿所致者应滴睫状肌麻痹剂、局部降眼压药物和皮质类固醇,治疗后睫状体充血水肿消退,眼压可望下降,只有少数病例需要手术治疗。

(2) 玻璃体内注气:SF_6 和 C_3F_8 都是惰性脂溶性气体在玻璃体腔内气体可以迅速膨胀体积增加,数分钟内眼压可急剧上升至 80mmHg(10.66kPa),其中一部分气体随房水而流出和巩膜纤维的伸展而缓解,但也可引起急性开角型青光眼和急性瞳孔阻滞性青光眼。因此视网膜脱离患者玻璃体内注气后早期应注意眼压有无升高,由于用 schiötz 眼压计测量眼压有误差,所以提倡用 Goldmann 压平眼压计测量眼压。一旦出现高眼压,可作睫状体平坦部穿刺放气以降低眼压,防止视力丧失等严重并发症发生。常规的药物治疗包括 β 受体拮抗剂、α 受体激动剂、局部或全身碳酸酐酶抑制剂和高渗剂。

(3) 玻璃体内硅油填充:可造成长期和短期眼压升高。早期可发生继发性开角型青光眼,可能与硅油阻塞房角或吞噬了硅油的巨噬细胞阻塞小梁网有关。也有发生瞳孔阻滞性闭角型青光眼,这种青光眼可在下方用激光或手术作周边虹膜切除以解除瞳孔阻滞,降低眼压。

4. 治疗青光眼引起的视网膜脱离　缩瞳剂有可能引起视网膜撕裂、玻璃体积血和视网膜脱离,特别是胆碱酯酶抑制剂。因此青光眼患者在应用缩瞳剂前要认真检查眼底,开角型青光眼患者在应用缩瞳剂期间应定期检查周边视网膜。当患者主诉有闪光感、飘浮物和幕状物、视力突然下降时应怀疑有视网膜脱离。

5. 睫状体脉络膜渗漏　当睫状体脉络膜脱离伴葡萄膜渗漏时,可引起晶状体-虹膜隔前移,导致发生闭角型青光眼。通常见于两种情况:

(1) 小眼球:这一比较少见的眼部异常其特征是小眼球、小角膜、浅前房、窄房角、晶状体/眼球容积比较高。由于眼轴短,通常 ≤20.5mm,所以有高度远视,常于 40~60 岁发生闭角型青光眼。在这些病例施内眼手术时可发生葡萄膜渗漏和非孔源性视网膜脱离,部分病例手术前已发生葡萄膜渗漏和视网膜脱离,由于晶状体-虹膜隔前移致瞳孔阻滞,发生闭角型青光眼。脉络膜脱离、视网膜脱离、恶性青光眼和扁平前房等并发症是视力丧失和滤过手术失败的主要原因,如术中进行脉络膜上腔放液和视网膜复位可减少视力丧失的危险性。这类继发性青光眼对传统的手术应较差,手术并发症的发生率较高。药物治疗有效,大量皮质类固醇长期治疗可使葡萄膜渗出吸收,视网膜平伏。也可以用激光虹膜切除术和房角成形术解除瞳孔阻滞,有较高的成功率。其他方法包括涡静脉减压、脉络膜和/或视网膜下放液加玻璃体腔注气术。

(2) 葡萄膜渗漏综合征:与小眼球葡萄膜渗漏相似,但眼球大小正常,男性多见。其特征是上巩膜静脉扩张、脉络膜和睫状体增厚或脱离和非孔源性视网膜脱离,可以继发闭角型青光眼,组织学上可见巩膜增厚和无渗透性。治疗可用睫状肌麻痹剂、房水生成抑制剂和皮质类固醇。

(三) 视网膜色素变性与青光眼

视网膜色素变性的眼部并发症有近视、后极部白内障等。视网膜色素变性可合并有青光眼,它们之间的关系还不是很清楚。视网膜色素变性合并青光眼的发病率在欧美是 2%～12%(平均 1%～3%),国内报道的发病率约 2.3%。青光眼的分型在欧美主要是开角型青光眼,闭角型较少,而国内主要是闭角型,开角型较少,可能与种族差异有关。

除急性发作型外,由于无疼痛等症状,患者与医生都易忽略青光眼而只注意视网膜色素变性存在,仅在测量眼压或散瞳查眼底而诱发眼压升高时才发现青光眼。由于视网膜色素变性其视盘呈蜡色,因此合并青光眼时其视盘凹陷的观察比较困难,检查时应仔细辨认小血管的弯曲。视网膜色素变性并青光眼的视盘杯盘比改变比一般青光眼的要小,视盘能耐受比较长时间的高眼压而不发生损害(包括视盘表面小血管屈膝、盘沿切迹等改变)。

视网膜色素变性合并青光眼究竟是偶然出现抑或是有真正的内在联系,到目前为止仍未明了。尽管有学者统计了视网膜色素变性的并发症与其遗传模式无关,但也有人认为两者的遗传性状可能相同,是有意义的遗传联系,一些单侧性视网膜色素变性合并同侧青光眼的病例说明两者也许有某些发病关系的相连。

该类型青光眼的治疗与原发性青光眼相似,当药物控制欠佳需行滤过性手术时,应注意患者的晶状体悬韧带可能也存在退行性变化而稀疏或松弛,术后容易出现浅前房。

八、上巩膜静脉压升高所致的青光眼

维持正常的房水动力学平衡和眼压的高低主要取决于房水循环中的三个因素,即睫状体生成房水的速率、房水通过小梁网流出的速率和上巩膜静脉压。正常眼压水平的维持有赖于三者处于动态平衡状态。如果以上三个因素中有任何两个因素异常均可破坏正常的房水循环而导致眼压升高。由于上巩膜静脉压升高所致的青光眼临床上并不少见,但病因复杂,治疗效果也较差。

【病因和发病机制】

1. 病因　任何原因造成上巩膜静脉或眶静脉系统血液回流障碍或血流异常,最终都可引起上巩膜静脉压升高而使房水流出受阻,眼压升高而导致青光眼。临床上常见的病因有:

(1) 静脉血回流障碍:局部的眶静脉或全身体静脉系统-上腔静脉回流障碍均可导致上巩膜静脉血流受阻、上巩膜静脉压升高而引起青光眼。局部眶静脉血回流受阻常见于重症 Grave 病(眶组织炎症细胞浸润、增生和水肿,眼外肌肿胀造成眼球突出,眶静脉淤血、回流障碍)上腔静脉血回流障碍常见于主动脉瘤、纵隔肿瘤、中央型肺癌、瘢痕性纵隔炎、肺门淋巴结肿大、异位甲状腺肿大等直接压迫上腔静脉,造成上腔静脉系统血液回流受阻,临床上可表现出典型的上腔静脉综合征。在局部因素中,眼球后的肿瘤也可压迫眶尖静脉使眶尖静脉血回流受阻,但由于眶静脉有广泛的交通支,故球后肿瘤较少引起整个眶静脉血回流受阻而导致青光眼。

(2) 异常静脉血流(动静脉瘘):由于动脉和静脉的异常交通,使动脉血流入眶静脉,造成静脉压增高和静脉血反流。常见的原因有颈内动脉-海绵窦瘘和硬脑膜动脉海绵窦瘘(红眼短路综合征),前者尤为多见,病因多为外伤性颅底骨折、先天性或动脉粥样硬化性动脉瘤破裂所引起。临床上,动-静脉瘘患者表现为典型的搏动性眼球突出,患者主诉有搏动性耳鸣,耳际可听到血管性杂音,眼部有搏动性突眼,眼睑和球结膜高度水肿,上巩膜静脉明显充盈迂曲,眼底视网膜静脉怒张。低头时突眼和眼睑、结膜水肿加重,持续加压眼球或压迫同侧颈内或颈总动脉时眼球突出可减轻,眼部触诊有"猫喘感",眼部听诊可闻血管性杂音。

(3)眶内静脉曲张:也可使眶静脉血回流受阻,上巩膜静脉压升高而继发青光眼。眼眶静脉曲张有原发性和继发性两种,原发性者眼眶静脉先天性曲张和管壁变薄,可伴有头皮和颅内的静脉曲张,但不伴有眶内和颅内动静脉畸形或动静脉瘘;继发性者常继发于眶内或颅内动静脉瘘,眼眶静脉继发性扩张或动脉硬化所致,其中以眼上静脉曲张最常见。临床上,眶内静脉曲张表现为间歇性眼球突出。

(4)血管瘤:先天性眼睑和/或颜面部血管瘤(可合并颅内血管瘤),可伴有上巩膜静脉压升高继发青光眼,即 Sturge-Weber 综合征。

(5)特发性(自发性)上巩膜静脉压升高:临床表现与原发性开角型青光眼相似,并伴有眼球表面的浅层巩膜血管充血曲张和上巩膜静脉压升高,但无法寻找到可解释引起上巩膜静脉压增高的原因,机制也尚不清楚,可单侧或双侧发病,有家族发病的倾向。临床上易与原发性开角型青光眼混淆,应注意鉴别诊断。

2. 发病机制　上巩膜静脉压增高引起青光眼的原因可能是以下几方面作用的结果:

(1)当上巩膜静脉压升高超过眼压水平时,血液即反流至 Schlemm 管内,血液中的血浆蛋白具有较高的胶体渗透压,Schlemm 管腔内升高的胶体渗透压抵消了原有存在于前房和 Schlemm 管之间的压力梯度,使房水通过前房角小梁网进入 Schlemm 管受阻,房水流量接近于零,从而引起眼压升高。临床上对上巩膜静脉压升高所引起的青光眼进行眼压描记检查,可发现房水流畅系数 C 值明显降低。

(2)涡静脉回流受阻,静脉压升高使葡萄膜淤血、肿胀,前房容量减少,前房角变窄和虹膜周边前粘连,导致前房角关闭而引起继发性闭角型青光眼。

(3)静脉压升高使眼内灌注压降低,导致视盘血液供应障碍,视盘缺血的结果可产生青光眼性视盘和视功能损害。这部分患者尚可发生视网膜中央静脉阻塞。

【临床表现】

上巩膜静脉压升高所致的继发性青光眼的临床表现包括原发病的临床表现和青光眼的临床表现。

1. 原发病的临床表现　上巩膜静脉压升高所致的青光眼均为眼眶局部或全身的疾病所引起,原发性疾病的临床特征是其主要的表现,常见的病因已如上所述,不同的原发疾病其临床特征也不同,如伴有眼球突出是该类疾病的常见表现,但眼球突出的性质和表现也不同,如内分泌性、搏动性或间歇性眼球突出。

2. 眼部特征性表现　该类疾病不管为何种原因发病,在眼部最终均引起上巩膜静脉压升高而表现出特征性、共同性改变,即"红眼"。但其充血的性质和表现与结膜充血或睫状充血完全不同,表现为结膜血管和浅层巩膜血管,主要为浅层巩膜静脉明显充盈迂曲和扩张,眼球表面可呈现紫蓝色充血的外观,扩张的血管科呈束状、丛状并互相交通,也可以表现为瘤样扩张。眼底检查常见视网膜静脉也有充盈迂曲。进行上巩膜静脉压测量可发现上巩膜静脉压明显增高。

3. 青光眼的特点　上巩膜静脉压所继发的青光眼多为开角型青光眼,但除了具有开角型青光眼的一般特征以外,该型继发性青光眼还具有以下特点:

(1)眼压:除了眼压升高外,上巩膜静脉压升高所致的青光眼其卧位的眼压比坐位的眼压明显升高,同样其卧位的上巩膜静脉压也比坐位明显增高,原因可能与坐位时上腔静脉血回流加快,静脉压较低有关。

(2)前房角:前房角镜检查时可发现上巩膜静脉压升高继发开角型青光眼,其前房角结构中的 Schlemm 管扩张,管腔内充满血液,在前房角镜下呈现一典型的"红线",个别患者在前房角镜加压检查时可出现前房角出血。

如果累及涡静脉,使涡静脉回流受阻,则可引起葡萄膜淤血、肿胀,尤其是睫状体肿胀前移,导致前房角变窄、关闭而发生继发性闭角型青光眼。如果长期的上巩膜静脉压升高得不到及时的治疗,则可使眼灌注压降低和眼组织缺血,导致虹膜红变而发生新生血管性青光眼。

【诊断和鉴别诊断】

对上巩膜静脉压升高继发青光眼的诊断并不困难,尤其在患者呈现典型的可引起上巩膜静脉压升高的原发性疾病时。诊断的依据应包括以下三个方面:

1. 患者存在可引起上巩膜静脉压升高的原发性疾病。

2. 上巩膜静脉压升高。

3. 高眼压、青光眼性视盘损害和视野损害,前房角可为宽、开角或前房角粘连闭合。

目前尚未有简便而又能准确测量上巩膜静脉压的方法和仪器可供临床应用,尽管已有不少学者设计了一些测量方法和仪器,但在临床应用中尚难以推广。尽管临床上难以直接测量上巩膜静脉压,但根据原发疾病的表现和眼部浅层巩膜静脉明显的充盈迂曲和扩张、前房角镜检查时 Schlemm 管的充血等体征还是不难推测患者上巩膜静脉压是升高的。

对上巩膜静脉压升高继发的青光眼,有两种情况易为临床医生所忽视,一是患者存在可引起上巩膜静脉压升高的原发性疾病时,只注意到原发病的诊断和治疗而忽略了可能存在的青光眼,因此,对有可引起上巩膜静脉压升高的原发性疾病,应常规测量眼压,如有眼压升高再进一步检查前房角、视盘和视野以明确诊断。第二种情况是特发性上巩膜静脉压升高继发的青光眼,因其临床表现与原发性开角型青光眼相似,如不对浅层巩膜静脉进行细致的检查,往往易忽略上巩膜静脉压升高的表现而误诊为原发性开角型青光眼。

【临床处理】

上巩膜静脉压升高所致的青光眼的治疗应包括原发性疾病的治疗和青光眼的治疗两个方面,原发性疾病的治疗较为复杂,且需由神经外科或血管外科进行治疗。继发青光眼的治疗,应强调在原发性疾病治疗的基础上进行,方法与原发性开角型青光眼的治疗基本相同,降低眼压的方法主要是药物治疗或手术治疗。

1. **药物治疗** 对上巩膜静脉压升高所致的高眼压,应用减少房水生成的如 β 受体拮抗剂、α 受体激动剂、局部或全身应用碳酸酐酶抑制剂可取得较好的降压效果,胆碱能药物也可降低眼压,但效果较差。上述药物尽管可以降低眼压,但并不能降低上巩膜静脉压,如果未能去除病因,即使眼压降至正常也不能使上巩膜静脉压下降。目前尚无降低上巩膜静脉压的药物

2. **手术治疗** 当上巩膜静脉压升高所致的青光眼无法用药物控制眼压,视盘和视野有进行性损害时,应考虑行滤过性手术,首选小梁切除术,但术中易发生暴发性脉络膜上腔出血或急性,脉络膜渗漏等灾难性并发症,必须引起手术医生的高度重视并加以预防,即使术中不发生上述并发症,术后也可发生难以治愈的脉络膜脱离。原因是长期的上巩膜静脉和涡静脉回流受阻,静脉压升高可使眼内(尤其是脉络膜)毛细血管充血和压力升高,当术中切开眼球壁时,眼压迅速下降至与大气压相等,眼压的下降和血管壁内的液体外渗而积聚在脉络膜上腔引起脉络膜脱离。为了防止上述并发症,对上巩膜静脉压升高的青光眼进行滤过手术室,术前应用药物控制眼压,避免在高眼压下进行手术,术中切开前房之前,应常规做一预防性后巩膜切开以作脉络膜上腔引流用,晚期常可发生新生血管性青光眼,预后很差。

九、眼内肿瘤与青光眼

成人葡萄膜恶性黑色素瘤或儿童视网膜母细胞瘤及髓上皮瘤是最常继发青光眼的原发性眼内肿瘤从身体其他部位转移至眼部的癌症和局部侵犯癌,如原发性结膜鳞状上皮癌也可扩散至眼内,引起继发性青光眼;一些眼内肿瘤作保守治疗如放射治疗后也可发生青光眼。

与肿瘤相关的青光眼的发生机制可分为三种:

1. **开角机制** ①肿瘤细胞直接侵犯小梁网;②游离的色素和含有色素颗粒的巨噬细胞阻塞小梁网;③对肿瘤坏死组织起炎症反应的细胞阻塞小梁网;④血液(前房积血)或血液分解产物、巨噬细胞阻塞小梁网;⑤新生血管组织阻塞小梁网;⑥房水流出道受累;⑦混合闭角机制。

2. **闭角机制** ①晶状体虹膜隔前移;②新生血管组织阻塞小梁网。

3. 混合开角机制　眼内肿瘤是否发生青光眼主要取决于肿瘤的类型、大小、部位、肿物的扩大率,造成损伤的细胞的黏附率和生存率、个体对肿瘤细胞的免疫反应以及眼内肿瘤对邻近组织的作用。

（一）葡萄膜恶性黑色素瘤

葡萄膜恶性黑色素瘤可合并正常眼压、眼压升高或低眼压。眼压升高在前段葡萄膜黑色素瘤比脉络膜黑色素瘤更多见。由于原发性葡萄膜恶性黑色素瘤而摘除眼球的眼病理解剖发现 20%~40% 继发青光眼。

1. 虹膜恶性黑色素瘤　通常是由于小梁网受阻,房水流出障碍而引起青光眼。缓慢生长,可以直接侵犯小梁网,最终广泛地取代小梁网引起眼压升高。而成形的、黏附率较差的黑色素瘤可通过释放色素细胞至房角而阻塞小梁网引起继发性青光眼。当黑色素瘤释放大量色素巨噬细胞吞噬了大量黑色素后,堆积在小梁网,阻塞房水流出通道,产生的继发性青光眼被称为黑色素瘤溶解性青光眼（ melanomalytic glaucoma）。一些进展期虹膜黑色素瘤患者伴有自发性前房积血,由于小梁网被红细胞和吞噬了红细胞代谢产物的巨噬细胞阻塞而引起眼压升高。另外一种称为珍珠粉状黑色素瘤,特征为虹膜上有很多低度恶性、色浅、结节状的黑色素簇,由于结节状肿瘤充填前房角,约 1/3 的病例并发青光眼。虹膜黑色素瘤亦可引起闭角型青光眼,这是由于虹膜浅表面有弥散性黑色素瘤,引起周边前粘连所致。

2. 睫状体恶性黑色素瘤　本症发生青光眼的机制与虹膜恶性黑色素瘤继发青光眼的机制相似。此外睫状体恶性黑色素瘤可引起浅前房或房角关闭甚至整个晶状体-虹膜隔前移,指环状睫状体黑色素瘤可以累及 180° 以上的房角结构,并最终可能发生继发性青光眼。

3. 脉络膜恶性黑色素瘤　脉络膜黑色素瘤继发青光眼不是直接侵犯小梁网或通过游离的肿瘤细胞、色素颗粒或含肿瘤细胞碎片的巨噬细胞阻塞小梁网所致,而是肿瘤不断生长使眼内容积增加到一定程度时就会引起眼压升高。此外,脉络膜黑色素瘤可伴完全渗出性视网膜脱离,或位于赤道部的肿瘤压迫涡静脉造成脉络膜静脉回流障碍推玻璃体向前,从而使晶状体-虹膜隔前移,引起瞳孔阻滞,进而发生周边虹膜前粘连导致房角关闭。肿瘤较大,病程较长者可引起虹膜红变而致血管性周边前粘连使小梁网受阻,继而发生新生血管性青光眼。部分病例可由肿瘤坏死组织刺激眼内炎症细胞浸润引起青光眼。

（二）视网膜母细胞瘤

当肿瘤进行性增大时,通常合并继发性青光眼。发生青光眼的机制似乎主要是小梁网被新生血管阻塞和肿瘤不断增大,眼内容积增加,晶状体-虹膜隔前移,前房变浅,房角变窄。另外释放的肿瘤细胞引起小梁网浸润或小梁网被继发性前房积血后的红细胞、血液分解产物和巨噬细胞阻塞等原因都可引起眼压升高。

（三）髓上皮瘤

髓上皮瘤是儿童期睫状体非色素上皮来源的原发性恶性肿瘤,病程发展缓慢,临床可表现为白瞳症,在虹膜或睫状体上可见肿块。其发生青光眼是基于虹膜新生血管、前房角新生血管阻塞房水流出道,一些局部进行性发展的髓上皮瘤患儿继发青光眼也可以是肿瘤直接侵犯小梁网所致。

（四）视网膜神经胶质瘤

视网膜神经胶质瘤继发青光眼的发生率为 2%~22%,包括虹膜新生血管形成造成房角粘连,组织学研究发现 50%~59% 的视网膜神经胶质瘤眼前段有新生血管形成,大多数眼前段有新生血管者其肿瘤都较大,并累及后极部,影响视网膜中央血管或其分支,大血管的阻塞可导致缺血性视网膜病变,继而发生眼前段新生血管形成,肿瘤本身释放 VEGF 在新生血管形成中也起了重要作用;晶状体脱位造成瞳孔阻滞和房角关闭是继发青光眼的另两个机制,由于大量视网膜下液和肿瘤体积增大是晶状体前脱位造成瞳孔阻滞和房角关闭是继发性青光眼的另一个机制,由于大量视网膜下液和肿瘤体积增大是晶状体前脱位,晶状体虹膜隔前移,导致瞳孔阻滞和前房消失,引起闭角型青光眼;此外肿瘤细胞播散至小梁网也可引起眼压升高,发生继发性开角型青光眼。

（五）转移性眼内肿瘤

转移至虹膜的恶性肿瘤通过播散至小梁网使小梁网弥漫性肿瘤细胞浸润,并刺激虹膜新生血管形成和周边虹膜前粘连,房角出现广泛炎症反应,血管自发破裂致前房积血而引起青光眼;睫状体脉络膜转移癌引起青光眼的机制与较大的睫状体黑色素瘤相似;发展为继发性青光眼的脉络膜转移癌通常是由于渗出性视网膜网膜脱离致房角关闭所致。

(六)眼内良性肿瘤

【分类】

1. **虹膜痣**　在虹膜表面有结节状或弥漫性色素病变,可以继发青光眼。既往有学者认为本病是虹膜角膜内皮综合征的一种表现形式。

2. **虹膜黑色素细胞瘤**　是一种良性肿瘤,但当肿瘤发生坏死时,由于色素弥漫性播散,阻塞小梁网,可以产生继发性开角型青光眼。

3. **虹膜或睫状体囊肿**　可以是原发性或继发于外伤、内眼手术后。囊肿能使周边虹膜向前移位而导致房角关闭,引起继发性闭角型青光眼,由于囊肿生长缓慢,所以眼压逐渐升高。一部分上皮植入虹膜囊肿,由于有多数杯状细胞,破裂后可释放大量黏液,阻塞房角而引起继发性开角型青光眼,称为"黏液性青光眼"(mucogenic glaucoma)。为了预防青光眼的发生,应早期行激光囊膜光凝或囊肿切除术。

【临床处理】

1. **眼内肿瘤的处理**　有继发性青光眼的眼内肿瘤的处理取决于许多因素,包括肿瘤的临床类型、肿瘤的大小和部位、肿瘤对邻近组织的作用、眼压水平、视功能状况、临床症状、患者的年龄及身体状况。除患者全身情况太差不能耐受手术外,对已无视力的眼一般主张摘除眼球。如果患者不适宜摘除眼球而眼部剧烈疼痛,可以考虑球后注射无水酒精,缓解疼痛。大部分眼内肿瘤继发青光眼者仍保留有用的视功能,此时应选择保守治疗,先治疗肿瘤,然后再治疗肿瘤相关性青光眼。

2. **保守治疗青光眼**　恶性肿瘤行虹膜切除术、虹膜睫状体切除术、脉络膜切除术或放射、冷冻治疗后眼压仍持续升高者,通常用药物治疗,可选择 β 受体拮抗剂、α 受体激动剂、局部或全身应用碳酸酐酶抑制剂。由晶状体-虹膜隔前移和房角关闭引起的急性继发性青光眼,可选择激光虹膜切除术,因为常规手术要切开眼球壁,有肿瘤细胞从切口扩散的危险,所以一般不主张施行标准的周边虹膜切除术或滤过性手术,以免残存的肿瘤细胞扩散至球外。如果药物不能控制眼压,可考虑行外路激光睫状体光凝术或睫状体冷凝术。

对于肿瘤行放射治疗后的新生血管性青光眼在眼压升高时应进行积极治疗。一旦发现放射治疗眼虹膜和房角有新生血管,应进行眼底与虹膜荧光素血管造影,了解视网膜灌注情况及虹膜新生血管渗漏的范围。如果荧光素眼底血管造影显示视网膜严重缺血,则行全视网膜光凝,部分患者可以直接对房角新生血管进行激光光凝,以提高全视网膜光凝的效果。激光治疗后局部用 1% 阿托品滴眼液,每日两次;用皮质类固醇滴眼液,每日四次。对这些患者需密切随访,以便对视网膜和虹膜补充光凝,控制新生血管形成。若眼压升高,可用局部和全身降眼压药物。如果小梁网已被广泛的纤维新生血管膜阻塞,则全视网膜和虹膜光凝都不能控制新生血管的形成,患者眼压可高达≥50mmHg(6.65kPa),数天或数月内将发展为绝对期青光眼,这时应用最大量的药物治疗,可使眼压下降至中等水平,但大多数眼最终需行外路激光睫状体光凝术或睫状体冷凝术,才能将眼压控制在患者可接受的水平,同样应避免施滤过性手术。

十、葡萄膜炎与青光眼

【病因和发病机制】

葡萄膜炎所致青光眼的发病机制,其因素是多方面且又比较复杂,即使是同种炎症,在不同的阶段,其机制也不尽相同。它可以是单一因素或几种因素共同作用,但这些因素多数是可以转化的。尽管如此,主要还是通过影响房水生成的质与量和房水的排出系统这两者的动态平衡失调,从而引起眼压升高。葡萄膜炎使房水的生成和排出发生以下的生理和病理变化是造成继发性青光眼的发病基础。

1. **房水的质和量的变化**

(1)房水生成量的变化:在急性虹膜睫状体炎,由于严重的炎症使睫状体的分泌功能下降,因此,在这种情况下绝大多数眼压要比正常的对侧眼低。曾有人对急性虹膜睫状体炎的猴子模型眼进行了研究,发现房水的生成量明显比健侧眼减少;另外,房水从玻璃体视盘管道这条通路外流也增多,所以眼压较正常值低。相反,在一些炎症相对比较轻的慢性虹膜睫状体炎,则房水生成量较正常多。这主要是由于葡萄膜炎患者房水中的前列腺素增高,而前列腺素会引起房水生成的量增加以及房水排出量的下降。

(2) 房水成分的变化:急性虹膜睫状体炎早期阶段,由于血-房水屏障受到破坏,炎症细胞、纤维素渗出物以及血液中的白细胞会通过血管壁进入前房中,使房水中的原有成分发生了变化。这些物质沉淀在小梁网的网孔,从而影响房水的外流,引起眼压升高。有实验研究表明,用正常血浆灌注入离体眼球的前房后,其从小梁网的流出量明显下降。

2. 房水排出系统的变化

(1) 小梁网本身的变化:当前葡萄膜炎症波及小梁网时,小梁网就发生水肿,滤过孔的滤过功能下降。另外长期应用糖皮质激素的治疗,也会使小梁网的滤过功能受到影响,以致出现眼压升高。在这种情况下,前房角是开放的,这一点是与原发性急性闭角型青光眼鉴别的重要体征。

(2) 虹膜膨隆所致的房角闭塞:这是由于急性或亚急性复发性虹膜炎以及某些虹膜睫状体炎患者瞳孔缘发生粘连的结果。特别是瞳孔膜闭或瞳孔闭锁的患者,前后房房水的通道完全被阻断,房水潴留于后房,将虹膜推向前,尤其是浅前房、窄房角者,虹膜前面极易与小梁面相贴,导致房角闭塞。

(3) 周边虹膜前粘连所致的房角闭塞:葡萄膜炎所致周边虹膜前粘连与原发性闭角型青光眼的粘连不同,后者多呈宽幅状且虹膜的全层受累。而炎症情况下则仅为周边粘连的前层虹膜受累。另外,与虹膜膨隆所致的房角闭塞也不同,后者系全层虹膜被推向前并顶住房角前壁,粘连可以呈进行性发展并跨越 Schwalbe 线达到角膜背。当房角与功能性小梁面发生粘连后,房水的外流将完全受阻。至于前粘连如何形成,尚属争论的问题。

(4) 急性房角关闭:这种情况相对比较少见。造成急性房角关闭的原因包括两个方面,其一是在虹膜睫状体的急性炎症的作用下,睫状体水肿前移,引起房角的突然关闭。另一个原始在严重的后葡萄膜炎中,大范围的渗出性视网膜脉络膜脱离,将晶状体-虹膜隔向前推移,而造成房角关闭。上述这种情况应注意与原发性急性闭角型青光眼鉴别。

【临床处理】

虹膜睫状体炎所致青光眼的治疗原则,首先是积极控制炎症。因为,通常炎症得到控制后眼压大多数也随之恢复正常。但是如果眼压较高,并且可能会立即对视力构成威胁或经过有效的抗感染治疗后,眼压仍然没有明显的反应,则应该考虑采用药物甚至手术来治疗青光眼。除特殊的情况外,大多数的虹膜睫状体炎以及其他眼部炎症所致青光眼,都可按这个原则处理。

1. 炎症的治疗

(1) 糖皮质激素的应用:对绝大多数眼部炎症的治疗,首选的药物是糖皮质激素。眼前段的炎症以局部滴眼药水为主,最常使用的糖皮质激素包括1%泼尼松龙和0.1%的地塞米松。如果局部滴眼药仍未能控制炎症,则可考虑球周注射地塞米松、泼尼松龙或全身给药。值得引起注意的是,长时间的使用会引起包括激素性青光眼在内的一些并发症。因此在应用该药物时,除了观察炎症的治疗效果外,还要注意并发症的存在与否。

(2) 非激素性抗感染剂的应用:前列腺素合成抑制剂是目前常用的一种非激素性抗炎剂,对治疗葡萄膜炎有一定的疗效,如阿司匹林、吲哚美辛和双氯芬酸钠等。免疫抑制剂是另一种非激素性抗炎剂。但在应用该药物的过程中应密切注意血象的变化。

(3) 症状肌麻痹剂的应用:通常用1%阿托品或1%~5%后阿托品滴眼,以避免瞳孔后粘连和缓解睫状肌痉挛而造成的不舒服。

2. 青光眼的治疗　炎症所致青光眼的治疗包括药物、激光和手术三方面。可选择 β 受体拮抗剂、α 受体激动剂、局部或全身应用碳酸酐酶抑制剂。毛果芸香碱缩瞳剂对炎症性青光眼的治疗不但不能控制眼压,相反还会加重炎症的反应,促使眼压升高。激光虹膜切除术治疗虹膜膨隆所致的房角闭塞,比手术周边虹膜切除术安全,但激光虹膜切除口应稍大,以避免纤维素性渗出物将切除口关闭。激光小梁形成术对炎症性开角型青光眼通常不但无效,而且还会因为加重炎症反应而使眼压更高。经过最大量联合用药物治疗,眼压仍未能控制且炎症静止的继发性青光眼,应在大量应用糖皮质激素的配合下施行滤过性手术,联合抗代谢药物效果更佳。近年越来越多的医生主张行房水引流装置植入术,一般不主张行睫状体破坏性手术,以免发生术后低眼压或眼球萎缩。葡萄膜炎继发性青光眼伴有并发性白内障的患者,青光眼白内障联合手术或单纯超声乳化白内障摘除时,二期植入人工晶状体有利于减少术后并发症,提高手术的成功率。

十一、青光眼睫状体炎综合征

青光眼睫状体炎综合征(Posner-Schossman Syndrome,PSS),简称青睫综合征,首先由 Posner-Schossman(1948)做了详细的描述,并定名为青睫综合征或青光眼睫状体炎危象(glaucomatocyclitic crisis)。此后国内外学者对该疾病的发病原因、临床表现、诊断标准及治疗等方面都做了大量的研究。青睫综合征属于继发性开角型青光眼,虽然可发生在任何不同年龄,但常常多见于 20~50 岁的年龄组;男性多于女性;尽管是否存在种族的易感性仍不清楚,但国外文献报告的大多数病例为高加索人种。

【病因和发病机制】

关于青睫综合征患者眼压升高的原因,一般认为与房水生成增加合并房水流畅系数降低有关,也有认为主要是由于房水排出障碍导致眼压升高。但是关于青睫综合征眼压升高的确切机制尚不十分明确。很多因素曾被认为与 PSS 的发病相关,如过敏、疲劳、紧张、下丘脑和神经血管功能紊乱、前房角发育异常、抵抗力下降、感染等。较多研究结果提示眼内前列腺素水平异常与 PSS 发病有一定关系。近年研究结果表明,疱疹属病毒感染可能是不少 PSS 患者的病因,但抗病毒治疗的效果尚未得到广泛认同。

【临床表现】

1. 此病多发生在青壮年时期,常为单侧发病,且恒为同眼受累。少数病例系双眼发病,但绝不同时发病。

2. 眼压通常为 40~60mmHg(5.33~8.0kPa),但也有高达 90mmHg(12kPa)者。每次发作一般在 1~14 天眼压就自然恢复至正常,但也有些罕见病例可迁延 1 个月之久者。眼压恢复正常后,常比健眼眼压低。

3. 发病时一般患眼不充血,若偶有轻度充血,也仅于高眼压状态下可见浅层巩膜血管充血。一般不会出现睫状体充血。如果第一次检查时患者即有充血或疼痛,可能由于已经应用了强烈扩瞳药或缩瞳药物所致。

4. 眼压升高与自觉症状不成正比例,最常见的症状为轻度不适。即使在发作高峰,也不感觉疼痛。不像急性闭角型青光眼那样出现恶心、呕吐、剧烈头痛及眼痛等症状。

5. 视力一般正常。如果眼压较高,可能由于角膜上皮水肿,发生轻度视力模糊及虹视,但视力通常不低于 0.5。

6. 发作期间患侧眼瞳孔正常或轻度散大。虽然患者反复发作,但绝对没有虹膜前、后粘连形成,这一点与一般的虹膜睫状体炎相异。部分反复发作者可有虹膜异色。

7. 每次发作时常出现轻度睫状体炎表现,发作后的 3 天内角膜后有一至几粒不等的沉着物。这种沉着物的特点是细小、孤立、没有色素、圆形、呈羊脂状、多位于角膜的中央和下半部分。眼压恢复正常后几天至 1 个月内角膜后沉着物就消失,但亦有随眼压波动重新出现或者在高眼压时未出现角膜后沉着物者。因此对本症必须在全面检查及细心观察下方能不至于贻误诊断。

8. 本病一般预后良好,大多数患者虽然反复发作,但没有出现视盘萎缩凹陷和永久性视功能的损害。

9. 在高眼压状态时房角检查常呈开放状态,房水流畅系数偏低。在间歇期,房水流畅系数及眼压均恢复正常。

10. 近年来国内外已有不少文献报告,本病可与原发性开角型青光眼合并存在,因而这类病例除具有本综合征的特征外,还有原发性开角型青光眼的基本体征。因此,必须注意这一特殊情况,以免造成漏诊,给患者带来不应有的损失。

【诊断和鉴别诊断】

根据上述的临床特点,本病的诊断并不困难,但应与下面几种疾病鉴别:

1. **虹膜睫状体炎**　该病多次发作后均有虹膜的前或后粘连,且角膜后的沉着物带有色素性,若为灰白色沉着物,则常会相互融合。病情严重者前房中常有渗出物。

2. **原发性急性闭角型青光眼**　青睫综合征患者易被误诊为原发性急性闭角型青光眼而误行手术治疗。造成误诊的原因是忽视了急性闭角型青光眼所具有的前房浅、房角窄、发作期间房角关闭或粘连这些临床特点。

3. **原发性虹膜异色症（Fuchs综合征）**　本病除具有角膜后灰白色沉着物,眼压升高外,85%的患者会出现白内障、虹膜萎缩变薄。而眼压升高则为持续性,这有别于青睫综合征反复发作性眼压升高这一特点。

【临床处理】

只有充分地认识本症的发病机制,才能有针对性地选择比较适宜的有效治疗措施。对本病的治疗通常采用以下方法:

1. **全身用药**　非甾体抗炎药可以抑制前列腺素的生物合成,但不能抑制前列腺素直接引起的升压反应。亦可加服乙酰唑胺以降低眼压。

2. **局部滴药**　糖皮质激素,如0.1%地塞米松或1%泼尼松龙,在本病发作时频繁滴眼,可以稳定细胞膜,抑制PG的释放,降低血二房水屏障的通透性。非激素类抗炎药如双氯芬酸钠对治疗睫状体炎症有效。降眼压可选择β受体拮抗剂、α受体激动剂、局部或全身应用碳酸酐酶抑制剂、高渗剂。

3. **手术治疗**　一般主张青睫综合征患者不适于手术治疗,因为即使同一患者进行多次手术也不能阻止本病的急性发作。但青睫综合征若合并有原发性开角型青光眼者则可考虑手术治疗。

十二、异色性虹膜睫状体炎

异色性虹膜睫状体炎是一种轻度慢性的非肉芽肿性葡萄膜炎。Fuchs于1906年首先对这种疾病进行详细的描述,故又称为Fuchs综合征。这种综合征包括前葡萄膜炎、虹膜异色、虹膜萎缩、白内障和继发性青光眼。除眼部病变外,全身无特殊的异常病变。它主要发生在30~45岁,男女均可发病,90%的患者为单眼发病。

【病因和发病机制】

异色性虹膜睫状体炎的病因学仍未清楚。自Fuchs于1906年提出不明生物体的毒性作用是其发病原因的理论至今,曾先后有学者提出交感理论、遗传理论、弓形虫病理论、血管理论以及近年来的细胞和体液免疫理论等。上述的任何二种理论都无法全面地解释疾病的全部现象。Quentin和Reiber(2004)认为与慢性风疹病毒感染有关,接种抗风疹病毒疫苗可降低Fuchs综合征的发生率。但真正的病因和发病机制仍在进一步的研究之中。

【临床表现】

1. 早期常常无任何症状,只是在眼部检查时才被发现。

2. 角膜后有细小、白色的沉着物。它们位于角膜的下半部且多年不消失。

3. 前房中有轻度的炎症反应,表现为房水中有细胞漂浮和闪辉,但缺乏睫状充血。

4. 虹膜异色、萎缩。在疾病的早期,虹膜仅为异色,若在疾病的晚期,患者虹膜的外观呈虫咬状,纹理模糊不清;透照法检查,可见虹膜萎缩区似补丁状。萎缩范围在靠近瞳孔缘处为甚。

5. 尽管疾病持续发展十几年甚至几十年之久,但虹膜也不会发生前后粘连。这一点可与一般的慢性虹膜睫状体炎相鉴别。

6. 肾上腺素对瞳孔散大作用的反应极为敏感,这可能与患者瞳孔括约肌的萎缩有关。

7. 85%的患者可发生白内障。

8. 前段玻璃体中有细小的白色混浊。视网膜和脉络膜没有活动性病变。

9. 发生继发性开角型青光眼,而引起继发性开角型青光眼的确切病因仍不清楚,但比较一致的看法是,房水排出通道的阻力增加是引起眼压升高的原因。而造成房水通道阻力增加的原因则为房角有血管形成和小梁网的炎症或长期使用糖皮质激素治疗。有学者通过光镜和电镜检查发现,小梁网硬化变性以及 Schlemm 管萎陷和管壁萎缩使房水流出受阻。值得注意的是,对这类患者作房角检查时,不应过分加压,以免造成房角的血管出血。另外,当白内障手术中切开前房时,其发生前房积血的机会也较高,故术前应加强止血药物的使用。

【诊断和鉴别诊断】

1. **诊断依据** 根据以下四大主要体征,可以诊断:

(1) 单侧性虹膜异色、萎缩、没有粘连。

(2) 前房中的轻度炎症反应。

(3) 灰白色角膜后沉着物。

(4) 眼底没有活动性病灶。

2. **鉴别诊断**

(1) 青光眼睫状体炎综合征:该病有多次反复发作史,角膜后沉着物随病情的起伏而出没,这两点与 Fuchs 综合征的角膜后沉着物长期持续存在以及眼压若一旦升高,则不能自然恢复正常可鉴别。

(2) 周边部睫状体炎:本病若长期反复发作可产生房角的前粘连。散大瞳孔检查,可见眼底的周边部有活动性病灶。

(3) 虹膜角膜内皮综合征:该病除虹膜萎缩外,还有瞳孔变形、房角前粘连闭合、角膜内皮细胞数量减少、角膜水肿等特点可与 Fuchs 综合征鉴别。

【临床处理】

Fuchs 综合征患者的睫状炎对药物治疗反应差,长期使用糖皮质激素不但对病情没有好处,相反会导致继发性青光眼和促进白内障的发生和发展。对白内障已形成且影响视力者,行白内障摘除术则预后较好。一般认为发生继发性青光眼后,可选用抑制房水生成的药物治疗,但药物的降压效果不确切,多主张行手术治疗。

十三、巩膜炎与青光眼

巩膜炎按其解剖位置常被分为浅层巩膜炎(episcleritis)和深层巩膜炎(deep scleritis)两大类。

深层巩膜炎通常又简称为巩膜炎,是一种严重的非常疼痛的眼病,对眼部破坏性极大,且会引起继发性青光眼。常常双眼受累,病情较长,容易复发且对药物治疗效果较差。大约 1/2 的深层巩膜炎患者起病前就患有风湿性关节炎、系统性红斑狼疮,结节性动脉外膜炎、Wegner 肉芽肿、梅毒、痛风、带状疱疹等疾病。

后巩膜炎所致继发性青光眼的发生率各家报道不一致,12% ~ 18% 不等。巩膜炎所致继发性青光眼主要多见于前巩膜炎,其病因是巩膜炎引起虹膜睫状体炎,后者导致小梁网损害和周边虹膜前粘连。另外还有虹膜新生血管膜形成,上巩膜静脉压升高和长期局部用糖皮质激素而致。

尽管青光眼继发于后巩膜炎是少见的,但也有文献报道,其认为引起青光眼的原因是脉络膜渗出及睫状体水肿前移,使房角关闭,形成睫状环阻塞性青光眼。对于这类型的青光眼,在治疗上主要是针对巩膜炎。应避免使用毛果芸香碱类药物,防止加重炎症反应。

巩膜炎的治疗通常包括局部和全身应用糖皮质激素或非皮质激素类抗炎剂。青光眼的治疗应以药物为主,尽量避免手术,但也已经有手术成功的报告。若确实需要手术者,手术的位置则应选择在尚未受累的巩膜区域。

十四、角膜基质炎与青光眼

先天性梅毒常常是引起角膜基质炎的原因之一。这种角膜炎通常在 30 岁以前发病,5 岁和 16 岁这两个年龄为其发病的高峰期。角膜基质炎的临床症状包括显著的睫状充血、畏光、流泪和疼痛。曾有人报道不但梅毒性角膜基质炎的急性期会发生青光眼，而且在角膜基质炎静止后许多年也会出现青光眼。虽然不少这类青光眼患者有周边虹膜前粘连，个别患者还被证明小梁网存在透明变性，角膜内皮及后弹力层之间有类似基底膜样构造的扩张，且部分覆盖小梁网，但均不能肯定这些异常改变与青光眼的眼压升高有直接联系。因此，这类青光眼眼压升高的机制尚不十分清楚。

一般主张临床上将这类青光眼分为开角型和闭角型，其临床经过与慢性闭角型青光眼有些相似。

胎传梅毒性角膜基质炎合并青光眼的诊断比较困难，除测量眼压及眼压描记外，还要结合病史及胎传梅毒的体征做进一步的检查。这种类型的角膜基质炎常常遗留有深层线状血管。这种特征性的体征将有助于对本病的诊断。

对于青光眼的治疗，若房角开放可先试用药物治疗，但多数患者往往对药物反应不够理想，而对常规的滤过手术有良好的效果。如果房角关闭，早期可试行周边虹膜切除术；若房角已经粘连闭合或发生广泛周边虹膜前粘连时，必须施行滤过手术。

十五、眼部带状疱疹与青光眼

本病为第Ⅴ对脑神经即三叉神经的全部或某一分支受病毒感染而致。其特点是多为单侧性发病，除三叉神经分布范围的皮肤受累外，结膜、角膜及虹膜也常常被波及。若未进行抗病毒治疗，约50%的患者可累及眼内，其中15%的患者发生继发性青光眼。若角膜被累及，患者则有怕光、流泪的症状；裂隙灯检查可见角膜上皮呈树枝状溃疡；角膜知觉严重降低时，可出现暴露性角膜炎。若虹膜已经受累，则出现色素脱落，严重者还有大片萎缩。当眼部带状疱疹部分虹膜睫状体炎是继发青光眼的虹膜改变。当眼部带状疱疹并发虹膜睫状体炎时，多数伴有继发性青光眼。这类型的青光眼大部分的房角是开放的，引起眼压升高的原因是：①房水中细胞碎片、蛋白渗出物和脱落的色素颗粒阻塞了小梁网的网孔；②小梁网炎症；③虹膜后粘连引起瞳孔阻滞；④周边虹膜前粘连引起房角关闭；⑤小梁网慢性损害或局部长期使用糖皮质激素治疗。值得注意的是，在对这类型的青光眼作出诊断前，应该注意与原发性闭角型青光眼鉴别。其中最重要的鉴别依据是前者前房深、房角开放，后者相反。

本病的治疗原则包括：①止痛；②抗感染；③出现慢性浅层巩膜炎、角膜炎和虹膜炎时，可局部用糖皮质激素药物抗炎治疗；④若合并有继发性青光眼则应用抑制房水生成药物，忌用毛果芸香碱。多数患者炎症控制后眼压就恢复正常，故不需手术治疗。

十六、单纯疱疹性角膜炎与青光眼

单纯疱疹性角膜炎患者不但角膜组织受到损害，部分患者还会发生继发性青光眼。过去对单纯疱疹性角膜炎引起继发性眼压升高的问题并不十分注意，近年来的实验研究和临床观察表明，单纯疱疹性角膜炎的患者中部分出现眼压升高，甚至发生青光眼性视功能损害。有报告指出，28%的患者有眼压升高，10%的患者发生青光眼性视功能损害。浅层单纯疱疹性角膜炎一般极少引起眼压升高；眼压升高主要发生在深层和内皮层的感染者，尤其以后者更多见。单纯疱疹性角膜炎继发性青光眼者常常伴有葡萄膜炎。多数文献认为，这类型继发性青光眼的发病机制有两方面：①与葡萄膜炎继发性青光眼的发病机制相同，包括初期的小梁网水肿、炎症细胞、纤维素、胞浆蛋白等阻塞小梁网，中晚期则是房角的粘连闭合；②长期局部应用糖皮质激素。单纯疱疹性角膜炎继发性青光眼的治疗包括抗病毒、抗炎和降低眼压三个方面。尽管在足量、有效地使用抗病毒药物治疗的同时，适当应用糖皮质激素对深层和内皮层患者的抗感染疗效是肯定的，但在长时间用药过程中，应注意密切观察眼压的变化。研究表明，口服抗病毒药如阿昔洛韦期间，角膜基质炎的复发减少，局部使用糖皮质激素可加快疾病的康复，但对最终视力的恢复没有明显帮助；也有报道降眼压药物如噻吗洛尔或前列腺衍生物可能引起小部分人眼部单纯疱疹病毒感染复发，但这一观点尚未被认可。

十七、糖皮质激素性青光眼

全身或局部应用甾体类激素可引起眼压升高,继而发生开角型青光眼。事实上几乎所有临床病例都是由糖皮质激素(glucocorticoid,GC)引起,故又称为糖皮质激素性青光眼(glucocorticoid induced glaucoma,GIG)。1954 年 Francois 首先报道了此病,以后观察发现不同人群对 GC 引起的高眼压反应发生率不同,正常人发生率约 5%,而原发性开角型青光眼(POAG)者先后提出了遗传、黏多糖、吞噬细胞等学说及观点,但尚不能充分解释 GC 个体敏感性差异及其引起眼压升高的机制。20 世纪 80 年代以后,随着放射免疫及体外器官、组织培养、分子生物学等新技术的发展和应用,对 GC 作用机制的研究取得了重要的进展。

【病因和发病机制】

1. GIG 发病机制的几种学说

(1) 糖胺多糖(glycosaminglycans,GAGS)学说:GAGS 有很强的吸水性,正常时少量存在于房角小梁网细胞间质中,可被透明质酸酶水解。GC 能稳定溶酶体膜,从而抑制透明质酸酶释放,导致过多的 GAGS 蓄积于房角组织中,引起生理性水肿,阻碍房水流出,使眼压升高。此学说不能解释个体对 GC 的敏感性差异及某些晚期 GIG 患者停用 GC 后眼压仍不恢复的现象。

(2) 吞噬细胞学说:小梁内皮细胞有吞噬功能,可帮助清除房水中的碎屑。GC 能抑制其吞噬作用,使房水中的碎屑沉积于小梁网中,阻碍房水流出。

(3) 遗传学说:Becker 及 Armaly 等认为,对 GC 的眼压反应是由遗传基因决定的,人的基因可分为 GC 高反应基因 PH 及低反应基因 PL,如为 PHPH,则呈高度眼压反应。如为 PLPL,则呈低度眼压反应或无反应。

2. GIG 发病机制研究进展

(1) 糖皮质激素受体(glucocorticoid receptor,GR)与细胞敏感性关系:细胞对 GC 的敏感性受到细胞变异、CR 修饰因子、GR 活性、数量及 GR 自身调节机制等影响。细胞变异时,如白血病细胞,对 GC 的敏感性发生了变化。

也有学者采用放射免疫方法对正常人、原发性开角型青光眼和糖皮质激素性青光眼的房角组织及外周血淋巴细胞糖皮质激素受体结合位点进行了测定,结果发现后两者上述组织糖皮质激素受体位点明显高于正常人,推测这可能是它们对糖皮质激素高敏感的重要因素之一。另外有学者对正常人和开角型青光眼小梁细胞糖皮质激素受体基因进行了研究,研究发现两者基因结构无差异并推测糖皮质激素诱发青光眼并非由于糖皮质激素受体基因变化所致,而是由于糖皮质激素受体分子结构功能改变所致,这可能和受体调控基因表达在转录翻译水平异常有关。

(2) GC 诱导合成的特殊蛋白及酶:GC 与 GR 结合后,可诱导合成多种蛋白及酶,从而参与眼压的调节。已证实地塞米松引起的 GR 核转移程度与活体中 GC 引起眼压升高的趋势一致。

【临床表现】

糖皮质激素性青光眼可发生于任何年龄,文献报道多见于青少年,是否青少年对糖皮质激素更为敏感或者青少年中滥用此类药物的人数较多所致,目前尚不清楚。这些病例大多数是由于其他眼病如春季结膜炎、慢性结膜炎、过敏性结膜炎而长期使用此类药物。另外,有一部分病例是由结膜下、眼周皮肤、眼球筋膜下、球后注射长效制剂引起。近年来,增殖性玻璃体视网膜病变的治疗常用玻璃体腔内注射曲安奈德,部分患者出现眼压升高。

接受糖皮质激素滴眼液治疗的患者,眼压升高可发生在开始治疗后的数天、数周或数月甚至数年,但多数病例发生在用药持续 2~6 周内。眼压升高幅度以及升高的时间和多种因素有关,包括药物种类、剂量、浓度、使用频率、给药方式、个体对糖皮质激素反应的差异。临床常用的制剂中,倍他米松、地塞米松和泼尼松龙引起眼压升高作用最强,而氟甲脱氧泼尼松龙、甲羟孕酮则最弱。玻璃体腔内注射 0.1ml 曲安奈德,眼压立即升高,平均达(40.6 ± 12.1)mmHg,但多数在 15 分钟内恢复,术中行前房穿刺放液可避免一过性高眼压;1 周内眼压显著升高多由于药物进入前房堵塞小梁网,常见于无晶状体眼、人工晶状体眼或玻璃体手术眼。

一般来说,用药时间越长、剂量越大、浓度越高则引起眼压升高的幅度越大。眼局部用药较全身用药的升眼压作用大,全身应用糖皮质激素一般和用药持续时间或剂量无明显关系,但是全身用药已诱发眼压升高者如再联合眼局部用药则可导致眼压大幅度升高。内源性皮质类固醇水平增加也有导致眼压升高的可能,例如肾上腺增生或者库欣病。

糖皮质激素性青光眼的临床表现和原发性开角型青光眼几乎完全相同。有一部分长期使用糖皮质激素造成视神经损害后停药的病例可表现为正常眼压性青光眼。除了上述表现外长期使用糖皮质激素还可出现以下眼部改变,包括后囊下型白内障、上睑下垂、瞳孔散大、眼睑皮肤萎缩、眼部感染、伤口愈合延迟和角膜溃疡。其中后囊下型白内障为最常见的表现。

【诊断和鉴别诊断】

1. 诊断依据

(1) 有明确的眼局部或全身使用糖皮质激素史。

(2) 眼压升高时间、幅度及视功能程度和糖皮质激素用量一致。

(3) 停用糖皮质激素后数天至数周眼压恢复正常。

(4) 眼部可发现糖皮质激素所致的其他损害例如后囊下型白内障。

(5) 排除了其他继发性开角型青光眼特别是葡萄膜炎继发青光眼,色素性青光眼、剥脱综合征、房角后退性青光眼。

在临床上尚有一部分病例长期使用糖皮质激素停药后眼压仍可持续升高,另外,有一部病例尽管停药后眼压恢复正常,但由于长期高眼压已遗留下了不同程度的视功能及视神经损害。这些病例则很容易和碰巧使用糖皮质激素的原发性开角型青光眼相混淆。

有学者将糖皮质激素性青光眼分为三型。

Ⅰ型(糖皮质激素性高眼压):应用糖皮质激素时间较短,没有青光眼性视盘和视神经损害,停药后眼压可恢复正常。

Ⅱ型(糖皮质激素性青光眼):①眼局部或全身用药,如滴眼液连续使用>3个月;②具有类似原发性开角型青光眼的临床表现;③视神经损害程度和用药时间基本相称;④伴有后囊下型白内障;⑤停药后眼压下降但不能恢复到正常水平,多需用降眼压药物或抗青光眼手术治疗。

Ⅲ型(糖皮质激素性青光眼+原发性开角型青光眼):用药持续时间和视功能损害不相称,即用药时间短,视功能损害重;双眼同时用药,同样用药时间及剂量的情况下,双眼视功能损害明显不对称;停药后眼压不下降,甚至进行性升高。此种分类对指导糖皮质激素青光眼的治疗具有意义。

2. 鉴别诊断　除了在上述诊断分型中提到的和原发性开角型青光眼的鉴别要点外,应和以下情况进行鉴别:

(1) 葡萄膜炎继发青光眼:糖皮质激素通过抑制炎症使房水生成增多,也可通过上述途径导致眼压升高,鉴别诊断很难。如果高度怀疑是由于糖皮质激素导致的眼压升高,可改用其他较少引起眼压升高的皮质类固醇制剂。换药后眼压下降则提示可能是糖皮质激素所致的高眼压,如果眼压无变化则葡萄膜炎继发青光眼可能性较大。

(2) 外伤性房角后退、剥脱综合征、色素播散综合征:都有发生青光眼的可能,也可能因为应用糖皮质激素治疗而引起眼压升高,需要明确病史,完善检查后,再做出诊断。掌握应用糖皮质激素的适应证,尽量避免长期使用。眼局部或眼周注射长效皮质类固醇前,应首先排除对糖皮质激素高敏感性的可能,如果上述病例眼压升高,应首先排除有无使用糖皮质激素,如果有用药史,应停药观察眼压,再做出诊断。

【临床处理】

对这类青光眼最有效的治疗方法是预防,包括对有关医务人员及患者的教育。严格掌握糖皮质激素的适应证,尽量避免长期使用。眼局部或眼周注射长效皮质类固醇前,应首先排除对糖皮质激素高敏感。对那些眼局部需长期用糖皮质激素的患者,用药几周后就应做眼压监测。一旦发现眼压升高立即停药或更换较少引起眼压升高的皮质类固醇或选用非甾体抗炎药物。对于眼局部或眼周组织注射长效糖皮质激素引起眼压升高的病例则应彻底清除注射部位残留的药物。眼内注射用药是否取出则根据视神经的损伤情况及原发病的治疗效果而定,一般考虑行玻璃体手术。糖皮质激素青光眼的治疗除了停用糖皮质激素外,其处理原则和原发性开角型青光眼相同,可先用药物控制眼压,如果眼压仍不能控制则考虑行滤过性手术。

十八、眼外伤与青光眼

多种类型的眼外伤可能引起继发性青光眼,常见的眼外伤有四种,即非穿通性外伤、穿通性外伤、化学性外伤和放射性外伤。眼外伤继发性青光眼的发病机制比较复杂,可以是单一因素,但更多的是几种因素共同作用的结果。不同类型的外伤引起继发性青光眼的发病机制不尽相同,同一类型的外伤,由于受伤的程度和所累及的组织不同,发病机制也有差别;伤后在不同时期发病,发病机制也可能不一样,其临床表现也有很大的差异。有些类似原发性急性闭角型青光眼急性发作的症状,有些则毫无自觉症状,极易误诊和漏诊。

(一)非穿通性眼外伤与青光眼

非穿通性眼外伤是眼外伤中最常见的一种类型,30岁以下的男性患者占85%。造成非穿通性眼外伤的主要原因分别为各种体育运动、工农业生产、家务劳动和蓄意的行为。这类外伤对眼球的损害是多方面的,但多以前段为甚,其中又以前房积血最为常见,约占81%。其次为房角后退、虹膜根部断离、瞳孔括约肌断裂、睫状体分离、虹膜炎、白内障和晶状体脱位等。

非穿通性眼外伤早期引起继发性青光眼的原因包括:外伤性虹膜睫状体炎、小梁网水肿、前房积血、晶状体脱位、玻璃体脱入前房、急性脉络膜渗出导致晶状体-虹膜隔前移继发房角关闭等。

(二)外伤后早期暂时性高眼压

某些非穿通性眼外伤早期,即使在虹膜、房角、晶状体等组织的结构和位置都无明显变化的情况下,也可能出现暂时性的眼压升高,这种眼压升高一般仅仅持续几小时左右,但也有少数患者可能超过几天乃至几周之久。这类患者除眼压升高外,前房水中还出现闪辉及少量细胞和色素颗粒。尽管造成这种暂时性眼压升高的确切原因仍不清楚,但多数人认为,伤后前列腺素的释放使眼球血管扩张充盈;血容量增多和小梁网以及葡萄膜巩膜房水排出通道水肿是主要的原因。也有不少患者伤后早期出现暂时性的低眼压,可能与外伤性虹膜睫状体炎使房水分泌减少,或外伤性睫状体分离后,房水通过其分离口外流到脉络膜上腔的量增多。

对非穿通性眼外伤早期眼压升高的处理,原则上局部用药物以减少房水的生成同时局部滴糖皮质激素等抗炎剂,促使小梁网水肿的消退。绝大部分早期眼压升高者经药物治疗后,眼压都能恢复到正常水平。除非伴有前房积血或晶状体脱位外,否则不应轻易行手术处理。若过早进行手术处理,则往往会引起术后长期的持续性低眼压。

(三)眼内出血与青光眼

眼外伤是引起眼内出血的重要原因之一,此外眼内手术和某些严重的眼部疾病也会引起眼内出血。眼内出血因其出血的程度和部位不同,对眼部造成的危害和导致并发症的发生率也不一样。而继发性青光眼是眼内出血最常见的一种并发症。

1. **前房积血与青光眼** 当眼球前段受到钝挫伤后,外力产生的冲击波向虹膜和睫状体传递,使其受到类似抽打样的影响,从而引起虹膜撕裂并累及虹膜的大、小动脉环;或睫状体脱离、睫状突破裂、前睫状血管损伤。在钝挫伤性前房积血的患者中,70%为睫状体的前段破裂所致。

正常情况下,前房中的积血除极少量被虹膜面所吸收外,绝大多数的红细胞是沿着房水的排泄系统——小梁网和Schlemm管的通道排出眼球外。前房积血8小时后,小梁支架的内皮细胞、血液中的单核细胞和虹膜睫状体中的游离细胞开始吞噬红细胞,然后游离到Schlemm管内皮细胞壁的孔隙中,并穿过内皮小梁网进入血液循环,至单核吞噬细胞系统而消失。若严重的外伤造成广泛的前房角劈裂或患者外伤前已存在青光眼,则前房中的积血就比较难吸收。

(1)临床表现:因出血的多少而异。极少量的出血仅仅在裂隙灯检查时才能发现有红细胞在房水中飘浮若出血量较多,红细胞可在前房中形成一定的液平面甚至占满整个前房。钝伤性前房积血的患者若没有发生继发性前房积血的话,除极少数伴有眼部其他组织损伤者外,大多数的积血都在 7 天内吸收,且其预后是良好的。

(2) 外伤性前房积血的主要并发症

1) 继发性前房再出血:是指受伤后眼组织的第二次的再出血流进前房内。这种再出血最常发生在伤后的第 5 天内。首次前房积血者中有 25% 发生继发性再出血,继发性青光眼的发生率大约为 50%。引起继发性前房积血的原因可能与血块的正常松解和牵拉以及毛细血管脆性差有关。有资料表明阿司匹林会促进继发性前房积血的发生,另外低眼压也增加了继发性出血的机会。继发性前房积血比较难于自行吸收,多数常常需要手术冲洗。

2) 继发性青光眼:尽管所有的前房积血眼都存在继发性青光眼的可能性,但大量的研究表明外伤性前房积血继发性青光眼的发生率,在一定程度上与前房积血量的多少有关,即积血量越多,青光眼的发生率也就越高。

3) 前房积血:继发性青光眼的发生率除了与积血量的多少有关外,还与积血的性质密切相关。在积血量相同的情况下,血液的颜色呈鲜红色者青光眼的发生率相对低于血液呈暗黑色者。青光眼的发生机制主要是由于小梁网的通道受阻塞。尽管新鲜的正常红细胞都能够比较容易地通过房水的排泄系统,从前房排出眼球外。但是,在外伤性前房积血的患者中,绝大多数的红细胞常常与血浆、纤维素及组织碎屑结合在一起,形成了一些难于通过小梁网和 Schlemm 管的大分子物质,从而导致暂时的眼压升高。

4) 角膜血染:由于前房积血量多、持续时间长且常常伴有持续性眼压高的结果。角膜血染最早的病理变化是血红蛋白的产生并通过失代偿的角膜内皮细胞进入到实质层。角膜血染可自行消退,但多数持续 2~3 年方能完全消退。消退通常从角膜的周边部和深部开始。

(3) 治疗:对没有并发症的前房积血,通常采用非手术方式处理。其治疗的目的是促进血液的吸收和防止继发性再出血的发生。然而到目前为止仍没有一种最佳的方法为各家所完全接受。传统的方法是限制患者活动,卧床休息 5 天,将床头抬高,并包扎单眼或双眼促进前房积血的吸收。

(4) 预防继发性前房再出血:抗溶解纤维蛋白剂(包括血纤溶环酸和 6-氨基己酸)已经被应用于预防继发性前房再出血,其作用机制是企图通过推迟血块的自然松解过程,从而达到限制再出血的目的。在对外伤性前房积血的治疗期间应禁止和限制使用某些会促进继发性出血的药物,如阿司匹林等。

前房积血继发性青光眼的治疗它包括药物和手术两个方面。最常用的药物是局部滴抑制房水生成的药物。前房积血继发性青光眼的手术指征:①眼压升高而用药物无法控制者;②对视神经造成危害者;③可能出现角膜血染者。手术的目的是将前房中的积血排出,特别是已经凝固的血块排出。

2. 溶血性青光眼　眼内出血后由于小梁网间隙被血细胞的碎屑、溶解之红细胞、血红蛋白及充满着血红蛋白的巨噬细胞所阻塞,可发生继发性急性开角型青光眼,特别是阻塞的范围大,且系突然发生,往往引起眼压急剧升高。这些细胞与溶解的红细胞及色素不仅阻塞了小梁网的通道而且也充满了玻璃体腔。充满着血红蛋白的巨噬细胞、游离的血红蛋白以及溶解的红细胞残屑借助于房水循环自玻璃体腔带至前房角,大的细胞被诱陷在小梁网内,致使眼压升高。典型的溶血性青光眼开始于大量出血后数天以至数周发病。青光眼发生的时间决定于出血开始发生溶血的时间。由溶解的红细胞释放出来的血红蛋白自眼球排出至少有三条途径:①游离的血红蛋白借助于房水通过小梁网至全身循环;②由巨噬细胞吞噬,也借助于房水循环带至眼球外;③它们分解成为珠蛋白,胆红素及铁质仍留在玻璃体腔内。如果房水的小梁通道被溶血的细胞碎屑阻塞时,溶血性青光眼就发生了。

对于溶血性青光眼首先试用高渗剂及碳酸酐酶抑制剂。亦可试用缩瞳剂及抑制房水生成药物以控制眼压。如果用药物治疗无效,而出血又不是复发性的,应考虑及早作前房冲洗。穿刺口可选在透明角膜,以便必要时可反复进行。前房穿刺术既可借细胞病理学检查以确定诊断,又可达到降低眼压的目的。如果玻璃体积血是反复性的,且合并溶血性青光眼者,应施行玻璃体切割术,以排除青光眼的发病原因。

3. 血铁质沉着及铁质沉着性青光眼　眼球内铁质异物存留所致的眼球铁质沉着与眼球内反复小量出血之后引起血铁质沉着,两者对眼组织的损害没有多少差别。它们都可引起慢性继发性开角型青光眼。

血铁质沉着性青光眼(hemosiderotic glaucoma)及铁质沉着性青光眼(siderotic glaucoma)两者致病原因相似,均系铁质沉着损害房水排出系统,属于慢性继发性开角型青光眼,其发病隐蔽,病情缓慢。前者见于长期反复眼内出血的眼球,它和溶血性青光眼一样,都是眼内出血的结果,但铁质沉着性青光眼及溶血性青光眼引起眼压升高的机制不同,前者由于反复出现溶血之后,被释放出来的血红蛋白变为珠蛋白、胆红素和铁质,这些铁质沉着则引起小梁硬化及小梁网阻塞。

血铁质沉着青光眼的慢性病程极似原发性开角型青光眼,应注意两者的鉴别诊断。前者除有反复小量的眼内出血外,眼部尚显示其他血铁质沉着的体征如视网膜变性、白内障、虹膜异色及角膜铁染等。

血铁质沉着性青光眼的治疗可参照原发性慢性开角型青光眼的治疗原则,可先试用药物治疗,如果药物治疗无效时再考虑施行滤过性手术。

4. 血影细胞性青光眼 血影细胞性青光眼属于继发性开角型青光眼。它多在外伤性前房积血或玻璃体积血1~3个月后发生,且以玻璃体积血较为多见。这种继发性青光眼首先由 Campbell 等人于1976年报告。

(1) 发病机制:正常新鲜的红细胞其形态特点是具有双凹面,且柔韧性强。当外伤、手术或视网膜疾病造成前房或玻璃体积血一段时间后,红细胞就逐渐转变为棕褐色或黄褐色,原先的双凹面也变为球形且柔韧性随之下降。人们通常将这种形态的变性红细胞称为血影细胞。组织学检查表明这种细胞的胞壁较厚,胞体内除了有丛状的变性血红蛋白外,其余均为空泡,故又称为 Heinz 体。血影细胞与正常的红细胞不同,它不容易通过人体小梁网的网孔。一旦这种血影细胞形成并进入前房后,这些异常的变性细胞就会堆积在小梁网上,达到一定数量后必然影响房水的排出,从而造成眼压升高。

(2) 临床表现:血影细胞性青光眼的临床表现与血影细胞在前房中数量的多少有关。前房中血影细胞的数量越多,眼压就越高,且出现眼部疼痛和角膜水肿。眼压通常高达 30~50mmHg(4.0~6.67kPa)。

裂隙灯显微镜检查可见角膜水肿和角膜内皮细胞面有黄褐色的细胞,前房或玻璃中均有大量的类似细胞。如果血影细胞的数量达到一定程度,则会下沉并形成假性前房积脓样改变。房角检查所见:房角为正常开放状态,但在小梁网面有较多的黄褐色细胞沉着。

(3) 诊断和鉴别诊断:根据病史及临床表现诊断并不困难。对疑似患者,抽吸房水做细胞学检查可以帮助诊断。但在缺乏细胞学检查的情况下,作出诊断时应注意与溶血性青光眼、含铁血黄素沉着性青光眼、新生血管性青光眼和炎症性青光眼鉴别。

(4) 治疗:药物对这类青光眼的降压效果差。前房冲洗术是治疗血影细胞性青光眼较为有效的一种手术方式。若部分患者经前房冲洗的手术处理后眼压仍未能控制,可作经睫状体平坦部的玻璃体切除,以便彻底清除玻璃体腔中的血影细胞。

(四)房角后退与青光眼

眼球钝伤后常常发生房角后退或撕裂。在钝伤性房角后退的眼睛中,日后有 1.3%~7% 发生开角型青光眼的改变。这类青光眼在发病时间上具有两个明显的高峰期伤后几天、几个月或一年以内为第一个高峰期;第二个高峰期是钝伤十年以后才发生青光眼。根据钝伤后青光眼发生时间的不同,人们将伤后一年以内发生青光眼者称早发型,伤后10年以上才发病者称为迟发型或晚发型。

【病因和发病机制】

房角后退的产生是由于眼前段钝伤后在外力的作用下,房角出现分离加宽。当角膜受到钝伤时,所产生的压力冲击波就直接向后面传递至虹膜,虹膜在压力冲击波的推动下,向晶状体表面移位,这就促进虹膜晶状体隔的关闭,瞳孔阻力增大。因此,前房水不能快速地通过瞳孔缘反流入后房而潴留在前房中。于是前房中的压力迅速增高并向周边冲击,致使位于房角顶端的睫状体发生破裂分离。钝伤性房角破裂的部位主要是发生在睫状体的环状肌和纵行肌两者之间。前者与虹膜根部连接,后者则附止于巩膜嵴。一旦发生钝伤性破裂后,环形肌和虹膜根部就向后移位,从而使前房角加宽和变深,形成外伤性房角后退的外观。

早期病变:受伤后数周所摘除的眼球几乎常常显示广泛的眼球各部的损伤,前房有大量的积血合并难以控制的高眼压。这种眼球可能出现小梁网断裂、虹膜根部离断、睫状体分离。大动脉环、虹膜根及睫状突都有不同程度撕裂。睫状体环状肌及纵行肌纤维之间撕裂的结果使虹膜根向后移位。

晚期病变:如果轻度睫状体撕裂常常可以愈合不留瘢痕或仅留小的瘢痕。与纵行肌分离的环状纤维常常萎缩以至于消失。这样就使睫状体的楔状轮廓发生明显变化而成为类似纺锤形。虹膜根及睫状突向后移位的程度是有差异的,在房角的某一部分比另一部分可能要显著得多。

小梁网常显示进一步变性的改变。有些病例出现明显萎缩并被纤维组织所代替,所以角巩膜沟内的 Schlemm 管变得非常突出。严重者不能分辨小梁结构。许多病例可见有新形成的玻璃膜覆盖小梁表面。此膜向中心部扩展可同角膜后弹力层相接;向周边部扩展常常到达房角的隐窝内,并覆盖着暴露的纵行睫状肌腹部,有时甚至可延续到虹膜的表面。

有些病例后退的虹膜可以同纵行肌纤维粘连,若房角已发生了这样的前粘连,则行房角镜检查时不易识别受损伤后房角变化的情况,这往往给临床诊断造成一定的困难。

房角后退的记录应包括后退发生的范围和程度。前者根据受累的范围按时钟方向记录圆周度;后者则按破裂的程度分为三级。目前的分类标准主要以 Howard 等 1965 年制订的标准分为三个等级:①浅层撕裂:由于从前境界线开始越过巩膜嵴终止在睫状体前面,以及虹膜根部的葡萄膜小梁网部的破裂,所以小梁网、巩膜嵴或睫状体带被暴露,因此与健眼比较起来,前者显得暗而宽一些,虹膜根附止变钝,虹膜突断裂和不完整,后者则表现为白一些,且虹膜突组织完整。浅层撕裂的患者睫状体表面一般没有真正的裂隙存在。②中度撕裂:其特点是有明显的裂隙出现在睫状肌纤维间。无论何时,只要中度的裂隙仍存在的话,该房角总比健眼要显得宽一些。③深度撕裂:其特点是睫状体内发生裂隙,而这裂隙的尖端就是在房角镜的检查下常常也难以被看见。

无论中度或深度撕裂,其终末部分都可以看到浅层撕裂。房角撕裂的范围和程度被认为与青光眼的发生有关。根据文献报道房角撕裂范围超过 240°者,日后都有发生青光眼的危险。Mooney(1972)指出,房角后退的范围超过 180°者都应该进行追踪观察。

传统的观点认为,小梁网外伤后发生变性、瘢痕形成以及 Descemet 膜受到刺激后过度地向小梁网表面生长,并将小梁网覆盖。这些因素的共同作用,使小梁网形成了一道阻止房水外流的屏障。另外,由于受伤后睫状体本身的纵行肌对小梁网所施的正常压力减弱,也增加了房水外流的阻力。由于上述诸种因素的影响,房水外流量下降,眼压因此就增高了。

【临床表现】

房角后退性青光眼除具有与原发性开角型青光眼相似的特点外,还有以下的临床特征:

1. 睫状体表面有比较宽而深浅不一的沟。

2. 周边前房角变深。

3. 虹膜根及睫状突向后移位。

4. 在原来虹膜根的附着处残留的虹膜组织形状如鸟类颈部之羽毛。

5. 在睫状体损伤裂隙的深层可见浅色的组织,部分区域像虹膜组织,这些部位的睫状体可能已经裂开,而另一些部位像新形成的纤维组织。

6. 部分眼睛可能还伴有眼部其他组织损伤的迹象,如虹膜根部断离、瞳孔括约肌断裂等。

【临床处理】

房角后退性青光眼的治疗原则与原发性开角型青光眼基本相同。局部和全身用抗炎药:前房炎症反应轻,房水可疑阳性者,仅用非甾体抗炎药滴眼液;炎症反应较重者,加用激素类滴眼液,效果不明显可口服或静脉用激素。局部降眼压药主要为 β 受体拮抗剂、α 受体兴奋剂、局部碳酸酐酶抑制剂,前列腺素衍生物在血-房水屏障稳定后使用,全身用药有口服乙酰唑胺、异山梨醇,或静脉滴注甘露醇,最大剂量用药是指这些药物的联合使用。

滤过性手术对这类型青光眼的降压效果通常较好,常用小梁切除术或房水引流管植入术,注意术中晶状体脱位或玻璃体疝、炎症反应等对手术的影响。

(五)穿通性眼外伤与青光眼

眼球穿通伤是眼外伤中最常见的一种类型。大量的临床资料表明造成眼球穿通伤的原因有三种:钝力作用、锐器刺伤和飞弹穿破。通常在眼球发生穿通伤的数小时内,由于伤口的开放和虹膜睫状体炎的存在,眼球多呈低压的状态。但随着角膜和巩膜伤口的闭合,某些眼部组织结构的变化,继发性青光眼会随之出现穿通性眼外伤后青光眼。

【病因和发病机制】

1. 眼球穿通伤后早期 眼压升高的机制主要是炎症、前房积血以及晶状体破裂等因素各自作用或共同作用,致使房水排出系统受阻的结果。

2. 眼球穿通伤后中晚期 当上述因素已被消除后,眼压升高的原因则是因为眼球穿通伤后前房持续变浅,诱发周边前粘连;或长期的慢性炎症反应,使瞳孔闭锁或膜闭,从而促使瞳孔阻滞形成,此时虹膜更加膨隆,加速了房角粘连闭合。另外,极少数是由于穿通口没有处理好,导致上皮植入的发生。这种原因导致的青光眼将在"眼前段上皮植入与青光眼"部分进行讨论。

3. 异物长期滞留在眼球内会造成眼球组织结构的损害,继发性青光眼就是其中的一种。含铁的金属物质若长时间的滞留在眼内,因氧化作用而产生铁锈沉着症。它对角膜、虹膜、房角、晶状体、玻璃体和视网膜等组织结构都带来严重的损害。除了含铁的金属外,凡是含铜的金属物质长期滞留在眼球内,也会产生铜锈沉着症,其对眼组织结构的损害和导致继发性青光眼的发病机制与铁锈沉着症大致相同。另外,非金属性异物长期滞留在眼内也会引发青光眼,因为这些异物长期滞留在眼内会造成慢性的葡萄膜炎症反应,从而发生继发性青光眼。

【临床处理】

1. 正确且及时地对穿通性眼外伤的处理。根据实际情况采取如下的措施:切除嵌顿部分的虹膜组织,抽吸破碎的晶状体皮质,切除积血的玻璃体,取出眼内异物,密闭缝合伤口并形成前房,给予抗感染药物,以防止或减少继发性青光眼的发生。

2. 对已经发生青光眼者,早期先用药物治疗。因为早期的眼压升高往往是暂时性的,随着炎症的控制及其他导致眼压升高的因素的去除,眼压会逐渐恢复正常。而对中晚期药物不能控制眼压的患者,可考虑施行小梁切除术、房水引流管植入术、激光睫状体光凝术或睫状体冷冻手术。

(六)眼前段上皮植入与青光眼

眼前段上皮植入也称为表面上皮眼内增殖。它是眼球穿通伤或内眼手术后一种对眼球具有极大破坏性的罕见并发症。目前,随着人们对这种疾病的深入了解和现代显微手术的开展,它的发生率已明显减少。1937 年 Pereras 根据临床特点又将其分为珍珠样肿物、虹膜外伤后囊肿和上皮膜样形成三种类型。

【病因和发病机制】

大量的动物实验和临床观察已经证明,伤口推迟愈合和裂开是造成上皮植入(特别是上皮膜样形成)发生和发展的最危险因素。因为伤口的推迟愈合和裂开为上皮细胞进入眼内提供了一条直接的通道。另外浅前房、低眼压、血浆性房水、角膜内皮细胞不健康等因素的存在又会促进已经进入眼内的上皮细胞的生长和扩展。

事实上所有的上皮植入的眼睛都可能发生继发性青光眼。但有时有些上皮植入眼也会出现眼压正常或眼压过低的现象。其原因是这些眼由于瘘管的开放,形成一条滤过道,从而掩盖了青光眼这一事实。一旦原瘘管关闭,眼压就必然会升高。

上皮植入继发性青光眼的发病机制包括:①上皮覆盖房角的结构;②上皮膜的形成破坏了小梁网的结构;③以前曾存在浅前房而致周边虹膜前粘连或慢性炎症刺激和上皮膜的收缩使周边虹膜呈进行性前粘连;④上皮膜的不断发展,覆盖了瞳孔或前玻璃体,引起瞳孔阻滞。

【临床表现】

眼前段上皮植入依其不同的类型,临床特点也有所差异。

1. 珍珠样肿物(亦称为珍珠样囊肿) 最常发生在眼球穿通伤后的患者。当眼球穿通伤时,结膜角膜的上皮细胞往往伴随着睫毛或异物插入眼内。由于构成珍珠样肿物壁的上皮细胞多数为角化状态,所以珍珠样肿物在外观上呈现不透明的特点。这类肿物在某一段时间可以保持相对静止状态,没有继续扩张。但在某些时候会不断发展扩大,以致充满整个前房,导致继发性青光眼的发生。

2. 虹膜外伤后囊肿　既可以发生在眼球穿通伤,也可以发生在眼内手术后上皮细胞的植入。这种囊肿可以在外伤后几个月乃至几年以后才发生。构成这类囊肿的上皮细胞,其营养主要来源于虹膜组织。它的囊壁常常有程度不同的色素存在。用生物显微镜观察,可以发现这些囊壁呈半透明状,有大量的上皮细胞,囊中有细胞碎片。囊肿会逐渐生长扩大以致占据瞳孔区或整个前房,在这一时期常常出现眼压升高的一系列表现。

3. 上皮膜样形成　尽管可以发生在眼球穿通伤后,但最常见的还是在白内障术后。此外穿透性角膜移植手术也可发生。上皮膜样形成可以发生在白内障术后 1~10 年内,绝大多数是在 1 年内发生。上皮膜样形成的临床表现包括,受累眼常常存在反复发作的慢性炎症反应的表现;所累及的角膜背表面出现一个界线不十分明显的灰白色区域,其边缘呈进行性扩大;在裂隙灯下,2% 的荧光素检查手术切口或外伤口,可能会发现:有瘘口存在;瞳孔向上移位以及玻璃体嵌在伤口中;虹膜因受到上皮膜的牵拉而发生膨隆。

【诊断】

珍珠状肿物或外伤后虹膜囊肿的诊断主要根据临床特点和有穿通性眼外伤的病史这两个方面。如果以前外伤的痕迹隐蔽,则诊断就比较困难。抽吸房水中的内容物做细胞学检查,以寻找从囊肿内壁上脱落的大量上皮细胞,可以确诊。

过去对白内障术后上皮植入的早期诊断比较困难,只能将眼球摘除做病理检查。但现在随着对上皮植入的早期临床特点的认识,这种疾病的早期诊断已完全成为可能。为了作出正确的诊断,将虹膜扇形切除的组织标本,前房抽吸液和角膜后表面切除的标本作组织病理检查,寻找上皮细胞是最为确切的手段。近年来,也有利用超声生物显微镜来诊断上皮植入的报道。

【临床处理】

珍珠样囊肿型的上皮植入通常很少发生,即使发生了也可保持长时间没有扩展,因此很少需要治疗。如果囊肿已经足够大且威胁到其他眼内组织结构时,可将整个囊肿连同所累及的虹膜组织一同切除。外伤性虹膜囊肿进行性增大者,应尽早将囊肿切除干净,以防止复发。

上皮膜样形成及上皮植入继发性青光眼的治疗相对比较困难,且治疗效果也不理想。常规的滤过性手术对这类青光眼多数难以控制眼压。当药物不能控制眼压时,一般多选用睫状体激光光凝术或冷冻疗法。

（七）眼内异物滞留与青光眼

【病因和发病机制】

眼内异物滞留引起继发性青光眼的机制主要有以下四种:①穿通伤早期的浅前房和炎症反应引起周边虹膜的广泛前粘连导致继发性闭角型青光眼;②前面已经论述过,外伤口的长期渗涌或瘘管的存在造成上皮植入;③晶状体前囊膜明显破裂,晶状体皮质溢出导致晶状体皮质过敏性青光眼和晶状体溶解性青光眼;④含铁或铜的金属异物长时间滞留在眼内,晚期发生铁锈沉着或铜锈沉着性青光眼。

【临床表现】

周边虹膜前粘连和上皮植入这两种原因造成的青光眼前面已经论述过,晶状体囊破裂造成的青光眼详见本章六、晶状体源性青光眼(五)晶状体颗粒性青光眼。这里主要论述含铁的金属异物滞留眼内引起铁锈沉着继发性青光眼的临床特点。

铁锈沉着继发性青光眼除眼压高外,还伴有眼球穿通伤和铁锈沉着的特征性改变。

眼部检查可发现大部分患者角膜或巩膜有陈旧性的伤口,虹膜透照可见有因穿通后遗留下的局限性内色素脱失区或破裂口,单侧性不均匀混浊的白内障。若屈光介质透明者,有时可通过散大的瞳孔区看见位于玻璃体中的异物;如果异物位于前房角,可以借助房角镜检查来确定。角膜后表面和晶状体前囊下出现铁锈色素沉着是铁锈沉着症最具特征性的改变,此外还出现瞳孔散大、虹膜异色和视网膜功能下降。X 线、CT 以及超声检查可以帮助眼内异物的确诊。

【临床处理】

铁锈沉着继发性青光眼的治疗与原发性开角型青光眼的治疗原则大致相同。若用药物不能控制眼压则施行滤过手术,注意液化玻璃体对手术及预后的影响。

（八）化学性眼外伤与青光眼

根据致伤物的不同化学性质,化学性眼外伤分为碱性化学伤与酸性化学伤。碱性物质由于对蛋白质具有皂化作用,故其与眼球接触后能渗透过球壁进入眼内,所以它对眼组织结构的损害往往较为严重;酸性物质对蛋白质则起着凝固作用,故渗透过眼球壁的能力差,对眼组织结构的损害多呈局限性。因此,相对而言碱性化学伤往往比酸性化学伤对眼球的破坏性要严重。尽管上述两大类不同性质的化学性眼外伤都会引起继发性青光眼且发病的机制也大致相同。但碱性化学伤往往更容易引发继发性青光眼。碱性眼外伤后可以立即产生继发性眼压升高,也可以在伤后几个月甚至几年才出现眼压升高。

【病因和发病机制】

碱性化学伤后早期和后期眼压升高的机制不尽相同。早期的眼压升高多属于继发性开角型青光眼;后期的眼压升高多属于继发性闭角型青光眼。早期眼压升高的机制包括三个方面。一般认为眼压初次升高(即第一个高峰期)是由于眼球壁的最外层巩膜和角膜受伤后发生收缩,使眼球内容物相对增多,而眼睑和眼外肌的痉挛对眼压的升高没有明显的影响。眼压再次升高(第二个高峰)的原因则是前列腺素分泌增多,小梁网水肿或炎症细胞阻塞小梁网。后期眼压升高的原因主要是由于长时间的慢性炎症反应,周边虹膜前粘连,形成房角粘连闭合;或虹膜后粘连,引起瞳孔闭锁。后者加重了瞳孔阻滞及虹膜膨隆,促进了房角的关闭。

【临床处理】

对早期眼压升高者用局部降眼压药如β受体拮抗剂、α受体兴奋剂、局部碳酸酐酶抑制剂,前列腺素衍生物在血-房水屏障稳定后使用,全身用药有口服乙酰唑胺、异山梨醇或静脉滴注甘露醇。另外,加用吲哚美辛等阻止前列腺素合成的药物,将有利于对眼压的控制。缩瞳剂会加重炎症的反应,应尽量避免使用。睫状肌麻痹剂的应用有利于减轻炎症反应。若早期眼压过高可考虑作前房穿刺并将房水吸出,这既可降低眼压又将房水中的炎症细胞和碱性物质从前房中排出。

对后期继发性闭角型青光眼的治疗,原则上药物仍不能控制眼压者,可考虑施行小梁切除术或房水引流管植入术。如果眼睛已经没有视功能,则施行激光睫状体光凝或睫状体冷凝术。

（九）放射性眼损伤与青光眼

某些疾病如脉络膜恶性黑色素瘤、脉络膜转移癌、鼻咽癌等需要在眼球的周围组织进行放射性治疗者,可能会出现视网膜出血、视网膜新生血管和青光眼等多种眼部并发症。多发生在治疗后 1~5 年,与肿瘤的性质、大小、放射的剂量、照射部位等有关。放射性治疗后引起眼压升高的确切机制目前尚未完全清楚,可能与虹膜睫状体炎、房角粘连闭合、结膜毛细血管扩张升高上巩膜静脉压,特别是视网膜缺血、视网膜血管阻塞诱发眼前段新生血管形成等有关。

对放射性眼部视网膜损伤,疑有视网膜缺血者,应尽早行激光视网膜光凝,预防新生血管出现。继发性青光眼的治疗首先选用药物治疗,如果药物不能收效再考虑施行滤过性手术,激光睫状体光凝术或睫状体冷凝手术。但总的来说,这类青光眼无论对药物还是手术治疗其效果都比较差,预后很不好。

十九、继发于眼部手术的青光眼

（一）无晶状体眼或人工晶状体眼的青光眼

白内障摘除术或联合人工晶状体植入术后的任何时间内都可发生眼压的暂时性或持续性升高。眼压升高可由一种或多种机制引起。一般来说,现代白内障囊外摘除术及后房型人工晶状体植入术,白内障超声乳化摘除联合囊袋内可折叠人工晶状体植入术后的眼压升高比囊内摘除术及前房型或虹膜固定型人工晶状体植入术明显减少。

【病因和发病机制】

根据无晶状体眼或人工晶状体眼术后发生眼压升高时房角开闭的状态,其发生机制可分为开角及闭角两种情形。

1. 房角开放而眼压升高的机制

（1）暂时性眼压升高

1）出血或其他物质沉积：白内障术后小梁网可被血细胞、色素颗粒、炎症细胞碎片、残留晶状体皮质等物质堵塞引起眼压升高。

2）黏弹性物质：白内障术后，黏弹性物质存留在眼内是术后眼压升高的常见原因。

3）特发性：白内障术后无明显眼压升高原因可寻找，则被认为是特发性的。眼压升高可持续数小时或数周。推测可能与以下因素有关：手术所致的小梁网充血水肿，缝线过紧所致房角结构变形、术后不同程度的炎症反应等。

4）Nd∶YAG 激光后囊膜切开术后：暂时性眼压升高，眼压升高与激光能量无关，也与后囊膜切除大小无关。

（2）持续性眼压升高

1）原有原发性开角型青光眼：白内障术后持续眼压升高且房角开放，要考虑有原发性开角型青光眼存在的可能。视盘及视野的改变等是非常有用的诊断依据。

2）术后对皮质激素的反应：如果眼压升高在术后数周内发生，应考虑是对皮质激素的反应所致。这种情况在停药后眼压下降或在对侧眼用激素激发眼压升高来加以断定。

3）后房人工晶状体植入术后色素播散：这是一种继发性色素性青光眼，色素播散与虹膜过度损伤或术后人工晶状体视部边缘及袢持续摩擦虹膜色素上皮层有关。虹膜透照缺损通常位于邻近人工晶状体区域，小梁网可见浓密色素沉着，眼压升高可为短暂性，也可为长期存在。

4）前房有玻璃体：被认为是无晶状体眼眼压升高常见的原因。可能的机制是术后炎症反应并通过多因素引起眼压的升高。

5）血影细胞性青光眼：无晶状体眼血影细胞性青光眼发生在慢性玻璃体积血后，血影细胞穿过玻璃体前界膜进入前房所致。临床上可查见血影细胞在前房内和玻璃体腔漂浮，相差显微镜检查房水或玻璃体抽出物可协助诊断。

6）不可逆的小梁网损伤：任何原因所致的小梁损伤或功能失调均可致眼压升高，但临床很难发现这种小梁损伤，如激素引起无晶状体眼或人工晶状体眼青光眼其小梁网外观很正常。

7）炎症：大切口白内障术后联合或不联合人工晶状体植入，都可引起术后长时间的炎症反应伴有迟发性眼压升高。"UGH 综合征"即葡萄膜炎伴青光眼和前房积血综合征，在人工晶状体开始应用阶段尤其是第一代虹膜固定型人工晶状体和前房型人工晶状体使用时期比较常见的并发症，后房型人工晶状体眼较少见。这种继发青光眼在取出人工晶状体后常是可逆的，除非房水通道因炎症或出血已严重损伤或人工晶状体袢直接损伤了房角。

8）迟发性出血：白内障术后数周或数年，切口的新生血管或人工晶状体导致对色素膜的侵蚀可引起迟发性眼内出血。如果出血量大就可发生继发青光眼。

2. 房角关闭致眼压升高的机制

（1）瞳孔阻滞：房角粘连闭合是无晶状体眼青光眼最常见的原因，而瞳孔阻滞又是白内障术后闭角青光眼最常见的原因。瞳孔可被其前后任何移位的组织界面阻塞。功能性周边虹膜切除口可预防或至少减少瞳孔阻滞的机会。无晶状体眼或人工晶状体眼引起瞳孔阻滞最常见且最重要的原因包括以下几个方面：

1）空气泡：位于无晶状体眼虹膜前后的空气泡可暂时性引起前后房交通受阻，继之产生瞳孔阻滞继发青光眼，这种情况有自限性，可因体位改变或散瞳而逆转。但应用大量气体的手术如某些视网膜手术注入六氟化硫（SF_6）或过氟碳化物（C_3F_8）等引起的瞳孔阻滞就不易控制。有时可持续到气体吸收仍不改善，有些病例因手术后炎症使虹膜角膜粘连。这时药物治疗常不奏效，需用黏弹性物质加深前房，以防止广泛的周边前粘连形成。

2）玻璃体前界膜：玻璃体源性的瞳孔阻滞发生在囊内手术或囊外手术囊膜破裂玻璃体脱出的病例。

有报道 Nd:YAG 激光后囊膜切开术后因玻璃体脱出而引起瞳孔阻滞。

3）晶状体后囊：无晶状体眼及部分人工晶状体植入眼，其后囊膜可发生移位而阻塞瞳孔及虹膜周切口，使房水积聚在虹膜囊膜隔之后，并使虹膜囊膜向前移位。这种情况下，无晶状体眼可行激光后囊切开，但人工晶状体眼后囊切开只能在人工晶状体的光学部之外进行，否则人工晶状体的光学部会阻塞后囊切口而引起瞳孔阻滞。

4）人工晶状体：引起的瞳孔阻滞可见于虹膜支持型人工晶状体、前房型人工晶状体或后房型人工晶状体。有些学者发现前房型人工晶状体引起的瞳孔阻滞比无晶状体眼引起的多。未做虹膜周切口是易患因素，尤其是前房型人工晶状体。因此有学者提倡做两个虹膜周切口。

5）瞳孔闭锁：瞳孔缘因严重的炎症反应产生的全后粘连是众所周知无晶状体眼及人工晶状体眼瞳孔阻滞的原因。早期激光虹膜周切可治疗这种并发症，但常发生周切口出血，且出血可使周切口重新因炎症反应而阻塞。因此必要时应手术行周边虹膜切除。有时尽管已行周切术，也可能因为炎症或长时间前房浅产生的周边前粘连使眼压升高。

6）硅油：无晶状体眼可因视网膜脱离手术眼内注入硅油而产生瞳孔阻滞，这种情况可通过在下方行周边虹膜切除而预防，因为下方周切口利于房水前后房交通，而硅油是比水轻并浮在上方。

（2）囊袋阻滞综合征：即囊袋扩张，是连续环形撕囊有关的一种特殊并发症，其特点为晶状体核或人工晶状体阻塞前囊膜开口，形成闭合的囊袋，大量的液体在囊袋内积聚，囊袋膨胀，后囊膜后凸入玻璃体，囊袋口紧闭，造成瞳孔阻滞。Miyake 将其分为术中型、术后早期型、术后迟发型。术后发生囊膜禁闭的时间可在术后第一天或数周，一旦发生，应设法切开囊袋，释放出液体。最简单的方法是用 Nd:YAG 激光切开人工晶状体旁的前囊膜，囊袋内压力解除后，瞳孔阻滞解除，囊袋逐渐恢复，人工晶状体复位，眼压降低。

（3）房水错流：无晶状体眼或人工晶状体眼青光眼可因瞳孔阻滞引起眼压升高，同时也可因房水错流而引起。这种情况见恶性青光眼中描述。发生房水错流的原因是：①小眼球；②术后切口渗漏；③缺乏功能性虹膜周切口；④以上综合因素的结果。

（4）非瞳孔阻滞：无晶状体眼或人工晶状体眼由于非瞳孔阻滞的因素而产生永久性的前房角损害。发生这种损害的因素包括：

1）炎症或前房积血：严重的术后炎症反应可产生进行性周边虹膜前粘连，而大量的前房积血因为合并炎症反应及周边前粘连而使房角永久性损害。

2）前房形成迟缓：术后伤口渗漏、瞳孔阻滞或脉络膜脱离等使周边前房变浅，时间多于 5 天或更长时会使周边前粘连形成，房水排出通道受损。

3）虹膜嵌顿伤口：切口缝合技术差、关闭不严或伤口裂开等原因，如不处理，可产生进行性房角关闭，可同时伴有严重的周边前粘连或房角纤维血管组织的增生。

4）人工晶状体襻：囊袋内人工晶状体一般不引起房角的损伤，前房型人工晶状体襻尤其是闭合襻可引起进行性的前房角关闭。另外，植入的人工晶状体太小、易活动，过大或位置异常也会引起慢性炎症反应，都可促进周边虹膜前粘连。已有报道，后房型人工晶状体襻也可引起房角的周边前粘连。

5）原有房角关闭因素存在：应强调术前房角检查的重要性，帮助手术医生决定手术方案，或在术中有玻璃体脱出等情况时考虑是否可植入人工晶状体。

6）新生血管性青光眼：前房角因纤维血管膜阻塞而关闭。新生血管性青光眼一般易于诊断，常常与糖尿病或其他眼部缺血疾病有关，如视网膜中央静脉栓塞、颈动脉栓塞性疾病等。伴有增殖性糖尿病性视网膜病变眼的白内障囊内摘除术比囊外摘除易于引起眼前段新生血管的形成。也有报告新生血管性青光眼发生在激光后囊膜切开术后，提示后囊膜屏障在阻止新生血管青光眼的发病中有一定的保护作用。

7）上皮植入：前房上皮植入可发生在内眼术后或眼外伤后，尤其是角膜切口的白内障摘除术。上皮进入创口后在角膜后表面及虹膜表面和玻璃体表面增生。当上皮组织覆盖小梁网表面后会引起房水排出道受阻，或上皮植入使虹膜后粘连，瞳孔阻滞而引起继发性青光眼。一般认为是因为手术切口渗漏前房角镜及活体组织学检查可确诊,激光光凝虹膜表面的上皮变灰白色,可协助诊断。上皮植入继发性青光眼的治疗常较困难,切除上皮覆盖的虹膜及冷冻角膜内皮有一定的效果,严重病例可用角膜移植或眼前段重建术来治疗,但疗效不满意。

8)眼内纤维增生:常因白内障术后或外伤后伤口关闭不严眼内组织(虹膜、玻璃体、晶状体物质)嵌顿所引起。增生的眼内纤维组织累及前房角而发生青光眼,占白内障术后眼球摘除患者的1/3,而其处理是极其棘手的。

【诊断】

无晶状体眼及人工晶状体眼的青光眼可根据病史及以下必要的青光眼检查进行诊断,包括前房深度、前房内炎性反应、房角检查、眼底检查包括视盘及眼底其他表现,还包括有无周边虹膜切除、有无虹膜后粘连、手术滤过泡如何、有无伤口渗漏等。必要时应进行超声检查和激光虹膜切除术来协助诊断。

【临床处理】

所有白内障术前应仔细检查患者有无与发生青光眼有关的各种并发症,尤其是原已有青光眼的患者。术中尽量减轻组织损伤,有利于减少出血及炎症反应带来的并发症及与之有关的继发青光眼。白内障术后一般有短暂的眼压升高的过程,在24小时内可逐渐降至正常,一般无需特殊处理。但对原有青光眼或进展期的视神经萎缩的患者即使短时间的眼压升高也会导致进一步的视神经损害。并有可能引起前段缺血性视神经病变。因此,对有眼痛或视神经较脆弱的患者应考虑用药物控制,可局部用抑制房水生成药物。激素不能控制青光眼但可控制炎症,吲哚美辛及阿司匹林也可用于术后眼压升高,可能与抑制前列腺素合成有关。继发于前房或玻璃体积血的青光眼应行玻璃体切除。无晶状体眼性青光眼瞳孔阻滞先用散瞳剂解除阻滞,虹膜切除有效,但切除的位置选在房水易于积聚的部位而不选在玻璃体易于达到的部位,也可用激光进行虹膜切除。人工晶状体瞳孔阻滞可因散瞳而缓解。对药物不能控制的病例,激光小梁成形术对房角粘连小于1/2者可能有效。

经透明角膜切口白内障超声乳化摘除联合囊袋内人工晶状体植入术的患者,术中、术后并发症已明显减少,对于药物不能很好控制眼压,需行手术治疗者,小梁切除术仍是首选手术方式,可同时应用氟尿嘧啶、丝裂霉素等抗代谢药物来提高手术的成功率;对于上方结膜瘢痕明显、没有足够健康结膜行小梁切除术的,可考虑行房水引流管植入术。此外,内路或外路激光睫状体光凝术对无晶状体眼或人工晶体眼慢性青光眼也有效。上皮植入的青光眼常需手术处理,但预后多不佳。

(二)穿透性角膜移植术后的继发青光眼

【病因和发病机制】

角膜移植术后继发青光眼不但影响视功能,且可导致植片内皮细胞丢失,使植片混浊影响存活而使手术失败。穿透性角膜移植术后引起继发性青光眼的原因包括:

1. 广泛的虹膜前粘连及术后前房炎症所致的周边前粘连,引起房角关闭。

2. 无晶状体眼玻璃体阻塞瞳孔及炎症致瞳孔膜闭等引起的瞳孔阻滞。

3. 植片缝合不严或缝线结扎不紧致前房形成不良或因术后角膜弯曲度变扁平,周边前房变浅。

4. 长期使用激素。

5. 原有青光眼存在。

除上述原因外,穿透性角膜移植术后继发青光眼尤其是无晶状体眼,还与以下两种机制有关:①小梁网组织萎陷,因为后弹力膜切断使小梁网前方失去支持,而晶状体的摘除,悬韧带张力的消失,使小梁网后方也失去支持,从而使小梁网萎陷,房水排出受影响;②常规的缝合方法有可能引起前房角受压迫,导致术后眼压升高。

【临床处理】

根据眼压升高的原因进行对症处理。药物控制眼压应首先试用,除非有明确的原因如瞳孔阻滞。但如出现视神经改变或植片因持续高眼压发生病变时,应进行手术处理。虹膜粘连明显者可行虹膜周边切除,粘连广泛者应手术分离粘连并重建前房;严重虹膜后粘连或瞳孔膜闭者可选用激光治疗。必要时应行小梁切除术,顽固的病例(包括无晶状体眼)可选用前房人工引流管植入手术或外路激光睫状体光凝术或睫状体冷凝术。

（三）玻璃体视网膜手术后的继发青光眼

巩膜扣带术后继发青光眼

【病因和发病机制】

（1）由于巩膜缩短、硅压或环扎等原因,使眼球容积减少,晶状体虹膜隔前移,引起术后暂时性前房变浅,导致继发性闭角型青光眼。

（2）由于术中巩膜扣带压迫涡静脉,使睫状体组织充血水肿,向前压迫,导致房角关闭。已有动物实验证明猴在3~4根涡静脉闭塞时,睫状体立即充血、肿胀和房角关闭。

（3）部分患者视网膜下液排出后造成低眼压,需注入空气或惰性气体,注入气体后玻璃体腔容积增大,使晶状体虹膜隔前移导致房角关闭继发青光眼。

（4）原有开角型青光眼存在,在视网膜脱离时房水分泌抑制而不表现,在术后炎症控制,睫状体的房水分泌功能恢复正常时,表现出眼压升高。

（5）部分钝挫伤性视网膜脱离的患者,有前房角后退表现,术后因房角后退合并小梁网功能失常加重而发生青光眼。

（6）视网膜脱离常伴有葡萄膜炎症,色素细胞及玻璃体积血等阻塞小梁网,或炎症引起的周边前粘连,都与眼压升高有关。此外,视网膜脱离术后因长期应用激素可导致眼压升高。

【临床处理】

术后暂时性眼压升高可用药物控制眼压。因睫状体水肿引起者可用阿托品散瞳减轻睫状肌痉挛;炎症引起者应用皮质类固醇控制炎症并防止周边虹膜前粘连。脉络膜上腔积液过多者或最大耐受量药物控制而高眼压仍持续1周或1周以上者,应尽快手术治疗,放出积液。经药物治疗多数眼压可恢复正常,很少需行周边虹膜切除。

玻璃体切割术后继发青光眼

【病因和发病机制】

（1）玻璃体切割术中注入气体过多,或因气体膨胀,可导致术后继发闭角型青光眼;尤其是注入惰性气体,不但可膨胀且吸收缓慢,引起晶状体虹膜隔前移,房角关闭。

（2）玻璃体切割术后常伴有玻璃体积血和葡萄膜炎症,色素颗粒及血影细胞可阻塞小梁网;同时晶状体切除术后残留皮质碎片阻塞小梁网也可导致继发青光眼。

（3）术中使用硅油可进入前房引起瞳孔阻滞;硅油颗粒及因此引起的炎症或细胞吞噬硅油等可引起小梁网阻塞。这种患者用Schiötz眼压计常测量出低于实际的眼压。

（4）缺血性疾病常引起血管新生,如虹膜新生血管长入房角可致继发青光眼,此外术后早期因纤维素渗出可导致瞳孔阻滞引起眼压升高。

【临床处理】

周边虹膜切除术不但可以减轻瞳孔阻滞,而且还可以使前房硅油重新回纳入玻璃体腔。玻璃体切割术中作周边虹膜切除应选择在下方,以利于房水前后方交通,因硅油常浮于上方。如虹膜周切不能缓解慢性眼压升高,应给予足够的抗青光眼药物治疗。部分患者可能需要手术治疗,包括硅油取出或睫状体破坏手术等。

（四）恶性青光眼（睫状环阻滞性青光眼）

恶性青光眼又名睫状环阻滞性青光眼,由Von Graefe(1869)首次描述本病,是青光眼术后极严重的一种并发症,属于继发性闭角型青光眼。表现为术后前房消失或极浅,眼压升高。常规的青光眼治疗无效,由于对本病认识不足或处理不当往往造成单眼或双眼失明,故名恶性青光眼。本病是一种少见而又是极为重要类型的青光眼。恶性青光眼最常见于原发性闭角型青光眼(有晶状体眼)手术后,但近年来发现,恶性青光眼可发生在未曾作过手术的病例(自发性)、单纯白内障摘除术后的病例、点缩瞳剂后的病例、外伤及炎症的病例,也可发生在开角型青光眼手术后或无晶状体眼的病例。所以,尽管对恶性青光眼的认识已有100多年的历史,但对本病的诊断,病理生理过程、分类和治疗方法等仍存在许多问题,特别是对非典型病例、早期病例的认识仍有一定的困难。恶性青光眼常发生于浅前房、窄房角、眼轴短、角膜直径小或晶状体过大的闭角青光眼,尤其是长期高眼压对药物治疗无反应者。其基本临床特征:①浅前房或扁平前房,周边部及中央部均变浅(前房普遍性变浅);②眼压升高;③对缩瞳剂治疗无反应或反而加重病情;④对睫状肌麻痹剂有效,滴药后眼压下降前房加深。

根据文献资料记载及临床所见,恶性青光眼可表现为如下的多种情况:

1. 典型的恶性青光眼　最常见的一种类型,发生于原发性闭角型青光眼(有晶状体眼)手术后(周边虹膜切除术或小梁切除术后)。可在手术后的任何时期内发病。发生率为 2%~4%。本病的发生与青光眼类型及术前眼压高低无关,但手术时房角部分或全部闭塞者易发生本病。

2. 无晶状体眼恶性青光眼　晶状体摘除术后及无青光眼病史的晶状体摘除术后的眼球也可发生恶性青光眼。

3. 人工晶状体眼恶性青光眼　前房型或后房型人工晶状体眼均可发生恶性青光眼。与有无青光眼史或手术史无关。一般认为大光学面的人工晶状体(直径 7mm)而眼轴短(眼轴 21.7mm)的眼球易患恶性青光眼,所以对此类患者在植入人工晶状体时要格外小心处理。

4. 缩瞳剂诱发的恶性青光眼　如上所述,典型的恶性青光眼在使用缩瞳剂时可能诱发出来,即使开角型青光眼手术后应用缩瞳剂也不例外。

5. 炎症、外伤与恶性青光眼　炎症与外伤被认为是引起恶性青光眼的因素,有报告真菌性角膜感染继发眼内炎或非典型细菌感染也可发生恶性青光眼。

6. 视网膜脱离与恶性青光眼　视网膜脱离手术患者行巩膜扣带术后出现脉络膜脱离可发生“恶性青光眼综合征”。

7. 早儿视网膜病变　由于晶状体后纤维组织团块与睫状体粘连,收缩时使晶状体虹膜隔前移而发生恶性青光眼。

8. 自发性恶性青光眼　恶性青光眼可发生在无手术史、无应用缩瞳剂治疗也无其他明显原因的眼球上。

【病因和发病机制】

恶性青光眼的确切病因仍未明了,发生机制也未完全明白。以下为常见的几种有关恶性青光眼发生机制的解释。

1. 玻璃体内“水袋”的形成　Shaffer(1954)指出在恶性青光眼的病理生理改变中,玻璃体占有重要的位置,他认为恶性青光眼的发生是由于房水向后倒流积聚在玻璃体内、玻璃体后和玻璃体的内侧结果引起晶状体-虹膜隔前移,房角关闭和眼压升高。超声检查证明玻璃体内有积液和水袋的形成,后来更被Chandler 提出的从玻璃体腔中抽出积液治愈房水向后倒流的手术方法所证实。但房水为何向后倒流的真正原因仍未明白,目前认为最大可能是睫状环阻滞所引起。

2. 睫状环阻滞(ciliary block)　Wise 及 Shaffer(1992)从恶性青光眼患者的虹膜切除缺损处观察到有睫状突的水肿前移,紧贴在晶状体的赤道部,使房水不能通过睫状突与晶状体之间的间隙向前流入后房,结果只能向后倒流进入玻璃体腔中。因此,他们认为这是由于睫状环的阻滞所致,主张把恶性青光眼改称为“睫状环阻滞性青光眼”。睫状环阻滞的原因是恶性青光眼的患者具有相对较狭窄的眼前段及相对较大比例的晶状体(如远视眼、小眼球等),在手术、外伤、炎症、缩瞳剂等诱导下,睫状体会水肿、痉挛,晶状体会前移,晶状体与睫状突之间的间隙消失(正常的晶状体赤道部与睫状突之间的距离为 0.5mm),睫状体与晶状体赤道部相贴而发生睫状环阻滞。另外,晶状体前移也可产生瞳孔阻滞,虹膜膨隆,促使房角关闭。在无晶状体眼,则可发生玻璃体-睫状环阻滞。

3. 玻璃体前界膜的阻滞　临床观察发现恶性青光眼患者的玻璃体前界膜增厚,通透性降低,摘除晶状体和后巩膜切开治疗恶性青光眼并不能加深前房和降低眼压,只有合并切开玻璃体前界膜和刺入玻璃体内才可解决问题。据此推理人们认为玻璃体前界膜的破裂具有一种活瓣作用,可允许房水向前流动,阻止房水向后流动。另外灌注实验表明,房水通过玻璃体的抵抗力随眼压的增高而明显加强,最后引起浓缩的玻璃体前移,睫状体与晶状体虹膜同位,加重了睫状环阻滞,前房更加变浅。因此,玻璃体前界膜的阻滞在恶性青光眼的病理循环中也起着一定的作用。

4. 晶状体悬韧带松弛　Chandler 及 Grant(1962)提出恶性青光眼者其晶状体-虹膜隔的前移是由于晶状体悬韧带松弛的结果。应用扩瞳睫状肌麻痹剂可以拉紧悬韧带,改善晶状体-虹膜隔的前移,用于恶性青光眼的治疗。晶状体悬韧带的松弛可能系由于炎症和长期的房角关闭所引起。另也有学者报告睫状体的炎症、水肿和向前旋转,即使未曾动过眼部于术也可发生非典型的恶性青光眼或自发性恶性青光眼。

总之,恶性青光眼是个多因素引起的疾病,在有异常眼部解剖结构的基础上,多个致病因素和发病机制参与了恶性青光眼的病理循环。

【诊断和鉴别诊断】

典型的(传统的)恶性青光眼的诊断可根据以下几点考虑:发生于急性或慢性闭角型青光眼的患者,行周边虹膜切除或小梁切除术后,眼压升高,前房普遍变浅或消失,有明显的晶状体虹膜隔前移,用缩瞳剂治疗会使病情恶化,使用缩瞳药物治疗会使病情恶化,用散瞳睫状肌麻痹剂可缓解病情加深前房,开放房角眼压下降低。

本病为双眼病,在同样诱因下,对侧眼也将发生恶性青光眼,对侧未发病眼滴缩瞳剂后前房变浅。眼压升高即可确定诊断。应与以下疾病鉴别:

1. 瞳孔阻滞性闭角型青光眼　本病较为常见,多发生于老年女性,常为自发性发作,无眼部手术史,有眼压高和虹膜膨隆,前房浅仅限于周边部,且双眼前房深度相同,周边虹膜切除术后可加深前房,点缩瞳剂可使眼压下降,但点睫状肌麻痹剂可诱发急性发作。由于两者治疗截然相反,因此必须鉴别清楚。

2. 脉络膜脱离　青光眼手术后的脉络膜脱离可表现为前房变浅或消失,但眼压低,眼底可见淡褐色的脉络膜隆起,超声检查有助诊断,后巩膜切开时,有淡黄色积液从脉络膜上腔溢出。

3. 脉络膜上腔出血　是一种极其罕见的严重的眼部手术并发症,可发生在术中或术后数小时或数天。应注意与本病鉴别。但典型病例常表现为眼部疼痛和眼压升高,眼部炎症充血显著,前房变浅或消失,眼底可见棕红色的脉络膜隆起,后巩膜切开可引流出血性液体或积血。

【临床处理】

恶性青光眼一旦确诊,再施一般抗青光眼手术往往无效,且有使病情恶化的危险;滴缩瞳剂地不能降压,而可引起眼压升高。局部滴用睫状肌麻痹剂和全身用高渗剂及碳酸酐酶抑制剂是治疗本病的基础,局部及全身应用皮质类固醇是本病有效的辅助治疗方法。

1. 药物治疗

(1) 睫状肌麻痹剂:1%阿托品液和2.5%去氧肾上腺素液每日滴眼3~4次,可使睫状肌松弛,睫状环阻滞缓解,晶状体悬韧带紧张,使晶状体虹膜隔后移,前房恢复,眼压下降。

(2) 高渗剂:静脉滴注甘露醇(1.5~2g/kg)或口服异山梨醇(1.5mg/kg),1~2次/d,可使玻璃体脱水,减少玻璃体内房水潴留,减少眼球后段体积,有利于晶状体-虹膜隔的后移。

(3) 碳酸酐酶抑制剂:局部或口服碳酸酐酶抑制剂,可降低眼压和减少玻璃体内水袋的房水。合并用β受体拮抗剂、α受体激动剂,更为有利。

(4) 皮质类固醇:0.1%地塞米松液滴眼,每1~2小时1次。可减轻炎症反应和睫状体水肿,防止晶状体或玻璃体同睫状体粘连。严重或药物反应不佳的病例,可考虑结膜下注射散瞳合剂和地塞米松。

经上述治疗,一连5日,可使50%病例前房恢复,眼压下降,病情控制。此后可逐渐减少药物至停药。但阿托品仍需长期应用甚至终身应用,维持前房不变浅,眼压正常即可,每日1次或隔天1次,或隔2~3日或每周1次。脱水剂使眼球后部体积缩小,有利于晶状体虹膜隔后移。局部或全身应用皮质类固醇激素可减轻睫状体充血水肿,防止晶状体或玻璃体与睫状体发生粘连。

2. 激光治疗　如果药物治疗不满意可试用激光进行治疗。可用氩激光光凝睫状突,使其收缩变小后退,缓解睫状环阻滞,成功治愈恶性青光眼。可通过虹膜切除缺损区,或通过扁平部切口在眼内镜引导下直接光凝睫状突。对于无晶状体眼性恶性青光眼,玻璃体前界膜通透性的降低可能是重要的致病因素,此时可用 Nd:YAG 激光在玻璃体前界膜处打孔而取得满意的疗效,无需施行前段玻璃体切割术。

3. **手术治疗**　如果药物和激光治疗无效则可施行手术治疗。

（1）睫状体扁平部抽吸玻璃体积液及前房注液或注气:Chandler(1965)首先报告此手术方法治疗典型恶性青光眼。

1）在透明角膜缘内做一斜行的前房穿刺口,以备作前房注气用。

2）在颞下方(或鼻下方)切开球结膜,暴露巩膜。

3）作巩膜切口:在角膜缘后 3mm 处为中心做 3mm 长垂直于角膜缘的巩膜切口,深达葡萄膜层,先在巩膜切口内侧边缘作电烙。注意巩膜切口不可切得过厚。

4）用止血钳在 12mm 处夹住 18 号针头,在巩膜切口处穿透葡萄膜层,向着视盘方向刺入 12mm 深,并前后移动针头 4mm,让液体自动流出或抽出 1~1.5ml 液体。将针从原道退出,此时眼球即变软。

5）前房穿刺口注入少许平衡盐溶液,使眼球部分恢复球形,随后注入消毒空气泡,使前房深度较正常眼者更深,但眼压应较正常者为低。

6）缝合巩膜与结膜切口,术毕与术后继续滴用阿托品。

7）术后并发症:脉络膜上腔和玻璃体的出血,白内障的形成,脉络膜脱离,点状视网膜出血等。

8）本手术方法的改良:有人采用玻璃体切割器(Ocuton,非灌注性)代替穿刺针头抽吸玻璃体积液及部分玻璃体,可一次性手术取得成功。

（2）晶状体摘除术:当上述手术失败时,可摘出晶状体,并由瞳孔区用线状刀深切到玻璃体腔的水袋内,同时施行前段玻璃体切割术,多数病例可获得成功的治疗效果。近年来,由于超声乳化白内障摘除技术日趋完善,有学者直接用于恶性青光眼的治疗,术中囊袋内植入人工晶状体后,辅以后囊连续环形撕囊和前段玻璃体切除,效果很好;对于角膜内皮数量太少,且晶状体混浊的恶性青光眼患者,可采用经平坦部的白内障切除和玻璃体切割术治疗。

（3）冷冻治疗:曾有报告睫状体冷冻治疗恶性青光眼取得疗效,降压机制可能是破坏睫状体收缩玻璃体等。

4. **对侧眼的处理**

（1）由于恶性青光眼是双眼病,在同样诱因条件下,对侧眼也将发生恶性青光眼。所以,要格外小心保护与预防对侧眼发病。如果对侧眼房角开放,应尽早做预防性周边虹膜切除术,其中以激光虹膜切开术更为安全。若滴用缩瞳剂代替激光虹膜切开术来作为预防性治疗则是错误的和危险的,因为缩瞳剂会诱发房角关闭和发生恶性吸积液及玻璃体青光眼。

（2）如果对侧眼房角关闭明显,则处理会困难且效果难肯定。施抗青光眼手术后发生恶性青光眼的机会较多,所以术后应注意控制炎症,滴用扩瞳睫状肌麻痹剂。要记住,如对侧眼不做及时和正确的处理,往往会在许多患者身上引起双眼的失明。

（王大江）

第三节　先天性青光眼

先天性青光眼(congenital glaucoma)是胚胎期和发育期内眼球房角组织发育异常而致房水排出障碍所引起的一类青光眼,多数在出生时异常已存在,但可以到少年儿童时期,甚至青年期才发病而表现出症状和体征。包括原发性先天性青光眼及合并先天异常或综合征的青光眼。

一、原发性先天性青光眼

【发病机制和分类】

1. 先天性青光眼眼压升高的机制主要是原发性的前房角发育异常,发病机制有以下学说:

（1）Barkan 膜残留学说认为这些患者的前房角覆盖一层无渗透性的薄膜,未正常裂开,阻碍房水外流。

（2）前房角中胚层分裂或萎缩不完全，中胚叶异常组织的残留导致房水外流障碍。

（3）睫状肌异常附着于小梁网，导致巩膜突及Schlemm管解剖位置及结构异常，增加房水外流阻力。

（4）前房角中胚叶组织在重新排列小梁网时失败，电镜研究中显示出致密的葡萄膜小梁网。

（5）有些类型的缺陷系神经嵴细胞的移行或胚胎感应器的终末诱导缺陷所导致的发育异常，主要解释了房角发育异常合并其他眼前段发育异常的先天性青光眼。

2. Hoskin从解剖学上将先天性青光眼分为三类：

（1）单纯小梁发育不良：一种是小梁网表面呈点条状或橘皮样；另一种是虹膜前基质呈凹面状向前卷，遮蔽巩膜突，越过小梁网止于Schwalbe线。是婴幼儿型青光眼唯一的发育缺陷。

（2）虹膜小梁网发育不良：除了小梁发育不良外，表现为虹膜轮辐（卷）缺损、隐窝明显减少；虹膜基质增生，前基质增厚呈天鹅绒状粗糙外表；虹膜结构缺损；以及无虹膜、虹膜血管异常等。

（3）角膜小梁发育不良：有周边部角膜（透明角膜2mm内）病变，通常环绕整个角膜；中周部角膜病变，通常呈节段性；中央部角膜病变，中央基质变薄、混浊；小角膜和大角膜等。

总之，先天性青光眼的发生机制是由于发育的异常，阻止了虹膜睫状体的后移，虹膜呈高位插入小梁网内，并且小梁网板层和Schlemm管的形成不完全，导致房水外流阻力增加。上巩膜静脉压增高也是一项除房角发育异常外眼压升高的附加因素。

【临床表现】

原发性先天性青光眼根据发病年龄的不同分为：原发性婴幼儿型青光眼和青少年型青光眼。*CYP1B1*基因是与原发性先天性青光眼病因学相关的最常见的基因。

1. 原发性婴幼儿型青光眼　儿童眼球胶原纤维富有弹性，如在3岁以前（包括出生前）发病，眼压升高，常导致眼球增大，尤其是角膜和角巩膜缘部位的延伸（图9-3-1，彩图见书末）。

（1）症状：畏光、流泪和眼睑痉挛是婴幼儿期青光眼的主要症状，同时也是大部分患者来诊的主要原因。造成这一症状的主要原因是因为眼压升高引起角膜水肿，刺激了角膜上皮内丰富的感觉神经。除非眼压控制到正常水平，否则畏光流泪和眼睑痉挛的症状就一直存在，并且还会继续加剧。

（2）体征

1）正常新生儿角膜的直径为10~10.5mm，生后第一年增加0.5~1.0mm。先天性青光眼患儿的角膜水肿、增大和后弹力膜破裂通常是伴着眼压的持续增高和病情的不断加剧而先后发生的。在发病的早期阶

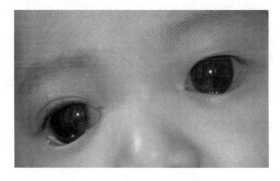

图9-3-1　双眼婴幼儿型青光眼

段，首先出现间歇性的角膜雾样水肿。如果眼压没有得到及时的控制，病情进一步恶化，就会出现角膜水肿加重和眼球增大。随着角膜的过度延伸和拉长，后弹力层的破裂随即发生，出现Haab线，Haab线一旦形成则终生存在。在角膜直径小于12.5mm时一般不会出现Haab线。裂隙灯检查时，在破裂区域的角膜后看见有类似玻璃样嵴状弧形混浊线。位于角膜近中央部分的Haab线为水平方向线纹，而周边部的Haab线与角膜缘平行或呈曲线状。后弹力层破裂发生后，根据不同的眼压变化，角膜将出现两种归宿：一种是眼压继续增高，房水通过破裂口进入实质层和上皮层，角膜水肿混浊进一步加剧，同时上皮细胞水肿脱落，还可能产生角膜糜烂或溃疡。另一种是眼压得到控制，角膜内皮细胞通过移行作用，将后弹力膜破裂区域覆盖。角膜水肿消退，仅留下Haab线。

2）眼球增大、前房加深和轴性近视：如同角膜一样，眼球的增大、眼轴增长也是婴幼儿期青光眼的重要特征。一般认为眼球增大主要发生在3岁以前，大约3至4岁以后，眼球极少继续增大。

3）眼压升高：婴幼儿的眼压是低于成人的，但21mmHg为其上限，所以一般婴幼儿型青光眼眼压超过21mmHg，有角膜增大即应考虑为青光眼，与成人青光眼不同的是婴幼儿型青光眼即使眼压不太高也可

出现角膜水肿。

4）视盘萎缩和凹陷增大:无论何种类型的青光眼,当病情发展到一定阶段后,视盘必然发生萎缩和杯盘比(简称 C/D)值增大,正常婴幼儿的 C/D 值极少大于 0.3。如果发现大于这一值者,应注意排除存在青光眼的可能性。双眼 C/D 值不对称,差值大于 0.2 者,也应怀疑有青光眼的可能。婴幼儿时期视盘上的结缔组织弹性比较大,对眼压变化的影响比青少年或成年人更敏感。由于这一解剖特点,所以婴幼儿患者 C/D 值的可逆性很大。在眼压值相同的条件下,婴幼儿患者更早发生 C/D 值增大;当眼压被控制后,C/D 值缩小的概率也比成年人高。

2. 青少年型青光眼　3 岁以后甚至成人早期发病的原发性先天性青光眼。发病机制与原发性婴幼儿型青光眼相同,但青光眼的症状出现较晚,故外观无眼球扩大。此类青光眼与原发性开角型青光眼有相似之处,且临床上难以区分,所以在我国的青光眼分类中将 30 岁以前的原发性开角型青光眼均归入青少年型青光眼。*MYOC* 基因突变与青少年型青光眼及成人原发性开角型青光眼相关。

(1) 症状:早期一般无自觉症状,不易发现。病情发展至一定程度时可出现虹视、眼胀、头痛甚至恶心症状。也有不少患者因其他眼病就诊而被发现为青光眼。

(2) 体征:3 岁后眼球壁的弹性已比婴儿差,所以眼压增高后眼球及角膜外观仍正常,但部分病例因巩膜持续伸展而呈进行性近视。房角一般呈宽角,虹膜附着位置较高,也可有较多的虹膜突及色素沉着。对于近视度数进行性增长的年轻人要考虑青光眼的可能性,多次检查眼底和定期进行眼压测量十分必要,年龄稍大的患者可以进行视野检查。

【特殊检查】

1. 眼压测量　对先天性青光眼来讲,眼压测量同样是一种必不可少的检查手段。目前使用的眼压计有 Schiötz 眼压计、iCare 回弹式眼压计、手持压平眼压计、Tonopen 笔式眼压计、非接触式眼压计和动态轮廓眼压计。

2. 角膜直径的测量　角膜增大是婴幼儿期青光眼的主要特点之一。因此,了解正常角膜直径的尺度,是诊断婴幼儿型青光眼的一个重要依据。新生儿的正常角膜直径是 10~10.5mm,1 岁后增加到 11~12mm,若>12mm 则应排除存在先天性青光眼的可能。

3. 前房角镜检查　前房角的检查有助于对原发性先天性青光眼的诊断和鉴别诊断。在检查房角的同时也可以观察晶状体、玻璃体及视盘的情况。原发性先天性青光眼的房角特征主要表现为房角呈开放状态,并存在小梁发育不良的外观。正常新生儿眼虹膜常终止于巩膜突之后,并可见到清晰的睫状体带。当房角隐窝尚未形成时,虹膜平坦,止于房角壁。小梁网比成人更厚和更透明一些,周边虹膜可较薄。

4. 超声检查　采用 A 超来测量眼球轴长,随访先天性青光眼患者的眼球增长变化。对于角膜混浊不能看清眼底的患者,可以进行 B 超检查,除了可以排除眼内占位病变引起的继发性先天性青光眼,还可以显示视盘是否有凹陷。

5. 超生生物显微镜检查　房角发育异常可分为:

(1) 轻型:睫状体前端附着于巩膜突水平,虹膜根部附着于睫状突上,可见明显的房角隐窝;

(2) 中型:睫状体前端附着于巩膜突水平,虹膜根部前插于巩膜突水平,房角隐窝不明显;

(3) 重型:睫状突前端及虹膜均附着于巩膜突前,小梁网组织均被葡萄膜组织覆盖,房角钝圆。

【实验室检查】

基因检测:先天性青光眼基因评估对于患者非常重要需要评估患者的其他家庭成员以助于确定遗传类型。散发病例通常没有明确家族史,这些病例通常为家庭中第一个患者,其基因评估对于后代具有重要的遗传学意义。目前已有大量先天性青光眼相关的基因新突变的报道,这些突变可能导致眼睛组织结构发育异常,房水流出受阻,但其确切的发病机制尚待探明。先天性青光眼相关基因的基因型与表型之间存在复杂的关系,已报道的 *CYP1B1*,*MYOC* 基因的致病作用尚在研究中。

【诊断和鉴别诊断】

1. **诊断依据** 根据患儿的发病年龄,角膜直径增大、雾样水肿、后弹力层破裂、视盘萎缩、C/D 增大、小梁网改变以及眼压升高等这些特征性的改变,诊断原发性婴幼儿型青光眼并不困难。除此之外,在做出诊断前,还应该详细地进行全身检查和眼部检查,排除眼部或全身先天异常伴随的青光眼、继发性青光眼以及其他的一些眼部疾病。

2. **鉴别诊断** 原发性先天性青光眼需要与其他原因造成的大角膜和角膜混浊、畏光流泪、及其他原因造成的视神经异常相鉴别。

(1) 先天性大角膜:指角膜直径大于 14mm 以上者,通常在 14～16mm。先天性大角膜属于隐性连锁性遗传疾病,90% 的患者为男性。一般为双眼受累,病变为非进行性。与原发性先天性青光眼不同的是:视功能正常,病情稳定非进行性,角膜直径大但是透明而且无后弹力层破裂;眼压和生理凹陷正常。值得注意的是,在先天性大角膜的家庭中,部分儿童仅有单纯性大角膜,而部分儿童则伴有原发性先天性青光眼,应定期随访,做青光眼排除性检查。

(2) 巩角膜:是指角膜周边部呈巩膜样混浊并与巩膜相互融合,无法辨别角巩膜缘的一种先天性角膜疾病。鉴别要点:角膜混浊区有新生血管形成,后弹力层没有破裂,眼压及眼底正常,疾病为非进行性,还伴有眼部及全身其他组织的先天性异常。

(3) 后部多形性营养不良:是一种双眼角膜内皮营养不良性疾病,这种疾病属于常染色体显性遗传,但也有少部分学者认为为隐性遗传。它没有种族和性别的差异,常常具有家族性发病的特点。虽然角膜水肿、混浊和增厚,但角膜直径是正常的;后弹力层没有破裂,视盘和眼压正常,且绝大多数病情是不发展的。

(4) 产伤:产钳性损伤经常会导致新生儿角膜后弹力层破裂、角膜雾样混浊和水肿。与先天性青光眼不同,产钳性角膜损伤绝大部分为单侧性,而原发性先天性青光眼绝大多数为双侧性。产钳性损伤者虽然有角膜后弹力层破裂、雾样混浊和水肿,但角膜直径大小、眼压及视盘都正常。产钳性损伤者,除有角膜损伤的特点外,大多数还存在其他组织受损伤的相应体征。

(5) 先天性梅毒性角膜实质炎:被认为是角膜实质对梅毒螺旋体的一种强烈的过敏反应。患者常常双眼同时或几周内先后受累,表现为眼痛、畏光、眼睑痉挛和视力减退,可见患者的角膜水肿、深层有新生血管膜形成、瞳孔缩小,部分还伴有严重的肉芽肿性前葡萄膜炎或继发性青光眼。女性比男性更常见,临床症状多出现在 5～20 岁。与先天性青光眼不同,患者的角膜直径不会增大,后弹力层不会破裂,并且伴有马鞍鼻、迷路性耳聋、Hutchinson 齿、梅毒性关节炎、梅毒性树胶肿及胫骨异常、骨膜肥厚等全身性改变。

(6) 新生儿泪囊炎:泪道阻塞是引起婴幼儿流泪的常见疾病,一般是单侧性,多在出生后 2～3 天内出现症状。常见的主要症状是流泪及脓性分泌物。按摩泪囊区或作泪道冲洗时有脓性分泌物外溢。但角膜透明、角膜直径大小,眼压及眼底均正常。

(7) 角膜营养不良:常伴有家族史,患者有畏光、流泪和眼睑痉挛,但角膜直径大小,眼压及眼底均正常。

(8) 先天性视盘小凹:指视盘上有边界清晰的凹陷形成的一种先天性疾病。发病率估计为 1/11 000。小凹呈圆形或椭圆形,多位于视盘颞侧,其次为视盘中央,极少数分布于视盘上方、鼻侧或下方。小凹多为一个,但也有 2 个或 3 个同时存在者,大小从 1/8 至 1/2 的视盘直径,小凹的深度可达 8～10mm,绝大多数为单眼受累,极少数为双眼受累。先天性视盘小凹眼的视盘较对侧眼的视盘明显增大,眼底检查能清晰地看见小凹被灰白色的胶原膜覆盖,有时可发现这一膜组织搏动。单纯性小凹眼常常是在进行眼底检查时才偶然发现,可以出现各种不同形态的视野缺损,尤其以盲点扩大最为多见。先天性视盘小凹的严重并发症是视网膜脱离。典型的视盘小凹诊断并不困难,与先天性青光眼眼底病理性大视杯相比,先天性视盘小凹除有视盘凹陷,不伴眼压高、角膜水肿、混浊、后弹力层破裂等一系列先天性青光眼的特征性改变。

（9）先天性视盘缺损：是因胚裂闭合不全或发育异常所致。它可分为两种类型：①视盘缺损合并视网膜和脉络膜缺损；②单纯视盘缺损。视野缺损的形态和范围一般与视盘缺损的范围相吻合，常见的视野改变是生理盲点扩大。先天性视盘缺损与原发性先天性青光眼不难鉴别，前者眼压及角膜均正常，多以单眼受累，视盘缺损属非进行性，视盘的凹陷区看不见筛板而先天性青光眼有筛板外露。

（10）生理性大凹陷：指除视盘的凹陷增大外，没有存在其他青光眼性眼部改变的一种先天性视盘异常，常常具有家族性的倾向，即在同一家系中，可能有几个成员具有形态相似的视盘凹陷增大。另外，这种凹陷是稳定的，没有进行性增大，同时不伴有角膜及眼压的异常，视野检查正常，但年龄较小对视野检查不合作者，鉴别诊断较为困难，需要检查比较其他家族成员的视盘，并定期随访观察。

【病情评估】

1. **青光眼严重程度**　患者症状、眼压、眼部体征变化、视野变化等。

2. **全身健康状况**　详细检查是否包括合并全身性疾病。

【临床处理】

1. **药物治疗**　对于先天性青光眼患者，如何正确地应用药物进行治疗，才能达到预期的目的，是比较复杂的一个问题。因为儿童及青少年对药物的治疗反应与成人有很大的不同，目前大多数用药的安全性和有效性都是参照成年人的研究结果来实施的，这样就存在很大的安全隐患。所以在选用药物的种类剂量、浓度以及用药的途径等方面，与成人既有共同之处，又有所区别。医务工作者要十分熟悉各种抗青光眼药物的性能及副作用，严格掌握用药的浓度和剂量。对婴幼儿性青光眼患者，用药浓度尽可能低，剂量尽可能偏小。点药时要注意将泪点压迫，防止药液流入鼻腔，以免造成药物中毒等副作用的发生。尤其合并有全身其他组织异常者，更应注意药物对循环系统和呼吸系统的影响。

2. **手术治疗**　原则上先天性青光眼婴幼儿患者一经确诊就要及早进行手术治疗，即使出生后 2~3 天的婴儿，在麻醉情况允许的前提下也要手术治疗。虽然有报道个别轻型的原发性婴幼儿青光眼可自行缓解，眼压自行恢复正常，但大部分通常需要手术的干预。目前国际上公认治疗先天性青光眼比较满意的手术方法有房角切开术和小梁切开术。此两种手术的设计是根据先天性青光眼的病因和房角的病理改变，从内路或外路切开 Schlemm 管内壁和小梁网，恢复房水的正常通道而达到降眼压的目的。但由于先天性青光眼的致病因素比较复杂，有些病例（角膜直径大于 14mm，出生后角膜已变白的晚期患者）因巩膜变薄，角巩缘异常增宽，其小梁及 Schlemm 管已遭破坏，萎陷，或先天性 Schlemm 管缺失，上述的两种手术也难于恢复房水的正常通道，故手术难于获得成功。对于这类病例则只能试行滤过性手术（包括小梁切除术、引流阀植入术等）和睫状体光凝术等。

3. **用药途径**　滴眼液及口服用药等途径。

4. **药物选择**

（1）β 受体拮抗剂：非选择性 β 受体拮抗剂（噻吗洛尔、左布诺洛尔、卡替洛尔），选择性 β_1 受体拮抗剂（倍他洛尔）在先天性青光眼的药物选择中作为一线用药，但是其在儿童使用中要尽量减少它的不良反应。除了可能诱发哮喘，还可能会引起儿童夜间顽固性咳嗽，另外也可能造成一些未被该断的气道高反应性。对于早产儿和新生儿，这类药一般建议禁用或慎用，由于体重过低，会导致全身吸收的血药浓度过高，最易导致新生儿窒息和心动过缓。

（2）碳酸酐酶抑制剂：口服和局部用药是很好的辅助用药，儿童口服醋甲唑胺用量<2mg/（kg·d），不良反应与成人用药类似。

（3）肾上腺素能受体激动剂：溴莫尼定可以通过角膜吸收，因为儿童血脑屏障不完善且受体敏感度增加等原因，出现中枢神经系统毒性症状的可能性较大。对于小于 2 岁的患儿，禁忌使用。大于 2 岁患儿（体重>18kg）使用时，也要加强监护观察中枢神经系统毒性症状，包括困倦、呼吸抑制、呼吸暂停甚至昏迷，这些症状通常发生在用药后 30~60 分钟。

（4）前列腺素衍生物：一般常在 12 岁以上的青少年患者中使用，欧洲已经批准在儿童中使用，但美国尚未批准该药物在儿童中使用。目前该药使用中较频繁出现的眼部不良反应主要包括睫毛增长和充血，以及虹膜色素改变等，使用之前要详细告知患儿父母。

（5）缩瞳剂：毛果芸香碱可用于房角手术后，也可用于青少年型青光眼，对于婴幼儿型青光眼效果欠佳，可导致近视。

5. **监测和随访** 先天性青光眼患者手术后的定期检查极为重要。通常手术后 2~3 周原角膜水肿应该消退转变为透明状态，若角膜水肿长期存在或手术后角膜直径仍继续增大，表明眼压仍未能控制正常。多数情况下，经手术治疗并成功控制眼压后，青光眼视杯会变小；若手术后视杯仍继续增大，应视为眼压尚未能控制的体征之一。另外，先天性青光眼患者即使接受了成功的手术治疗且眼压控制正常，但还有部分患者因弱视而无法恢复视力。因此术后早期除观察眼压能否控制外，还应该注意对弱视的治疗。尽管术后早期成功地控制眼压，但患者在一生之中都会出现眼压重新再升高的可能性，所以要长期随访检查。

二、合并其他先天异常的青光眼

先天性青光眼患者常合并其他全身系统的疾病，其中先天性心脏病和眼球发育迟缓最为常见，据报道有 12.9% 的儿童型青光眼的患者会伴发全身系统的疾病。Axenfeld-Rieger 综合征、先天性无虹膜、先天性葡萄膜外翻、Peter 异常、Marfan 综合征、同型胱氨酸尿症、Marchesani 综合征、永存胚胎血管、先天性小眼球、先天性小角膜、Sturge-Weber 综合征、神经纤维瘤病、眼皮肤黑素细胞增多症等。以下会着重讨论有较高青光眼发病率的合并先天异常的青光眼。

（一）Axenfeld-Rieger 综合征

Axenfeld-Rieger 综合征是指双眼发育性缺陷，伴有或不伴有全身发育异常的一组发育性疾病。

【病因和发病机制】

有关 Axenfeld-Rieger 综合征的发病机制许多学者进行了研究。Rieger 是 20 世纪 30 年代最早做这方面研究的学者之一。最初的观点认为 Axenfeld-Rieger 综合征是发育畸形的一类疾病。Rieger 提出是中胚层发育不全，但此理论不能解释本病所伴有的牙齿颌面等异常，认为更可能的是外胚层发育异常。Reese（1966）认为是前房角不完全分化而导致本病眼前段中胚叶组织发育异常，提出了前房角劈裂综合征，包括 Axenfeld 异常、Rieger 异常、Peter 异常三类疾病。在胎儿 4~6 个月时，前房形成分化成房角结构，此时如果角膜与虹膜间的中胚叶组织分化停滞，细胞和组织残留，就会导致眼前段的异常。近来的研究揭示，神经嵴是本病最可能受累的原始组织。眼部和口面部等组织来源于神经嵴细胞，从神经嵴细胞演变而来的眼前节组织在妊娠末期发育停止，导致虹膜和前房角原始内皮细胞的不正常和房水排出结构的变异。

1. **虹膜改变** 在虹膜前面、前房角的组织条带及异常的 Schwalbe 线上，可见到一种异常的膜样组织。此膜代表原始内皮细胞层的残留小岛。虹膜面上的膜收缩可能与瞳孔异位、葡萄膜外翻、虹膜萎缩和裂孔形成有关。此外，虹膜萎缩和裂孔形成可能与其他因素如虹膜缺血也有关。残留的原始内皮细胞与虹膜角膜粘连亦有关。在正常胚胎发育过程中，此种原始内皮细胞层应消失，但 Axenfeld-Rieger 综合征患者仍保留并从角膜内皮层的边缘伸到虹膜周边部，部分葡萄膜组织与此膜接触，构成虹膜角膜组织条带。虹膜改变较轻者，青光眼较轻且眼压容易控制；虹膜改变明显者，青光眼损害较重，多数患者的治疗效果不理想。此外，青光眼患者房角的其他发育异常如周边虹膜附着高位也较突出。

2. **角膜后胚胎环** Shield 认为，前房角内皮的原始内皮细胞层发育异常使角膜内皮与小梁内皮层的连接处向前移位，由于内皮细胞层代谢性异常，致周边部后弹力膜异常或后弹力膜样结构覆盖于小梁网，大量活性异常的细胞发生在此连接处，从而形成 Schwalbe 线增厚、前移。

3. **房水排出结构异常** 妊娠末 3 个月的发育停滞，阻断了前部葡萄膜组织完全向后退缩，这导致虹膜呈高位附着于小梁网后部;发育停滞也可能导致小梁网和 Schlemm 管形成不完全,这两者都可能使房水排出影响而使眼压升高发生青光眼。

4. **其他**　前脑、垂体、上颌部骨和软骨及牙的大部分间质均起源于神经嵴细胞。因此,神经嵴发育异常也可以解释垂体、面骨及牙齿的发育异常。此外,虹膜基质、脉络膜、皮肤和头发的色素细胞均由起源于神经嵴的黑色素细胞发育而来,因而也可解释本病的眼部皮肤白化病。但用神经嵴细胞发育异常不能解释本病的所有临床表现,如脐周皮肤皱褶过多和泌尿生殖系统异常等,提示本病还涉及除神经嵴细胞以外的原始外胚胎层。

【临床表现】

1. 本病为先天性疾病,发病率 1:200 000,主要表现为角膜后胚胎环、虹膜异常、青光眼和全身异常。50% 以上的患者会发生青光眼,以儿童期和青少年期发病多见。患者确诊的年龄一般在 5~30 岁,青少年患者居多。多数患者是在发现有家族史后,行常规检查时确诊。本病无明显种族和性别因素。遗传方式多为常染色体显性遗传,40%~70% 基因异常源于 *FOXC1* 和 *PITX2* 基因,男女发病相同,也有散发病例的报道。

2. 一般双眼发病,主要表现为角膜周边部、前房角和虹膜异常,可伴有全身发育异常。角膜后胚胎环的存在是最典型的体征之一。其表现为 Schwalbe 线增殖突出和前移,裂隙灯检查可见到靠近角膜缘处的角膜后面有一条环形白线,此线可 360° 都出现,但也可仅局限于某一部位。在颞侧前房角可见到密集的周边虹膜组织条带伸展,附着于突出的 Schwalbe 线上。房角检查可见线状或宽带状虹膜组织自虹膜周边伸展至小梁网和突起的 Schwalbe 线。在这些附着的虹膜条带之间,可见开放的前房角和小梁网,但巩膜突可能不清晰。虹膜异常包括:广泛的基质变薄和萎缩,瞳孔异位(瞳孔被拉向房角改变最严重的方向),虹膜孔洞形成发生于瞳孔异位的相反象限,还可见色素膜外翻。

3. 常见的全身发育异常包括面部发育异常(眼距过宽),牙齿异常(小牙,缺齿),心脏发育异常,脐周赘皮,男性泌尿生殖系统异常(尿道下裂),听力异常,及其他一些相关的异常包括漏斗状胸,空蝶鞍综合征,生长激素缺乏及智力迟钝等。

【诊断和鉴别诊断】

根据本病典型的临床特点诊断并不困难。①角膜后胚胎环的存在,但本征并非在每个患者都表现出来,个别患者可无此角膜后胚胎环,但具有其他眼部和全身的典型表现。值得注意的是此角膜后胚胎环也可出现在正常眼中,其发生率为 8%~15%,表现为孤立的 Schwalbe 线突出前移,而不伴有其他的眼部改变。此外,角膜后胚胎环偶尔可见于原发性先天性青光眼和虹膜角膜内皮综合征的患者。②前房角异常的主要特点是粗大的组织条带自周边虹膜跨越房角隐窝与突出的 Schwalbe 线相连接,而房角是开放的,但虹膜根部附着高位,巩膜嵴往往被掩盖,虹膜根部附于小梁网后面。③虹膜异常主要表现为虹膜变薄、失去正常纹理、色素上皮层外翻、瞳孔变形、多瞳孔和瞳孔膜闭等。④可伴有全身异常,主要为分齿和面部发育缺陷,如牙齿缺损、小牙、无牙;面中部扁平,上颌骨发育不全。此外,还可有其他全身异常。⑤继发性青光眼:50% 以上的患者有继发性青光眼,以儿童期和青年期发病多见,但也有在婴幼儿期或中华期发病者。⑥绝大多数是双眼发病,极个别为单眼发病。⑦无性别差异。⑧本病有家族史。根据以上特点可诊断本病。但要注意并不是每一种变异都在一个人身上充分表现出来。即使在一个家族中同有几个成员患病,每个患者的眼部和全身异常的表现也可各不相同。

【临床处理】

1. 将患者转诊至内科医生进行全身受累情况的评估。

2. 筛查家庭成员,若可能进行遗传筛查。

3. **青光眼治疗**　监测眼压,一旦眼压升高即行药物治疗。已有或发展为青光眼者,药物治疗具有适应证,但对于先天性或发生于婴儿期者经常需要早期手术而不应延误治疗。房角开放并基本不被虹膜条带遮挡的婴幼儿患者可考虑房角手术。建议对于房角被虹膜条带严重遮挡者应谨慎行事。手术成功率低于原发性先天性青光眼。滤过手术：小梁切除术加抗代谢药物或青光眼引流器植入手术可作为一线治疗或用于房角手术不能进行或失败者。经巩膜睫状体光凝可在小梁切除术和青光眼引流器植入手术失败后或患者视功能极差时考虑。

4. 矫正屈光不正和治疗弱视。

（二）先天性无虹膜

先天性无虹膜是一种以先天性虹膜发育不良为主要特征,累及全眼球的先天性眼部疾病,可伴有全身性缺陷。

【病因和发病机制】

关于先天性无虹膜的发病机制主要有两种学说,即外胚层学说和中胚层学说。此外,环境因素作为致畸因子亦不容忽视。外胚层学说认为,在妊娠 12～14 周时,神经外胚层发育障碍,使视杯缘不发育,导致虹膜不发育及其他外胚层发育缺陷,如视网膜、黄斑发育异常、瞳孔肌缺如等。中胚层学说则认为,胚胎第 2 个月时中胚层发育障碍,晶状体血管膜的晶状体囊-瞳孔血管未萎缩而残留阻碍视杯缘的生长,中胚层向前延伸,长入外胚层与杯缘,表现仅似前房周边的一条窄带,阻碍外胚层向前生长,结果均导致虹膜发育不良。但此学说不能解释其他神经外胚层发育异常。从临床表现来看,更多的证据支持神经外胚层和神经中胚层在发育过程中都出现发育障碍,而致患者眼部的多种发育异常。

环境因素中的致畸因素也可能是虹膜发育不良的一个致病因素。致畸因素包括感染性的、化学性的和物理性的。遗传突变和环境因素相互作用是造成形态学异常的基础。据报道,在动物实验中,小鼠的胚胎缺乏维生素 A,可致虹膜发育不良及泌尿生殖系统异常。

【临床表现】

1. 发病率约为 1.8∶100 000,两性发病率相同,常有家族史,为常染色体显性遗传,主要是 11 号染色体短臂上的 *PAX6* 基因突变引起,也有散发病例的报道,50%～70% 的无虹膜症患者患有青光眼,一般发生在婴幼儿期或青少年期,主要临床表现为视力减退和畏光。

2. 本病为双眼发病,极个别为单眼。虹膜形态异常的变异性很大,可表现为几乎完全缺如到轻度发育不良。凡肉眼能在周边部察看到小的虹膜组织者,称为部分性无虹膜;如需前房角镜检查才能发现虹膜残留者临床上称为无虹膜。当未合并青光眼时,房角镜检查可见虹膜根部不与小梁网粘连,而当合并有青光眼时,虹膜根部会逐渐覆盖小梁网,引起眼压增高。临床可见房角发育异常、晶状体异常（白内障、晶状体缺损、晶状体脱位）、角膜异常（角膜混浊、角膜血管翳及小角膜）、眼底异常（视神经发育不良、黄斑中心发育不良、黄斑无血管区出现新生血管）、眼球震颤、斜视等。可伴有全身性缺陷,包括智力低下、泌尿生殖器先天异常或颅面部畸形、低耳位和 Wilms 肿瘤（肾母细胞瘤）等。

【诊断和鉴别诊断】

根据典型的虹膜改变可以帮助疾病的诊断,但本病的表现比较复杂且多样化,同一病在不同患者的表现可有很大差异。因此,目前临床上还没有明确的分型标准。Maumenee（1977）根据临床表现将其分 4 型：Ⅰ 型无虹膜并有黄斑发育不良,眼球震颤,角膜新生血管,继发性青光眼;Ⅱ 型以虹膜缺损为主,视力较好;Ⅲ 型智力迟滞为明显特征;Ⅳ 型散发性无虹膜,合并 Wilms 瘤和其他泌尿生殖系统异常。

绝大多数无虹膜患者,其主要致盲原因是青光眼或青光眼手术并发症、白内障和角膜病只要及早给予合理治疗,可以保留残存视力。

【临床处理】

青光眼的治疗,可先试用药物治疗。若已采用最大耐受量的药物治疗,眼压仍不能控制,且发生进行性视神经损害者应采用手术治疗。成年人无虹膜、房角开放的患者可试用氩激光小梁成形术。如果出现明显的虹膜隆起或继发性房角关闭,应施行房角切开术或小梁切开术。据报道,对这类患者小梁切除术的成功率较房角切开术和小梁切开术高。如果小梁切除术失败,可考虑行睫状体破坏性手术。

晶状体混浊对视力造成影响者,应行白内障摘除术。由于本病患者的晶状体悬韧带脆弱,手术时应注意晶状体是否脱位。角膜混浊明显而影响视力者,可考虑行穿透性角膜移植术。

所有患者都应给予适合屈光矫正,防止弱视的发生。已经有弱视者应根据不同原因给以治疗。戴深色接触镜可能有助于减少光线对黄斑的损害和改善眼球震颤,但需要在婴儿时期戴才有意义。然而角膜混浊常出现在早期,戴接触镜有一定的危险性。

对于小儿散发性无虹膜者,应注意全身情况的追踪检查,特别是泌尿系统。在 5 岁以前通常每半年检查一次。

(三)先天性葡萄膜外翻

以虹膜色素上皮增生为特征的罕见的眼科疾病,虹膜色素上皮增生来源于虹膜基质前表面的虹膜色系褶皱。

【病因和发病机制】

青光眼的发生与前房角的先天性发育不良有关,部分病例有膜样组织覆盖前房角,虹膜根部与小梁网粘连导致前房角关闭等。在合并 NF-1 的患儿中,可以检测到眼部葡萄膜神经纤维瘤的存在和 Schlemm 管的缺失。

【临床表现】

1. 通常呈现散发和单发,主要遗传方式是常染色体显性遗传,目前仍然不清楚先天性葡萄膜外翻的青光眼确切发生率,但是在各种发病年龄中,青光眼的发生率均很高,有的文献报道甚至可达 100%,青光眼为迟发型,发病隐匿。

2. 先天性葡萄膜外翻多位于瞳孔缘周边或颞侧,虹膜表面光滑,虹膜周边基质层萎缩(虹膜发育不良),此虹膜改变为非进行性。瞳孔圆且居中,间接对光反应灵敏(表明无纤维膜的牵拉),瞳孔可药物性散大,散瞳后外翻的虹膜色素上皮层变窄。前房角镜及 UBM 检查可见虹膜根部向前附着,甚至可达 Schwalbe 线。该病也是多发性神经纤维瘤病 Ⅰ 型(NF1)的部分临床表现,所以在出现这些症状体征的患儿中一定要慎重考虑全身性疾病的存在,在家族性疾病的采集中,也要特别对 NF1 疾病进行排查。

【诊断和鉴别诊断】

根据临床表现,先天性葡萄膜外翻是不难诊断的,但是在家族性疾病的采集中,要特别对 NF1 疾病进行排查。对有明显 NF1 表现的患儿,应该对其父母进行详细的体检(如对咖啡样斑、虹膜错构瘤 Lisch 结节的检查)。

【临床处理】

对有先天性葡萄膜外翻的患儿需要定期随诊,发现青光眼要及时给予治疗。因为病理学发现 NF1 并发先天性色素膜外翻的患儿的前房角已经内皮化、Schlemm 管缺失,这些患儿发生青光眼后,如果给予房角切开手术,效果会很差,这些患儿首先需要给予药物治疗,联合应用抗代谢药物的小梁切除手术可以提高手术成功率。

(四)Peters 异常

眼前段间叶细胞组织发育不全,表现为一系列起源于胚胎间叶细胞层的眼部结构紊乱。

【病因和发病机制】

多种发病机制导致青光眼的发生,主要包括小梁网发育异常,Schlemm 管畸形和/或虹膜周边前粘连。

【临床表现】

1. 以散发多见,遗传方式可为常染色体隐性或显性遗传。相关的基因有 *PAX2*、*CYP1B1*、*PITX2* 和 *FOXC1*。具有先天性中央角膜混浊,以及对应区域的后部基质层、后弹力层和内皮层缺损的特点。80% 病例双眼同时发病,50%~70% 的患眼会发生青光眼。Peters 异常可以伴随一些神经起源的全身异常,也称为 Peters plus 综合征。全身异常主要表现为：智力发育迟缓、唇裂/腭裂、听觉异常、右位心、中枢神经系统异常、泌尿系统发育不全、短小身材、面部畸形、喉软骨软化病和巨舌。Peters plus 综合征的患者与只有 Peters 异常的患者相比，其眼部患严重疾病如青光眼的风险要高。

2. Peters 异常分为：①轻度只有角膜混浊（虹膜与晶体正常）；②中度可以累及虹膜（虹膜角膜粘连、虹膜缺损）；③重度常出现晶状体异常（角膜晶状体粘连）。Peters 异常通常被认为是一种独立的眼部疾病，尽管它还可以伴随其他眼部异常，如蓝巩膜、小眼球、无虹膜、虹膜缺损、后胚胎环、前部葡萄肿、永存胚胎血管和白内障等。

【诊断和鉴别诊断】

诊断主要根据患者的临床特点：先天起病，角膜中央变薄，白色混浊，后弹力层缺损，虹膜角膜粘连，角膜缘后可见后胚胎环，继发性青光眼，可伴有全身发育的异常。需要和其他先天性角膜混浊的疾病相鉴别。

【临床处理】

青光眼者可采用药物或手术治疗，小梁切除术辅助抗代谢药物应为首选。如果角膜混浊局限，可长期散瞳治疗，如果角膜混浊致密，应在出生后早期进行穿透性角膜移植手术。

（五）Marfan 综合征

Marfan 综合征是一种结缔组织广泛异常的遗传性疾病，除了眼部病变外，还有骨骼、肌肉及心血管的异常。

【病因和发病机制】

青光眼的发病机制多数是由于晶状体脱位引起瞳孔阻滞，少数病例则是因为前房角的先天性发育异常引起。

【临床表现】

1. 双侧晶状体脱位、细长指（趾）和细长体型，可有心脏异常和青光眼。为常染色体显性遗传，外显率较高，有 15% 的病例为散发性。

2. 四肢骨骼增长，两手臂之间的距离大于身高，手指（趾）呈蜘蛛脚样指（趾）。关节囊韧带、肌腱、筋膜先天性薄弱，常见脊柱后侧弯、扁平足和肠疝、漏斗胸、长头畸形和高腭弓。肌肉发育不良、张力过低、皮下脂肪稀少、皮肤皱襞。可能存在镰状细胞贫血和骨性充血，因肺囊性病变引起自发性气胸，颈部皮肤可见小丘疹。心血管异常包括主动脉瓣关闭不全、主动脉弓扩张、主动脉缩窄、二尖瓣及主动脉瓣口反流等。

有眼部异常变化的占 50%，晶状体脱位的发生率较高，70%~80%，且为双侧性，呈非进行性，晶状体较正常人小且呈球形，双眼对称性向内上方偏位，全脱位少见。在晶状体脱位的病例中约 8% 发生青光眼，主要是因为瞳孔阻滞所致。晶状体悬韧带较长，有些悬韧带撕裂而退缩到晶状体赤道部，悬韧带在晶状体囊上的附着区较窄。脱位多发生在 5~6 岁，占 50%~60%。部分病例伴有小晶状体、球形晶状体。虹膜震颤，虹膜后色素上皮缺失使周边部虹膜易于透照，虹膜基质及瞳孔散大肌发育不全，后者可引起瞳孔缩小，且用散瞳剂难以散大瞳孔。有时可见虹膜异色。此外，还可见蓝色巩膜、因眼球轴长增加引起高度近视、扁平角膜、视网膜脱离、视网膜萎缩等。

【诊断和鉴别诊断】

本综合征与同型胱氨酸尿综合征最为相似。同型胱胺酸尿综合征与马方综合征之不同处在于遗传方式为常染色体隐性遗传，且患者多数智力低下（60%），晶状体脱位多向下方及鼻侧脱位，1/3 为全脱位。可合并青光眼，其中约 25% 发生于晶状体脱位。前房角一般正常。骨骼异常呈骨质疏松，可发生骨折，偶有细长指（趾）。尿同型胱胺酸测定为阳性。

【临床处理】

对由于晶状体脱位导致瞳孔阻滞之青光眼，可先用药物治疗，包括睫状肌麻痹剂，以解除瞳孔阻滞，降低眼压。必要时可作激光虹膜切开术或手术切除虹膜。白内障手术应慎重,对发生于儿童期之开角型青光眼可作房角切开术或小梁切开术。由于患者常因心脏病变死亡,且死亡年龄平均在 30 岁左右,故在处理 Marfan 综合征时应协同心血管方面专家共同处理。

（六）同型胱氨酸尿症

同型胱氨酸尿症是由于胱硫醚合成酶的缺陷导致蛋氨酸代谢障碍而成为仅次于白化病的较常见的氨基酸代谢疾病。患者血浆中的同型胱氨酸、蛋氨酸增多,并从尿中排出,但血中的胱氨酸和半胱氨酸却是减少的。

【病因和发病机制】

青光眼的发病机制主要是由于晶状体脱位引起瞳孔阻滞。

【临床表现】

1. 常染色体隐性遗传病,尿同型胱氨酸测定是阳性的。此病与 Marfan 综合征相似。

2. **体征**　多数患者高大、细长,上下肢比例失调,偶有蜘蛛指(趾),几乎都有骨质疏松、膝关节肿大、膝外翻。此外还有脊柱侧凸或后凸,胸部凹陷或前凸(鸡胸)扁平足、高腭弓等。2/3 患者有智力低下,10%~15% 患者有癫痫,偶有脑电图异常、肌肉痉挛、深反射亢进等。心血管疾病是本症死亡的主要原因,约 50% 病例在 20 岁前死亡,主要为血管内血栓形成。

晶状体脱位是本病的主要眼部体征(90%),脱位为双侧性,常向下方脱出,尤以鼻下方为最多,1/3 的患者为全脱位。一般 3 岁开始出现,70% 在 8 岁以前出现,40 岁时 95% 以上的病例均已发生晶状体脱位。晶状体脱位的程度随悬韧带变性的发展而进行性加重,全脱位的晶状体会脱入前房或玻璃体腔内。约有 25% 的病例发生青光眼,但前房角结构正常,主要是由于晶状体脱位所致的瞳孔阻滞性青光眼。另外,血液黏稠度增高引起的闭塞性血管病变可出现类似低眼压性青光眼的视盘凹陷及视神经萎缩。屈光状态,多数患者表现为近视,部分病例为高度近视。偶有视网膜脱离(5%)、先天性白内障、视网膜劈裂、视网膜动脉闭塞、视网膜血管鞘形成、周边视网膜色素变性、视神经萎缩。

【实验室检查】

1. **尿定性检查**　硝普钠试验:把 5ml 患者尿液与 2ml 氰化钠混合,2 分钟后再加入 5% 硝普钠 2~4 滴,若尿液中有胱氨酸或同型胱氨酸,则呈鲜红色。本法有假阳性或假阴性,但操作简单。

2. **血液氨基酸**　自动测定仪测定患者血浆中同型胱氨酸浓度可达到 5.4mg/100ml(正常人为 0.45mg/100ml),而胱氨酸浓度则明显减小。

3. 皮肤成纤维细胞组织培养测定胱氨酸硫醚合成酶活力,是最确切的方法。

【诊断和鉴别诊断】

本综合征与 Marfan 综合征最为相似,实验室检查可确诊。

【临床处理】

1. 维生素 B 早期大量(0.5~1g/d)内服数周,血尿生化指标转正常后改为维持量(20~50mg/d)内服。

2. 低蛋氨酸饮食(20~40mg/d)、L-胱氨酸饮食(100~200mg/d),如芽胚、麦芽糖食品。上述饮食疗法要长期应用,若在出生后 6 周内开始治疗,则可显著减少眼部等处并发症发生的危险,如延缓晶状体脱位的发生,使婴儿的骨骼和精神正常发育,预防血栓形成等。

3. **青光眼治疗**　对由于晶状体脱位导致瞳孔阻滞之青光眼,可先用药物治疗,包括睫状肌麻痹剂,以解除瞳孔阻滞,降低眼压。必要时可作激光虹膜切开术或手术切除虹膜。对于晶状体全脱位者需要摘除晶状体。但要特别注意,全身麻醉会诱发血栓的发生,要在做好防止血栓形成的措施下进行手术。

（七）Marchesani 综合征

Marchesani 综合征又称为球形晶状体短指综合征,属于先天性中胚叶发育异常的综合病征。

【病因和发病机制】

眼压升高的原因是悬韧带松弛而晶状体向前移位,增大了晶状体与虹膜的接触区,从而引起瞳孔阻滞而发生闭角型青光眼。若发作后未能得到及时治疗而缓解或反复发作后逐渐形成周边前粘连;或因反复发作而致小梁损伤,则将形成永久性的高眼压。此种情况持续过久,因后房压力明显高于前房会使前房变得更浅。少数病例则是因为前房角的先天性发育异常引起。

【临床表现】

1. 常染色体隐性或显性遗传病,可表现为单纯眼异常或眼与全身的异常。侏儒、短指(趾)、球形晶状体。青光眼多发生于青少年,一般为慢性,但也可有急性发作。

2. 眼球大小正常,晶状体呈球形或小于正常,前后径长约 5.5mm,赤道径短约 7.8mm(正常晶状体前后径为 4mm,赤道径为 10.5mm),散瞳后可见小晶状体位于瞳孔中央,周围 360° 范围内的赤道部均可见到。晶状体脱位常见且发生年龄较早,常偏位于下方,因为晶状体前移或脱位于前房内继发青光眼。全身表现身体矮小,四肢、手指、脚趾粗短,头短、颈短、胸宽,手指及腕活动明显受限,皮下脂肪丰富,肌肉发育良好,心脏病,耳前漏管等。可伴有智力低下及尖头畸形。

【诊断和鉴别诊断】

本病根据临床特征性表现侏儒、短指(趾)、球形晶状体不难诊断。

【临床处理】

在瞳孔阻滞性青光眼发生时,应该用睫状肌麻痹剂,松弛睫状肌,拉紧悬韧带使晶状体后退而缓解瞳孔阻滞。如果用缩瞳剂会加重病情,因缩瞳剂兴奋睫状肌,悬韧带更松弛,晶状体更加前移而加重瞳孔阻滞,称为逆药性或反相性青光眼。对急性发作的病例用睫状肌麻痹剂散大瞳孔及配合其他降压药使眼压降低,必要时作激光虹膜切开或摘除晶状体以解除瞳孔阻滞。房角中胚叶组织残留,发育异常的可行房角切开手术。对慢性闭角型青光眼患者可用滤过性手术治疗。

(八)永存胚胎血管

永存胚胎血管也称为永存原始玻璃体增生症,是一种先天性异常,见于足月顺产婴儿,表现为原始玻璃体和玻璃体血管的残留。

【病因和发病机制】

闭角型青光眼主要是由于晶状体后囊破裂,引起晶状体膨胀或晶状体后纤维膜收缩,导致晶状体-虹膜隔前移、瞳孔闭锁等从而引起瞳孔阻滞、房角关闭而房水引流障碍,眼压升高。开角型青光眼是由慢性葡萄膜炎及纤维血管膜的血管持续性眼内出血所致。组织学研究后发现,56% 的永存原始玻璃体增生症房角发育未成熟。

【临床表现】

1. 通常单眼发病(90%),呈现散发病例,双眼发病者几乎都合并全身异常及年轻时死亡。可以分为前部型和后部型,大约 60% 的病例同一只眼中同时存在两型病变。通常表现为孤立解剖异常,也可以伴发于其他眼部异常。少见伴发全身性病变,伴发全身病变的通常为双眼发病。青光眼可以在患儿就诊时就发生,或继发于晶状体膨胀及晶状体后纤维血管膜收缩而引起的虹膜-晶状体隔前移造成的房角关闭。有时可以因合并新生血管性青光眼或反复前房出血继发青光眼。

2. 晶状体后纤维血管团块,小眼球,睫状突拉长,浅前房,不同程度的晶状体混浊,玻璃体膜样物、有髓视神经纤维、视网膜皱襞、牵拉性视网膜脱离以及严重的眼内出血。患者出生时就可有白内障的发生,部分或全部白瞳症,有时初期仅表现为晶状体后部的病变,晶状体则保持透明,但随着时间的推移,白内障逐渐形成。

【诊断和鉴别诊断】

根据患儿病史和典型的临床特点,诊断并不困难,需要与早产儿视网膜病变、视网膜母细胞瘤和 Coats 病相鉴别。

【临床处理】

对永存原始玻璃体增生症患者的治疗包括行晶状体摘除、晶状体后纤维膜切除术。当继发青光眼时,按青光眼表现的类型来处理。闭角型青光眼一般多采用晶状体摘除、周边虹膜切除联合玻璃体切割术,早期可行周边虹膜切除术(激光或外科手术)。

（九）真性小眼球

真性小眼球是指胚裂闭合后,眼球发育停滞、眼球体积较正常者小而无其他先天畸形的先天性异常。

【病因和发病机制】

青光眼的发病机制主要是因为眼前段短而晶状体相对过大或前房角存在胚胎组织等因素有关。

【临床表现】

1. 以散发多见,少数有家族遗传性,遗传方式可为常染色体隐性或显性遗传。通常眼裂较小,眼球的体积约为正常眼的 2/3,眼球的矢状径为 16~18.5mm,垂直径为 14~17.1mm,角膜直径在 10mm 以下。多数在中年时发生青光眼,少数在儿童期发病。

2. 通常眼裂较小,眼球的体积约为正常眼的 2/3,眼球的矢状径为 16~18.5mm,垂直径为 14~17.1mm,角膜直径在 10mm 以下。前房极浅,房角窄,视网膜发育不良,血管细而屈曲,可伴有视网膜囊肿、黄斑区发育不良,中心凹残存内层视网膜组织,视盘隆起,呈假性视盘炎外观,脉络膜增厚。高度远视或伴有黄斑变性、晚期出现青光眼。单眼发病者伴有同侧面部发育不良,甚至同侧躯体发育不良;双侧发病可表现身体短小,形成全身侏儒的一部分。

真性小眼球并发青光眼较常见,其临床特点:①呈慢性闭角型青光眼特点,没有疼痛,眼压进行性缓慢升高;②缩瞳药物治疗呈反象性反应;③传统的抗青光眼手术往往都失败,且术后易发生眼后段的并发症,如严重脉络膜渗漏、驱逐性脉络膜上腔出血、继发性视网膜脱离等。

【诊断和鉴别诊断】

根据眼球的大小,诊断小眼球并不困难。真性小眼球需要与其他的小眼球相鉴别,小眼球可分为三种类型:①完全不伴其他异常,仅眼球体积较正常小者为单纯性真性小眼球;②因胚裂闭合不全,合并各种先天畸形者,称为缺损性小眼球;③继发于具他先天畸形而与胚裂闭合不全无关者,称为并发性小眼球。

【临床处理】

青光眼宜先用药物治疗,但用缩瞳剂往往反应不良。如眼压无法控制或出现进行性视神经乳头损害时才考虑手术,常规滤过手术易发生恶性青光眼,施行超声乳化白内障吸出对眼轴不太短者有一定疗效。但如果眼轴小于 15mm 者即使施行超声乳化白内障吸出也容易发生术中脉络膜上腔出血。这类患者施行后段玻璃体切除联合晶状体切除、房角分离术有一定的疗效,也比较安全。早期患者选用激光房角成形术加虹膜切除术是一种安全又有效的办法。

（十）小角膜

小角膜是指出生时水平直径<10mm 的角膜．仅是角膜直径小于正常,不伴有其他眼部异常。

【病因和发病机制】

青光眼的发病机制主要是因为眼前段短、前房浅、房角窄,易发生闭角型青光眼。少数可见前房角中胚叶组织残留。

【临床表现】

1. 大多数小角膜患者是散在发病的,少数患者显示该病为常染色体显性或隐性遗传。

2. 小角膜常常合并远视,可单独存在或者合并具他眼部异常,如永存胚胎血管、真性小眼球、先天性无虹膜、先天性风疹和 Axenfeld-Rieger 综合征。同时,小角膜可以合并全身性疾病,如胎儿酒精综合征、肌强直性营养不良、软骨发育不全。

【诊断和鉴别诊断】

根据实际角膜直径数值诊断并不困难,但要注意是否合并其他眼部及全身性疾病。

【临床处理】

药物治疗是第一线治疗。如果出现瞳孔阻滞,可通过激光虹膜切开或周边虹膜切除术,切除晶状体来解除瞳孔阻滞也可能会有效果。手术治疗同原发性闭角型青光眼大致相同。小角膜患者可能合并高度远视,应予以适当的屈光矫正和弱视训练。

（十一）Sturge-Weber 综合征

Sturge-Weber 综合征又称为颜面血管瘤综合征或脑三叉神经血管瘤病或眼-神经-皮肤血管瘤病。是一种头面部血管畸形的发育性疾病。特别是三叉神经分布的颜面区域有皮肤黏膜毛细血管瘤,有时合并颅内血管瘤或侵犯眼部,病变均在同侧,出生时即可出现,双侧性病变较少。

【病因和发病机制】

青光眼发病的病因及机制尚不清楚,可能与房水分泌过多及葡萄膜血管的渗透性增加,前房角结构的异常,浅层巩膜静脉压的升高有关。

【临床表现】

1. 本病无家族性,也无性别及种族差异,是唯一无遗传倾向的斑痣性错构瘤病,30% 的病例伴有青光眼。颜面血管瘤伴有脉络膜血管瘤者,大都并发青光眼。多数在婴儿期已发生青光眼,但到儿童及青少年期才发展。

2. 颜面皮肤毛细血管瘤和中枢神经系统的血管瘤,眼部受血管瘤侵犯的结构包括脉络膜、结膜、浅层巩膜、睫状体及眼睑等,虹膜有异色及增生改变。约半数患者有脉络膜血管瘤,在脉络膜血管瘤上可见视网膜囊样变性、视网膜水肿或继发渗出性视网膜脱离。当血管瘤累及眼睑或结膜,尤其是上睑时,通常伴有同侧眼有青光眼,当颜面血管瘤为单侧时青光眼多为同侧眼发生,但也有例外。皮肤血管瘤为双侧面部者,青光眼可为单侧或双侧眼。

【诊断和鉴别诊断】

根据特征性颜面部血管瘤的表现,诊断并不困难。Klippel-Trenaunary-Weber 综合征与本综合征相似或许就是其中的一种类型,具有受累侧躯干及肢体有血管瘤和静脉曲张,有骨骼和软组织的增生肥大。

【临床处理】

本病无遗传性,对患者家属的检查可帮助诊断。全麻下检查患病婴儿的眼睛时,麻醉师应高度警惕,因为这类患儿常常会发生癫痫。若这类青光眼患者发生于婴幼儿时期,则可先行房角切开术,如眼压仍不能控制,再考虑小梁切除术。发生于儿童期以后的患者可先用药物治疗,如果眼压不能控制再考虑行小梁切开或小梁切除术。房角切开术的成功率较低,但多作为首选的手术;滤过性手术的成功性虽然较高,但会发生较严重的并发症。所以对本综合征拟施行滤过性手术时,要高度警惕手术并发症的问题。如切开前房后眼压突然下降,可发生脉络膜血管扩张、渗出出血及视网膜脱离,而术后常会发生浅前房或无前房。滤过性手术及药物治疗均不能控制眼压时,可试行睫状体冷凝术或睫状体光凝术。

（十二）神经纤维瘤病

神经纤维瘤病又称为 Von Recklinghausen 病,是一种遗传性疾病,原发生于神经外胚叶组织的生长发育障碍。

【病因和发病机制】

关于青光眼的发病机制,一般认为房水流出受阻的主要机制是神经纤维瘤直接侵犯房角,可见一层无血管的透明的致密组织从周边虹膜向前扩展覆盖在房角壁上。另一种因素为睫状体与脉络膜受神经纤维瘤的累及而变肥厚,向前推移使房角关闭。部分病例有前房角发育不良、房角胚胎组织残留、房角分裂不全、Schlemm 管畸形或残缺等。房角及虹膜根部直接被神经纤维瘤侵犯时可导致虹膜广泛前粘连,形成纤维血管膜覆盖房角引起新生血管性青光眼。

【临床表现】

此病为常染色体显性遗传,外显率不规则,遗传特性的表现为多变性,突变率高,发病率约为新生儿的 1/3 000,可在出生时、儿童后期或成人发病。特征为周围神经增殖而形成肿瘤样结节,侵及皮肤、内脏、神经系统,伴有皮肤咖啡样色素斑,有阳性家族史。青光眼常在出生时或出生后不久发生,也偶有晚发者,晚发者则与成人的开角型青光眼相似。

全身可见皮肤咖啡样色素斑和皮肤神经纤维瘤,部分患者有先天性骨骼缺陷,中枢神经系统受累的同时,常有颅内肿物,如脑膜瘤、胶质瘤等。眼部易累及的部位依次为眼睑、眼眶、葡萄膜、视神经、角膜、结膜、巩膜、晶状体和玻璃体一般不受累。眼睑是最常受累的部位,上睑多见,常为单侧性。上睑的丛状神经纤维瘤会引起机械性上睑下垂特征性的 S 状上眼睑畸形,此丛状或局部带蒂的纤维瘤多伴有色素斑,眶上及颞侧皮肤受累。眼眶内结节状或丛状神经纤维瘤可使眼球突出、眶壁缺损。虹膜错构瘤(Lisch 结节)常见于双侧,呈半球形白色或黄棕色、境界清楚的胶样结节隆起于虹膜面,常从 16 岁开始生长,随年龄增大而继续发展。另外,还可以有先天性葡萄膜外翻,虹膜异色的存在。脉络膜错构瘤的发生率为 30%,其呈棕黑色扁平状或轻度隆起,散在性地分布于多色素的区域。视神经可发生胶质瘤或错构瘤,也可以是真性肿瘤。当肿物累及同侧上眼睑或眼球本身时则应注意可能已经合并有青光眼,其发病率可高达 50%。临床上多为开角型,单眼居多。

【诊断和鉴别诊断】

根据典型的全身表现和家族史,此诊断并不困难。本病主要分为三种类型:①周围型,最常见;②中枢型,双侧听神经瘤及少许皮肤受累损害;③部分型,病变损害局限于体表的某部分。

【临床处理】

本病并发青光眼时,可根据青光眼的严重程度、发病年龄及不同的发病机制,采取相应措施,儿童早期发病的开角型青光眼可行房角切开术或小梁切开术,儿童后期发病者可先用药物治疗,如疗效不佳,再采用小梁切开术或小梁切除术。对房角已经关闭的青光眼,则只能施行小梁切除术,若不成功者可试行睫状体冷凝术或睫状体光凝术。此种继发性青光眼的手术成功率较低。

(十三)眼皮肤黑素细胞增多症

眼皮肤黑素细胞增多症又称为太田痣或眼-上颌蓝褐色痣,本病与 Sturge-Weber 综合征、神经纤维病同属于错构瘤病,特征为深色皮肤色素沉着常为单侧,位于三叉神经第一分支和第二分支分布区,偶尔涉及下颌支部分。多见于东方人,女性常见。遗传的发生极少,遗传类型尚未确定。

【病因和发病机制】

房角黑色素细胞的增加被认为是青光眼的发病机制之一,虽然黑色素细胞可影响房水排出而升高眼压,但大多数患者的前房角有大量色素沉积而不伴眼压增高。

【临床表现】

1. 颞部、颊部、鼻部及前额有棕色至青蓝色的皮肤色素改变的斑块,骶部常有蒙古斑(胎记)。少数患者会发生先天性青光眼。

2. 除皮肤色素沉着外,多数患者伴有过度的眼色素沉着,包括巩膜、结膜、角膜、虹膜及眼底。

【诊断和鉴别诊断】

根据典型的临床表现,诊断并不困难。

【临床处理】

开角型及闭角型青光眼都有报道,根据临床青光眼的类型和程度给予相应的药物及手术治疗。

【学科新进展】

先天性青光眼手术前沿技术主要包括:

1. 前房角切开术(又称为内路小梁切开术) 能有效控制眼压,手术成功率为 77%~86%,但要求角膜清亮,故手术具有一定的限制性。借助小梁切开仪(Trabectome)和内镜可以更精确地进行房角切开,而且不受角膜混浊的限制。有报道应用 Trabectome 对包括先天性青光眼患儿在内的开角型青光眼患者施行内路小梁切开术,随访发现术后眼压可下降约 40%,成功率为 84%,可以认为 Trabectome 是一种有效的开角型青光眼的治疗方法,且这种方法不会影响后续治疗的手术操作。但是 Trabectome 术后仅能将眼压降低约 30%,而内镜在无晶状体及人工晶状体眼中应用更加安全。

2. **外路小梁切开术** 对角膜的透明性没有要求,而且和内路小梁切开术一样能有效控制眼压,目前仍是临床上治疗先天性青光眼的首要手术方法。随着改良外路小梁切开术的发展,此手术成功率及长期有效性均有了较大提高。360°小梁缝线切开术(360-degree suture trabeculotomy)是外路小梁切开术的又一改良术式,有报道这种手术是治疗先天性青光眼的有效方法,其成功率为87%~92%。Beck 等对 33 例难治性或合并眼部其他异常的先天性青光眼患者(45 只眼)进行了 360°小梁缝线切开术,随访 6 个月手术成功率可达87%,随访 2 年后成功率仍可达到 58%,可应用于预后差及合并眼部其他异常的先天性青光眼患儿。王宁利教授近年来在黏小管成形术(canalplasty)基础上开展了改良的 360°小梁切开术,应用于先天性青光眼及开角型青光眼,也取得了较好的疗效。但无论是传统的还是改良的外路小梁切开术,都需要在术中准确找到 Schlemm 管,并保证能将小梁切开刀或缝线等切开器械插入 Schlemm 管内,在角膜缘边界不清,Schlemm 管变异,发育异常或缺损等情况下较难取得理想的手术效果。

3. **小梁切除术** 一般不建议作为先天性青光眼的首选手术方式,术中联合应用抗代谢药物能够提高手术成功率,但此类药物在儿童患者的应用要慎重,严格掌握其适应证。外路小梁切开联合小梁切除术理论上有双重降眼压机制,更加适用于较重的患者。也有将非穿透小梁切除手术联合外路小梁切开手术的案例,9 年的成功率可达 52%。

4. **引流阀植入术** 目前仅应用于上述手术失败者,其他成人青光眼引流物在先天性青光眼患者中的应用还未见报道。内镜辅助下进行睫状体光凝可以准确定位观察睫状突并灵活调整术中能量,目前多应用于无晶状体眼或人工晶状体眼的患者。

随着先进的技术和设备的发展,青光眼手术不断进行改良创新,极大地提高了手术成功率,为先天性青光眼的患者创造了更多的手术选择。

(王大江)

第四节 高 眼 压 症

高眼压症(ocular hypertension)在人群中的患病率较高,40 岁以上人群可达到 3%~10%。若不进行干预,将有 10%以上的高眼压症者在 5 至 10 年内发展为原发性开角型青光眼(POAG)。高眼压症治疗研究小组(ocular hypertension treatment study,OHTS)Ⅰ与 OHTSⅡ经过 13 年的随访观察,结果显示早期治疗可显著降低具有多个危险因素的原发性开角型青光眼发病率,但早期治疗对于那些低风险者并无影响。OHTS 第一阶段的研究经过 5 年的随访,结果提示接受降眼压药物治疗的高眼压症患者,其 POAG 的发病率比随机入组到单纯观察组的患者低(治疗组 4.4%,观察组 9.5%),但是,这仍然意味着药物治疗可能对 90%以上的患者没必要、无意义,对所有高眼压症者进行干预治疗不符合卫生经济学要求,在造成严重经济负担的同时,长期用药可使高眼压症者面临生活不便以及受到药物副作用影响等重大问题,因此高眼压症是否需要治疗、如何治疗、治疗随访的原则是什么等,均是眼科工作者需要掌握的重要临床问题。

高眼压症是指经过多次眼压测量,眼压值均超过正常统计学上限,即大于 21mmHg,同时房角正常开放,且长期随访未发现青光眼性视神经改变和视野缺损,并排除了继发性青光眼或较厚角膜、检测技术等其他因素导致的假性高眼压。高眼压症不等同于青光眼,但部分高眼压症可以转归发展成青光眼。

【特点】
高眼压症患者通常没有症状,一般通过眼压测量时发现。应排除高眼压症发病的高危因素,如青光眼家族史、外伤、类固醇类药物的应用、种族等因素。高眼压症多见于 40 岁以上人群。

高眼压症的诊断仅依靠单一眼压指标,在测量眼压时应充分注意测量误差。眼压测量受多种因素影响,其中最主要的因素是角膜厚度(CCT),CCT 越厚,测得眼压越高,此外还有角膜生物力学因素(CH、CRH)等,也会影响眼压测量的准确性。

需要注意的是,无论是高眼压症还是 POAG,一般都是双侧性的,两眼的诊断应该一致,但可以存在程度的差异。对一眼已有明确的青光眼性视神经和/或视野损害者,另一眼即使仅眼压升高而未出现视神经和/或视野损害的情况下,也应诊断为青光眼而不是高眼压症。

【特殊检查】

眼压测量:GDG(Guideline Development Group)指南及《我国原发性青光眼诊断和治疗专家共识(2014年)》均推荐临床医生应使用 Goldmann 眼压计测量眼压,并需要注意中央角膜厚度的测量。研究发现只有当角膜厚度为 0.52mm 时,Goldmann 眼压计的眼压测量值才最为精确。Ehlers 等进一步发现角膜厚度每变化 0.07mm,压平眼压值可改变约 5mmHg;而人角膜厚度的变化范围为 0.414~0.710mm,推断眼压可能被高估或低估达 10mmHg;孙兴怀和肖明研究结果显示角膜厚度每增加 0.023 6mm,眼压值可增加1mmHg;另有文献报道,中央角膜厚度偏离正常值 50μm,健康人的眼压需矫正±1.1mmHg,而高眼压症者或青光眼高眼压者需矫正±2.5mmHg。但由于以上研究缺乏大样本数据,计算公式的推广性仍有待进一步验证。

【鉴别诊断】

高眼压症需与高眼压型 POAG 相鉴别,绝大多数高眼压症的眼压稳定甚至还有下降的趋势,这与POAG 的眼压缓慢上升并进展形成鲜明对照。另外,高眼压型 POAG 同时存在青光眼性视神经损害和视野缺损。

【随诊】

虽然大多数高眼压症不会发展为青光眼,但高眼压毕竟是青光眼发病的一种危险因素。因此,对于接受治疗或未治疗的高眼压症患者,都应定期进行随访。当高眼压症被确诊后应每 2~3 个月复查 1 次,当病情稳定后每 6 个月至 1 年复查 1 次。随访内容包括监测视力、24 小时眼压变化、视野变化及视神经结构改变(包括杯盘比、视盘形态、视网膜神经纤维层缺损、出血等)。

如果在随访中观察到视盘出血,通常被认为是高眼压症向开角型青光眼过渡的征兆,视盘出血大多位于视盘的上下极,下极更为多见,应考虑到高眼压症发生了转归。目前还没有高眼压症向开角型青光眼转化的精准预测性指标。

【治疗】

高眼压症是青光眼的高危因素,因此应将高眼压症者视为可疑青光眼患者,密切随访观察,在此期间可以不用治疗。

但对于同时伴有危险因素的高眼压症者(有眼压超过 30mmHg、青光眼家族史、高度近视、心血管疾病、糖尿病等),也可以考虑治疗观察,可酌情给予药物治疗,但不主张手术治疗。如果给予药物治疗,还要权衡利弊,选择适宜的降眼压药物,并且尽可能地将眼压降到正常统计学范围以内,或将基础眼压降低30%左右为宜。《我国原发性青光眼诊断和治疗专家共识(2014 年)》指出:眼压>25mmHg 且中央角膜厚度≤555μm 者具有较高的危险性,建议给予降眼压治疗。

如果随访观察发现高眼压症者的视野和/或视神经发生青光眼性改变时,说明高眼压症发生了转归,应按青光眼给予治疗。

【学科新进展】

1. 发病机制　近年来发现跨筛板压力差(眼压与颅内脑脊液压之间的压力差)增大为青光眼的重要发病机制。高眼压症者可能因其颅内压偏高,而跨筛板压力差并不高,因而不发生青光眼视神经损伤。因此,评估高眼压症者跨筛板压力差的高低具有重要的临床参考价值。

2. 高眼压症进展为 POAG 的危险因素　OHTS 和欧洲青光眼预防研究(European Glaucoma Prevention Study,EGPS)总结出了 5 种基础性相关危险因素,即年龄、角膜厚度、眼压、模式标准差、垂直杯盘比值(C/D)。在此基础上研究出的统计学关联值,可用于评估高眼压症者进展为 POAG 的风险值。

(郑雅娟)

参 考 文 献

[1] 中华医学会眼科学分会青光眼学组. 中国正常眼压性青光眼诊疗专家共识(2019 年)[J]. 中华眼科杂志,2019,55(5):329-332.

［2］中华医学会眼科学分会青光眼学组.中国原发性闭角型青光眼诊治方案专家共识(2019 年)［J］.中华眼科杂志,2019, 55(5):325-328.

［3］杨培增,范先群.眼科学［M］.9 版.北京:人民卫生出版社,2018:147-155.

［4］王宁利.中国青光眼临床诊疗手册［M］.北京:科学技术文献出版社,2019:221-244.

［5］Raman P,Suliman NB,Zahari M,et al. Low nocturnal diastolic ocular perfusion pressure as a risk factor for NTG progression: a 5 year prospective study［J］. Eye(Lond),2018,32(7):1183-1189.

［6］Gao K,Li F,Li Y,et al. Anterior choroidal thickness increased in primary open-angle glaucoma and primary angle-closure disease eyes evidenced by ultrasound biomicroscopy and SS-OCT［J］. Invest Ophthalmol Vis Sci,2018,59(3):1270-1277.

［7］Killer H E,Pircher A. Normal tension glaucoma:review of current understanding and mechanisms of the pathogenesis［J］. Eye, 2018,32(5).

［8］洪晶.角膜内皮病［M］.北京:人民卫生出版社,2019.

［9］王宁利,孙兴怀,刘旭阳,等.中国青光眼临床诊疗手册［M］.北京:科学技术文献出版社,2019.

［10］王宁利,张纯.青光眼诊治技术王宁利张纯 2018 观点［M］.北京:科学技术文献出版社,2018.

［11］Midha N,Sidhu T,Chaturvedi N,et al. Systemic Associations of Childhood Glaucoma:A Review［J］. J Pediatr Ophthalmol Strabismus,2018,19:55(6):397-402.

［12］Hoffmann EM. 360° trabeculotomy for pediatric glaucoma［J］. Ophthalmologe,2020,117(3):210-214.

［13］Lewis CJ,Hedberg-Buenz A,DeLuca AP,et al. Primary congenital and developmental glaucomas［J］. Hum Mol Genet,2017, 26(R1):R28-36.

［14］Liang Y,Yu Q,Ji F,Sun H1,et al. Viscocanalostomy combined with nearly 360-degree suture trabeculotomy for the treatment of primary congenital glaucoma:a preliminary report of a novel technique for trabeculotomy［J］. Graefes Arch Clin Exp Ophthalmol. 2020,258(2):379-386.

第十章 白 内 障

第一节 年龄相关性白内障

年龄相关性白内障(age-related cataract),这个术语目前已经取代了"老年性白内障",从而更为准确的描述晶状体随年龄的改变。目前,年龄相关性白内障仍然是我国老年人群致盲的首要因素;2020年,我国有白内障人口500万人。随着显微手术技术的进步,白内障的术后效果明确,手术仍然是治疗的主要手段。

【流行病学】

我们定义矫正视力<0.05为盲。在50岁及50岁以上人群中,年龄相关性白内障的社会负担率(每100个50岁及50岁以上因白内障盲需进行手术治疗的人数)为2.7。目前我们手术覆盖率还仅为50%,随着老年人口的增加和老龄化趋势,白内障防盲可以说任重而道远。

年龄相关性白内障与多种因素有关:高胆固醇、高尿酸、高血糖和高血压,此外与吸烟、饮酒、紫外线和药物也有一定的相关性。

【病理】

白内障的发病机制很复杂,一般认为与遗传、营养、代谢等多种因素密切相关,是机体内外环境因素对晶状体长期共同作用的结果,自由基损伤是各种因素作用的共同途径。

【临床分型】

年龄相关性白内障分为3型:

1. 核性白内障 发病较早,40岁左右,核硬度开始增加,初期为淡黄色,后逐渐加重,变为黄褐色,棕色,棕黑色甚至黑色。黑色时,患者视力可以极差,仅为光感,甚至光定位不准确。

2. 后囊下性白内障 后囊下性白内障可以单独存在,或者和皮质性白内障并存。裂隙灯下可见后囊下许多锅巴样混浊,由于混浊位于晶状体的光学节点处,对视力的影响明显。

3. 皮质性白内障 为最常见的年龄相关性白内障的分型;表现为以皮质混浊为主。典型的皮质性白内障分为4期:

(1)初发期:裂隙灯下可见,混浊最早出现在赤道部,典型的表现为:板层的皮质呈楔形的混浊,尖端指向中央区。早期,由于晶状体中央区还是透明的,视力的下降不明显,但是周边混浊较多时,对比敏感度等指标是会受影响的,所以患者感觉视物模糊,主诉似有白纱遮挡。

(2)膨胀期:混浊加重,晶体的厚度增加,前房变浅。虹膜投影检查是经典的检查手段,虹膜投影阳性,即:使用裂隙灯侧照时,虹膜在混浊的晶体表面留有月牙形的阴影。虹膜投影阳性表明:在混浊的皮质外面还有透明的皮质存在。虹膜投影阳性是晶体没有成熟的标志。在没有显微镜的时代,投影阳性时,是不能做白内障的囊外摘除的,因为皮质透明,术中不能去除干净,但是有了显微镜后,虹膜投影是否阳性对判断手术适应证已经没有指导意义了。反而提倡未成熟期手术,由于晶状体核较软,手术难度小,手术时间短,术后效果好。随着业界对闭角型青光眼认识的深入,膨胀期浅前房逐渐被认为是白内障手术的适应证。

(3)成熟期:晶状体水分溢出,肿胀消失,前房恢复正常,晶状体完全混浊。

(4)过熟期:错过成熟期,如果白内障还没有及时手术,则为过熟期。过熟期的晶体由于水分的进一步丢失,体积缩小,囊膜皱缩;晶体纤维开始溶解成乳糜样,棕黄色的核会下沉,称为 Morgagnian 白内障。

由于囊膜的变性或者外力碰撞,晶体囊膜通透性增高或者发生破裂,液化的皮质溢出,溢出的皮质可以阻塞房角,诱发晶体溶解性青光眼;同时,溶解的皮质刺激虹膜组织,可以诱发自身免疫反应,产生晶状体过敏性葡萄膜炎。临床上二者通常同时存在,表现为混合充血,角膜水肿,羊脂样 KP,前房闪辉,虹膜后粘,前房下方絮状皮质沉积;眼压增高。

【临床表现】

1. 视力下降 为最常见的症状。周边的混浊对视力影响小,但是可以导致对比敏感度下降;中央区的混浊对视力影响更明显。

混浊有时与视力是不成反比的。当混浊之间有缝隙时,尽管混浊非常明显,但是患者可以通过缝隙看出,视力可以很好。当混浊仅位于中央区,在光线暗时,可以通过周边看见;但是当光线强时,瞳孔缩小,患者反倒看不见了,称为昼盲。后囊中央区的混浊即使很小对视力的影响也很大。核性混浊,有时裂隙灯下,仅见Ⅲ级核,混浊并不明显,但是如果检眼镜检查中,影响黄斑区的清晰度,说明其折光性改变,所以需要手术。

2. 眩光 混浊使光线在晶体内发生散射所致。

3. 屈光改变 核性白内障由于晶状体的屈光指数增加,表现为近视改变,或者原有的近视加重,或老花眼的程度减轻。

4. 复视 患者出现单眼的复视,配镜很难矫正。

5. 色觉改变 混浊的晶状体对蓝光侧的光谱的吸收增强,导致视物的色彩改变。

【辅助检查】

白内障的辅助检查很简单,裂隙灯就可以确诊。但是相关的检查又是必不可少的,一方面排除其他眼病,评估手术风险、术后视力;另一方面,计算 IOL 度数,辅助设计切口角度减少散光。

1. 彩色眼前节照相 散瞳后,可以直观地观察到晶状体混浊的全貌;裂隙光照射,可以展示混浊的层次和位置,例如是核性、皮质性或者是后囊下性。

2. 角膜内皮细胞计数 评估手术后,内皮失代偿的风险。通常计数>1 500/mm^2 采用超乳手术;<1 000/mm^2,可以使用 ECCE 手术。但是,这个界限已经被逾越,在内皮为 500~700/mm^2,仍有超乳顺利完成,术后角膜保持透明的报道。

3. B 超 对于晶状体混浊影响眼底观察的患者,B 型超声波可帮助了解玻璃体是否有混浊、积血,视网膜是否脱落等情况。

4. 视网膜电图(ERG) 对于白内障术前,ERG 可帮助了解视功能,判断预后。例如视网膜色素变性患者,ERG 可以呈现熄灭波形,警示术后视力恢复的可能性小;但是 ERG 反映的是眼底整体的情况,如果病变局限于黄斑区,ERG 波形可以正常,并不意味着术后视力一定好。

5. 光学相干断层扫描(OCT) 是检查黄斑病变的重要手段,能够很好地观察到弥漫性黄斑水肿和囊样黄斑水肿,以及黄斑前膜、黄斑裂孔等。

【诊断和鉴别诊断】

1. 诊断 目前我国年龄相关性白内障的诊断标准为:

(1)年龄≥50 岁。

(2)晶状体混浊,包括空泡、水裂、板层分离、轮幅状混浊、楔形混浊、核硬化及后囊下混浊等,不包括少数不影响视力的点状混浊。

(3)矫正视力<0.7,并剔除引起视力下降的白内障以外的其他原因。

(4)排除眼部及全身病变所致的病理性白内障。

2. **鉴别诊断**　白内障的诊断不难,但是需要鉴别是老年性、并发性还是代谢性,或者其他全身综合征。因为关系到预后的视力问题,术前需要考虑周全。

(1) 并发性白内障:狭义指与眼部其他疾病有关的白内障。如炎症性疾病(异色性虹膜睫状体炎)、变性性疾病(高度近视)、陈旧性网脱、内眼术后等(青光眼滤过术后、玻切术后)。

(2) 代谢性白内障:全身病,尤其是内分泌性疾病,多合并有不同类型的白内障。如糖尿病性白内障、低钙性白内障、半乳糖性白内障。

(3) 辐射性白内障:如肿瘤患者行放疗。除了 X 射线,微波、紫外线辐射等都可以引起白内障。

(4) 外伤性白内障:有些外伤比较隐匿,有时白内障会在外伤后某段时间才出现,可能被患者遗忘。穿通伤和钝挫伤都可以引起白内障,其中金属异物在眼内停留未被取出时,也可以导致白内障,如铜锈症和铁锈症。

(5) 全身性疾病:包括染色体异常,代谢性疾病,遗传病和某些感染性疾病。如 Marfan 综合征,80% 晶状体发生半脱位,30% 发生白内障,全身伴有心血管异常,蜘蛛指等。

【治疗】

白内障的病因复杂,机制尚不清晰,因此没有特效药物。手术无疑是目前最有效的治疗方法。

1. **药物治疗**　白内障的药物:国产的障翳停,进口的卡他林,疗效都不确定。

2. **手术**　从发展史说,手术包括囊内摘除术,囊外摘除术,超声乳化术和飞秒联合超乳术。

(1) 新的囊内手术:和以往不同,追求的是小切口,常要配合前部玻切,用于悬韧带断裂的外伤障或者是 Marfan 综合征等的半脱位白内障。

(2) 囊外摘除术:目前在基层医院和防盲手术中广泛采用。切口较超乳大,多为角巩膜缘切口,可以采用劈核术以减少切口长度,减小术后散光。

(3) 超乳术:目前广泛应用,关键技术是环形撕囊,劈核,超乳碎核和 IOL 植入囊袋。由于切口密闭良好,术中对皮质和黏弹剂的清除较囊外摘除要彻底些,术后第二天就可以达到最佳视力,一过性高眼压的发生明显下降。

(4) 飞秒联合超乳术:目前飞秒主要解决超乳术中的关键步骤如:切口,撕囊和劈核。其他步骤还依赖术者和超乳设备完成。飞秒价格昂贵,但是撕囊口的精准度和良好的可重复性,确实是人工撕囊不好比拟的。

(5) 复杂白内障和联合手术:复杂白内障是指合并有角膜病变、青光眼、虹膜炎、虹膜撕裂伤、悬韧带断裂、过熟核、睫状体脱离或者视网膜脱离等问题的白内障。目前多亚专业的联合手术使术后视力的提高越来越好了。

【并发症及处理】

1. **术中常见并发症及处理**

(1) 后囊膜破裂:如果后囊发生破裂,皮质的处理就更困难一些,有条件时使用前部玻切,彻底清除玻璃体和皮质。IOL 根据情况植入睫状沟,或者 Ⅱ 期植入。没有前部玻切时,可以使用黏弹剂支撑前房,不注水,吸除残留皮质,然后卡米可林缩瞳,使用囊膜剪辅助处理玻璃体。这样术后瞳孔可以比较圆。可以尽量减少并发症对视力的影响。如果核块已经脱落,转眼底组处理,其预后其实非常好,前节不要过多地处理;如果在没有玻切的情况下,盲目取核,反而容易引起网脱等并发症。

(2) 虹膜脱出:在散瞳不充分,或者切口较短,或者虹膜松弛的病例,都可能出现虹膜的脱出。术中注意减少对虹膜的触碰,防止虹膜脱色素。还纳虹膜的方法是:轻压切口后唇,前房放液,降低眼压,然后用黏弹剂轻轻将虹膜送回。降眼压是关键,高眼压下,虹膜是送不回去的。

(3) 撕囊口不完整:环形撕囊不完整时,超乳需要谨慎了。对于皮质较多,没有液化的白内障,超乳不是禁忌,但是需要更多的手术经验。

(4) 出血:术中前房出血,巩膜隧道术式多为切口渗血,可以慎用烧灼,缝合等方法止血;超乳术式,多半由于术中超乳头伤到了虹膜,或者注吸时,误吸了虹膜,牵拉使虹膜根部损伤,可以使用黏弹剂充填前房,略升高眼压,等候几分钟,没有出凝血问题的患者,出血多半可以停止,必要时术中输止血药。脉络膜下腔大出血很少见,术前控制血压、眼压、血糖,术中保持后囊膜的完整,对于预防本病的发生很有意义。一旦术中发现眼压突然升高、网脱和脉脱,考虑脉络膜下腔大出血可能,首要任务是封闭切口。术后止血,降眼压。必要时,术后一周内手术,巩膜外放液或内路玻切。

（5）与 IOL 有关的并发症包括:IOL 的断袢,IOL 的反相放置（袢为顺时针）,IOL 的表面损伤,IOL 落入玻璃体腔等。

2. 术后常见并发症及处理

（1）眼内炎:发生率在 0.08%~0.68%,是最严重的术后并发症。其相关危险因素可能有切口密闭性不佳、手术时间长、联合手术、后囊破裂、人工晶体污染等。通常发生于术后 1~14 天,由于菌力的强弱和就诊时间不同,眼部症状的严重程度可以不同。但是通常表现为结膜混合充血,角膜水肿,后弹力层皱襞,前房纤维素性渗出,前房积脓,瞳孔膜闭,IOL 表面膜样沉积物等;B 超可见玻璃体混浊。治疗时,最快速而有效的方法是玻璃体腔内注药,通常为万古霉素 1mg/0.1ml。术中注射前需取前房或玻璃体腔液体送检。玻璃体腔给药同时,可行前房万古霉素冲洗,冲洗的浓度为 50mg/500ml,尽量将前房内的纤维素样渗出物清洗干净。必要时可以隔日再行玻璃体腔给药一次。密切观察眼部症状的变化。病情不能控制,24 小时内行玻璃体切割术。

（2）眼压升高:多为一过性。如果后囊膜破裂,术中皮质或黏弹剂取出不彻底,建议术后早期口服尼目克司,配合甘露醇脱水,预防性降眼压,防止一过性高眼压的出现。

（3）术后出血:术后玻璃体积血比较少见,可能为眼压波动较大,眼底血管破裂,多半患者有高血压或者糖尿病等基础性疾病。迟发性脉络膜下腔出血较少见。

（4）后囊膜混浊:在术后,2 周到 2 年,均可出现。其检查方法为:裂隙灯后照法;可以清晰地看到后囊膜的混浊。如果术后早期就出现后囊膜混浊,通常建议术后 3 个月后,行 Nd:YAG 后囊激光切开术。

（5）角膜水肿:可能患者原有外伤,或者已做过手术,内皮细胞计数较低;也可能为术中操作不当而损伤内皮。术后第二天表现为角膜不均匀的水肿,损伤区水肿重些。如果术中使用染色剂、卡米可林或利多卡因等,术后也可能出现角膜水肿,这种水肿多半是内皮毒性损伤造成的。如果术中黏弹剂残留过多,一过性的高眼压也可以引起角膜水肿。不管哪种原因的水肿,局部激素和高渗液的频繁滴眼都是有益的,能帮助内皮细胞度过损伤期。如果水肿严重可以辅助全身激素的使用。如果持续时间过久不愈,可能由于内皮失代偿,从而转变为大泡性角膜炎,可以采用羊膜移植的方法,保留一定视力,缓解疼痛。

（6）与 IOL 植入有关的并发症:有 IOL 的偏位、夹持、脱落入玻璃体腔等,需要再次手术处理。

【预后】

目前,患者对白内障手术的预后通常非常满意,无论是小切口的 ECCE 还是超乳术后,患者术后的裸眼视力均较好。尤其是多焦点散光型 IOL 的植入,患者术后远中、近、视力的提高都令人满意。白内障手术不再仅仅是治疗性手术,而晋升为屈光手术,医生和患者对术后视力都有了更高的期望值。

【学科新进展】

1. IOL 的发展　IOL 的出现是白内障手术中里程碑一样重要的事件! 第一枚 IOL 是英国 Ridley 医生于 1949 年植入的 Rayner-IOL。经过了 70 多年,如今的 IOL 在多个方面都取得了长足的进展:首先是非球面的仿生型 IOL 的出现,最初是后表面的非球面设计,后来有了前后双表面设计的非球面 IOL,这比原来的球面 IOL 更像人体原有的晶状体。此后,散光 IOL 出现,解决了患者 4.0D 以内的散光问题。几乎同时,多焦点 IOL 出现了:有衍射型和折射型多焦 IOL。衍射型 IOL 的衍射环有前表面设计,也有后表面设计,各有优缺。区域多焦属于折射型多焦,性能较早期的产品更优化。当然,目前三焦点 IOL,无极变焦也先后问世。多焦 IOL 解决了老花的问题。随后,集散光与多焦于一身的 IOL 问世,将术后的裸眼视力推向极致。

2. 白内障手术的仪器　最早的超乳机分为蠕动泵和文丘里泵,各有优缺。文丘里泵效率高,蠕动泵安全,目前的超乳机通常是综合了两者的优点,将前房的涌动控制到最低,同时也提高了效率。超乳手柄的也由原来的前后震动,附加了左右扭动的功能,提高了超乳的效率。原来是以瓶高决定眼内灌注压,目前已经有了恒定眼压的超乳机。超乳机性能的全面提高,无疑会提高手术的安全性。

3. **飞秒在白内障中的应用**　飞秒目前解决了散光、切口、撕囊和劈核的问题,使手术的精准度得到飞跃,尤其是撕囊,杜绝了手工操作的意外情况,使撕囊的大小和居中性得到了完美的保证。

4. **IOL度数的计算**　IOL的度数在常规的眼轴情况下,已经比较准确了。但是,对于短眼轴,尤其是小于21mm的眼轴,和长于26mm的眼轴,不同的计算公式各有优缺。目前,Holladay 1、Holladay 2、Hoffer Q、SRK/T、Haigis、Barrett Universal Ⅱ等,多种算法的互补,使得术前预测变得越来越准确。

(曲　超)

第二节　先天性白内障

【概述】

先天性白内障占儿童致盲性眼病的第二位,由于胚胎期代谢异常导致晶状体不同程度的混浊,影响视觉发育,可能会导致终身弱视。先天性白内障具有鲜明的临床体征和基因特异性。先天性白内障的手术时机、手术方式和术后随访观察越来越受到国内外白内障医生的重视,早发现、早手术和正规弱视训练可以较好地挽救患儿的视功能。

【流行病学】

据WHO报告(1990),全世界每年约有50万名儿童因各种原因致盲,其中先天性白内障所致者约占10%~38%。先天性白内障的发病率约为1~6/万:美国新生儿为3/万,澳大利亚为2.2/万,我国为5/万。

国内对先天性白内障的主要高危因素分析:依次为先天性白内障家族史、高龄产妇、早产、低体重、合并其他系统先天性疾病。澳大利亚一项调查也显示家族史为重要因素,约占先天性白内障患者的18%以上。

【病因病理】

目前认为30%~50%的先天性白内障与遗传有关,30%与环境因素有关,其他为原因不明。环境因素主要是妊娠期感染病毒、分娩时产道感染或者被放射线照射等。随着分子生物学研究的深入,其遗传学的机制越来越清晰,包括常染色体的异常和基因的突变。家系的分子生物学研究发现:不同表现型的先天性白内障通常由不同的基因突变导致,其通常为显性遗传。突变基因的进一步研究发现:部分基因的突变是通过引起晶体蛋白(α、β、γ)的异常,导致其空间结构发生变化,从而影响了蛋白的稳定性,最终导致晶状体发生混浊;另一部分基因的突变是诱发了晶状体缝隙蛋白的结构变化,改变了细胞通道的活性,使内部细胞正常的代谢环境发生破坏,引起混浊的出现。此外,突变基因还可能是通过改变主要内源性蛋白、细胞骨架蛋白和热休克蛋白等诱发的晶状体混浊。

【临床分型】

先天性白内障依据临床的形态特征分为:囊膜性、极性(前极性和后极性)、缝合性、胚胎核性、核性、板层性、全白内障和发育性白内障。①囊膜性白内障常伴有虹膜后粘;②极性白内障中,后极性白内障由于位于晶状体的光学节点位置,因此对视力的影响更大些,尽管有时混浊的面积不大,但是弱视的程度可以较严重;③缝合性白内障成Y字缝或三叉外观,通常不影响视力;④胚胎核性白内障呈现粉尘样外观,在Y字缝附近,胎儿核不受影响,与缝合性白内障容易混淆;⑤核性白内障,多为双眼混浊可以有4~5mm,累及胚胎核和胎儿核,呈致密的白色混浊,位于晶状体核心部,完全遮挡瞳孔区,因此可严重影响视力;⑥板层白内障又称绕核白内障,为最常见的先天性白内障,为胎生期的某一阶段受致病因素影响发生的混浊,发病机制复杂;⑦全白内障的主要致病因素是风疹感染,表现为整个晶状体的混浊,临床比较常见,约占发病率的20%;⑧发育性白内障是指先天性与成人型白内障之间的过渡类型,一般在出生后形成。

【临床表现】

1. **白瞳征**　患儿就诊常常是由于晶状体混浊被患儿家属发现,即瞳孔区出现白色反光。单眼患儿,由于视物没有太多障碍,会发现得更晚些。

2. **斜视**　由于视力低下或双眼视力不平衡,阻碍融合机制的形成,可以迅速出现眼位的偏斜。

3. **畏光**　常见于板层白内障,由于晶状体混浊引起散光,患儿可以有畏光的症状。

【辅助检查】

辅助检查分为病因诊断和术前检查,全面了解病情和预测术后视力。

1. **病因学检查**　包括染色体核型分析,判断是否为染色体异常性疾病;血糖,尿糖和酮体检测,判断是否是为妊娠糖尿病导致的白内障;尿苯丙酮+氯化铁检测,判断是否是苯丙酮尿症;血钙血磷检查,判断是否为低钙性白内障;尿半乳糖检测,判断是否为半乳糖血症;酪氨酸和同型胱氨酸等氨基酸检查,判定是否是同型胱氨酸尿症和酪氨酸血症;血清抗体滴度检查,判断是否与风疹感染有关。

2. **术前检查**　3 岁以上能配合检查的患儿,可以进行以下部分检查。不能配合的检查,如检眼镜,A/B 超,角膜曲率可以在术中全麻后进行。

（1）裂隙灯眼前节照相+眼底检查:建议散瞳,可以直观的观察患儿晶状体混浊的形态,部位和大小,同时注意患儿是否有其他先天性病变,例如:圆锥角膜,先天性虹膜缺损,瞳孔残膜,晶体脱位和晶体缺失,脉络膜缺损等。

（2）眼压+房角:了解患儿房角的发育情况。

（3）B 型超声波:对于全白内障的患者,B 超可帮助了解玻璃体和视网膜的情况。

（4）角膜内皮细胞计数:患儿的内皮细胞计数通常>3 000 个/mm^2。

（5）光学相干断层扫描:对于板层白内障,后节 OCT 可以发现黄斑区的结构是否正常;致密的核性白内障则难以成像;全白内障则需要术后检查。

（6）IOL 的测量:角膜曲率、A 超或者 IOL-master 的直接测量计算 IOL 的度数,用于术前准备。

（7）ERG 和 VEP:大龄儿童,或者幼儿在全麻下,电生理检查对评估术后视力恢复有一定意义。

【诊断和鉴别诊断】

1. **诊断**　依据临床症状体征和患儿年龄,诊断并不困难。依据散瞳后混浊的形态和位置,可以确定分型。

2. **鉴别诊断**　主要是白瞳的鉴别。

（1）视网膜母细胞瘤:常见于 2~3 岁以前的小儿。瘤体较大时,瞳孔反光成黄白色,俗称猫眼。晶体透明。B 超,CT 等影像学检查可以发现实质性病灶,临床鉴别难度不大。

（2）早产儿视网膜病变:即玻璃体后纤维增生症。见于早产儿,有吸氧史。查体:晶状体后方可见纤维血管组织,周边视网膜可见新生血管。

（3）眼内炎:患儿通常有高热病史,病原体经血液循环发生内源性感染,明显的结膜混合充血,前房和玻璃体腔内大量积脓,晶体透明。临床体征+血常规等检查,可供鉴别。

（4）Coats 病:即渗出性视网膜病变。好发于男性儿童及青少年,多单眼发病,表现为白瞳。查体:晶体正常,眼底可有大量渗出和胆固醇结晶,血管异常扩张扭曲;后期伴有网脱。临床体征+影像学检查可以鉴别。

（5）永存原始玻璃体增殖症:由于玻璃体血管未退化,导致视网膜增生、皱襞。患儿正常产,单眼发病,晶体正常,原始玻璃体增生呈白色。

（6）家族性渗出性玻璃体视网膜病变:晶体正常,眼底改变与早产儿视网膜病变相似。

【治疗】

1. **手术指征**　对于能配合进行视力表检查的患儿,通常认为矫正视力<0.12,考虑手术治疗。对于不能配合检查的患儿,若晶状体混浊区直径>3mm,并且为致密的核性白内障、板层障或致密的后囊下白内障,建议手术。对于晶状体混浊程度不重,但是眼底检查时后极部看不清,或者已发生斜视或眼球震颤等并发症,说明混浊影响视功能,也应采取手术。对于双眼白内障患儿,一侧行手术后,另一眼同台手术,或48h 内完成手术治疗。同台手术,是指同一次麻醉,但是撤换所有物品,按 2 台手术的标准开台,防止双眼眼内炎的发生。

2. **手术时机**　与视觉发育密切相关:Birch 认为出生 6 周是双眼单视形成的敏感期,出生后 2~3 月龄是固视反射发育的关键时期,也是形成双眼单视和色觉发育的重要时期,若白内障发生在这个时期而没有得到及时治疗,将导致持久性眼球震颤及视力的严重丧失。视觉发育的过程可持续到6~8岁,但2~3岁以前是最为关键的时期,所以先天性白内障的手术时机,国外标准是单眼<1个月,双眼是<3个月。

在2014年全国白内障会议上,与会专家达成共识(以后简称共识),大致内容如下:对于遮挡严重的先天性白内障,大部分专家在3个月以内做手术。手术越早麻醉风险越大;同时,手术越早,眼内炎症反应越重;术后青光眼的发病率也越高。对于遮挡不严重的先天性白内障,手术的时机和白内障的类型有关:根据具体情况,尽量等候眼轴的发育。例如,小的绕核白内障,术前可能有0.5的视力,可以延迟到患儿7岁时手术,等待眼轴发育完成。胚胎核等类型白内障,可以通过散瞳,使光线进入眼内,不急于手术;在眼轴>22.5mm后,再手术。

3. **IOL植入的时机**　共识认为:单眼先天性白内障在1.5~2岁,植入IOL。双眼先天性白内障,可以术后先行屈光矫正,例如戴框架眼镜,或者角膜接触镜;在2.5~7岁时植入IOL;如果不能有效地进行屈光矫正,可以适当提前手术。随访观察的具体指标是眼轴,当患儿的眼轴发育到22~23.5mm时,考虑手术。

4. **IOL度数的选择**　国外的不少学者建议术后的目标屈光度为:1~3岁,+3.00D;2~4岁,+2.50D;4~5岁,+2.00D;5~7岁,+1.00D。也可按照眼轴的长度选IOL度数:眼轴长为17mm,18mm,19mm,20mm,21mm,分别植入28.00D,27.00D,26.00D,24.00D,22.00D的IOL。

5. **手术方式**　共识认为:在3~6个月,作单纯的白内障吸出时,可以使用巩膜切口,作前、后囊膜的环形撕囊,囊膜抛光,前部玻切可以是23G、25G。

后段专家主张玻切的切口位于后段:1岁,玻切口位于角巩膜缘后2mm;1~4岁,位于2.5mm;>4岁,位于3mm。前段专家建议经角膜切口行前部玻切。也有专家推荐使用分体式I/A手柄,作2个1mm角膜穿刺孔,以玻切代替撕囊或者使用针撕囊。

2~3岁时就诊的患儿,由于需要I期植入IOL,所以手术切口可以是巩膜,也可以是透明角膜。角膜切口需要缝合,巩膜切口缝与不缝均可。切口需要2.2~2.8mm,因为需要植入IOL。手术方式是一样的:前、后囊膜的环形撕囊,囊膜抛光,前部玻切。

通常当患儿>5岁,手术方式就简化为,前、后囊膜的环形撕囊,囊膜抛光;不需要作前部玻切了。>8岁,就和成人一样了。

【并发症及处理】

这里仅依据先天性白内障的特点,简单介绍术中和术后的并发症,其他与成人相似的并发症,在此就不赘述了。

1. **术中并发症**

(1) 后囊膜溶解:常见于后极性先天性白内障,由于发育问题,后囊膜没有完全形成,后囊中央为一个2mm左右的溶解孔。所以术中的灌注压需要适当降低,瓶高在40~50cm,防止水流冲击,引起核与皮质的坠落。通常可以使用手动的双套管代替I/A,减小前房压力,确认后囊是否完整后,再常规操作。如果后囊确实有溶解孔,可以在黏弹剂填充下,无灌注的情况下,吸干净皮质;再使用前部玻切,处理后囊口及坠落的皮质。一般情况下患儿的玻璃体的功能正常,皮质坠落的风险不大。但是,小部分患儿由于玻璃体变性液化,还是有皮质,尤其是混浊的核块坠落的风险,因此,手术时灌注瓶高要尽可能低,甚至可以暂时关闭灌注,处理皮质。

(2) 撕囊口裂开:小儿的囊膜张力很大,所以撕囊的方法与成人不同,需要尽早向内拉,作收口的动作,防止撕囊口向周边裂开。目前有人提出采用针撕囊,上下两点,向中间划带囊膜,使之汇合成环形,这种方法相对安全。

2. **术后并发症**

(1) IOL瞳孔夹持:这是先天性白内障术后非常常见的并发症,IOL夹持在瞳孔区。夹持的原因,多半是由于撕囊时,控制欠佳,偏向周边,导致囊袋口过大,或者完全撕裂,IOL术中植入睫状沟,或者术后体位变化时,IOL从囊袋中脱出,导致瞳孔夹持。所以完美居中的撕囊可以避免本并发症的发生。

（2）前房炎症反应：这是先天性白内障术后很棘手的问题，大部分学者强调术前的彻底散瞳，术中不接触虹膜可以减少术后的反应。后段医生强调，在 2 岁前，单纯白内障手术时，可以完全从后段做，不接触虹膜，也不惊扰前房，术后的炎症反应很轻。

（3）后囊膜混浊：由于小儿的晶状体内皮细胞的再生能力极强，所以后囊膜混浊几乎是 100% 的发生。由于 7 岁以前，患儿很难配合激光切开后囊，所以，7 岁前要作后囊膜的环形撕囊（PCCC）。而 5 岁以前的患儿，即使做了 PCCC，大量晶状体上皮细胞的增殖仍然可以沿着玻璃体前界膜爬行过来，遮挡视力，所以必须作前部玻切，效果才好。

（4）无晶状体眼性青光眼：先天性白内障术后，无晶状体眼性青光眼的发病率为 15.0% ~ 58.7%。目前，发病机制不清楚，但是学者一般认为：青光眼的发生与手术方式和手术时机有关：近年来，前部玻切被广泛应用于先天性白内障手术后，由于皮质残留，玻璃体脱入前房等原因引起的青光眼越来越少了；但是，随着手术时间的前移，学者发现：1 岁前手术，青光眼的发病率明显增加；术中如果植入 IOL，发病率降低。

【预后】

先天性白内障的术后视力还与很多因素相关：单眼还是双眼白内障、白内障的程度、手术的时间、手术的效果、术后的并发症、术后的弱视训练、眼轴的发育等。通常双眼患者的视力恢复要好些，单眼患者更容易发生弱视。

【学科新进展】

晶状体再生手术方式：在晶状体的周边部做微小的撕囊，直径在 1 ~ 1.5mm，吸除全部的皮质，不植入 IOL，结束手术。此后患儿撕囊口闭合，由赤道部的晶状体上皮细胞中的干细胞或者祖细胞增生，重建一个透明晶状体。

晶状体成为第一个可再生的器官，是有它独特的解剖学基础的：晶状体囊袋内的细胞相对单纯。前囊膜下只有一层晶状体上皮细胞，纤维细胞是由赤道部的祖细胞或者干细胞转化而来，并且逐渐失去细胞核。

小儿的晶状体囊膜有很强的愈合能力。如果是成年人囊袋损伤，一定是外伤性白内障，不可能伤口自愈了。但是，临床发现，3 ~ 4 岁以下的小儿可以。愈合后，晶状体继续保持内部相对单纯的细胞成分。

（曲　超）

第三节　并发性白内障

并发性白内障（complicated cataract）是指由其他眼部疾病引起的晶状体混浊。

【病因和发病机制】

眼部炎症或退行性变，使晶状体营养或代谢发生障碍，导致晶状体混浊。常见于葡萄膜炎、视网膜色素变性、视网膜脱离、青光眼、眼内肿瘤、高度近视及低眼压等。晶状体混浊的形态学特点与原发病有关。

【临床表现】

1. **眼前段疾病并发性白内障**　因原发性疾病不同，晶状体混浊的形态有很大差异。常见于：①虹膜睫状体炎：常见于瞳孔区曾经有渗出、瞳孔膜闭或后粘连者。混浊多从前囊下皮质开始，以后发展为晶状体白色混浊，常伴有结晶及钙化沉着。异色虹膜睫状体炎者 70% 发生白内障。②青光眼：急性发作时即可在前囊下出现圆形或椭圆型的混浊斑，称为青光眼斑。开始青光眼斑接近前囊膜，以后逐渐移至晶状体深部，新生形成的晶状体纤维覆盖在它们的上面。抗青光眼手术后或绝对期青光眼并发的白内障，一般从核开始混浊，进展缓慢，最后晶状体呈棕黑色或黑色混浊。③重症角膜溃疡：表现为瞳孔区晶状体前极部混浊，呈圆锥状，以后向全晶状体发展。④睫状体肿瘤：肿瘤的毒性产物可导致晶状体迅速混浊，机械性压迫也可导致被压迫部位晶状体皮质局限性混浊。

2. **眼后段疾病并发性白内障**　如视网膜色素变性、后葡萄膜炎、高度近视、视网膜脱离以及视网膜脱离手术均可引起白内障。由于晶状体后极部的囊膜最薄,且无上皮细胞保护,有害物质容易从该处进入晶状体,因此眼后段疾病所引起的白内障一般为后囊下白内障,但也可引起皮质和核性白内障。后囊下白内障,开始表现为晶状体后极部后囊下皮质呈灰黄色或彩色颗粒状混浊,并有较多的空泡形成,逐渐向晶状体核中心和周边部扩展,呈放射状,形成玫瑰花样混浊。常见于:①遗传性视网膜色素变性:白内障的发生率为46%,其中98%表现为后囊膜下白内障。散发的、没有家族史的视网膜色素变性可表现为前囊膜下和核性白内障。②慢性葡萄膜炎:常引起后囊下白内障,但有时很难区分是疾病本身引起的,还是皮质类固醇治疗所致。青少年类风湿也是白内障的危险因素,容易引起核性白内障。③视网膜脱离和手术后(包括玻璃体切割术、硅油填充术和气体填充术)并发的白内障常表现为后囊下白内障。硅油填充术后并发白内障晚期也常波及整个囊膜。前囊膜的机化、增厚,使白内障手术时前囊膜切开十分困难。④病理性近视:后皮质、囊膜下和核性白内障可见于病理性近视,后皮质混浊位于视轴区,呈颗粒状。

【诊断和鉴别诊断】

晶状体混浊的形态和位置有助于诊断。此外正确的诊断原发病在并发性白内障的诊断也是至关重要的。

【临床处理】

1. 治疗原发病。

2. 对于已影响工作和生活的并发性白内障,如果患者光定位准确,红绿色觉正常,可考虑手术摘除白内障。对白内障摘除后是否植入人工晶状体应根据原发病的状况慎重考虑。

3. 各种炎症引起的并发性白内障对手术的反应不同,有的可引起严重的并发症,应根据原发病的种类,在眼部炎症很好控制以后,再考虑手术。

4. 术后局部或全身应用糖皮质激素的剂量比一般白内障术后大一些,使用的时间长一些。

【学科新进展】

1. **警觉和预防有晶状体眼人工晶状体植入术后并发性白内障的发生**   有晶状体眼人工晶状体植入手术矫正高度近视有着稳定性好、预测性高、可逆性、保留调节力及角膜免受损伤等特点,具备角膜屈光手术不可比拟的优点,使得有晶状体眼人工晶状体植入手术在屈光手术领域飞速发展。屈光手术原本就是"锦上添花"的手术,那么警觉和预防术后并发症的发生就有更举足轻重的意义。有晶状体眼人工晶体植入术开展以来,最常见的术后并发症多是由不合适的拱高引发,高拱高易诱发青光眼,低拱高往往容易并发白内障。因此,开展有晶状体眼人工晶状体植入手术的医生一定要"精于计算、长于手术",避免并发性白内障的发生,确保手术的安全性。

2. **高度近视眼并发性白内障的人工晶体计算**   在高度近视并发性白内障人群,术后的远视漂移现象一直困扰着白内障手术医生,普遍的远视漂移加之明显者甚至可能让原本预留的$-3.00 \sim -4.00D$的近视变成正视状态,造成患者和术者的极大困扰。长眼轴患者,Barrett Universal Ⅱ和Hill-RBF公式平均绝对误差接近于零,准确性最高;与Hill-RBF公式不同,Barrett Universal Ⅱ公式不受异常眼轴等的影响;修正版Wang-Koch眼轴优化公式术后远视漂移率低于其他公式。

3. **葡萄膜炎并发性白内障**   白内障是葡萄膜炎最常见的并发症,18%～35%的葡萄膜炎发生并发性白内障,是造成葡萄膜炎患者视力损害的重要原因之一。葡萄膜炎并发性白内障的成因普遍认为是眼内存在炎性反应刺激时炎症细胞沉积于晶状体囊膜影响其通透性、房水成分受炎性反应影响改变晶状体代谢以及糖皮质激素的使用。近年来越来越多的学者认为晶状体上皮细胞与白内障形成密切相关,上皮细胞凋亡、DNA损伤及内质网应激、氧化应激都被认为参与白内障的形成。晶状体前囊膜上皮细胞超微结构改变较重,主要表现为细胞凋亡增加及自噬过程抑制。葡萄膜炎并发性白内障患眼在白内障术后发生后囊膜混浊的概率较年龄相关性白内障患者高。晶状体上皮细胞仅存在于晶状体前囊下及赤道部,前囊由晶状体上皮细胞分泌,上皮细胞通过紧密连接附着于前囊之上,而前囊另一面即前表面与房水接触,晶状体前囊下上皮细胞靠近前房,成为葡萄膜炎前房炎症首先容易影响的部位,并发白内障因而发生。

(裴　澄)

第四节　外伤性白内障

眼球的机械伤(挫伤、穿通伤)、化学伤、电击伤和电离辐射等均可引起晶状体混浊,统称为外伤性白内障(traumatic cataract)。

【病因和临床表现】

1. **眼球穿通伤所致白内障**　眼球穿通伤可使晶状体囊膜破裂,房水经囊膜破口进入囊袋内,引起晶状体混浊。如破口小,囊膜可很快闭合,形成局限性晶状体混浊。如破口大,晶状体迅速完全混浊,皮质可进入前房,严重者可继发性葡萄膜炎和青光眼。

2. **眼部挫伤所致白内障**　眼部挫伤时,瞳孔缘部虹膜色素上皮脱落,附着在晶状体前表面称 vossius 环,相应的囊膜下皮质出现混浊,暂时或长期存在。当晶状体受挫伤后,由于外力扰乱了晶状体缝和纤维的排列,使晶状体液移向缝系统而流入晶状体板层之间,可形成花状或花瓣样混浊,可吸收或永久存在。受伤后,囊膜的完整性受到影响,渗透性发生改变,可引起浅层皮质混浊,若干年后混浊的纤维被压入内层,形成板层白内障。挫伤严重时可伴有晶状体脱位。严重挫伤可致晶状体囊膜尤其是后囊膜破裂,房水进入晶状体内,晶状体很快完全混浊。

3. **眼部爆炸伤所致白内障**　眼部爆炸伤时,爆炸时气浪可对眼球产生压力,引起类似挫伤所致的晶状体损伤。爆炸碎片也可造成眼球穿通伤所致的白内障。

4. **电击性白内障**　受雷电打击或身体触电,可引起电击性白内障。触电可引起晶状体囊膜及囊下皮质混浊。白内障发生的时间不定,雷击者较快,受伤后数小时即可发生;触电者较慢,可发生于受伤后 5天至 2年。可静止不发展,也可逐渐发展为全白内障。可单眼或双眼发病。

5. **放射性白内障**　因放射线所致的晶状体混浊,称为放射性白内障。由于工业或医疗防护措施不当,致长期接触或一次性大剂量接触射线引起,包括红外线、微波、电离辐射。

6. **铁锈沉着症所致白内障**　铁质异物进入眼内,在眼内逐渐氧化成氧化铁,它与组织蛋白结合后形成不溶性含铁蛋白,广泛沉着于眼内组织,受损害最严重的是视网膜和晶状体。早期在晶状体前囊下有大量细微棕色小点沉着,逐渐融合成较粗的棕色锈斑,形成环状,分布于晶状体周边及瞳孔缘后,散瞳后清晰可见。严重的眼内出血也可以出现晶状体的铁锈沉着。

7. **铜质沉着症所致白内障**　铜质异物进入眼内,可引起铜质沉着症,在晶状体可表现为前囊葵花状混浊。

8. **手术源性白内障**　周边虹膜切除术有时可损伤晶状体的前囊膜,玻璃体切割术有时可损伤晶状体的后囊膜。有时没有损伤后囊膜,也可在后囊膜下出现暂时性的混浊,表现为半透明、楔状和大泡状,代表含水量过多的晶状体纤维。

【诊断和鉴别诊断】

依据受伤史和晶状体混浊的形态和程度可作出诊断。

【临床处理】

1. 晶状体局限混浊,对视力影响不大时,可随诊观察。

2. 晶状体混浊明显且影响视力时,可考虑行白内障摘除手术。

3. 晶状体破裂,皮质溢入前房时,理应待前节炎症反应控制后,再考虑手术摘除白内障。但若经治疗,前节炎症反应不减轻或高眼压控制不佳,或晶状体皮质与角膜内皮有接触,应该及时手术摘除白内障。

4. 由于外伤性白内障多为单眼,白内障手术摘除同时尽可能同时植入人工晶状体。

【学科新进展】

1. **飞秒激光在特殊复杂白内障病例中有其优势**　近年来飞秒激光辅助的超声乳化白内障吸除手术作为一种新颖的白内障摘除手术方式,已受到越来越多的关注,甚至被誉为白内障领域近几年的最大进展,特别是在晶状体脱位、悬韧带松弛、外伤性白内障、角膜内皮病变、角膜散光大等特殊的复杂白内障病例中具有较大优势。飞秒激光辅助的撕囊无需依赖于术者的经验和技巧,制作的晶状体前囊膜口在大小、形状和位置上均具有良好的可预测性和可重复性,故被认为是飞秒激光在白内障摘除手术中的最大优势。随着科学技术的不断进步,期待飞秒激光系统能与超声乳化系统实现一体化,且设备费用成本能有所降低,使其在临床上得到更为广泛的应用。

2. **及时恰当处置外伤性白内障避免知觉性斜视**　外伤、眼病或先天发育异常导致视力严重障碍或丧失,使融合遭到部分或完全破坏而引起知觉性内斜视或外斜视。导致知觉性斜视视力障碍的最常见病因为先天性或外伤性白内障,其次有:屈光参差、视神经萎缩、角膜瘢痕及视网膜脱离。知觉性斜视患者首先应治疗原发疾病以力争保存视力维护双眼视功能,对于视力不能提高的患者可行手术改善外观。

(裴　澄)

第五节　后发性白内障

后发性白内障(after cataract)是指超声乳化白内障吸除及白内障囊外摘除术后或晶状体外伤后,残留的皮质或晶状体上皮细胞增生,形成的混浊。白内障术后发生的又称为后囊膜混浊(posterior capsular opacification,PCO),是超声乳化及白内障囊外摘除术后最常见的并发症之一。

【病因和发病机制】

1. 正常晶状体上皮细胞为单层柱状细胞,分布在晶状体前囊膜下至赤道及赤道弓部。超声乳化白内障吸除或白内障囊外摘除术后残存的赤道部或前囊膜下晶状体上皮细胞增殖和迁移,并向后囊膜移行并化生,形成珍珠样小体(Elschnig珠),是后发性白内障发生的主要机制。晶状体上皮细胞亦可转分化,发生肌成纤维细胞样分化,收缩可使晶状体后囊膜发生细小皱褶。

2. 炎症反应以及多种生长因子、细胞外基质作用、细胞增殖以及上皮细胞-间充质转化(EMT)等为目前后发性白内障形成的主要分子生物学机制。

【临床表现】

1. **发病时间**　后囊膜混浊的发生率在不同的研究报道中有较大差异。后囊膜混浊发生的时间从术后2个月到数年不等,通常较年轻的患者发病率较高,发病时间也较早。其他影响因素包括手术中是否充分水分离及清除皮质,是否连续环形撕囊并撕囊直径略小于人工晶体光学直径,是否使用IOL光学面直角方边的设计及最大程度地IOL和后囊膜接触黏附等等因素;有研究报道白内障术后晶状体后囊膜混浊的3年发生率,在成人术后可高达30%~50%。由于儿童晶状体上皮细胞增殖能力旺盛,后发性白内障在儿童白内障术后几乎达到100%。

2. **症状**　主要为术后视力下降,视力下降程度与晶状体后囊膜混浊程度和厚度相关。除了视力下降,后发性白内障还可引起对比敏感度下降,眩光或单眼复视。

3. **体征**　后囊膜混浊的形态主要包括晶状体周边部皮质残留,晶状体前、后囊膜粘连,包裹皮质后形成的周边混浊而中央透明的Soemmering环。可有由晶状体上皮细胞增殖、迁移、聚集成簇形成透明的Elschnig珍珠样小体,还可有前囊及后囊膜纤维化,机化膜形成。常伴有虹膜后粘连。

【诊断】

1. 有超声乳化及白内障囊外摘除手术史、晶状体外伤史。

2. 裂隙灯显微镜下观察晶状体囊膜的混浊程度。

【治疗】

1. 后发性白内障引起视力下降,或眼底观察不清影响视网膜疾病的诊断和治疗时,可应用掺钕钇铝石榴石(Nd:YAG)激光切开瞳孔区后囊膜,其原理是利用Nd:YAG激光的高能量,在瞳孔区中央将后发性白内障中央切开,在视轴中央显露出一个透明区域,从而提高患者视力。若后囊膜混浊较厚无法激光切开者,可手术行瞳孔区后囊膜切开术。

2. 后囊膜混浊是儿童白内障手术后最为常见的并发症之一,Ⅰ期晶状体后囊膜切开联合前部玻璃体切割术可显著减少后发性白内障的发生率,若再发生后发性白内障,可行 Nd:YAG 激光晶状体后囊膜切开术或再行混浊的后囊膜手术切除术。

3. 目前尚无完全防止后囊膜混浊发生的有效手段,白内障手术方式的改进,如应用光学面较大的人工晶体,连续环形撕囊直径略小于人工晶状体光学面,可降低后发性白内障的发生率。术中尽可能清除晶状体皮质和上皮细胞、采用直角边缘设计的人工晶体及改进人工晶体材料亦可能抑制后发性白内障的发生。

【学科新进展】

1. **发病机制新进展**　有一些关于晶体上皮细胞增殖及转分化研究的报告,晶状体上皮细胞发生上皮-间质转化(epithelialmesenchymal transition,EMT)、细胞外基质异常沉积被认为是 PCO 发生发展的重要原因。此外,某些信号通路在后发性白内障的形成中起关键作用,如 mTOR、TGF-β/Smad3 信号通路等。

2. **治疗新进展**　研究发现,白内障超声乳化手术中行连续环形撕囊(continuous curvilinear capsulorhexis,CCC),减少手术并发症,降低血-房水屏障破坏所导致的细胞因子反应,可预防 PCO 的产生。另外,儿童白内障手术中,后囊膜切开联合前段玻璃体切割术被认为能够有效地降低儿童 PCO 的复发率。药物修饰 IOL 成为近几年研究热点,原理是将抑制细胞增殖的药物以不同方式修饰于 IOL 表面或浸润、装载于 IOL 中,从而可能达到白内障术后药物逐渐释放从而抑制 PCO 形成的效果,然而尚需临床进一步研究验证。

(柳夏林)

第六节　晶状体形态及位置异常

根据晶状体发育和解剖特点,若晶状体形成异常或晶状体形态异常,称为晶状体异形,可分为先天性无晶状体和晶状体形成不全。若晶状体悬韧带部分或全部破裂或缺损,使晶状体偏离正常位置,晶状体完全或部分移位,称为晶状体脱位。晶状体脱位可导致青光眼、角膜混浊、视网膜脱离、葡萄膜炎等并发症。

【病因和发病机制】

1. 胚胎早期晶状体板形成异常,导致晶状体发育性缺失,形成先天性无晶状体。当晶状体泡与表面外胚叶分离延迟,可产生晶状体前部圆锥畸形。晶状体纤维发育异常,可导致晶状体双核、无核或晶状体内异常裂隙。

2. 先天性悬韧带发育不全、松弛可引起晶状体全脱位或半脱位。某些全身性综合征可伴晶状体脱位,常见于某些遗传疾病,如马方综合征(Marfan syndrome)、马切山尼综合征(Marchesani syndrome)和同型胱氨酸尿症(homocystinuria)等。

3. 眼外伤引起晶状体悬韧带产生断裂;眼部并发症,如葡萄肿、牛眼或眼球扩张使悬韧带机械性伸长;某些眼内炎症,如虹膜睫状体炎,炎症导致晶状体悬韧带变性等;以上这些均可能引起晶状体全脱位或半脱位。

【临床表现】

1. **晶状体全脱位**　晶状体悬韧带全部断裂,晶状体离开瞳孔区。晶状体向前脱位部分进入前房,嵌顿于瞳孔区可引起瞳孔阻滞,眼压急性升高,多见于眼外伤后;晶状体完全脱入前房内,由于重力作用多位于前房下方,若晶状体透明,可呈油滴状且边缘略带金色光泽,混浊的晶状体则呈白色盘状。由于脱位晶状体接触刺激角膜、虹膜睫状体,可出现角膜营养不良、虹膜睫状体炎等症状;晶状体也可向后脱入玻璃体腔,早期可移动,后期与视网膜粘连固定,引起牵拉性视网膜脱离;若晶状体皮质溢出,可引起晶状体过敏性葡萄膜炎及继发性青光眼;严重眼外伤时,晶状体可脱出到结膜下或眼球外。

2. **晶状体半脱位**　瞳孔区仍可见到部分晶状体,或散瞳后可见部分晶状体赤道部,此区域悬韧带拉伸或断裂,引起虹膜震颤、前房加深或深浅不一。部分患者可伴单眼复视,其中一个物像为通过晶状体形成,另一物像为通过无晶状体区域形成。

3. 球形晶状体　多为双侧,晶状体呈球形,直径较小,前后径较长。晶状体前、后表面曲率半径大于正常,常伴高度近视。充分散大瞳孔后可见晶状体赤道部及松弛的悬韧带。应用缩瞳剂后,晶状体悬韧带更加松弛,引起晶状体变凸、前移,发生瞳孔阻滞性青光眼,因此球形晶状体患者禁用缩瞳剂。

4. 圆锥形晶状体　常伴高度近视及白内障。晶状体前极或后极突出,呈现圆锥形,多发生于胎儿后期或出生后。部分患儿伴有玻璃体血管残留。

5. 晶状体缺损　常伴散光,多单眼,也可为双眼。常表现为晶状体下方偏内赤道部呈切迹样缺损,缺损处悬韧带减少或缺如,晶状体囊膜常完整。多数患者伴有晶状体缺损部位的虹膜、脉络膜缺损。

【诊断】

根据病史(有无眼外伤或全身系统性遗传疾病等)、临床症状及裂隙灯显微镜下检查的体征可得出较明确诊断。

合并全身性疾病的晶状体脱位:先天性晶状体脱位常合并全身系统性疾病。马方综合征可有身材瘦长、蜘蛛样指、脊柱侧弯、肌肉发育不良、皮下脂肪减少、二尖瓣脱垂、主动脉扩张和夹层等,而马切山尼综合征为反马方综合征表现,以身材矮胖、指趾短粗、肌肉丰富而富于脂肪、心血管系统正常、球形晶体等为特征。同型胱氨酸尿症常伴有骨质疏松、全身血栓形成、智力缺陷、癫痫等。

【治疗】

1. 非手术治疗　晶状体尚透明、未引起严重并发症的晶状体不全脱位,可以密切随访。部分患者应用凸透镜或角膜接触镜可使恢复部分视力。

2. 手术治疗　随着现代白内障显微手术和玻璃体视网膜显微手术的发展,晶状体脱位手术治疗的适应证不断扩大。当晶状体脱位严重影响视力,尤其伴有白内障者;晶状体脱入前房者;晶状体嵌顿引起瞳孔阻滞,继发青光眼者;发生晶状体过敏性青光眼或晶状体溶解性青光眼者均需及时手术治疗。

(1) 嵌顿于瞳孔或脱入前房的晶状体,可经角巩膜缘手术切口摘出或经睫状体平坦部通过玻璃体切割仪切除。

(2) 晶状体半脱位者,按发病原因和脱位的程度不同,可选择不同的手术方式;如外伤性白内障并晶状体脱位,脱位范围不大,可在晶状体囊袋内植入张力环,固定后行晶状体囊外摘除术或超声乳化吸除术;如先天发育异常导致的脱位,可行晶状体摘除后联合人工晶体双襻固定术。

(3) 晶状体全脱位于玻璃体腔者,可行睫状体平坦部切除;对于晶状体核较大且较硬者,可应用器械或过氟化碳液体(重水)将晶状体浮起推至瞳孔区,从角膜缘切口摘出。

【学科新进展】

1. 先天性晶状体脱位的致病基因　基因突变在先天性晶状体脱位中起重要作用。目前认为 *FBN1* 基因突变可能是导致马方综合征的重要原因 *TGFBR* 基因突变,引起 TGF-β 信号通路紊乱,影响细胞外基质发育异常,可能引起晶状体脱位。伴随着基因组学的发展,PCR 技术,连锁分析,基因敲除等技术的熟练应用,对先天性晶状体脱位进行科学基因筛查,可为此类疾病的分子诊断、产前预测及基因治疗提供科学理论依据及临床指导。

2. 手术治疗新进展　针对晶状体脱位的原因和范围,设计不同的手术方式。新的进展包括术中使用不同设计理念的囊袋内植入张力环,或辅助支撑囊袋张力的器械包括支撑囊膜的拉钩。通过这些辅助装置,固定后行晶状体囊外摘除术或超声乳化吸除术;对完全摘除晶体状及囊袋后的人工晶体植入,双襻人工晶体睫状沟固定术最为常见;新的进展也包括有多种个性化的手术方式选择,比如三襻、四襻设计的人工晶体固定植入,双襻无缝线睫状沟固定术,使用代沟的张力环辅助人工晶体固定术等等。

(柳夏林)

参 考 文 献

[1] 徐黛丽,谭荣强,丁琼,等.眼底黄斑部疾病筛查中 OCT 的应用[J].中医临床研究,2016,8(32):123-124.

[2] Bhende M,Shetty S,Parthasarathy MK,et al. Optical coherence tomography:A guide to interpretation of common macular diseases[J]. Indian J Ophthalmol,2018,66(1):20-35.

［3］ 吴琼,王从毅,李妍,等. 散光多焦点 IOL 植入术后视觉质量及患者满意度研究［J］. 国际眼科杂志,2019,9:1586-1589.

［4］ 谭燕,李灿. 人工晶体度数计算公式的研究进展［J］. VIP 耳鼻喉眼学报,2019(6):95-98.

［5］ 刘奕志. 利用内源性干细胞原位再生晶状体治疗婴幼儿白内障. 科技导报,2018,07:37-42.

［6］ Kocová H,Vlková E,Michalcová L,et al. Incidence of cataract following implantation of a posterior-chamber phakic lens ICL (Implantable Collamer Lens)-long-term results［J］. Cesk Slov Oftalmol,2017,73(3):87-93.

［7］ Alshamrani AA,Alharbi SS. Phakic intraocular lens implantation for the correction of hyperopia［J］. J Cataract Refract Surg,2019,45(10):1503-1511.

［8］ Liu J,Wang L,Chai F,et al. Comparison of intraocular lens power calculation formulas in Chinese eyes with axial myopia［J］. J Cataract Refract Surg,2019,45(6):725-731.

［9］ 杨梦璐,杨柳. 葡萄膜炎并发性白内障患者晶状体前囊膜的超微结构特点［J］. 中华眼科杂志,2018,54(5):357-362.

［10］ Agarwal A,Jacob S. Current and effective advantages of femto phacoemulsification［J］. Curr Opin Ophthalmol,2017,28(1):49-57.

［11］ 刘奕志. 应当客观评价飞秒激光在白内障摘除手术中的应用［J］. 中华眼科杂志,2016,52(2):81-84.

［12］ Özkan SB,Akyüz Ünsal Aİ. Role of botulinum toxin A in treatment of intractable diplopia［J］. J AAPOS,2017,21(5):354-356,e2.

［13］ 尹玲,陈霞. 知觉性斜视 948 例的病因和常见合并症及手术方法分析［J］. 中华眼科杂志,2018,54(4):283-287. DOI:10.3760/cma.j.issn.0412-4081.2018.04.010.

［14］ 张春梅,刘红玲. PI3K-AKT-mTOR 信号通路在后发性白内障中作用的研究进展［J］. 中华实用诊断与治疗杂志,2017,31(3):297-299.

［15］ 梁燕华,罗莉霞. 后发性白内障防治的研究新进展［J］. 国际眼科杂志,2017,17(9):1659-1662.

［16］ 李嘉永,姚克. 儿童遗传性晶状体眼病［J］. 世界最新医学信息文摘,2019,19(42):87-90.

［17］ Cao Qianzhong. Expression of transforming growth factor β and matrix metalloproteinases in the aqueous humor of patients with congenital ectopia lentis.［J］. Molecular medicine reports,2019,20:559-566.

第十一章　玻璃体疾病

第一节　玻璃体混浊

一、星状玻璃体变性

星状玻璃体变性(asteroid hyalosis,AH)是1894年由Benson第一次发现并命名,又称为Benson病,本病多为单侧、老年人居多,表现为整个玻璃体的分散的圆形白色颗粒,主要由钙盐和脂质构成的混浊。

【病因和发病机制】

具体发病机制不清,发病率较低。星状玻璃体变性是年龄相关退行性病变。Breaver Dam研究4 952例年龄43~54岁患者中,本病发病率为1.2%,而在75~86岁患者中,本病发病率为2.9%。

【临床表现】

1. **症状**　大多数患者没有或者很少出现视力下降,大部分是在眼科检查或常规体检时发现。

2. **体征**　其在检眼镜或前置镜下表现为玻璃体内多个黄白色的、不同形状的球形小体,大小不等、数量相差很大,随眼球活动而轻微飘动,静止时恢复原位而不下沉,又称为闪辉状混浊。

【特殊检查】

B超检查:星状玻璃体变性在B型超下的声像学特征,静态下玻璃体腔内可见孤立光点组成强回声团,光团回声较强,基本为球形,与球壁之间有一低回声区,患者转动眼球时,孤立光点在较小范围内以眼球为中心做顺时或逆时针运动,运动停止时,光点缓慢移回原位。

【诊断和鉴别诊断】

1. **诊断**　根据玻璃体腔内悬浮和散在白色颗粒的典型玻璃体改变和B超的典型表现,一般可以做出临床诊断。

2. **鉴别诊断**　玻璃体积血:新鲜的玻璃体积血颜色是红色比较容易区别,但是当出血时间较长时需要与之鉴别,可以通过仔细询问根据病史、体征及B超予以鉴别。

【治疗】

单纯星状玻璃体变性很少影响视力,一般不需要治疗。但是,当星状玻璃体变性的存在影响到眼底疾病的及时、正确诊断时,可以考虑做单纯的玻璃体切除手术。

【学科新进展】

星状玻璃体变性作为一种良性疾病,国内外相关研究较少,但随人均寿命的延长,星状玻璃体变性必然会影响到与年龄相关密切的眼科疾病如白内障、老年黄斑变性等眼底疾病的诊断和治疗,加强对其基础和临床研究,特别是探索如何客观评价其对我们视觉质量影响意义深远。此外,伴随患者寿命延长以及变性星状小体进行性增加,对于单纯星状玻璃体变性是否属于良性变性也提出了质疑。

二、家族性玻璃体淀粉样变性

淀粉样变性(amyloidosis)又称为淀粉样浸润,是一组由不溶性淀粉样物质异常沉积在组织器官中引起,涉及多系统的代谢性疾病。1853年,由德国学者Virehow命名。家族性玻璃体淀粉样变性(familial vitreous amyloidosis,FVA)是指某些分子基因突变导致相应蛋白变性,形成难溶性的淀粉样物质在玻璃体中沉积,导致患眼视功能逐渐衰退的一种罕见的常染色体显性遗传疾病。

【病因和发病机制】

玻璃体淀粉样变性的发病机制以及玻璃体内淀粉样物质的蛋白性质现在尚不完全清楚,现在研究认为它是由于某些分子基因的突变导致相应蛋白变性,并形成难溶性的淀粉样物质在细胞外的异常沉积所导致的疾病。

【临床表现】

一般为中年发病,视力依玻璃体混浊程度而不同,晚期病例仅为手动视力。眼前节多无特殊,后节体征主要表现为玻璃体混浊,其间有高密度白色混浊斑点。

【特殊检查】

临床上由于家族性玻璃体淀粉样变性少见,易被误诊为其他原发性或继发性玻璃体疾病,其确诊有赖于术中玻璃体标本涂片的病理检查。由于淀粉样物质的β折叠构象,玻璃体切除物刚果红染色呈阳性反应,偏振光显微镜下显示出苹果绿双折光可帮助确断。

【诊断和鉴别诊断】

1. **诊断依据**　玻璃体特征性絮状混浊、玻璃体病理学检查刚果红染色阳性及有明确的家族遗传史。

2. **诊断要点**

(1) 一般为中年发病,视力依玻璃体混浊程度而不同。

(2) 晶状体后囊膜"足盘"样黏附的白色混浊玻璃体,玻璃体混浊形态特征为灰白色致密混浊,其间有高密度白色混浊斑点,与晶状体后囊及周边视网膜粘连紧密。

(3) 术中切除玻璃体淀粉样变性标本行病理学检查为诊断的金标准。

【治疗】

玻璃体淀粉样变性的治疗,根据其发病机制,包括局部治疗和全身治疗。局部治疗中玻璃体切割术仍是治疗玻璃体淀粉样变性最直接和最有效的方法;全身药物治疗,目前为止还没有疗效肯定的药物。

【学科新进展】

目前玻璃体淀粉样变性的发病机制尚未完全清楚,在发病机制和治疗上仍有一些待解决的问题,比如简单、高效玻璃体淀粉样变性模型的建立,玻璃体淀粉样物质蛋白的性质,分子机制的研究,基因诊断和治疗等,均有待于进一步的探索和研究。

三、玻璃体积血

玻璃体积血(vitreous hemorrhage),俗称玻璃体出血,玻璃体本身无血管,不发生出血。玻璃体积血多因内眼血管性疾病和损伤引起,也可由全身性疾病引起,结果都是导致了玻璃体的混浊,影响视力。

【病因和发病机制】

任何原因致使视网膜葡萄膜血管或新生血管破裂,血液流出并聚集于玻璃体腔,都可形成玻璃体积血,常见的原因有:

1. 眼外伤或手术引起的玻璃体积血。

2. 视网膜裂孔和视网膜脱离,视网膜裂孔、渗出性视网膜脱离、牵拉性视网膜脱离会使血管发生炎症导致反复玻璃体积血。

3. 视网膜血管性疾病伴缺血性改变:①增生性糖尿病视网膜病变;②视网膜中央静脉或分支静脉阻塞;③视网膜静脉周围炎(Eale病);④视网膜血管瘤等。

4. 黄斑部视网膜下出血:常见于老年黄斑变性合并脉络膜新生血管膜,导致黄斑部视网膜下出血,出血量大时血液从视网膜下进入玻璃体腔,最常见的是脉络膜息肉样变。

5. 其他引起周边视网膜产生新生血管疾病:①家族渗出性玻璃体视网膜病变;②视网膜劈裂症。

6. Terson 综合征(蛛网膜下腔玻璃体积血综合征)。

【临床表现】

1. **症状**　主要取决于引起出血的原发病和出血量的多少,出血的次数等因素,玻璃体积血量少时患者不易察觉或仅有"飞蚊症",较多的出血发生时,患者发觉眼前暗影飘动,或似有红玻璃片遮挡,反复出血的患者可自觉"冒烟",视力明显下降,甚至降至光感。

2. **体征**　出血量少眼底检查时可见玻璃体中有血性漂浮物,眼底可见的患者,应仔细查找引起玻璃体积血的原发疾病,出血量大时眼底窥不清,玻璃体腔内可见大量泥沙样出血变性物质。

【特殊检查】

B 超检查:对玻璃体积血有较大的诊断价值,尤其在不能直接眼底检查看到时。①少量积血:玻璃体腔可见漂浮、散在中等回声及低回声弱光点,且运动现象较为活跃;②中量积血:弱回声光点、光斑细小且密集;③大量积血:玻璃体及玻璃体腔出现大范围积血,回声较为杂乱,回声光团及光带较多。

【诊断和鉴别诊断】

1. **诊断**　出血量大时整个眼底均不能窥见,依据症状和眼底检查进行诊断。患者应进行双眼眼底检查,以寻找病因。眼底不能窥见时应进行超声检查,排除视网膜脱离和眼内肿瘤。也可令患者头高位卧床休息两天以后,再行眼底检查。

2. **鉴别诊断**　玻璃体炎性混浊:一般不形成团块状,当然更不可能形成红色的混浊,如果考虑玻璃体炎性混浊时需要收集炎症的证据,如房水闪辉等。

【治疗原则】

1. 出血量少的不需特殊处理,可等待其自行吸收。

2. 怀疑存在视网膜裂孔时,令患者卧床休息,待血下沉后及时给予激光封孔或视网膜冷冻封孔。

3. 大量出血者吸收困难,未合并视网膜脱离和纤维血管膜的可以等候 3 个月,如玻璃体血仍不吸收时可进行玻璃体切割术,合并视网膜脱离或牵拉性视网膜脱离时,应及时进行玻璃体切除手术。

【学科新进展】

玻璃体积血的病因复杂,治疗上主要有保守治疗和手术治疗。随着玻璃体切除手术技术的不断向"微创"化发展,越来越多的应用于玻璃体视网膜疾病的治疗。2001 年 De Juan E 设计了一种微创玻璃体切割手术器械,之后,Fuji 等进一步设计了 25G 手术套管系统,建立了无需缝合巩膜切口的微切口玻璃体切除手术技术,即 25G(直径 0.5mm)经结膜免缝合的玻璃体切割手术系统,并于 2002 年首次报道了他们应用该系统取得成功的初步经验。2005 年 Eckardt C 改进了 25G 系统,在保留 25G 玻璃体切除手术系统的切口小、免缝合优点的同时,传承了 20G 手术器械的硬度,推出 23G(直径 0.65nm)玻璃体切除手术系统。2010 年美国 *Ophthamology* 杂志报道了 27G 玻璃体切除手术相关的临床经验。27G 玻璃体切除手术在技术上与 23G 和 25G 手术相似,但前者的巩膜切口进一步缩小,从理论上降低了眼内炎的发生率,将玻璃体手术进一步推向了"无创化"。目前,理论上创伤更小的 29G 玻璃体切除手术已在临床初步尝试。

随着玻璃体切除手术技术不断向"微创"化发展,手术治疗玻璃体积血的适应证逐渐被放宽,但手术毕竟是一种创伤,且不排除部分单纯的玻璃体积血患者依靠 1~3 个月的保守治疗可使玻璃体积血吸收并使患者长期保持有效视功能的可能。因此建议临床医生根据不同病因引起的玻璃体积血的患者,制定不同的治疗方案,严格遵守手术适应证,充分考虑利弊,尽可能使患者既减少痛苦又能恢复视功能,提高生活质量。

（袁　玲）

第二节　玻璃体后脱离

玻璃体和晶状体囊的分开称玻璃体前脱离,玻璃体和视网膜内界膜的分离称玻璃体后脱离(posterior vitreous detachment,PVD)。

【病因和发病机制】

人出生时玻璃体呈凝胶状,4 岁的玻璃体内开始出现液化迹象,14~18 岁时,20% 的玻璃体腔为液体。45~50 岁时,玻璃体内水的成分明显增多,同时胶状成分减少。80~90 岁时,50% 以上的玻璃体液化,老年人玻璃体进一步液化导致玻璃体脱离。

【临床表现】

1. **症状**　当发生玻璃体后脱离时,患者会注意到眼前有蜘蛛网样黑影飘动,这是浓缩凝胶体漂浮到视野内造成的。如果脱离的玻璃体对视网膜构成牵引,患者会有"闪光"感。过强的牵引导致视网膜裂孔形成和视网膜脱离时,视物有遮挡。

2. **体征**　检查可以看到从视乳头上分离的后界膜形成一个飘动的环形增厚的黑圈,这就是 Weiss 环,临床上常诊断为急性玻璃体后脱离。从黑点片飘舞的多少和发生的急缓,可区分玻璃体后脱离的轻重、范围和有无视网膜并发症出现的可能性,从闪光感的轻重可以了解玻璃体视网膜牵拉的严重程度。

【特殊检查】

1. **B 超检查**　是临床上诊断玻璃体后脱离的一项必需的检查手段。B 超检查玻璃体内产生的特征性的条带状回声是诊断玻璃体后脱离的可靠临床参考依据,尤其是对于玻璃体不完全后脱离,其具有更高的敏感性和特异性。

2. **OCT**　通过更高的分辨率或是更长的扫描线可较佳判断玻璃体后皮质的实际状态,能够较佳的诊断完全玻璃体后脱离与不完全玻璃体后脱离,且具有直观性和高清晰度。其对于不完全玻璃体后脱离的诊断效果尤其明显,可明确诊断无症状不完全玻璃体后脱离。

【诊断和鉴别诊断】

1. **诊断**　眼前有黑影飘动,可以伴或不伴视力下降。眼底检查在玻璃体后皮质和视网膜之间出现透明空腔结合 B 超检查就可以诊断玻璃体后脱离。

2. **鉴别诊断**　玻璃体后脱离,在超声图像诊断时应与视网膜脱离相鉴别。脱离的视网膜常呈高振幅的回声,在改变敏感度时,视网膜回声变化不大。脱离的视网膜常可追踪到附着处或视盘,在牵拉性视网膜脱离会呈现出牵拉的形态。在单纯的玻璃体后脱离,玻璃体后界面在眼球转动时有明显的后运动,降低机器的敏感度时回声振幅减弱。

【治疗】

单纯玻璃体后脱离无需特殊治疗,但是要散瞳详查眼底,尤其是视网膜周边部,了解有无视网膜裂孔形成,以便及时激光封闭,避免发展成视网膜脱离;若积血较多,不能看清眼底时,要进行眼 B 超检查并随诊,一旦 B 超显示有视网膜脱离,即应做玻璃体切除手术。

（袁　玲）

第三节　永存原始玻璃体增生症

永存原始玻璃体增生症(persistent hyperplasia of primary vitreous,PHPV)的成因为原始玻璃体及玻璃体血管未消退,持续增生而造成的玻璃体先天异常。

【病因】

原始玻璃体在胚胎期 7~8 个月还无法退化却异常增殖是永存原始玻璃体增生症普遍认可的发病因素。

【临床表现】

90% 的 PHPV 是单眼发病。临床上根据胎儿血管退化不完全的程度,增生性改变发生的部位不同,将 PHPV 的表现大致分为以下三种情况:

1. **前部型**　表现为小眼球、白内障、拉长的睫状突、晶状体后的纤维血管膜及青光眼。

2. **后部型**　表现为小眼球、玻璃体纤维血管膜和蒂、视网膜皱壁和牵引性视网膜脱离,并常伴有视盘和黄斑部发育不良。

3. 混合型 可同时包括前部型和后部型的部分特征,是最常见的临床类型。

【特殊检查】

B型超声波见玻璃体腔内条索与视乳头锥形相连。彩色多普勒超声波可见玻璃体腔内残留动脉的血流。

1. 玻璃体无回声区内出现圆锥形或漏斗状强回声团块,底部位于晶状体之后,并向睫状体部扩展,尖端连于视盘,前部回声强,后部较弱。彩色多普勒血流成像示玻璃体内带状高回声显示条索状血流信号,从视乳头向晶状体后极延伸,血流信号与视乳头中央动静脉相延续。

2. 眼球缩小、眼轴缩短。

3. 晶状体异常 患侧眼球晶状体出现变形,轮廓不光滑,晶状体前移,前房变浅。有渗血时玻璃体内出现絮状高回声。超声检查是一种非侵入性检查,可以从各个角度实时监测病灶及周围组织的二维图像及血流状况,能够对临床诊断及治疗有很高的参考价值,所以在临床上已经被广泛普及。

【诊断和鉴别诊断】

1. 诊断 在玻璃体腔内出现纤维血管增生的结构,无论出现在晶状体后或视乳头前,无论是否合并白内障,在排查了视网膜母细胞瘤、早产儿视网膜病变后即可做出临床诊断。

2. 鉴别诊断

(1) 视网膜母细胞瘤:好发于小于3岁的儿童,视网膜母细胞瘤通常会表现出弥漫浸润性肿块,表面高低不平。而PHPV增生肿块有固定的区域,处在晶体后或视乳头前,并有残存的玻璃体动脉,有强化,可以据此进行鉴别。其特征性CT表现为高达95%的患儿眼球内肿块出现钙化,有团块状、片状或斑点状等,患侧眼球有增大表现,球壁及视神经可被侵犯而加厚、加粗,却未见眼球缩小,便可确诊。

(2) 外层渗出性视网膜病变:又称为Coats病,多发于男性患者,一般是单眼发病,很多患儿因为出现白瞳症就诊。其眼底检查的典型特征为:眼底出现大量白色或黄白色渗出物质,并有成簇的胆固醇结晶沉着或出血。

(3) 早产儿视网膜病变:在视网膜皱褶和牵拉性视网膜脱离方面与PHPV相类似,但是依据早产病史,低体重且有吸氧史,常双眼发病,伴有周边无血管区和有血管区之间的分界线或者脊样隆起,以及新生血管长入玻璃体腔等特征性体征,可与PHPV相鉴别。

【治疗】

主要通过手术处理白内障,青光眼以及通过玻璃体视网膜手术解除牵拉,是视网膜复位,清除玻璃体内非透明的各种增殖和混浊,尽可能恢复眼球的正常解剖形态。随着晶状体玻璃体手术的日渐成熟,及早进行手术对患者来说更加安全、高效,且能够最大限度地减少手术并发症的产生,为随后的治疗打下良好基础,因此越来越多的学者更倾向于早期诊断和早期手术。

【学科新进展】

永存原始玻璃体增生症是临床少见的玻璃体先天发育异常,其并发症多,临床表现多样,误诊率较高。及早的进行明确诊断和科学治疗,对保持眼部正常发育和减少继发性青光眼等并发症十分有利。同时还能够最大限度地保留视力。所以,深入研究永存原始玻璃体增生对及时、准确的诊断治疗该疾病,具有非常重要的临床价值。

(袁　玲)

第四节 眼 内 炎

玻璃体是细菌、微生物极好的生长基,病原微生物侵入玻璃体可导致玻璃体炎,又称为眼内炎(endophthalmitis)。眼内炎是一种具有很高致盲率的眼疾,可分为外源性眼内炎和内源性眼内炎。

【病因和发病机制】

1. 内源性眼内炎(endogenous endophthalmitis) 是由血源感染或免疫抑制所致。细菌感染见于心内膜炎和肾盂肾炎,真菌感染发生在器官移植后使用大量免疫抑制剂的患者和肿瘤患者化疗后,常见的致病菌为白念珠菌。

2. 外源性眼内炎（exogenous endophthalmitis） 发生在眼内手术,如青光眼、白内障、角膜移植、玻璃体切除等手术后,最常见的致病菌为葡萄球菌或眼外伤,如眼球破裂伤和眼内异物等。

【临床表现】

1. 症状 内源性眼内炎症状为视力模糊;手术后细菌性眼内炎通常发生在术后1~7天,突然眼痛和视力丧失;真菌性感染常发生在手术3周后。30天后发生的急性眼内炎常由于伤口缝线感染,伤口滤过泡破裂引起。手术后慢性眼内炎发生在术后几个月甚至1年,常见于IOL术后,临床症状较急性者轻,轻微的眼痛和视力下降。

2. 体征

（1）内源性感染通常从眼后部开始,可同时存在视网膜炎症性疾病。病灶发白,边界清楚。开始是分散的,以后变大、蔓延到视网膜前产生玻璃体混浊,也可发生前房积脓。

（2）手术后细菌感染常有眼睑红肿。球结膜混合充血,伤口有脓性渗出,前房积脓或玻璃体积脓,虹膜充血。不治疗视力会很快丧失。

【特殊检查】

对于屈光间质混浊而看不清楚眼底改变者,可用眼部B超来帮助诊断,一般情况B超显示为有强或弱的点状、片状、团状或条索样回声,提示玻璃体腔内是否有细菌真菌感染灶、球内异物,以及是否有玻璃体积血及视网膜裂孔、视网膜脱离等情况。对于内源性眼内炎,辅助X线、CT、MRI检查,能有助于发现全身其他部位局化性感染,也能帮助诊断。

【实验室检查】

病原微生物的检查以明确感染菌类型及明确诊断眼内炎,并且对于临床眼科医生的临床用药治疗也具有很强的指导意义,对于眼内炎患者,以房水、玻璃体、血或其他组织标本进行,但菌落培养阴性不可排除眼内炎诊断。

【诊断】

1. 病史 外源性眼内炎患者多有眼外伤病史或行眼部手术史,内源性眼内炎患者多有全身原发病或病灶,如有肝脓肿、胃肠道细菌感染、心内膜炎、肺炎、泌尿系感染、免疫抑制学治疗等。

2. 临床表现及体征 患眼如受伤眼或手术眼有不同程度视力降低,以及疼痛感,可有明显的眼睑水肿,伴有不同程度的视力下降及分泌物增多,查体多见结膜混合充血,球结膜水肿,有眼外伤病史者可见眼球裂伤口,角膜水肿,前房可见炎性细胞或积血、积脓以及大量纤维素渗出膜,房水闪光多呈阳性,常见晶体混浊,玻璃体大量混浊眼底视不见,或只看见红光反射或无反射。对于一些临床表现不典型者,可根据其受过眼外伤或行眼部手术后出现视力下降、眼红眼痛、分泌物增多、前房及玻璃体一定程度混浊结合病史及体征做出眼内炎诊断,或有其他疾病如糖尿病引起的肝脓肿、器官移植后经过长期抗生素及免疫抑制剂治疗过的患者发现眼部症状如视力下降、眼前黑影,分泌物增多,玻璃体混浊或有脉络膜、视网膜感染病灶以及眼底炎性改变不断进展时考虑诊断为内源性眼内炎。

3. 病原学诊断 病原微生物的检查以明确感染菌类型及明确诊断眼内炎,并且对临床用药治疗也具有很强的指导意义,对于眼内炎患者,以房水、玻璃体、血或其他组织标本进行,但菌落培养阴性不可排除眼内炎诊断。

【治疗】

1. 抗生素或抗真菌药 取决于细菌培养和药物敏感测定的结果,但最初的给药可基于房水和玻璃体革兰氏染色结果。给药途径:①眼内注药;②结膜下注射;③结膜囊点药;④静脉给药。

2. 玻璃体切割术 玻璃体切割能排除玻璃体腔脓肿,清除致病菌,迅速恢复透明度,并且有利于前房内感染物质的排出,目前广泛用于眼内炎的治疗。

手术适应证:初次诊断是视物模糊视为下降至手动或仅有光感及光感不明确;眼内炎症迅速播散者;在各种积极治疗48小时后眼内炎症状继续加重者;屈光间质的混浊,看不清视网膜情况者;外伤后发生的眼内炎;从眼内液中分离出毒性较强的病原体,经过治疗炎症无改善者及怀疑真菌性眼内炎者。

【学科新进展】

　　眼内炎是一种严重的眼部感染,预后差,需要进行快速诊断和积极治疗以挽救视力。患者具有多重高危风险因素,应与感染科或相关科室医生共同寻找菌/真菌血症或其他器官受累的证据。玻璃体和或房水培养物、血培养中找到相同病原微生物可以确诊,但性结果并不能排除诊断。循环标志物检测可以为血液或玻璃体培养物阴性但是临床高度怀疑的疑似眼内炎患者提供临床证据。分子诊断技术和免疫等微生物检测技术发展缩短了病原体鉴定周期,使眼内炎的发快速诊断成为可能。治疗关键是早期识别致病微生物并在玻璃体腔内提供足够药物浓度,玻璃体切除手术可以使部分病例获益。

(袁　玲)

参 考 文 献

[1] 文峰,易长贤.临床眼底病内科卷[M].北京:人民卫生出版社,2015:234-245.

[2] Stringer CE,Ahn JS,Kim DJ. Asteroid hyalosis:A mimic ofvitreous hemorrhage on point of care ultrasound[J]. CJEM,2017,19(4):317-320.

[3] Liu XX,Gao L,Chen N,et al. Progress in clinicalresearch of asteroid hyalosis. Guoji Yanke Zazhi (Int Eye Sci),2017,17(8):1481-1484.

[4] Ma L,Li XX. Preventive effect of inlravitreal injection of ranibiumab on rehaemorrhagia following vitrectomy for prolifarative diaetic retinopathy[J]. Chin J Exp Ophthalmol,2017,35(1):69.2.

[5] 杨培增,范先群.眼科学[M].9版.北京:人民卫生出版社,2018:176-178.

[6] 张清生,李勤英,台金岭.B型超声和光学相干断层扫描在老年玻璃体后脱离临床诊断中的价值[J].中华老年多器官疾病杂志,2016,15(7):504-507.

[7] 文峰,易长贤.临床眼底病内科卷[M].北京:人民卫生出版社,2015:197-200.

[8] 范媛媛,魏文斌.内源性眼内炎新进展[J].国际眼科纵览,2018,42(10):329-335.

[9] Duan F,Yang Y,Yuan Z,et al. Clinical features and visual acuity outcomes inculture-positive endogenous fungal endophthalmitis in southern China[J]. J Ophthalmol,2017;2017:3483497.

[10] 张蕊,杨安怀.内源性眼内炎临床特征及手术治疗效果[J].中华眼外伤职业眼病杂志,2018,40(1):14-17.

第十二章　视网膜及视神经疾病

第一节　视网膜疾病

视网膜是由视网膜神经感觉层和视网膜色素上皮(retinal pigment epithelium,RPE)层组成。视网膜神经感觉层和 RPE 层之间的潜在腔隙是导致临床视网膜脱离的解剖学基础。视网膜的神经感觉层主要由血管和神经组织组成。由于视网膜的血循环与全身血循环相连,视网膜前邻玻璃体,后为脉络膜,而视网膜节细胞的轴突组成为视神经和颅内相同,因此全身性疾病、眼局部病变以及颅内病变等均可以引起视网膜病变。视网膜疾病眼底改变主要表现为由于各种病因导致血循环障碍、视网膜内外屏障的破坏从而导致的视网膜出血、水肿、渗出,因缺血、缺氧、炎症导致组织细胞增殖、新生血管形成,视网膜色素改变,以及视网膜神经组织病变等等。

一、视网膜静脉周围炎

视网膜静脉周围炎(periphlebitis of retina,Eales disease),又名 Eales 病。该病常发生于健康青年男性,多累及双眼,以视网膜静脉炎症改变为特征,常有反复玻璃体积血。少数病例病变除累及视网膜静脉,邻近小动脉也可累及。该病严重影响视力,是年轻人致盲的常见原因之一。

【病因和发病机制】

视网膜静脉周围炎的病因及发病机制至今不明。多数认为与结核病史有关,也有认为与自身免疫反应性增强有关,还有一些报道认为与神经系统疾病、肌体脓毒性病灶等因素有关。

【临床表现】

1. **发病时间**　双眼多双眼发病,先后发病,或一轻一重。

2. **症状**　早期可无症状,出血进入玻璃体后出现飞蚊症状,大量出血视力可下降至指数或光感。

3. **体征**　有不同程度的玻璃体混浊或积血。玻璃体积血程度轻者,可见病变主要位于视网膜周边部,也可以波及眼后部的静脉。受累视网膜小静脉迂曲扩张,甚至扭曲,血管旁伴白鞘。病变血管附近可见视网膜出血、渗出,病变进展后期有视网膜前机化膜现成,可牵拉导致视网膜裂孔的形成或发生视网膜脱离。黄斑区受累表现为黄斑水肿、渗出或黄斑前膜形成。病程久者可发生并发性白内障、新生血管性青光眼等。

【特殊检查】

1. **荧光素眼底血管造影**　受累静脉管壁着染,荧光素渗漏,毛细血管扩张,微血管瘤形成,周边部可见毛细血管无灌注区及新生血管形成。

2. **B 超**　对于玻璃体大量积血的患者,有助于发现视网膜脱离。

3. **OCT**　有助于发现黄斑水肿以及黄斑前膜的形成。

【诊断和鉴别诊断】

1. **诊断依据** 健康男性青壮年,单眼或双眼先后反复发生玻璃体积血,眼底检查周边部视网膜,见到一支或数支静脉小分支血管扭曲,部分血管旁白鞘或呈白线状,伴有浅层视网膜出血、渗出、新生血管膜,则可确诊。FFA 有助于诊断。

2. **鉴别诊断** 视网膜静脉周围炎是一种以视网膜血管病变为主的临床疾病,容易和其他视网膜血管疾病混淆,需进行鉴别诊断。

(1) 视网膜静脉阻塞:常有高血压、糖尿病、高血脂等病史,发病年龄多较大,分支静脉阻塞者所属视网膜区域有出血、水肿,静脉扩张、充血、迂曲,晚期静脉白鞘形成或呈白线状,部分患者可发生新生血管导致玻璃体腔积血或牵引性视网膜脱离。视网膜中央静脉阻塞可观察到以视乳头为中心至视网膜周边部广泛性火焰状、放射状出血,中央静脉迂曲扩张。FFA 检查有助于鉴别。

(2) 急性视网膜坏死:发病于任何年龄,早期坏死病灶多见于视网膜周边部,逐渐向后极部推进,血管闭塞以动脉为主,并常伴片状视网膜出血。常伴前房炎性反应以及明显玻璃体混浊,一般不发生明显玻璃体积血,后期易发生孔源性视网膜脱离。

(3) 外层渗出性视网膜病变(Coats 病):男性儿童多见,多单眼发病,特征性改变为视网膜内、下大量黄白色渗出,伴有出血以及各种血管异常,包括异常毛细血管扩张,小动脉可呈球形瘤样扩张、梭形或串珠状,动静脉均可受累,FFA 检查能观察到毛细血管无灌注区以及新生血管。

鉴别诊断还要排除各种类型的葡萄膜炎及其他全身性疾病引起的眼底血管病变等。

【病情评估】

1. **病变严重程度** 患者自觉症状、眼部体征、病情演变。

2. **疾病对治疗的反应** 详细的既往诊疗,有无激光光凝等。

3. **全身健康状况** 合并结核或全身免疫性疾病等相关病史。

【临床处理】

1. **药物** 积极寻找病因对应治疗,无明确病因者可予激素口服治疗,辅于止血及活血化瘀药物。

2. **激光** 早期光凝视网膜无灌注区,预防新生血管的形成。

3. **玻璃体切割术** 当玻璃体积血长期不吸收,或发生牵拉性视网膜脱离时,行玻璃体切割术。

【学科新进展】

1. **Eales 病临床分期** 1 期(炎症期):小静脉和大静脉的血管周围炎,伴有视网膜浅层出血。2 期(缺血期):毛细血管无灌注。3 期(增殖期):视盘和/或视网膜的新生血管,纤维血管增殖和玻璃体积血。4 期(并发症期):牵拉性或复合性视网膜脱离(牵拉性合并孔源性),黄斑前膜,新生血管性青光眼,并发性白内障。

2. **治疗进展** 眼内注射类固醇激素有助于控制血管周围炎症,从而改善视网膜灌注。有新生血管出现或反复玻璃体积血,进行抗 VEGF 治疗有助于新生血管消退及减少玻璃体内出血的发生。

二、视网膜动脉阻塞

视网膜动脉阻塞是严重损害视力的眼科急症。视网膜组织内层的营养来源于视网膜中央动脉,由于视网膜动脉为终末动脉,缺乏吻合支,一旦视网膜动脉阻塞,受阻动脉所供给营养的相应视网膜由于缺血、缺氧而水肿,细胞迅速死亡。对视力损害程度因阻塞部位而异。

(一) 视网膜中央动脉阻塞(central retinal artery occlusion, CRAO)

【病因和发病机制】

1. **动脉粥样硬化** 常为筛板或筛板以上水平的视网膜中央动脉(central retinal artery,CRA)粥样硬化栓塞所致,常见于 50 岁以上高血压患者,病程久后血管内皮下粥样硬化物质逐渐集聚,最终动脉阻塞。

2. **视网膜中央动脉痉挛** 见于血管舒缩不稳定的青年人及早期高血压患者,也可发生于存在动脉硬化的老年人。

3. **视网膜中央动脉炎症** 与全身性血管炎有关。

4. **CRA 外部受压** 如在青光眼、视盘埋藏性玻璃膜疣、眼眶部外伤、球后肿瘤或球后出血压迫,手术中或术后的持续高眼压。

5. **栓子栓塞** 约20%～40%的 CRAO 的视网膜动脉系统内可查见到栓子的存在。根据栓子的来源,可分为心源性栓子(钙化栓子、赘生物、血栓、心脏黏液瘤脱落物)、颈动脉或主动脉源性栓子(胆固醇栓子、纤维素性栓子及钙化栓子)和其他来源的栓子,如球后注射药物形成的药物性栓子等。

【临床表现】

1. 患眼突发无痛性视力急剧下降至手动或光感,甚至完全丧失光感。部分患者发病前可有阵发性的黑矇病史。90%的 CRAO 患眼初诊视力在指数和光感之间。

2. 显著的相对性瞳孔传入障碍,患眼瞳孔中等散大,直接对光反应极度迟缓或消失,间接对光反应灵敏。

3. **眼底典型表现** 后极部视网膜弥漫灰白色水肿,黄斑中心凹呈现樱桃红点(cherry-red spot)改变。视盘颜色变淡,边界模糊,视网膜动脉显著变细,静脉管径正常或变细,动静脉内血流呈串珠状,偶见红细胞在狭窄的管腔内滚动。约25%的急性 CRAO 患眼存在一支或多支的睫状视网膜动脉供养部分或整个乳斑束,供血区视网膜呈舌形橙红色区,保留该区域的视网膜功能。

4. 发病数周后,视网膜水肿混浊消退,中心凹樱桃红点随之消失,可遗留苍白色视盘和细窄的视网膜动脉,黄斑可有轻微色素改变。

【特殊检查】

1. **荧光素眼底血管造影（FFA）** 眼底血管阻塞后数小时至数日,表现为视网膜动脉、静脉充盈迟缓,视网膜动脉管腔内荧光素流变细,可呈节段状或搏动性充盈,或因灌注压低荧光素不能进入小动脉或毛细血管而突然停止如树枝折断,形成无灌注区。严重者可见视网膜中央动脉无荧光素染料。脉络膜充盈时间多为正常。数周后,视网膜动脉血流可恢复,FFA 可无明显异常表现。

2. **视网膜电图（ERG）** b 波下降,a 波可正常或略下降,表明视网膜内层循环异常。

【诊断和鉴别诊断】

1. **诊断依据**

(1) 高危因素:老年人、高血压、青光眼、口服避孕药和面部药物注射等。

(2) 临床表现:起病急,无痛性视力急剧下降甚至丧失,眼底视网膜动静脉变细,视网膜灰白色水肿,黄斑樱桃红斑改变。

(3) 特殊检查:FFA:阻塞后数小时至数日,表现为视网膜动脉充盈时间明显延迟或可见视网膜动脉充盈前锋。视网膜动脉管腔内荧光素流变细,可呈节段状或搏动性充盈。

2. **鉴别诊断**

(1) 眼动脉阻塞:视网膜和和脉络膜均缺血而混浊水肿,黄斑区可无典型的黄斑樱桃红点,FFA 示脉络膜和视网膜均灌注不良,ERG 呈现熄灭型。

(2) 前节缺血性视神经病变:视力下降程度较 CRAO 轻,视野缺损呈现与生理盲点相连的象限性缺损,病变局限在视盘及周围,FFA 显示视盘局部灌注不良。

【病情评估】

1. **视力损害严重程度** 患者自觉症状、视力、眼底血管阻塞程度及视网膜水肿程度。

2. **患者对治疗的效果** 抢救性措施实施后,需及时复查患者视力改善情况以及眼底视网膜水肿减轻情况,这是判断治疗是否有效和患者预后的重要依据。

3. **全身健康状况** 包括高血压、高血脂等心血管疾病。

【临床处理】

动物实验证实视网膜缺血超过90分钟视网膜内层细胞将不可逆转的死亡。CRAO 总的治疗原则是迅速恢复血流,局部和全身给予扩张血管、降低眼压处理。治疗措施包括:

1. **降低眼压的措施** 如立即反复眼球按摩、前房穿刺术、口服乙酰唑胺等,使栓子松动向末端移动,以改善眼部灌注。

2. 吸氧　吸入 95% 氧及 5% 二氧化碳混合气体,每小时 10 分钟。

3. 球后注射阿托品或 654-2;全身应用血管扩张剂,如亚硝酸异戊酯或硝酸甘油含片;全身应用抗凝剂,如口服阿司匹林等;如疑有巨细胞动脉炎,应给予全身皮质类固醇激素治疗。此外,应系统性查找全身病因,对因治疗,预防另一眼受累。积极治疗内科疾病,对于高血压患者应降低血压,缓解小动脉痉挛。

视网膜动脉阻塞的预后与阻塞的部位、程度、血管的状况关系密切,特别重要的是发病时间,发病后 1 小时以内阻塞得到缓解者,有望改善视力。发病超过 4 小时则视力恢复困难。因此,本病发病应及时就诊、争分夺秒紧急处理。

（二）视网膜分支动脉阻塞（branch retinal artery occlusion，BRAO）

【病因和发病机制】

病因同 CRAO,以栓子栓塞及炎症为主要原因。栓子的来源同 CRAO,有心源性栓子、颈动脉或主动脉源性栓子及长骨骨折的脂肪栓子等。最常见的为来源于颈动脉粥样硬化沉积斑块的胆固醇栓子。钙栓子一般比胆固醇栓子大,多来源于心瓣膜,易引起更严重的阻塞。

【临床表现】

患眼视力不同程度下降但较中央动脉阻塞为轻,视野的某个区域有固定的暗影。眼底表现为阻塞支动脉管径变细,该支视网膜动脉分布区视网膜灰白水肿。有时在阻塞的分支动脉内可见栓子。数日后随着血管再通,水肿消退。

【临床处理】

治疗同 CRAO,应查找全身病因,对因治疗。

【学科新进展】

1. 发病机制新进展　急性 CRAO 和 BRAO 目前被认为是等同于脑部前循环梗死的疾病,大于 24% 的眼部急性缺血患者在磁共振弥散加权成像下可发现脑部梗死灶。所以,CRAO 和 BRAO 的患者和脑卒中的患者一样,需急诊在卒中中心进行评估,预防心肌梗死、脑梗死等心、脑血管意外事件的发生。

2. 治疗新进展　对于 CRAO 患者,在全视网膜镜下使用 Nd:YAG 激光直接击碎栓子,反复数次,直到血流恢复。因 Nd:YAG 激光为红外光,动脉管壁对于红外光吸收较少,故可透过动脉壁射击栓子,而不损伤动脉管壁。有研究显示在使用 Nd:YAG 激光治疗 CRAO 患者后,87% 的患者视力得到提高,但目前仍缺乏大样本的随机对照研究进一步确认其治疗效果。溶栓治疗因其不确定的疗效和可能导致的严重并发症,其在 CRAO 的治疗中一直处于争议的焦点。既往也有不同的临床病例研究显示溶栓对于 CRAO 患者有效,但目前仍缺乏大样本的临床随机对照研究来确认其疗效。

三、视网膜静脉阻塞

视网膜静脉阻塞（retinal vein occlusion，RVO）是仅次于糖尿病性视网膜病变的第二位常见的视网膜血管病变,按阻塞发生部位可分为不同的阻塞类型。

（一）视网膜中央静脉阻塞（central retinal vein occlusion，CRVO）

【病因和发病机制】

1. 为多因素共同致病,与全身心血管疾病关系密切。

2. 阻塞多发生在筛板或紧邻其后的视网膜中央静脉。

3. 大多为血栓栓塞,血栓产生的高危因素包括:

（1）血管壁改变:高血压和动脉硬化对视网膜中央静脉的压迫,最常见,多见于 50 岁以上患者;CRV 炎症:管壁水肿,内膜受损,内皮细胞增殖导致管腔进一步狭窄,血流受阻,多见于 45 岁以下的患者。

（2）血液流变学改变:血黏度增高,血小板数量增多,凝集性增高,血栓素水平增高,缺乏抗凝血酶 Ⅲ,口服避孕药,高同型半胱氨酸血症以及抗磷脂抗体综合征等。

（3）血流动力学改变:心脏功能不全,颈动脉狭窄阻塞,大动脉炎等,此外高眼压、视盘玻璃膜疣等眼部疾病也可引起。

【临床表现】

1. 可发生于各年龄段,65 岁以上人群居多,年轻患者多有潜在炎症因素。

2. 多单眼发病,视力不同程度下降。

3. **眼底表现**　各象限的视网膜静脉迂曲扩张,动脉变细,视网膜大量浅层出血,呈斑片、火焰状,沿静脉分布,可见棉绒斑,视盘及视网膜水肿,黄斑受累可致囊样黄斑水肿。

4. **根据临床表现和预后可分为非缺血型和缺血型（表 12-1-1）**

表 12-1-1　CRVO 分型特点

鉴别要点	非缺血型	缺血型
视力	轻中度下降	明显下降,多低于 0.1
眼底	视网膜出血和水肿较轻	视网膜大量融合性出血,视盘和视网膜重度水肿,棉绒斑
RAPD	(−)	(+)
FFA	无或少量无灌注区	大面积无灌注区
视野	周边正常,中心有或无相对暗点	周边异常,常有中心暗点
ERG	b 波振幅正常,b/a 值正常或轻度降低	b 波振幅降低,b/a 值降低
新生血管形成	无	有

【特殊检查】

1. **眼荧光素底血管造影**　视网膜循环时间延长,视盘边界不清,视网膜静脉迂曲扩张、渗漏、管壁染色,毛细血管扩张,缺血型可见无灌注区,是评估缺血程度的金标准。

2. **OCT**　可见黄斑区囊样水肿。

3. **彩色眼底照相**　可评价视网膜病变严重程度,视网膜出血范围等。

4. **眼部 B 超**　屈光间质混浊者可帮助判断有无视网膜脱离。

【诊断和鉴别诊断】

1. **诊断依据**　对于较年长患者,特别是有高血压、高血脂、糖尿病者,根据眼底视网膜静脉高度迂曲扩张,沿血管大片出血,即可诊断。

2. **鉴别诊断**　主要与糖尿病性视网膜病变及高血压性视网膜病变相鉴别,这两种疾病多累及双眼。糖尿病者眼底可见较多微动脉瘤、深层点状出血及硬性渗出,较少大量浅层出血,伴血糖升高;高血压性视网膜病变的浅层出血及棉绒斑多位于后极部,高血压病史。

另外还需要和眼缺血综合征进行鉴别,后者视网膜出血较轻,不伴有视网膜静脉迂曲,黄斑水肿也较轻,发生虹膜新生血管的比例较高,FFA 检查脉络膜充盈迟缓。

对于年轻患者尚需要和视网膜静脉周围炎进行鉴别,后者主要发生在健康青年男性,双眼受累,眼底出血、血管白鞘或白线主要位于周边视网膜。

【病情评估】

1. 并发症包括囊样黄斑水肿、玻璃体积血、新生血管性青光眼等。

2. 黄斑水肿的出现是导致视力下降最主要原因。

3. 大片无灌注的出现提示病情进展。

4. 缺血型 CRVO 多伴有黄斑水肿,发病 3~4 个月内易发生虹膜新生血管和新生血管性青光眼,预后差。

5. 非缺血型 CRVO 患者 20%~30% 在 3~6 个月后可转变为缺血型。

【临床处理】

1. **病因治疗**　治疗全身性疾病,包括高血压、高脂血症、高黏滞综合征。

2. 缺血型要进行视网膜光凝,以避免新生血管性青光眼或玻璃体积血的发生。

3. 对于血黏度高的患者早期可慎用纤溶制剂或抗血小板凝集药、血管扩张剂,或活血化瘀类中药。

4. 存在血管炎症时可口服糖皮质激素治疗。

5. 对于黄斑水肿,可考虑抗 VEGF 治疗及玻璃体腔内曲安奈德或地塞米松缓释剂治疗,后者有白内障及青光眼风险,两者可联用以减少复发。

6. 可尝试溶栓治疗以及放射状视神经切开术。

7. 玻璃体积血以及新生血管性青光眼等并发症的治疗。

(二)视网膜分支静脉阻塞(branch retinal vein occlusion,BRVO)

【病因和发病机制】

BRVO 和 CRVO 具有许多共同的病因和发病机制,但也有其个性之处。

1. 多因素共同致病,多见于动脉硬化的老年患者,主要为高血压患者,其次是糖尿病、肥胖、高脂血症、高黏滞综合征患者。眼部最主要的危险因素是慢性开角型青光眼。

2. 视网膜动静脉交叉处,增厚硬化的动脉壁对静脉的压迫为主要原因。

3. 局部和全身炎症诱发。

【临床表现】

1. 患眼视力不同程度下降。

2. 多见于静脉第 1~3 分支的动静脉交叉处,黄斑区小分支静脉也可发生阻塞。

3. 颞上分支最常见,鼻侧支较少见,可有上、下半侧静脉阻塞。

4. **眼底表现** 阻塞支静脉迂曲扩张,受阻静脉引流区视网膜大量浅层出血,可有棉绒斑,视网膜水肿,颞侧分支阻塞常累及黄斑,造成黄斑水肿。

5. **根据临床表现和预后也可分为非缺血型和缺血型**

(1)非缺血型:阻塞区毛细血管扩展渗漏,在阻塞支静脉近端和远端直接形成侧支,半侧阻塞的侧支循环常位于视盘,无明显无灌注区。

(2)缺血型:视网膜毛细血管大片无灌注区,甚至累及黄斑区,视力预后差。

【特殊检查】

1. **荧光素眼底血管造影** 可评估阻塞血管所在引流区域及缺血程度。

2. **OCT** 观察并定量测量黄斑水肿程度。

3. **彩色眼底照相** 可评价视网膜病变严重度,视网膜出血范围等。

4. **眼部 B 超** 玻璃体积血患者有助于观察有无视网膜脱离。

【诊断和鉴别诊断】

1. **诊断依据** 根据眼底受累视网膜静脉高度迂曲扩张,沿血管大片出血,即可诊断。

2. **鉴别诊断** 对于波及黄斑的小分支视网膜静脉阻塞需要和老年黄斑变性或其他脉络膜新生血管导致的出血相鉴别,后者出血多位于黄斑中心凹或附近,且多为视网膜下或 RPE 下的深层出血,常伴有硬性渗出,nAMD 患者多可见玻璃膜疣。OCT、Angi-OCT 或眼底血管造影检查有助于诊断。

【病情评估】

1. 并发症包括囊样黄斑水肿、玻璃体积血、牵引性视网膜脱离等。

2. 黄斑水肿和视网膜新生血管出血是 BRVO 眼视力丧失的两个主要原因。

3. 缺血型 BRVO 发病 3~6 个月后易出现新生血管,进而导致玻璃体积血及视网膜脱离。

【临床处理】

1. **病因治疗** 针对全身病进行病因治疗。

2. 如有血管炎症,可使用糖皮质激素。

3. 对于黄斑水肿,可考虑抗 VEGF 治疗及玻璃体腔内激素治疗,对于 FFA 显示黄斑区非缺血性水肿,视网膜出血吸收后也可采取微脉冲或格栅样光凝。

4. 存在大量无灌注区或新生血管是进行阻塞区视网膜光凝指征,但范围应限制在受累视网膜区域。

5. 发生大量玻璃体积血、视网膜脱离时,行玻璃体切割手术并完成视网膜激光光凝。

6. 根据阻塞部位的不同可尝试动静脉交叉处鞘膜切开或放射状视神经切开松解术。

【学科新进展】

对于新诊断的 RVO 患者需详细询问病史,检测血压、血糖、血常规、血沉和 CRP,排除恶性血液系统疾病、骨髓瘤或炎症性疾病。双眼发病或者对侧眼血管异常对患者全身情况具有重要提示作用。没有常见危险因素的年轻 RVO 患者需进行更为全面的系统评估,筛查容易引起栓塞的疾病,如抗磷脂抗体综合征、高同型半胱氨酸血症等,关注雌激素替代治疗引起的栓塞风险。

既往评估缺血程度的金标准是荧光素眼底血管造影,但由于 CRVO 通常伴随大量视网膜出血,对造影评估造成一定困难,近年来光学相干断层扫描血管成像(optical coherence tomography angiography,OCTA)和超广角荧光素眼底血管造影(ultra-widefield fluorescein angiography,UWF-FA)等检查的发展对评估病情提供了不小的帮助。推荐在基线检查时增加 OCTA 检查,以显示视网膜各层血管密度的改变以及中心凹无血管区的变化,显示侧支循环的形成、缺血区面积,以及视网膜内部异常血管,而 UWF-FA 可观察到更为广泛的视网膜情况。

抗 VEGF 药物或地塞米松缓释剂均是 RVO 黄斑水肿的一线治疗,既往有青光眼病史和年轻有晶体患者,宜首先选择抗 VEGF 治疗。目前证实抗 VEGF 治疗黄斑水肿的效果优于局部激光光凝治疗,因此 RVO 伴黄斑水肿,初始治疗首选抗 VEGF 治疗,治疗失败或应答不足,考虑糖皮质激素和/或格栅样光凝。若患者近期发生过重大心血管事件的患者可将糖皮质激素作为一线治疗方案。

有专家共识认为,CRVO 黄斑水肿抗 VEGF 药物治疗 3~4 个月后,视力稳定或逐渐改善,且 OCT 提示视网膜积液减少,表示治疗有效,之后进入长期治疗,每月复查一次,至少随访 3 年。

CRVO 虹膜或视网膜新生血管形成,最佳治疗是全视网膜光凝。最近研究表明只有在出现了虹膜新生血管的情况下才推荐全视网膜光凝,存在广泛无灌注区的患者需每周或隔周随访;没有条件接受随访的患者,应早期进行预防性 PRP(CRVO 起病 90 天内),可有效预防缺血型 CRVO 虹膜新生血管的发生。若仍不足以控制新生血管形成,考虑联合抗 VEGF 药物。

四、原发性视网膜色素变性

原发性视网膜色素变性(retinitis pigmentosa,RP)是一种遗传性致盲性眼病,主要表现为自视网膜中周部向后极部蔓延的进行性感光细胞、色素上皮细胞功能丧失的遗传性视网膜营养不良性疾病。本病常起于儿童或青少年时期,亦有少数患者发病甚晚,但绝大多数在 30 岁之前发病。

【病因和发病机制】

RP 的发病机制和确切病因尚未完全明确。从遗传学方面分析,RP 主要的遗传方式有 4 种:常染色体显性遗传、常染色体隐性遗传、X 连锁隐性遗传和散发。RP 的病理过程为光感受器和色素上皮变性引起的视网膜病变,早期以视杆细胞受损为主,晚期视锥视杆细胞变性凋亡,导致视力持续下降并最终失明。

【临床表现】

1. **症状** 常见症状表现为夜盲,进行性视野缩窄和视力下降。夜盲进行性发展,常始于儿童或青少年时期,极少数患者早期亦可无夜盲症。早期中心视力可无明显减退,随着病变的进展,中心视力下降,视野逐渐变小,晚期出现管状视野状态。

2. **体征** RP 患者典型的眼底表现:视网膜血管变细、骨细胞样色素沉着及视盘颜色蜡黄,即经典的 RP 三联征。早期视乳头颜色可以正常,到晚期才表现出浅淡黄色,表示视神经有一定程度的萎缩。视网膜血管狭窄以动脉明显,晚期动脉极其狭窄,几乎成线状。色素沉着首先出现在赤道部视网膜,并逐渐增多与扩大,向眼底周边与后极部扩展。部分中晚期 RP 患者的黄斑区视网膜也会受累,因光感受器变性进展、视网膜变薄以及视力丧失,可出现视网膜中央萎缩性病变或牛眼样病变。约 50% 的 RP 患者可伴发白内障,尤其是后囊下白内障多见。RP 患者伴发青光眼的发病率为 2%~12%,欧美 RP 患者中开角型青光眼占多数,在我国则多见闭角型青光眼。RP 患者常合并有散光及近视,多为中低度近视,主要见于偶发型 RP。

【特殊检查】

1. **荧光素眼底血管造影**　由于视网膜色素上皮萎缩,会表现出斑驳状透见荧光,在骨细胞样色素斑块处,表现为荧光遮蔽。血管造影表现为一致性变细。部分也可表现为渗漏、池样积存或组织染色。黄斑部有损害时可表现为黄斑荧光积存。

2. **光学相干断层扫描(OCT)**　常表现为椭圆体带消失、RPE 层变薄,但中心凹下的椭圆体带通常能保留到疾病晚期。

3. **视觉诱发电位(VEP)**　可表现为潜时延长,振幅下降,潜时振幅也可表现为正常,视力越差,异常率越高。

4. **视网膜电图(ERG)**　呈现熄灭型反应,表现为 ERG 检测无波形,或者波幅下降。

5. **眼电图(EOG)**　常表现异常,光峰出现比正常为早。

6. **视野**　早期病变表现为环形暗点,随着病变的逐渐发展,暗点自中周部向后极部发展,当周边视野完全丧失后,中心视野尚存 5°~10°,最后仅存的中心视野亦逐渐丧失。

7. **色觉检查**　多数患者早期色觉正常,以后逐渐表现为色觉缺陷,半数患者存在不同程度的色觉障碍,典型表现为三色盲。

【基因检测】

现已证实,视网膜色素变性发病与多种基因有关,可以通过基因检测的方式进行确诊。

【诊断和鉴别诊断】

1. **诊断依据**

(1) 发病年龄:多在儿童青少年期发病,双眼受累。

(2) 症状:一般先有夜盲,后视野逐渐缩小,中心视力可在很长时间内不下降。晚期出现管状视野,还可因白内障、视神经萎缩、黄斑部病变而致中心视力极差。

(3) 视网膜血管旁有骨细胞样色素沉着,视网膜呈青灰色,视网膜血管变细,视乳头蜡黄色萎缩。

(4) 结合视网膜电图、眼电图、荧光素眼底血管造影的典型表现,可以确诊。

2. **鉴别诊断**

(1) 视锥细胞营养不良:此病主要损害视锥细胞,也伴有不同程度的视杆细胞损害。病变主要累及黄斑区,晚期也可发生周边部的视网膜色素变性。视锥细胞损害发生较早,因此主要症状为视力减退和色觉异常。荧光素眼底血管造影检查主要表现为黄斑区靶心样或弥漫性脱色素(窗样缺损),如有色素团块可见荧光遮蔽。ERG 的表现为明视反应损害比暗视反应严重,疾病晚期明、暗视反应均严重降低,此时其表现与视网膜色素变性很难区别。

(2) Leber 先天性黑矇(Leber congenital amaurosis,LCA):发病早、视功能损害严重,通常家长在孩子出生后 1 岁内就能观察到视力异常。患儿还伴有眼球震颤、瞳孔反射迟钝或近乎消失、畏光,ERG 呈熄灭型。RP 患者发病通常比 LCA 晚,视功能损害不如 LCA 严重。LCA 眼底表现可正常,也可有轻度的血管扭曲、假性视盘水肿、黄斑萎缩、黄斑缺损、色素沉着(骨细胞样、椒盐样、缗钱样等)、周边黄色融合病灶、白色点状病变、理石样眼底改变等。该病患者还可伴有圆锥角膜、白内障、屈光不正、发育迟缓和神经系统异常等。

(3) 无脉络膜症(choroideremia,CHM):需要与 X 连锁 RP 相鉴别。CHM 也为 X 连锁隐性遗传,早期眼底赤道部可出现点片状的脉络膜萎缩以及对应区域的色素脱失;病变逐渐从周边向后极部发展,脉络膜毛细血管层和 RPE 层萎缩范围扩大,可见暴露的脉络膜大血管;晚期 RPE 层完全被破坏,脉络膜血管萎缩并消失,露出巩膜白色反光。该病的男性患者发病较早,症状从早期的夜盲症逐渐发展为周边视野缺失,到晚年仅存中心管状视野,最终失明,女性携带者一般无症状。部分患者难以与 RP 鉴别,CHM 基因突变检测有鉴别诊断价值。

【病情评估】

1. **视网膜色素变性严重程度**　患者自觉症状、眼部体征变化、病程进展速度等。

2. 疾病对治疗的反应　详细的既往诊断和治疗过程,治疗后的眼底变化是判断病情进展情况的重要依据。

3. 全身健康状况　RP 是最常见的遗传性致盲眼病,发病年龄早,合并全身其他组织器官功能异常的 RP 称为综合征型视网膜色素变性(syndromic retinitis pigmentosa,SRP),目前有文献报道的有 30 多种,注意诊断。

【临床处理】

1. 确诊后,应嘱患者定期前来随诊,每年需要复查眼底、视野等项目。

2. 药物治疗迄今尚无特异疗效,可给患者应用扩血管药物、多种维生素,适当补助锌摄取等支持疗法。

3. 出现白内障、青光眼等并发症,可以针对并发症采用相关治疗。

4. 最新的诊疗方法包括神经保护、基因治疗、干细胞治疗以及人工视网膜等,但是技术难度大,有待普及。

【学科新进展】

1. 发病机制方面　目前有多种新的发病机制研究,比如转录因子功能障碍、基因突变导致光感受器细胞的外节盘膜代谢紊乱等,也定位了许多新的疾病相关基因。

2. 实验模型　因 RP 患者具有多种遗传方式,为了便于对该病进行研究以及为治疗提供相应指导,选择合适的实验模型具有重要意义。RP 实验模型包括自然动物模型以及人工模型。

3. 治疗进展　新的治疗方法包括基因治疗,神经营养因子,视觉假体,药物治疗,细胞移植,加压氧治疗等。其中基因治疗又包括核酶治疗、神经营养因子基因植入、RNA 干扰技术治疗及凋亡抑制。药物治疗包括:维生素 A、抗氧化剂、钙离子拮抗剂、二十二碳六烯酸(DHA)、叶黄素等。

五、视网膜脱离

视网膜脱离(retinal detachment,RD)指视网膜的神经上皮层与色素上皮层的分离。根据发病原因分为孔源性、牵拉性和渗出性三类。

(一) 孔源性视网膜脱离

孔源性视网膜脱离(rhegmatogenous retinal detachment,RRD)发生在视网膜裂孔形成基础上,液化的玻璃体经视网膜裂孔进入神经上皮视网膜下,使视网膜神经上皮层与色素上皮层的分离引起。

【病因和发病机制】

1. 孔源性视网膜脱离多见于中年或老年人,近视居多。无晶体眼、人工晶状体眼、眼外伤等易发生 RRD。

2. 孔源性视网膜脱离是玻璃体和视网膜病变共同作用的结果,其发生的两大要素:视网膜裂孔形成和玻璃体牵拉与液化。裂孔形成的因素有视网膜变性、玻璃体后脱离及促进视网膜裂孔形成的牵拉力。视网膜变性多位于视网膜周边部,形成裂孔的最常见变性为格子样变性。

【临床表现】

1. 症状　视网膜脱离之前通常有先兆症状,例如眼球运动时出现闪光,或由于玻璃体混浊,视野内常有黑影飘动。视网膜发生部分脱离时,脱离对侧的视野中出现固定的云雾状阴影。发生黄斑区脱离时,中心视力急剧下降。

2. 体征　孔源性视网膜脱离患者玻璃体内多见明显的色素漂浮,眼底检查见脱离的视网膜呈青灰色或灰白色隆起,脱离范围可由局限性脱离至视网膜全脱离。大范围的视网膜脱离呈波浪状起伏不平。时间久者,视网膜变僵硬,视网膜前或下方见增殖条带。散瞳后间接检眼镜或三面镜仔细检查,大多数裂孔可以找到,必要时可在巩膜压迫下检查,利于寻找远周边裂孔。裂孔最多见于颞上象限,其次为鼻上、颞下象限。裂孔在脱离视网膜灰白色背景下呈红色。部分患者伴有前部虹膜炎表现,临床上易漏诊。由于眼内液更多地通过色素上皮进入脉络膜,致使多数患者眼压偏低。脱离范围广和时间愈久,眼压愈低,严重者伴有脉络膜脱离。如果前部虹膜炎明显,虹膜后粘连,也有眼压偏高的病例。

【影像学检查】

1. **眼部 B 超** 可以间接显示视网膜脱离和玻璃体混浊状态。是否伴有脉络膜脱离。对于伴有玻璃体积血的患者,如 B 超发现视网膜有脱离,需尽快手术,以免耽误病情。

2. **OCT** 可以客观判断病变是否累及黄斑区,可以显示是否有黄斑裂孔。

3. **UBM** 可以显示玻璃体基底部和周边视网膜状态,有利于评价前部 PVR 的存在。

4. **ERG** 可以评估视网膜功能状态。

【诊断和鉴别诊断】

1. **诊断依据**

(1)危险因素:老年人、近视眼、白内障手术史、外伤史等。

(2)临床表现:先兆症状(闪光感和或眼前黑影),与脱离范围相对应的视物遮挡感。

(3)玻璃体及眼底表现:玻璃体内见明显的色素漂浮,脱离的视网膜呈青灰色或灰白色波浪状隆起,大部分可见视网膜裂孔。

(4)影像学检查:眼部 B 超可以明确视网膜脱离的范围,是否伴有脉络膜脱离。OCT 可以有助于判断脱离是否累及黄斑。

2. **鉴别诊断**

(1)视网膜劈裂症:常双眼发病,为视网膜神经上皮层间的分离,视网膜隆起呈透明、菲薄样,边界清楚。

(2)渗出性视网膜脱离:视网膜脱离面光滑,无波浪样皱褶,能随体位改变而变化,无裂孔。常有致病原因,如高血压、脉络膜炎、脉络膜肿瘤、后巩膜炎等。

(3)牵拉性视网膜脱离:在玻璃体视网膜表面发生增生性病变,增生膜收缩牵拉而导致视网膜脱离。多见于糖尿病视网膜病变、视网膜静脉周围炎、眼外伤等。

(4)中心性浆液性脉络膜视网膜病变(简称中浆):周边部视网膜脱离波及黄斑部时出现视物变形和小视症,与中浆病症状相同,应散瞳后仔细检查周边眼底。

【病情评估】

1. **视网膜脱离严重程度** 屈光间质混浊程度、视网膜脱离时间长短、视网膜脱离有无增殖膜、裂孔位置及大小,是判断视网膜脱离手术方法的主要依据。

2. **疾病对治疗的反应** 视网膜脱离时间短,未累及黄斑者视力恢复好,视网膜脱离时间长,累及黄斑时间长或者黄斑裂孔引起的视网膜脱离视力恢复差。

3. **全身健康状况** 需要综合评估全身是否有糖尿病、高血压、免疫性疾病、心脑血管病变等,判断是否能耐受手术。

【临床处理】

治疗原则是封闭所有引起视网膜脱离的裂孔,手术治疗是孔源性视网膜脱离唯一有效方法,临床上应根据视网膜脱离情况、裂孔情况及患者综合情况决定手术方式。目前常用的有 3 种治疗视网膜脱离的手术方法,即巩膜扣带术、玻璃体切割术和充气性视网膜固定术,根据患者情况,3 种手术方式可以单独应用,也可联合应用。临床常用的是巩膜扣带术和玻璃体切割术。

1. **巩膜扣带术** 包括巩膜外加压术和巩膜环扎术。适用于单纯性孔源性网膜脱离,周边部位的马蹄形裂孔或圆形裂孔,或者锯齿缘离断,且屈光间质透明患者。如果视网膜下液较多,可联合外放液术。

2. **玻璃体切割术** 适用于孔源性视网膜脱离合并屈光间质混浊,陈旧性视网膜脱离,增殖性视网膜脱离,伴有巨大裂孔、偏后极的裂孔及黄斑裂孔的视网膜脱离,复发性视网膜脱离或者多次外路手术失败的患者也可选择玻璃体切割术。绝大多数患者术后需要特殊体位,术前要综合考虑患者全身情况。

3. **充气性视网膜固定术** 对于一部分特定情况的视网膜脱离来讲,是在巩膜扣带术和玻璃体切割术之外另一种可供选择的手术方式。对于相对简单的病例来说,充气性视网膜固定术有其自身的优越性。

患者视力预后取决于黄斑是否脱离及脱离时间的长短,黄斑未脱离及脱离时间短于 1 周者,视力预后良好。

（二）牵拉性视网膜脱离

牵拉性视网膜脱离(tractional retinal detachment,TRD)多见于增殖性糖尿病视网膜病变,眼外伤,玻璃体长期积血,视网膜静脉周围炎,眼内多次手术后,长期视网膜脱离,冷凝术后等。玻璃体与视网膜交界面可见纤维增殖膜,进而造成牵拉性视网膜脱离。在视网膜受牵拉处可产生牵拉性视网膜裂孔。治疗方式主要为玻璃体切割术。

（三）渗出性视网膜脱离

渗出性视网膜脱离(exudative retinal detachment,ERD)多见于眼内视网膜脉络膜肿瘤如视网膜血管瘤,视网膜母细胞瘤,脉络膜黑色素瘤及转移癌;炎症如葡萄膜炎、VKH、脉络膜炎、巩膜炎;视网膜血管病如 coats 病等;全身性疾病如妊娠期高血压疾病等。视网膜脱离面光滑,无波浪样皱褶,能随体位改变而变化,无裂孔。治疗原则以治疗原发病为主,视网膜下液明显,长期不吸收患者也可以行玻璃体切割手术。

【学科新进展】

1. 基础研究 目前 RRD 发病机制仍然不是很清楚,涉及病因的探索很少,将来有必要进一步加强基础性的研究。在遗传因素方面,目前新研究发现 *CERS2* 基因 rs267738 多态位点的错译突变与 RRD 有密切的关联性。另外,基因对 RRD 的易感因素的调控(近视、视网膜格子化变性)有影响,并在玻璃体和视网膜变性上也有密切的关联性。

2. 治疗方法 目前治疗孔源性视网膜脱离有 3 种常用的手术方法,均有其优越性,也体现出一定的局限性,可单独或联合使用。外路手术随着理念和治疗观点的不断更新,经典的巩膜扣带术得到不断改进,光纤照明下显微外路手术、最小量手术逐渐广泛应用于临床。在玻切手术方面,25G 及 27G 玻切机的出现,使手术更加微创。充气性视网膜固定术随着治疗病例的增加,手术适应证逐渐扩大至多个视网膜裂孔的视网膜脱离,甚至包括下方 90° 的视网膜脱离。此外,黏弹剂填充封闭裂孔辅助治疗 RRD 与长期填充材料相比,可以促进视力的早期恢复,并发症少,无低头的体位要求,但是其标准治疗方法和效果还需要进一步的临床经验积累和验证。这些手术方式的改良在一定程度上提高了手术的成功率及长期疗效。尽管 RRD 的手术复位率较高,但是视力的恢复程度仍然不是很理想,因此早期预防、早期诊断尤为重要。

六、视网膜劈裂

视网膜劈裂(retinoschisis)是指视网膜神经上皮层的层间裂开。常见的视网膜脱离则是视网膜神经上皮与色素上皮之间的分离。视网膜劈裂分为先天性、获得性和继发性 3 类。

1. 先天性视网膜劈裂（congenital retinoschisis） 病变位于视网膜神经纤维层的表层,目前发现其致病基因位于 Xp22 的 *XLRS1*,也称为 X 连锁青少年型视网膜劈裂(X-linked juvenile retinoschisis)、遗传性视网膜劈裂。

2. 获得性视网膜劈裂（acquired retinoschisis） 病变位于邻近内核层的外丛状层,经常在年长者视网膜周边部囊样变性的基础上发生,又称为老年性视网膜劈裂(senile retinoschisis)或变性型视网膜劈裂。

3. 继发性视网膜劈裂（secondary retinoschisis） 可发生在增殖性糖尿病性视网膜病变、早产儿视网膜病变、中间葡萄膜炎、外伤、肿瘤、母斑病、血管阻塞性疾病、视网膜囊肿、先天性视乳头小凹、高度近视等眼病中。

【病因和发病机制】

1. 先天性视网膜劈裂 是 X 性染色体隐性遗传病,但也有常染色体阴性遗传、常染色体显性遗传及遗传方式不确定的报道。目前认为基因异常导致视网膜层间黏附力异常是该病主要的发病机制。导致 X 连锁青少年型视网膜劈裂的致病基因 XLRS1,编码含 224 个氨基酸的 retinoschisin 蛋白,该蛋白主要在光感受器细胞和双极细胞中表达,可能跟细胞黏附相关,该蛋白缺失可能会导致视网膜各层间的黏附力减弱,从而形成劈裂。此外,玻璃体牵拉也是导致视网膜发生劈裂的重要因素之一。

2. 获得性视网膜劈裂　是由于病变区视网膜毛细血管供血障碍,导致视网膜细胞死亡,发生视网膜囊样变性。玻璃体皮质收缩使囊样变性处受到牵拉而形成视网膜劈裂。劈裂腔内主动产生的液体,可使劈裂的范围更加扩大。当劈裂的内层变薄可出现圆形裂孔。

3. 继发性视网膜劈裂　可由眼底病变、眼外伤等所致玻璃体积血继发粗大的机化条索牵拉,眼球穿通伤后瘢痕收缩牵引,形成继发性牵拉性视网膜劈裂;中间葡萄膜炎导致眼底周边部大量渗出及新生血管形成,新生血管引起视网膜组织内液体积聚,形成炎症性视网膜劈裂。高度近视黄斑劈裂的发病机制可能与后巩膜葡萄肿、玻璃体牵拉、视网膜血管牵拉、视网膜及脉络膜变性等因素有关。

【临床表现】

1. 先天性视网膜劈裂　先天发病,多见于男性儿童,女性罕见。一般双眼发病,但双眼的病程可不平行。常在学龄期或学龄前期发现视力缺陷,但病变往往在婴幼儿期业已出现。也有少数是由于婴幼儿时期出现斜视或眼球震颤被发现。一般视力下降到 0.2~0.4,随年龄增长,视力最后可降到 0.1 左右。

该病的眼底特点是均合并黄斑异常。早期可仅有黄斑中心凹的反光消失、色素紊乱,合并黄斑中心凹劈裂者可见黄斑中心凹向外放射状轮辐样视网膜皱襞,呈星形外观。周边视网膜劈裂,可见神经纤维层裂孔形成,神经纤维层与视网膜外层分离,最常见于颞下象限。可合并有视网膜脱离、玻璃体积血、色素改变等。

2. 获得性视网膜劈裂　常双眼发病,男女性同等受累。在进行期以前通常无明显症状,多在检查眼底时发现。合并玻璃体积血或黄斑病变等,可出现视力减退。

病变早期起于颞侧锯齿缘附近,劈裂前缘常有窄的囊样变性区将劈裂区与锯齿缘隔开。视网膜劈裂可环形延伸,窄而低平,环绕眼底周边部;也可向后进展,形成表面光滑的球形隆起,常局限于约 1 个象限的范围,以颞下、颞上多见。劈裂的内层上,常见视网膜血管白鞘。劈裂的内层,常见"雪花"和"霜样"改变,位于视网膜血管后,为永久性 Müller 纤维。劈裂的外层可见红色斑点,劈裂的后缘可见色素分界线。黄斑常有囊样变性与色素增殖。劈裂的内外层均可出现视网膜裂孔,内层孔常位于劈裂最隆起处,外层孔常位于劈裂的后缘。在劈裂的内、外层上均出现裂孔,容易导致广泛的视网膜脱离。

3. 继发性视网膜劈裂　继发性牵拉性视网膜劈裂常有糖尿病视网膜病变、眼外伤等疾病导致的玻璃体积血病史。玻璃体腔内可见粗大机化牵拉条索。

高度近视黄斑劈裂是一种慢性进行性的病理变化,在相当长的一段时间内可以不出现视力变化。但随着黄斑劈裂的发展,合并视网膜脱离、黄斑裂孔等病变,会严重损害视力。

【特殊检查】

1. 光学相干断层扫描（OCT）　对视网膜劈裂具有高度特异性,能够清晰地显示视网膜神经上皮间的分离。表现为病变区域视网膜反射信号降低,视网膜囊腔可出现在视网膜不同层次,包括神经纤维层、神经节细胞层、内核层、外丛状层及外核层等。常见桥样组织将小囊腔分割。先天性视网膜劈裂 OCT 图像有典型的黄斑区囊样改变,伴桥样组织相连,晚期表现为黄斑区神经上皮萎缩及色素上皮改变。

2. 视网膜电图（ERG）　视网膜劈裂的 ERG 检查具有特征性改变和诊断意义。ERG b 波较 a 波振幅下降显著,使 b 波与 a 波比例(b/a)常小于正常。在病变发展的患眼中,b 波可严重降低至不可记录,只剩下小 a 波。

3. 眼电图（EOG）　光峰/暗谷比值通常正常,但晚期 EOG 光峰可严重受损。

4. 视野检查　先天性视网膜劈裂常有相对性中心暗点,也可表现为小环形暗点。周边劈裂区有对应的周边视野缺损,但低平的视网膜劈裂区因在劈裂层间仍有神经纤维连接,而不易查出视野缺损。

5. 荧光素眼底血管造影（FFA）　先天性视网膜劈裂 FFA 检查可见黄斑中心凹有扩张的毛细血管和透见荧光斑点,但囊样黄斑区无染料积存,可与囊样黄斑水肿鉴别。

【诊断和鉴别诊断】

1. 诊断依据

（1）眼底有透明薄纱样膜从视网膜内层隆起,无波动感,有时内层有裂孔伴有视网膜血管。

（2）先天性视网膜劈裂发病年龄小,伴有黄斑部劈裂、萎缩和色素改变等;玻璃体后脱离;严重视力损伤;X性染色体隐性遗传(表12-1-2)。

表 12-1-2 先天性视网膜劈裂与获得性视网膜劈裂诊断要点

诊断要点	先天性视网膜劈裂	获得性视网膜劈裂
劈裂部位	神经纤维层	外丛状层或内核层
年龄	1~5 岁儿童	多见于 50 岁以后
遗传	X 性染色体隐性遗传,常染色体隐性遗传	非遗传性
性别	男性	两性均有
症状	幼年视力差	早期无症状
劈裂分部	下半后极至锯齿缘	颞下至锯齿缘
裂孔	大的内层裂孔较外层多见	大的外层裂孔较内层多见
黄斑受累	主要累及黄斑区	少见
周边部	孤立的圆形、椭圆形水泡样视网膜劈裂	扁平、水泡样
劈裂处内壁	极度菲薄、纱幕状	菲薄、透明
周边部囊样变性	不见	必定存在
视网膜血管白鞘	多见	少见
玻璃体或出血	常见	少见
合并症	视网膜脱离、白内障、斜视	视网膜脱离

（3）获得性视网膜劈裂多见于成年人,黄斑部一般不受累,常能保持较好的中心视力;无家族史。

（4）继发性视网膜劈裂有原发眼底病或眼外伤等明确病史。牵拉性视网膜劈裂可见粗大机化条。

（5）特殊检查:OCT、电生理检查、荧光素眼底血管造影等可资诊断。

2. 鉴别诊断

（1）孔源性视网膜脱离:多单侧发生,视网膜表面波浪状、不光滑,随眼球运动而移动,可见全层裂孔。玻璃体腔有色素细胞或玻璃体积血。陈旧性视网膜脱离可见视网膜内囊肿。

（2）视网膜囊肿:多见于年轻人,发生于近赤道部下方长期脱离的视网膜上。囊肿两层壁均不出现裂孔,囊肿内积液为浆液性或血性。

（3）先天性视网膜皱襞:发病部位与视盘相连,水平位或斜向颞下周边,呈条索状。其上有正常视网膜血管。

【临床处理】

1. 早期的视网膜劈裂需密切随诊,每年 1~2 次,复查眼底与视野。如病变进展,可预防性眼底光凝治疗。

2. 视网膜脱离者应手术复位;玻璃体积血不吸收者应考虑玻璃体切割术。

3. 黄斑部视网膜劈裂无有效治疗,9~11 岁以下儿童单眼弱视者应遮盖治疗且随诊时间缩短。必要时可酌情选择玻璃体手术。

【学科新进展】

1. 基础研究 目前高度近视黄斑劈裂具体发病机制还未十分明确,可能有多种因素共同参与,包括后巩膜葡萄肿、玻璃体牵拉、视网膜动脉牵拉、视网膜及脉络膜变性等。高度近视性黄斑病是一个高度复杂的疾病体系,其分类也有待进一步明确。明确的分类对视网膜劈裂的针对性治疗有重要意义。

2. 治疗 视网膜劈裂的治疗分为四大类:手术治疗、激光治疗、药物治疗和随访观察(图12-1-1)。其中,手术又分为玻璃体切割类手术和巩膜外加压手术。玻璃体切割术是目前治疗高度近视黄斑劈裂常用的外科方法。经多年临床病例研究证明其相对安全、可靠。随着23G经结膜免缝合微创玻璃体切割显微手术系统的推出,手术损伤更小、时间更短,并发症少,恢复快。视网膜劈裂并没有统一手术方式,常见的手术方式有玻璃体切割+内界膜剥除+气体填充,玻璃体切割+气体填充,单纯玻璃体切割等。目前在玻璃体切割手术中是否要剥除内界膜尚存在争议。有3年的随访研究发现在不剥除内界膜的高度近视性视网膜病变中,也可获得理想的效果,术后随访中没有黄斑裂孔等并发症的出现。无论是哪种玻璃体切割手术方式,都是风险高、难度大、并发症较多的手术方式。巩膜加固术主要应用于伴有后巩膜葡萄肿的高度近视黄斑劈裂及局部视网膜浅脱离患者,对于合并有黄斑裂孔的劈裂也有较好的疗效。激光光凝或冷凝主要适用于位于周边部的或从周边部向黄斑发展的视网膜劈裂,多以预防为主。激光对于晚期的视网膜劈裂局限性较大,并有加速其发生视网膜脱离的风险。黄斑区的视网膜劈裂也不建议进行单纯激光治疗,其局限性在于易损伤中心视力。定期的随访观察对发现早期的、无症状的视网膜劈裂非常重要,早发现早干预的治疗创伤和治疗效果都更理想。尽管目前有一些促进视网膜下积液吸收、改善视网膜循环的药物出现,但其缺乏大样本研究,其治疗效果仍有待商榷。

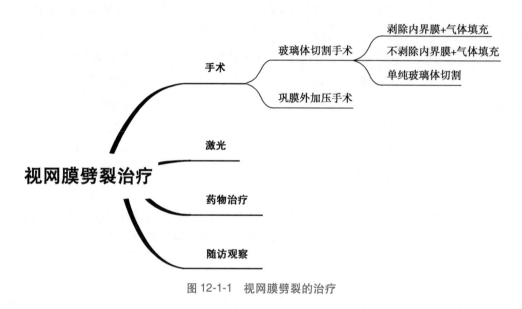

图 12-1-1 视网膜劈裂的治疗

七、糖尿病视网膜病变

糖尿病视网膜病变(diabetic retinopathy,DR)是糖尿病导致的视网膜微血管损害所引起的一系列典型病变,是一种影响视力甚至致盲的慢性进行性疾病。病程较长的糖尿病患者几乎都会出现不同程度的视网膜血管疾病,是全球20~64岁患者失明的主要原因。

【病因和发病机制】

1. 糖尿病视网膜病变发生的确切原因不详,长时间的高血糖会引起生物化学和生理改变,最终导致血管内皮细胞的损伤。包括视网膜毛细血管基底膜增厚、选择性周细胞丧失、视网膜毛细血管闭塞和视网膜无灌注区的形成。同时血管内皮屏障失代偿导致血浆成分渗漏和视网膜水肿。

2. **糖尿病视网膜病变患病高危因素** 糖尿病患者,病程长,血糖控制不佳者。糖尿病的病程是发生糖尿病视网膜病变的最主要的危险因素。高血糖程度是糖尿病视网膜病变的关键性危险因素。高血压也是一个重要的危险因素。

3. 糖尿病视网膜病变的患病率和严重程度还与很多血液和生化异常相关,如血脂、血黏度、血小板黏附性、生长激素水平、VEGF、炎症等。

【临床表现】

1. **发病时间** 慢性、进行性进展。病程10~14年者26%发生DR,病程15年以上为63%。

2. **症状** 糖尿病视网膜病变患者早期可无自觉症状,病变累及黄斑后有不同程度的视力减退。糖尿病视网膜病变患者视力下降主要与以下异常有关：毛细血管渗漏（黄斑水肿）；毛细血管闭塞（黄斑缺血，糖尿病视神经病变）；缺血导致的新生血管形成而产生的相关并发症（视网膜前出血，玻璃体积血，牵引性视网膜脱离，新生血管性青光眼）。

3. **体征**　糖尿病视网膜病变按病变严重程度分为非增殖型糖尿病视网膜病变（nonproliferative diabetic retinopathy，NPDR）和增殖型糖尿病视网膜病变（proliferative diabetic retinopathy，PDR）。

（1）NPDR 的临床表现：视网膜微血管瘤、视网膜内出血、硬性渗出、棉絮斑、毛细血管无灌注、视网膜内微血管异常、视网膜静脉串珠样改变、黄斑水肿。

（2）PDR 的特征性表现：视网膜新生血管形成。临床表现在 NPDR 的基础上可见视网膜视盘新生血管、玻璃体积血、牵拉性视网膜脱离、虹膜新生血管及新生血管性青光眼。

1984 年我国全国眼底病学术会议制定了糖尿病视网膜病变的临床分期标准（表 12-1-3）。2002 年悉尼国际眼科学术会议上拟定了临床分级标准（表 12-1-4）。

表 12-1-3　DR 的临床分期（1984 年）

病变严重程度		眼底表现
NPDR	I	以后极部为中心，微血管瘤，小出血点
	II	黄白色渗出，出血斑
	III	白色棉絮斑，出血斑
PDR	IV	新生血管，玻璃体积血
	V	新生血管，纤维增殖
	VI	新生血管，纤维增殖，牵拉性视网膜脱离

表 12-1-4　DR 的国际临床分级标准（2002 年）

病变严重程度	散瞳眼底所见
无明显视网膜病变	无异常
轻度 NPDR	仅有微动脉瘤
中度 NPDR	比轻度重，比重度 NPDR 表现轻
重度 NPDR	无 PDR 表现，出现下列任一表现： （1）任一象限有多于 20 处视网膜内出血 （2）>2 个象限静脉串珠样改变 （3）>1 个象限显著的视网膜微血管异常
PDR	出现以下任一改变：新生血管形成；玻璃体积血或视网膜前出血；纤维增殖

【特殊检查】

1. 黄斑水肿检查建议采用 OCT 和 FFA。

2. 新生血管检查建议 FFA 和房角镜检查；广角 OCTA 可以无创性监测视网膜无灌注区及新生血管。

3. 玻璃体积血或白内障建议使用眼部 B 超评估视网膜被牵拉和牵引性视网膜脱离。

【诊断和鉴别诊断】

1. **诊断依据**　根据病史，临床表现，特殊检查，明确双眼的 DR 类型及分级，以及是否合并黄斑水肿。

2. **鉴别诊断**　需与其他的视网膜血管性疾病相鉴别，包括视网膜静脉阻塞、高血压性视网膜病变、视网膜静脉周围炎等。

【病情评估】

1. **DR 的严重程度**　患者自觉症状、眼部体征、分期、并发症。

2. 疾病的治疗 详细的既往诊断和治疗过程,每一阶段及时适当的防治对预后起着重要作用。

3. 全身情况 严格控制血糖,治疗高血压、高脂血症可以减少和延缓糖尿病视网膜病变的发生和进展。

【临床处理】

1. 处理原则 全身医疗管理和优化健康习惯的同时,及时的眼部随访和治疗可以最大化地提高视力,阻止视力的进一步丧失。

糖尿病视网膜病变的发生率与糖尿病的病程及患者的年龄密切相关。大部分的 II 型糖尿病患者在初次确诊时已存在视网膜病变,需要及时进行眼科检查和随访。在治疗糖尿病视网膜病变的同时,眼科医生与内科医生应密切协调,对糖尿病视网膜病变患者进行中长期干预,控制血糖、血压、血脂,生活方式的改变、运动和戒烟,很大程度上减缓和减轻糖尿病患者的并发症,使糖尿病视网膜病变患者视力损害得到一定控制。对于可预防可治性盲,应将重点放在早期发现早期治疗。

2. 根据病情确定合适的治疗方案

(1) 黄斑水肿(macular edema,ME)定义为:以中心凹为中心 2DD 直径范围内的视网膜增厚,是由毛细血管的渗漏引起的。临床意义的黄斑水肿(clinical significant macular edema,CSME)定义为:①视网膜水肿增厚位于黄斑中心 500μm 区域范围内;②硬性渗出伴邻近视网膜增厚位于距离黄斑中心 500μm 区域范围内;③视网膜增厚区大于 1DD 范围且位于距黄斑中心 1DD 区域范围内。

治疗方法包括药物和激光光凝治疗。

1) 抗 VEGF 药物:RISE 和 RIDE 临床实验结果显示:雷珠单抗能快速、持续地改善 DME 患者的视力,改善黄斑水肿,并发症发生率低。VISTA 2 年的研究结果显示:与激光相比,阿柏西普治疗 DME 患者获得了更显著的视力提高。DRCR. net 研究治疗中心凹累及的 DME 患者 2 年的结果显示:雷珠单抗联合快速或延迟(≥24 周)局灶/格栅光凝,视力提高效果明显优于单纯局灶/格栅光凝或联合曲安奈德治疗。康柏西普能有效治疗继发于 DME 引起的视力损伤。

2) 糖皮质激素:对于难治性 DME 患者,玻璃体腔注射曲安奈德可以短期提高视力,减少黄斑水肿。但要注意可能并发白内障和青光眼。

3) 激光治疗:ETDRS 结果证实局灶/格栅光凝可减小中度视力丧失的风险,增加视力改善的机会。FFA 和 OCT 厚度地形图可用于指导 DME 的激光治疗。①局灶光凝:对于点状渗漏,使用绿光或黄光波长的激光直接光凝,用于距黄斑中心凹 500~3 000μm 渗漏的微血管瘤。②格栅光凝:对于弥漫性渗漏或邻近黄斑的无灌注区,使用绿光或黄光波长的激光做格栅光凝,用于距黄斑中心凹 500μm 和距视盘颞侧边缘 500μm 区域的弥漫性渗漏。③有临床研究显示微脉冲激光对 DME 患者,能有效的减少黄斑水肿体积,减小黄斑厚度,提高视力并且未遗留激光瘢痕。

4) 玻璃体切割术:对于难治性 DME 有一定的作用,尤其是对于后极部严重的玻璃体牵拉和黄斑前膜的 DME。

(2) 重度 NPDR 和 PDR:需要进行全视网膜光凝治疗。DRS 证实全视网膜光凝可以减少 PDR 引起的视力丧失。ETDRS 证实 2 型糖尿病患者,在严重的非增殖性视网膜病变和早期增殖性糖尿病视网膜病变需要及时进行全视网膜光凝。RISE 和 RIDE 临床实验结果显示雷珠单抗能改善 DR 病变进展,降低 DR 的严重程度。

(3) 玻璃体积血不吸收,牵拉性视网膜脱离,应行玻璃体视网膜手术治疗。

(4) 合并新生血管性青光眼,近年采用玻璃体腔注射抗 VEGF 药物联合青光眼手术,联合玻璃体视网膜手术,挽救了相当一部分患者的视力。

八、视网膜先天异常

(一) 卵黄样黄斑营养不良

卵黄样黄斑营养不良(Best vitelliform macular dystrophy,BVMD),由 Best 于 1905 年首先详细报道了该

疾病,因此又称为 Best 病(Best disease 或 Best macular dystrophy)。典型的患者儿童期黄斑病变形态像卵黄,以后病变逐渐瘢痕化。

【病因和发病机制】

Best 病是一种常染色体显性遗传疾病,位于第 11 对染色体长臂的 *BEST1*(或 *VMD2*)基因突变,这个基因编码 RPE 基底膜上的 bestrophin 1 跨膜蛋白,该蛋白既是细胞内 Ca^{2+} 的调节因子,也是负离子通道,在调节 RPE 的钙稳态、RPE 和视网膜下离子环境的平衡起着重要的作用。也有常染色体隐性遗传的报道。

【临床表现】

1. **发病时间**　患者年轻发病,双眼发病,为慢性进展过程。卵黄样病变卵黄期改变通常见于 5~15 岁患者,为黄斑区蛋黄样改变(形似单面煎蛋蛋黄朝上),常在常规的眼底检查时见到的。

2. **症状**　视力通常仅受到很小的影响,可以维持在 0.8 以上,随着病变进入萎缩期,视力逐渐下降,可发生中等程度视力丧失。

3. **体征**　Best 病的临床分期及眼底表现。

(1) 卵黄前期:无症状,眼底正常,EOG 有改变。

(2) 卵黄期:视力无影响或轻度下降。典型的卵黄状结构为淡黄色,有时为橘黄色的圆形,轻微隆起,被黑色边缘环绕。视网膜血管平滑地越过黄斑盘状边缘。盘状病变 0.5~3 个视盘直径。形状类似煎蛋中的卵黄或桃罐头中的半个桃子。

(3) 假性积脓期:卵黄样物质突破色素上皮进入视网膜下腔,在黄斑形成犹如前房积脓样的液平。

(4) 卵黄破碎期:视力减退。卵黄样物质破碎形成炒鸡蛋样形状。

(5) 萎缩期:视力严重下降,视野出现绝对中心暗点。视网膜下瘢痕化,可伴发脉络膜新生血管。

【特殊检查】

疾病不同时期特殊检查表现不同。

1. **色觉**　与大多数黄斑疾病一样,色觉受累。

2. **视野**　早期正常或中央轻度视敏度下降,严重病例发现中央绝对暗区。

3. **FFA**　卵黄期盘状结构完整未破坏时,黄斑区在荧光素眼底血管造影中呈弱荧光,因卵黄样物质遮蔽荧光。假性积脓期沉积在下方的卵黄样物质低荧光,萎缩的色素上皮呈高荧光。卵黄破碎期盘状结构破碎,可见色素上皮萎缩的透见荧光,最终在黄斑区可见透见荧光环。萎缩期表现为窗样缺损,可能伴 CNV 表现。

4. **OCT**　不同时期表现不同,卵黄期可表现为黄斑区色素上皮下均匀隆起。假性积脓期,垂直 OCT 扫描可见上方液体与下方沉积的卵黄样物质的清晰的分界线。萎缩期,视网膜变薄表现类似于干性 AMD 的地图样萎缩。视网膜内或视网膜下积液出血提示 CNV。

5. **ERG**　可完全正常。暗适应和明适应的 a 波和 b 波,有正常的振幅及潜伏期。震荡电位通常也表现正常。

6. **EOG**　通常低于正常,因此 EOG 是一个非常重要的鉴别诊断工具。EOG 光峰/暗谷很少高于 1.5,即使在无症状且眼底正常的个体中,EOG 也明显低于正常。

【实验室检查】

Best 病的基因诊断。Best 病为常染色体显性遗传,其致病基因为编码 RPE 膜上的 bestrophin 蛋白的 *BEST1*(或 *VMD2*)基因,定位于染色体 11q13。

【诊断和鉴别诊断】

1. **诊断依据**

(1) Best 病典型的临床体征之一。

(2) Best 病典型的起病和自然病程。

(3) 电生理检查:EOG 异常,ERG 正常。

(4) 常染色体显性遗传。

2. 鉴别诊断　需和其他黄斑变性性疾病相鉴别。

（1）Stargardt 病：眼底改变可见后极部黄色斑点，电生理早期 ERG 和 EOG 均正常，晚期 ERG 振幅可下降。

（2）成年型卵黄样黄斑营养不良：患者表现为老年期视力下降。眼底表现与 Best 病类似，病灶较小，没有典型的自然病程分期。*BEST1* 或 *PRPH2*（RDS）基因突变所致。约 1/3 患者有异常的 EOG。为显性遗传性疾病。

【病情评估】

该病视觉预后较好，进展缓慢，通常在一生中至少有一眼可以保持驾驶/阅读能力。

Best 病患者不同时期的最佳矫正视力可为：

（1）卵黄前期　20/20。

（2）卵黄期或假性积脓期　20/20～20/60。

（3）卵黄破碎期　20/20～20/120。

（4）萎缩期或并发 CNV 时　可低于 20/200。

大样本统计，Best 病患者 77% 的眼至少有 20/40 的视力，在 8～10 年的随访中，19% 的萎缩期的患眼视力下降至少 2 行。

【临床处理】

1. 病程观察的长期性。

2. 遗传性疾病，可行遗传病学检查，明确诊断及致病基因。

3. 目前无有效的治疗方法。

4. 并发 CNV 时，针对 CNV 治疗。并发的 CNV 对抗 VEGF 药物反应良好，CNV 有自发消退可能，但抗 VEGF 治疗能获得较好的视力预后。

（二）Stargardt 病

Stargardt 病（Stargardt disease）是最常见的青少年黄斑营养不良性疾病，多数为常染色体隐性遗传，少数为常染色体显性遗传。眼底可以看到色素上皮层较多细小黄色斑片，如果黄色斑点局限在后极部眼底，称为 Stargardt 病；如果这些黄色斑点散在整个眼底，称为眼底黄色斑点症（fundus flavimaculatus），目前多数学者倾向于二者是同一疾病的不同病程。

【病因和发病机制】

Stargardt 病为单基因遗传性眼病，遗传方式为常染色体隐性遗传，常染色体显性遗传及性连锁隐性遗传，也有散发病例。ABCA4 是主要的致病基因。

【临床表现】

1. 发病时间　发病通常开始于 12 岁以下，但视力在患病初期可正常，随着病情的发展视力下降逐渐加重，故就诊时年龄往往为中年。

2. 症状　患病初期视力可正常，视力逐渐下降，多数患者视力可维持在 0.1～0.4。

3. 体征　发病的早期，检眼镜下无或者看不到眼底改变。随着病情进展黄斑中心凹反射消失，中心凹周围边界不清的黄色斑点（位于血管下和沉积于视网膜色素上皮），黄斑区见圆形或椭圆形色素紊乱，呈金箔样反光，视网膜可见灰黄色点状色素上皮改变。眼底黄色斑点可以开始于周边部，逐渐向后极部发展，诊为眼底黄色斑点症。

【特殊检查】

1. 色觉　和多数其他黄斑疾病一样，色觉受累。

2. 视野　通常周边视野范围正常，而中周部视野正常或敏感度轻微下降。初期可见相对性中心暗点，晚期可见绝对中心暗点。

3. 电生理检查　早期明适应和暗适应 ERG 的潜伏期和振幅正常，晚期发生中周部色素沉着，ERG 潜伏期延长振幅下降。最近的证据表明 ERG 有助于判断预后。

4. FFA　脉络膜荧光遮蔽表现为典型的"脉络膜淹没症"，色素上皮萎缩可呈现窗样缺损的高荧光，表现为牛眼样外观。

5. 眼底自发荧光（AF）检查　可显示特征性表现,黄斑中央低荧光,周围由于色素上皮脂褐质的堆积呈现高荧光。

6. OCT　黄斑区视网膜萎缩变薄。

【实验室检查】

Stargardt 病的基因诊断,多为常染色体隐性遗传疾病,常见的基因突变包括 *ABCA4* 和 *ELOVL4*。

【诊断和鉴别诊断】

1. 诊断依据　发病年龄,双眼同时发病,临床表现,特殊检查,基因诊断。

2. 鉴别诊断　应与其他遗传性黄斑变性疾病如 Best 病鉴别。

【病情评估】

多于青少年期发病,进行性中心视力减退,最终保留较低的周边视力。

【临床处理】

目前尚无特效方法治疗。

【学科新进展】

与其他遗传性疾病相比,Stargart 病目前进行着较多的临床试验,包括基因治疗、干细胞治疗和药物治疗。如视网膜下注射携带 ABCA4 基因的慢病毒载体目前正在进行 I / II 期临床试验。RPE 干细胞移植也在进行 I / II 期临床试验。药物的临床试减缓或阻止病情的进展。

（三）视锥细胞营养不良

视锥细胞营养不良(cone dystrophy)是遗传性黄斑营养不良疾病之一,此病主要累及视锥细胞,同时也伴有不同程度视杆细胞的损害。视锥细胞营养不良在视网膜疾病中较为特殊,由于大多数患者没有明显的眼底异常表现,主要依靠症状及心理生理或电生理检查的结果来诊断。

【病因和发病机制】

视锥细胞营养不良是一组锥细胞功能障碍的遗传性眼病,包括多种临床类型,遗传方式也不尽相同;为常染色体显性遗传、常染色体隐性遗传或性连锁隐性遗传。

【临床表现】

1. 发病时间　发病多于 10～20 岁,也有少数成年后发病。

2. 症状　早期视力轻度或中度下降眼底正常。患者有畏光、昼盲、色觉障碍,视力和色觉持续下降,可发生夜盲。

3. 体征　早期眼底正常。随着病情进展黄斑中心凹反射消失。晚期可出现黄斑中心凹光反射消失,黄斑区可有金箔样反光,色素上皮萎缩性病变呈牛眼图形,也可见到非典型改变,如斑点状色素或毯层样变。疾病进展后可合并眼球震颤。

【特殊检查】

1. 色觉　通常早期视力未受损之前即出现色觉障碍,全色盲是本病的特征之一。

2. OCT　黄斑中心凹光感受器层萎缩,椭圆体带改变,断裂或消失。

3. FFA　主要表现为黄斑区靶心样或弥漫性窗样缺损,如存在色素团块,则出现荧光遮蔽。

4. 电生理检查　ERG 是用来确诊的最佳检查方法。即便是症状相对较轻的患者,ERG 仍旧能够提供有效诊断,主要表现为视锥细胞功能下降:单闪光明 ERG 振幅下降,30Hz 反应下降或消失。早期视杆细胞反应正常或轻度下降,随病程发展视杆细胞功能也可以受损。EOG 正常。

5. 视野检查　相对或绝对中心暗点。

【诊断和鉴别诊断】

1. 诊断依据　发病年龄低,双眼同时发病,表现为获得性色觉异常,畏光,昼盲,眼底检查黄斑区可见萎缩性改变,特殊检查。

2. 鉴别诊断　应与其他遗传性黄斑变性疾病鉴别。

（1）Stargardt 病:视锥细胞营养不良如果中心凹萎缩常误诊为 Stargardt 病,但前者视锥细胞 ERG 振幅下降,而后者常正常。

（2）先天性色盲:色盲是对某种特定的颜色,如红色盲、绿色盲、红绿色盲等,视力正常不合并视网膜变性。

【病情评估】

多于青少年期发病,进行性中心视力减退,全色盲。

【临床处理】

本病目前尚无特效方法治疗,目前的处理措施旨在通过营养神经等减缓萎缩过程,治疗可能出现的并发症及帮助患者从心理上和生理上适应社会。

（四）永存玻璃体动脉

永存玻璃体动脉(persistent hyaloid artery)是一种少见的血管发育异常,可以表现为部分或全部永存玻璃体动脉。

【病因和发病机制】

玻璃体动脉属于眼胚胎期暂时的血管系统,从视乳头起经过玻璃体到达晶状体处。胚胎 7~8 个月时,不通血流,退行萎缩。部分玻璃体动脉未完全退行,年长后或成人眼内存有玻璃体动脉遗迹。有一些影响玻璃体动脉退化的生长因子和分子机制研究,但其发病机制尚不明确。

【临床表现】

1. **发病时间**　可幼时发现。

2. **症状**　可导致斜视、晶状体混浊、弱视、眼球震颤、反复的玻璃体积血相关症状。

3. **体征**

（1）玻璃体动脉前端(Mittendorf dot):晶状体端残留,常位于晶状体后囊的鼻下象限,呈白色纤维血管膜或条状。可合并晶状体混浊或晶状体脱位。

（2）玻璃体动脉后段(Bergmeister papilla):视盘端残留,灰白色条索与视乳头相连,长短不一,在玻璃体腔内,随眼球转动而摆动。可导致反复的玻璃体积血。另外视盘前的纤维血管膜可导致牵引性视网膜脱离。

（3）玻璃体动脉:相对少见,从视盘到晶状体全部玻璃体动脉残留,呈细线状或条索状,中间可中断,有或无血液流通。

【特殊检查】

1. **眼前节照相**　记录晶状体混浊情况,晶状体后囊情况。

2. **眼底照相**　可记录视盘的病变,有无视网膜牵引。

3. **B 超**　观察永存玻璃体动脉的形态,是否合并玻璃体积血、视网膜脱离等情况。

【诊断和鉴别诊断】

1. **诊断依据**　散瞳裂隙灯及检眼镜检查,根据病史、特殊检查和临床表现可诊断。

2. **鉴别诊断**　与先天性白内障、眼底寄生虫相鉴别。

【病情评估】

1. **病情的严重程度**　与永存玻璃体动脉的形态、并发的其他眼部疾病相关。

2. **疾病对治疗的反应**　其他的合并症是决定治疗方式和治疗效果的关键。合并弱视、眼球震颤、斜视者治疗效果差。

【临床处理】

1. **处理原则**　可随访,必要时手术治疗。

2. 根据病情确定合适的治疗方案。根据年龄、晶状体混浊程度、玻璃体积血情况及视网膜情况可随访观察,可行白内障超声乳化,联合人工晶体植入,联合前段玻切,联合玻璃体视网膜手术,联合眼内光凝等。

（五）睫状视网膜动脉

睫状视网膜动脉(cilioretinal artery)报道见于 6%~49.5% 眼部,是最常见的视网膜血管解剖结构异常。

【病因和发病机制】

睫状视网膜动脉直接起源于后短睫状动脉,或 Haller-zinn 环发出的毛细血管增大,或极少数情况下直接由脉络血管发出,沿视神经进入眼内参与视网膜循环,不同于视网膜中央动脉系。

【临床表现】

1. **发病时间** 先天性结构异常,常规眼底检查时发现,或者发生视网膜血管性疾病时检查发现。

2. **症状** 通常无症状。睫状视网膜动脉阻塞时可导致视力下降。

3. **体征** 典型的睫状视网膜动脉从视盘边缘出现,呈弯钩形的手杖柄状。一支多见,少数有两支或更多。多见于视盘颞侧,也有视盘鼻侧或双侧。

【特殊检查】

1. **眼底照相** 较直接检眼镜检查更能发现睫状视网膜动脉。

2. **FFA** 常用于发生视网膜血管性疾病时。

【诊断和鉴别诊断】

1. **诊断依据** 眼底检查所见,眼底照相,FFA 容易诊断。

2. **鉴别诊断** 发生睫状视网膜动脉阻塞时应与视网膜中央动脉阻塞相鉴别。

【病情评估】

1. **严重程度** 睫状视网膜动脉对视力无影响。发生睫状视网膜动脉阻塞时可影响黄斑区血供而导致中央视力急剧下降。反之发生视网膜中央动脉阻塞时可由于睫状视网膜的血供存在而保留黄斑区的血供及黄斑区的功能。

2. **疾病对治疗的反应** 睫状视网膜动脉无需治疗。睫状视网膜动脉阻塞预后好于视网膜中央动脉阻塞。

【临床处理】

1. 睫状视网膜动脉无需治疗。

2. 睫状视网膜动脉阻塞治疗原则同视网膜中央动脉阻塞。

九、眼底血管样条纹

眼底血管样条纹(angioid streaks)是以视盘为中心向外延伸的不规则、放射状、逐渐变细的条纹,在检眼镜下形态似血管,故此得名。也被称为 Knapp 条纹(Knapp streaks),以纪念著名的德裔美国眼科医生 Jacob Hermann Knapp。

【病因和发病机制】

50% 患者为特发性;另外 50% 患者合并弹性假黄瘤(pseudoxanthoma elasticum,PXE)。PXE 是一种常染色体隐性遗传疾病,16 号染色体 ABCC6 基因突变所致。特征为弹性组织的钙化和断裂。表现为全身弹力纤维组织病变,主要见于皮肤、视网膜、胃肠、心血管、脑血管损害。

【临床表现】

1. **发病时间** 几乎所有的 PXE 患者首诊 20 年后都能发现眼底血管样条纹。

2. **症状** 通常无自觉症状。视力下降可源于眼底血管样条纹累及黄斑中心凹、眼底血管样条纹区的脉络膜破裂而导致黄斑下出血或者并发 CNV。

3. **体征**

(1) 橘红色或暗红色条纹以视盘为中心放射状延伸,条纹宽窄长短不一,逐渐变细,病变分布多局限于后极部。

(2) 黄斑出血:由于眼底血管样条纹患者的 Bruch 膜脆性增加,由于轻微的外伤会引起脉络膜破裂和黄斑下出血。

(3) CNV 发生率可达眼底血管样条纹患者的 86%,新生血管组织可在 Bruch 膜的断裂边缘形成,并在视网膜或 RPE 下生长。通常在 CNV 附近可见相关的血管样条纹。

【特殊检查】

1. **FFA**　显示与血管样条纹区域相对应的窗样缺损。FFA 有助于 CNV 的发现。

2. **ICGA**　有助于隐匿性 CNV 的发现。

3. **OCT**　可显示 Bruch 膜钙化的高反射信号。CNV 及 CNV 所致的出血渗出。

【实验室检查】

眼底血管样条纹合并全身弹性假黄瘤患者，为 *ABCC6* 基因突变所致，定位于染色体 16p13.1 区域。

【诊断和鉴别诊断】

1. **诊断依据**　病史、临床表现、特殊检查以及全身表现。

2. **鉴别诊断**

（1）与漆裂纹相鉴别，漆裂纹见于病理性近视。

（2）与特发性 CNV 相鉴别，眼底血管样条纹患者并发的 CNV 附近可见相关的血管样条纹。

【病情评估】

1. **严重程度**　与是否并发 CNV 及 CNV 部位、CNV 的治疗等相关。

2. **对治疗的反应**　早期抗 VEGF 治疗对 CNV 有效。

3. **全身情况**　大部分弹性假黄瘤患者有正常的寿命，可能由于消化道出血、脑出血、心肌梗死而死亡。

【临床处理】

1. 通常无症状，不需要治疗。

2. 宣教提醒患者注意，可因为轻微的眼钝挫伤引起脉络膜破裂出血的潜在危险。

3. 单纯黄斑出血通常可自行消退。

4. 并发 CNV 者，早期行抗 VEGF 治疗，可有效地稳定和提高视力，减少 CNV 盘状瘢痕的形成。

5. 眼底血管样条纹患者应行全身关联疾病的筛查。

十、视网膜毛细血管瘤

视网膜毛细血管瘤（retinal capillary hemangioblastomas，RCH）又称为 von Hippel 病，是以视网膜毛细血管呈瘤体状并且供养血管异常扩张为特点，可伴有视网膜渗出、增殖形成和视网膜脱离（retinal detachment，RD）的毛细血管错构瘤，如果合并身体其他器官病变则称为 von Hippel-Lindau（VHL）病。RCH 在临床表现缺乏特异性，多见于 10~30 岁年轻人群，且无性别差异。根据瘤体位置不同将毛细血管瘤分为周边型、乳头旁型；渗出型、牵拉型；内生型、外生型、无蒂型。视网膜渗出及 RD 目前是 RCH 患者视力受损的主要原因。

【病因和发病机制】

VHL 是 *VHL* 基因种系突变的结果，*VHL* 基因是位于 3 号染色体短臂（3p25-26）上的肿瘤抑制基因。现在人们认为 VHL 疾病中的肿瘤形成遵循"2-hit 模型"，最初由 Knudson 假设为视网膜母细胞瘤，即受影响的个体继承了一个突变的 *VHL* 基因，该基因存在于受影响个体的细胞。然而研究发现，只有那些自然等位基因的缺失或突变，并且是易感靶器官成分的细胞才会形成肿瘤。*VHL* 基因是一个肿瘤抑制基因，*VHL* 基因失活导致 VEGF 表达上调，促进血管瘤样病变的发生，但具体的发病机制仍不完全清楚。

【临床表现】

VHL 病多见于 17~27 岁，而 RCH 发病年龄一般在 30~40 岁。有文献报道 2/3 以上 RCH 患者的肿瘤是多发性。仅 26% 的 RCH 患者为双眼发病，也有研究显示单眼 RCH 患者仅 8% 会发生对侧眼 RCH。RCH 为良性肿瘤，进展较慢，引起视网膜水肿、渗出及视网膜脱离等。

临床散瞳检查眼底见 RCH 位于视网膜周边部接近赤道部，或者位于视乳头，血管瘤颜色鲜红，其供应血管极度扩张，瘤体周围可见硬性渗出，累及黄斑则严重影响视力，长期病情眼底可见增殖形成以及 RD，不及时治疗将发展至青光眼甚至眼球萎缩。

【特殊检查】

1. **眼前节照相**　视网膜毛细血管瘤的最初表现是一个微小红色或灰色斑点，随着血管肿瘤（主要由毛细血管组成,常有纤维化成分)的增殖发展,继发性改变常为结节状,通向肿瘤的血管会出现典型的扩张和明显的增大,这种肿瘤虽然常位于视网膜周边,但可导致肿瘤周围和黄斑中心的水肿和硬性渗出物。如果不经治疗,视网膜毛细血管瘤可以导致渗出性视网膜脱离。瘤体的纤维化可能导致牵引性视网膜脱离、出血,最后导致新生血管性青光眼。

2. **FFA**　血管囊样扩张的充盈速度缓慢,在 FFA 晚期极少见有染料从瘤体中外渗;荧光素在血管囊样扩张的上方积聚形成高荧光;血管囊样扩张的下方由于血细胞的积聚而呈现低荧光。

3. **B 超检查**　可以发现视网膜有实质包块的灰色,前缘光滑且通常呈中等强度,但也有其他强度的回声,没有脉络膜凹陷以及眼眶阴影。

【诊断和鉴别诊断】

1. **诊断**　视网膜毛细血管瘤的诊断主要是临床诊断。一个典型的体征是与血管瘤相连的扩张、弯曲的血管。眼底摄影,特别是超宽视野视网膜成像,可以捕捉周围病变的位置、数目和大小,有助于观察病变的生长或消退。荧光素眼底血管造影通常显示早期渗漏和明显的高荧光。与这些病变相关的黄斑水肿也可以通过 OCT 来检测。

2. **鉴别诊断**　RCH 应与血管增生性肿瘤、视网膜蔓状血管瘤、Coats 病、视网膜海绵状血管瘤、视网膜葡萄膜色素瘤、视网膜色素上皮腺瘤等相鉴别。血管增生性肿瘤发病年龄较大,并且滋养血管扩张不明显,无明显家族史;视网膜蔓状血管瘤特征是血管迂曲扩张并呈蔓状交缠,无视网膜渗出;Coats 病特征是视网膜周边毛细血管及微动脉扩张伴渗出性视网膜脱离,无滋养血管扩张;视网膜海绵状血管瘤眼底特征是瘤体由大小不一的静脉血管构成,外观呈暗红色葡萄串状,瘤体表面常有胶质纤维覆盖;位于视盘的毛细血管瘤应注意与视神经炎、视盘水肿等相鉴别。

【治疗预后】

治疗的主要目的为破坏肿瘤,包括激光光凝、冷冻、放疗、光动力疗法(PDT)、手术切除瘤体。上述疗法对 RCH 均有明确疗效,但同时也具有相应的风险,尤其对位于视神经上或附近的瘤体,治疗效果往往欠佳。RCH 呈进行性发展,尽早发现与治疗可挽救患者的视力。可行抗 VEGF 药物注射、PDT、玻璃体视网膜手术等治疗手段的联合应用治疗。

十一、视网膜母细胞瘤

视网膜母细胞瘤(retinoblastoma,RB)是婴幼儿最常见的眼内肿瘤。2/3 的患儿在 3 岁前发病,约 30% 的患儿双眼受累。发病率约为 1∶15 000~1∶28 000,无种族、地域或性别的差异。

【病因和发病机制】

根据 RB 分遗传型和散发型,另外 55%~65% 的非遗传型为基因突变,35%~45% 的病例属于遗传性,为 *RB1* 种系突变,表现为遗传性肿瘤易感综合征,该类患者一生中对多种疾病易感。有家族遗传史及双眼发病的患者,比散发或单眼发病的患者发生得要早,成年人发病罕见。RB 蛋白的作用是通过抑制视网膜前体细胞的增殖并促进其分化,从而抑制肿瘤发生;非遗传患者发生了 RB 基因突变,而遗传性患者携带有生殖细胞的 *RB1* 基因,利用聚合酶链反应检测 *RB1* 基因,检测出基因结构突变位点,以准确证实基因突变的位置和类型。

【临床表现】

根据临床过程将 RB 其分为眼内期、青光眼期、眼外期和全身转移期 4 个时期,每个病例因期瘤细胞分化程度不同,发展速度及临床表现不尽相同。由于绝大多数是婴幼儿患者,早期不被家长注意,往往肿瘤发展到眼底后级部,经瞳孔可见黄白色反光,如猫眼样,或患眼因肿瘤位于后级部,视力低下,先天性失用性斜视,甚至直到继发青光眼,因高眼压疼痛,患儿哭闹时被发现才就医。早期表现为单个或多个灰白色实性隆起的病灶,可向玻璃体隆起,亦有时沿脉络膜扁平生长。有时可见肿瘤表面的视网膜血管扩张、出血,肿瘤组织可穿破视网膜进入玻璃体,如大量雪球状漂浮,甚至沉积于前房下方形成假性前房积脓或积血。肿瘤可以侵及球外、眶内,以致眼球被挤压前突,亦可眼视神经向颅内蔓延或转移,还可经淋巴管向邻近淋巴结及通过血液循环向其他脏器转移,最终导致患儿死亡,不断扩张的肿瘤可以引起。弥漫性浸润性视网膜母细胞瘤:常表现为眼红,还可伴有假性前房积脓、虹膜表面或者前房内结节,很少出现钙化,眼部 B 超及 CT 不能协助诊断;MRI 对诊断该病的意义重大。三侧性视网膜母细胞瘤是指双侧视网膜母细胞瘤联合中线部位的颅内肿瘤。

近年根据视网膜母细胞瘤的自然病程及其治疗方式的进展,对其进行了新的国际分期:

A 期:远离黄斑中心凹和视盘的视网膜内小肿瘤。所有瘤体最大直径<3mm;所有瘤体距离黄斑中心凹>3mm,距离视盘>1.5mm。

B 期:在 A 期基础上无大小及位置限制的视网膜内肿瘤;肿瘤无玻璃体或视网膜下种植。

C 期:伴轻微视网膜下或玻璃体腔种植的瘤体。一个或多个散在瘤体,局限性视网膜下种植距离瘤体边缘 3mm 以内,或邻近单个瘤体局限性微小玻璃体种植,视网膜下液超出瘤体边缘 3mm。

D 期:伴明显玻璃体腔或视网膜下种植的弥漫性病变。一个或多个大块、弥漫性分布瘤体,片状视网膜下种植,弥漫性玻璃体腔种植,大量视网膜下液造成全视网膜脱离。

E 期:瘤体广泛生长,眼球结构破坏,功能丧失。具体表现包括:肿瘤接触到晶状体;新生血管性青光眼;肿瘤前部到达前部玻璃体表面,累及睫状体或眼前节;大量眼球内出血;肿瘤坏死,伴无菌性眼眶蜂窝织炎;眼球萎缩;影像学表现可疑视神经和或眼球壁受累。

【特殊检查】

1. **MRI**　眼内实性肿瘤 T_1 加权像显示高信号,T_2 加权像显示低信号;行 MRI 检查的原因有两点:评价肿瘤是否发生眼外扩散和视神经侵犯,以利于分期;脑部 MRI 必须有松果体部位的断面,以除外"三侧性"视网膜母细胞瘤综合征。

2. **眼部 B 超**　显示的典型的病变内钙化影,如眼部 B 超不能清晰显示眼内钙化,还需要进行 CT 检查。

【诊断和鉴别诊断】

根据病史、体征、B 超或 CDI 一般即可明确诊断,CT 或 MRI 辅助检查有助于确诊。同时,还应明确是否有转移,以便正确处理。需与其他原因所致得白瞳征相鉴别,此外,因强调指出,当婴幼儿眼部表现为炎症渗出或出血时,易与相关眼病相混淆,应慎重鉴别。

1. **转移性眼内炎**　患儿通常于高热后发病,病原体经血液循环达到眼内,发生转移性眼内炎。患眼前房、玻璃体内大量渗出,前房积脓或前房积血,亦可表现为白瞳症。除病史外,眼内炎的眼压一般低于正常,RB 眼压不低或升高。B 超、CDI、CT 或 MRI 表现可鉴别。

2. **Coats 病**　患者多为健康男性青少年,单眼发病,眼底特点为存在视网膜血管异常扩张,常见微血管瘤,视网膜下大量黄白色渗出,伴有出血和胆固醇结晶的彩色反光,可继发渗出性视网膜脱离,亦可呈白瞳征,双目间接检眼镜眼底检查无实性隆起块。B 超、CDI,必要时行 CT/MRI 鉴别。

3. **早产儿视网膜病变**　患儿低体重,可有早产史和吸高浓度氧史。由于视网膜未发育完全,吸入高浓度氧后,周边视网膜血管的发育停止,待停止吸氧后,因周边部缺血、缺氧,于出生后双眼发生程度不等的增生性病变,严重者发生牵拉性视网膜脱离,增生病变收缩至晶状体后,可呈白瞳症外观。除病史外,ROP 眼底无实性占位病变,B 超或 CDI 检查有助于鉴别诊断。

4. **原始永存玻璃体增生症(28%)**　患眼出生后即表现为单眼小眼球、白瞳孔,B 超和 CT 无占位性病变,无钙化斑。

【临床处理】

根据肿瘤进展的不同阶段采用化疗、放疗、激光光凝、冷凝及眼球摘除等个体化治疗方案,眼球摘除患者应尽可能长地剪断视神经。选择治疗方法时首先应考虑保存和挽救患儿生命,然后根据肿瘤发展程度,进一步保存患眼和保留视力,以提高患儿生活质量。

十二、黄斑疾病

(一) 年龄相关性黄斑变性

年龄相关性黄斑变性(age-related macular degeneration,AMD)是一种后天性黄斑疾病,其特征是由于感光细胞-视网膜色素上皮复合物的迟发性神经退行性变性而导致进行性视力损害。AMD 是发达国家中心性视力丧失的主要原因,影响 10% 的 65 岁以上人群和 25% 的 75 岁以上老年人群。可分为非渗出性年龄相关性黄斑变性和渗出性年龄相关性黄斑变性。

非渗出性年龄相关性黄斑变性

非渗出性年龄相关性黄斑变性(non exudative age-related macular degeneration,non exudative AMD)又称为干性 AMD(dry AMD,dAMD)、非新生血管性(non neovascular)AMD 或萎缩性(atrophic)AMD,指 50 岁以上人群患者黄斑区出现玻璃疣、局灶性色素增生、斑片状脱色素灶及地图状萎缩等表现的一种视网膜变性性疾病。玻璃疣是非渗出性 AMD 最具特征性的临床表现形式。

【病因和发病机制】

随着年龄的增长,含有脂褐素的细胞内残留体会积聚在 RPE 细胞内。RPE 细胞内的这种物质通常会被脉络膜毛细血管清除;然而,随着 RPE 功能障碍的加重,会导致 Bruch 膜的通透性发生变化,从而导致两层之间物质(残渣)的积聚。可能出现增生或增厚而出现玻璃膜疣的胶原蛋白层,弹性蛋白和胶原蛋白在膜中变性并钙化。此外,AMD 患者脉络膜毛细血管膜变薄,这也可能导致细胞外物质清除能力下降导致玻璃膜疣形成,为 dAMD 的标志。

【临床表现】

(1)发病时间:绝大多数的非渗出性 AMD 发展缓慢,视力预后较好,少数患眼因进展到地图状萎缩或发生脉络膜新生血管(choroidal neovascularization,CNV)而致严重视力减退。

(2)症状:视力(视力是视角的倒数,视角为 1' 时,则视力 = 1/1' = 1.0)可由正常到严重下降。中心视力逐渐丧失,Amsler 表改变,也可无症状。

(3)体征

1)玻璃膜疣:是局部均匀的嗜酸性物质在视网膜色素上皮(retinal pigment epithelium,RPE)基底膜与 Bruch 膜间的聚合物。小玻璃膜疣或硬性玻璃膜疣是正常老年改变,并不是非渗出性 AMD 的特征,但中、大玻璃膜疣或软性玻璃膜疣的存在代表了非渗出性 AMD 的发生。检眼镜下玻璃膜疣为位于视网膜下的黄白色、结节状沉着物,周围常绕以色素增生晕轮,无赤光下玻璃膜疣显得更清楚(图 12-1-2,彩图见书末)。

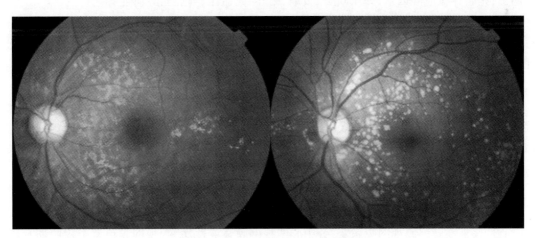

图 12-1-2 年龄相关性黄斑变性玻璃膜疣
左图:左眼后极部大量簇状玻璃膜疣;右图:左眼后极部大量软性玻璃膜疣

2)局灶性色素增生:黄斑区及周围可见呈点状、线状或网状的局灶性色素增生。

3)斑片状脱色素灶:黄斑区及周围可见呈黄褐色的多灶性斑片状脱色素灶或称非地图状萎缩。

4)地图状萎缩晚期:患眼于黄斑区及周围可见地图状萎缩灶,内可透见脉络膜大中血管;地图状萎缩是非渗出性 AMD 的晚期表现,其由软性玻璃膜疣的退化、非地图状萎缩或浆液性视网膜色素上皮脱离(pigment epithelial detachment,PED)等进展而来。

【特殊检查】

(1)Amsler 表:进行监测,患者如出现视力减退、视物变形、眼前新的固定黑影等表现,则怀疑 AMD。

（2）荧光素眼底血管造影（FFA）：玻璃膜疣的 FFA 主要表现为透见荧光或玻璃膜疣染色；局灶性色素增生表现为遮蔽脉络膜背景荧光；多灶性斑片状脱色素灶表现为斑片状透见荧光，提示斑片状 RPE 色素脱失；地图状萎缩表现为早期于地图状病灶内可透见脉络膜血管，后期透见巩膜染色。

（3）吲哚菁绿血管造影（ICGA）：因玻璃膜疣成分不同，所以造影表现也不同。由于疣体的遮蔽效应，因此可一直表现为边界清晰的弱荧光；玻璃膜疣荧光着染，造影后期荧光增强，数量增多；玻璃膜疣存在自发荧光，造影过程荧光亮度不变。

（4）光学相干断层扫描（OCT）：最常见的为圆顶形 RPE 隆起，也可为尖形、锯齿形或扁平形，内部为均质中等信号，可见其表面 RPE 和光感受器缺失（图 12-1-3）。

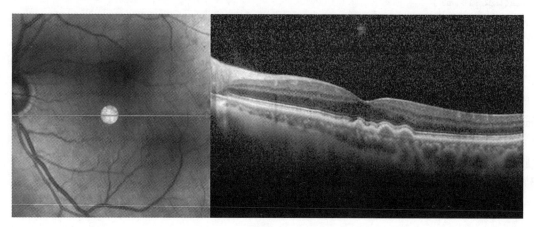

图 12-1-3　玻璃膜疣 OCT 表现

【诊断和鉴别诊断】

（1）诊断依据

1）病史：是否存在危险因素，如家族史、吸烟、肥胖、高血压、高胆固醇血症等。

2）用阿姆斯勒表记录或查找中心或旁中心暗点。

3）使用 60D/90D 前置镜或接触性检眼镜检查黄斑：寻找转变为渗出性病变的危险因素，如软性玻璃膜疣或色素堆积。寻找渗出性病变的体征，玻璃膜疣的消失可能是发展为脉络膜新生血管的前兆。

4）基线及定期的眼底自发荧光检查可用于监测疾病的进展。

5）临床上若不能排除渗出性年龄相关性黄斑变性，存在视网膜色素上皮脱离或视力急剧下降需要排除脉络膜新生血管时，可采用荧光素眼底血管造影或光学相干断层扫描检查。玻璃膜疣或视网膜色素上皮萎缩在荧光素眼底血管造影和眼底自发荧光检查上更容易被发现。

（2）鉴别诊断

1）周边玻璃膜疣：玻璃膜疣仅位于黄斑区以外。

2）近视性变性：特征性近视性视盘周围病变和黄斑病变，无玻璃膜疣。

3）中心性浆液性脉络膜视网膜病变：旁中心凹视网膜浆液性病变，视网膜色素上皮脱离及斑驳样萎缩，无玻璃膜疣，患者多小于 50 岁。

4）遗传性中心性视网膜营养不良：Stargardt 病，中心性晕轮状脉络膜营养不良，Best 病等。黄斑色素改变，萎缩，脂褐质沉积或几种表现共存。患者通常小于 50 岁，无玻璃膜疣，可能有家族史。

5）中毒性视网膜病变（如氯喹中毒）：斑驳色素脱失环以色素沉着（牛眼样黄斑病变），无玻璃膜疣。有药物摄入或接触史。

6）炎症性黄斑病变：多灶性脉络膜炎，风疹等。各种脉络膜视网膜萎缩，常可见玻璃体细胞，无玻璃膜疣。

【病情评估】

（1）危险因素：包括家族史、吸烟、肥胖、高血压、高胆固醇血症等。

（2）关注鉴别诊断：FFA 和 OCT 检查可帮助鉴别诊断，区分不同，但有相似表现的疾病，眼底自发荧光检查是判断玻璃膜疣进展的重要检查方法。

【临床处理】

（1）补充叶黄素、玉米黄质、微量元素和抗氧化剂。每日服用维生素 C（500mg），维生素 E（400IU），β-胡萝卜素（15mg），氧化锌（80mg）和氧化铜（2mg）可减缓非渗出性 AMD 的病变进展及视力减退。

（2）佩戴防护阳光中蓝色光线照射的眼镜。

（3）控制高血压、高血脂及戒烟。

（4）饮食疗法为多食用富含叶黄素及玉米黄质的蔬菜（如黄玉米、红萝卜、菠菜、芥菜、枸杞子等）。

【学科新进展】

（1）危险因素：非渗出性 AMD 只要不发展到地图状萎缩或转化为渗出性 AMD，其视功能预后相对良好，因此，掌握非渗出性 AMD 向渗出性 AMD 转化的危险因素并进行干预治疗或密切随访，对非渗出性 AMD 的防治具有重要意义。非渗出性 AMD 转化为渗出性 AMD 的危险因素对侧眼已发生渗出性 AMD，尤其当其 CNV 位于黄斑拱环内；黄斑区多发性大玻璃膜疣；黄斑区局灶性色素增生；FFA 显示黄斑区存在多发性弱荧光玻璃膜疣；ICGA 显示造影后期黄斑区出现斑状强荧光；ICGA 显示分水带位于黄斑区；高血压；吸烟；黄斑区叶黄素及玉米黄质水平降低；年龄等因素。

（2）治疗方法：①线粒体保护性化合物 MTP-131（Ocuvia）是一种正在开发中的用于治疗干性 AMD 的局部眼科药物。对 MTP-131 的细胞培养和 AMD 小鼠模型进行了初步测试，结果表明该研究药物在几种实验模型中均非常有效。②由于补体途径中涉及的炎症和基因相关多态性与 AMD 发病机制相关，因此进行了数项试验以评估不同补体抑制剂治疗干性 AMD 的安全性，耐受性和对治疗反应。Lampalizumab 为人源化单克隆抗体（Fab 片段），是补体因子的选择性抑制剂。

渗出性年龄相关性黄斑变性

渗出性年龄相关性黄斑变性（exudative age-related macular degeneration，exudative AMD）又称为湿性 AMD（wet AMD，wAMD）或新生血管性（neovascular）AMD，是指 50 岁以上患者黄斑区 CNV 发生及伴发的视网膜下或 RPE 下出血、脂质渗出、视网膜下积液，最终形成盘状瘢痕的一种视网膜变性性疾病。尽管渗出性 AMD 只占整个 AMD 的 10% 左右，但 90% AMD 的严重视力丧失是由渗出性 AMD 所致。CNV 形成是渗出性 AMD 最具特征性的表现。

【病因和发病机制】

（1）随着年龄增加，脉络膜血管硬化及血管床减少，血管逐渐出现萎缩，血管壁纤维化，导致 RPE 变薄萎缩，此时易发生玻璃膜疣。这种变化可导致脉络膜毛细血管发生内皮细胞芽，消化邻近基底膜，从而导致早期新生血管形成。

（2）炎症及免疫因素影响：多形性物质在玻璃膜积聚增多，并伴有慢性炎性细胞浸润和释放，刺激 RPE、脉络膜血管及胶原纤维增殖，形成脉络膜新生血管。

【临床表现】

（1）症状：患眼视力减退伴视物变形、眼前黑影以及中心视野的闪光感。根据病程及黄斑中心凹受累的程度不同，视力可中等程度下降至失明。

（2）体征：典型表现为黄斑区中心凹或旁中心凹内的新生血管膜出现或形成，呈视网膜下灰黄色隆起灶，周围常伴斑片状视网膜下出血或类圆形 RPE 下出血、渗出及脂质沉着，或伴 PED、神经上皮脱离、视网膜下积液等（图 12-1-4，彩图见书末）。这种灰黄色表现可能是 RPE 对 CNV 的反应性增殖所致。一般情况下，通过检眼镜是观察不到 CNV 的血管形态的，但当其下的 RPE 萎缩时，则可能观察到 CNV 结构。当 CNV 发展至末期可形成盘状瘢痕，瘢痕表现为灰白色类圆形盘状外观，其内可有色素增生。还可见视网膜囊样变性、机化膜增殖等。在新生血管形成初期，往往以 CNV 成分为主而纤维成分较少，到了晚期瘢痕化的阶段，则以纤维化成分较多而 CNV 成分较少，在两者的中间阶段，则是两种成分的不同比例混合。

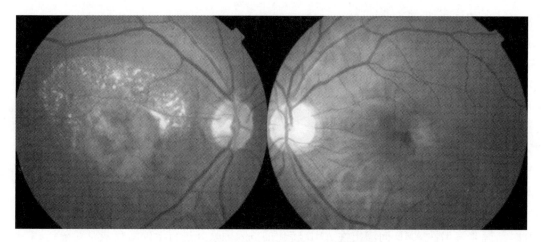

图 12-1-4　渗出性年龄相关性黄斑变性眼底表现
右图:右眼眼底黄斑区 2.5PD 大小黄白色膜样灶,上方散在大量硬性渗出,病灶两侧边缘片状出血;
左图:左眼黄斑区 1/3 PD 大小黄白色圆形新生血管灶,病灶鼻侧散在出血

【特殊检查】

(1) 荧光素眼底血管造影(FFA):当 CNV 较小时,FFA 仅表现为造影早期出现的一个小的、不断扩大的强荧光点。CNV 的典型表现为造影早期出现的花边状、斑片状或车轮样强荧光及随后的染料渗漏,但大多数 CNV 的 FFA 呈现多种形式的改变。在 FFA 上,如果出血位于视网膜下,则在遮蔽荧光区可见到视网膜血管清晰显影,如果出血位于视网膜内或视网膜前,则部分视网膜血管受到阻挡。CNV 的 FFA 分类根据 FFA 显示的 CNV 病灶内含典型性 CNV 成分的多少将 CNV 分为完全典型性(指整个病灶区域均为典型性 CNV 成分)(图 12-1-5 和图 12-1-6)、典型性为主型(指典型性 CNV 成分占整个病变区域的 50% 或

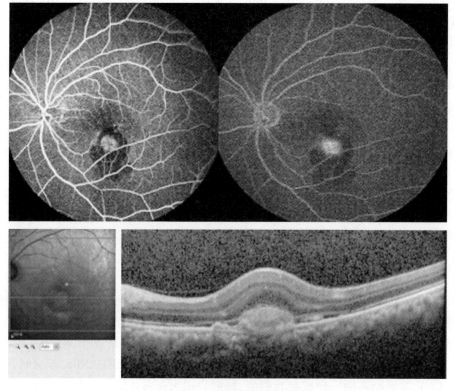

图 12-1-5　典型性 CNV(1)
左上:造影早期黄斑区 1/2PD 大小圆形膜样强荧光,周围环以出血遮蔽荧光;右上:造影末期 CNV 渗漏。下:OCT 显示黄斑区 RPE 不连续,视网膜外层团状高反射信号,其上神经上皮层隆起,并可见少量视网膜下液

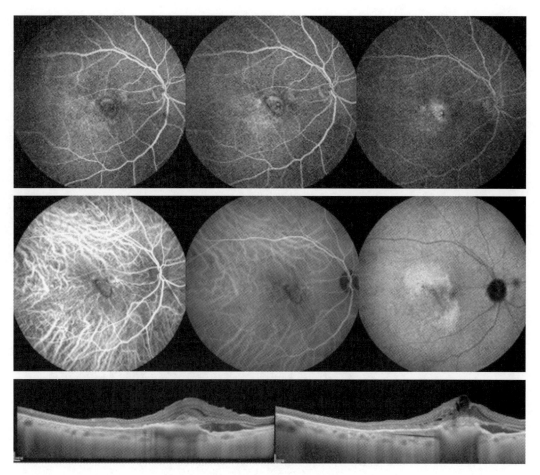

图 12-1-6　典型性 CNV(2)

左上:造影早期黄斑区 3/4 膜状强荧光;中上:静脉期,黄斑区病灶荧光增强,边界清晰;右上:CNV 明显荧光渗漏。ICGA 表现(焦点状 CNV):中左:造影早期黄斑中心斜椭圆形强荧光;中中:随着时间延迟,CNV 无显著变化;中右:造影晚期,CNV 强荧光部分消退,病灶周围可见片状 RPE 染色。OCT 表现:左下:黄斑区 RPE 不连续,纤维血管性 PED,其上神经上皮隆起,内层视网膜见散在点状高反射信号,鼻侧视网膜下液。右下:黄斑区出血遮蔽脉络膜信号,视网膜内层隆起,多个囊腔,视网膜下液及渗出

以上)、轻微典型性(指典型性 CNV 成分占整个病变区域的 50% 以下)(图 12-1-7)及隐匿无典型性(指整个病灶区域均为隐匿性 CNV 成分)(图 12-1-8)CNV4 种类型。FFA 早期盘状瘢痕表现为相对弱荧光区,其内有花边状强荧光,病灶内的色素增殖斑块呈遮蔽荧光,后期盘状瘢痕组织着染。

(2) 吲哚菁绿脉络膜血管造影(ICGA):荧光素眼底血管造影(FFA)大约有 87% 的湿性 AMD 的患者对新生血管很难进行定位。而 ICGA 可以更好地对新生血管进行定位,特别是对隐匿性新生血管可以提高诊断率。CNV 的 ICGA 分类按 CNV 的 ICGA 形态特征可分为焦点状(边界清晰、荧光较明亮且强荧光范围≤1PD 的 CNV)(图 12-1-5 和图 12-1-6)、斑状(边界清楚或模糊且强荧光斑范围>1PD 的 CNV)、结合型(指焦点状和斑状均存在的 CNV 损害)及混合型(各种各样的 CNV 形式混杂在一起)4 种类型。盘状瘢痕在 ICGA 造影早期为弱荧光,后期可见轻微吲哚菁绿(ICG)染色。

(3) 光学相干断层扫描(OCT):可见新生血管呈现高反射。典型 CNV 表现为 RPE 光带不连续、增强,呈纺锤状,边界清晰。合并浆液性 PED 者,可见 RPE 光带隆起,其下为低反射液体,脉络膜反射光带清晰可见;合并出血性 PED 者,隆起 RPE 下的出血可完全遮挡脉络膜光带。合并神经上皮层脱离可见神经上皮下液性暗区,合并囊样水肿可见神经上皮层层间大小不等的囊腔形成,或导致视网膜神经上皮和/或色素上皮脱离或有色素上皮撕裂(图 12-1-5、图 12-1-6 和图 12-1-7)。

【诊断和鉴别诊断】

(1) 诊断依据

1) 采用裂隙灯联合 60D/90D 前置镜或接触式检眼镜检查脉络膜新生血管和相关渗漏,须检查双眼。

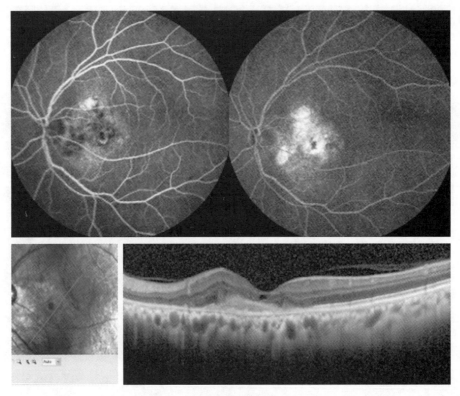

图 12-1-7   轻微典型性 CNV

左上:造影早期黄斑区局部膜样强荧光,并伴有不同程度弱荧光灶,黄斑上方及病灶周围透见荧光;右上:造影末期黄斑区病灶明显荧光渗漏。下:OCT 显示黄斑区 RPE 不连续,神经视网膜下纤维血管组织,其上神经视网膜隆起,内层黄斑网膜水肿

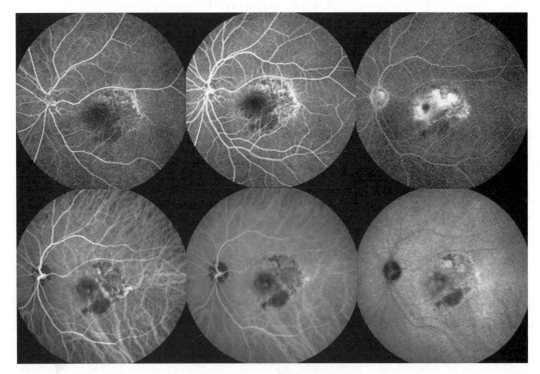

图 12-1-8   隐匿性 CNV

FFA 表现:左上:造影早期黄斑区灶状弱荧光,其颞上视网膜片状强荧光;中上:静脉期,颞上病灶荧光增强;右上:黄斑区明显荧光渗漏。ICGA 表现(焦点状 CNV):左下:造影早期黄斑区见灶状及点状弱荧光改变,黄斑中心凹焦点状强荧光,其颞上方散在点状强荧光;中下:随着时间延迟,点状强荧光逐渐消退;左下:造影晚期,焦点状 CNV 荧光渗漏

2）如果怀疑脉络膜新生血管则需进行荧光素眼底血管造影检查。荧光素眼底血管造影可帮助确诊新生血管性年龄相关性黄斑变性的病灶大小、形态及监测治疗效果。

3）光学相干断层扫描有助于确定视网膜厚度、脉络膜新生血管厚度和位置、黄斑出血、视网膜下液和视网膜色素上皮脱离的范围。光学相干断层扫描是用于随访治疗效果的主要手段。

4）吲哚菁绿脉络膜血管造影有助于界定某些隐匿性脉络膜新生血管的边界，尤其当存在视网膜下出血或渗出时。与荧光素眼底血管造影相比，吲哚菁绿脉络膜血管造影能更好地显示视网膜血管瘤样增生和特发性脉络膜血管息肉样病变。

（2）鉴别诊断

1）眼组织胞浆菌病综合征：小的黄白色脉络膜视网膜瘢痕和视盘周围萎缩，可能出现脉络膜新生血管。

2）血管样条纹：双侧视网膜下棕黄色或灰白色不规则条带，通常从视盘呈放射状走行，最常见并发症为 CNV。

3）高度近视性 CNV：显著的近视性屈光不正，漆裂纹，视盘斜入，CNV 常见于黄斑区。

4）特发性脉络膜血管息肉样病变：多灶性出血性黄斑及视网膜色素上皮脱离。吲哚菁绿脉络膜血管造影显示其特征性息肉样脉络膜动脉瘤样扩张及异常脉络膜血管网。预后和对治疗的反应好于渗出性年龄相关性黄斑变性。

5）其他：脉络膜新生血管的其他易发因素包括视神经玻璃膜疣、脉络膜撕裂、脉络膜肿瘤、光凝瘢痕、炎症性局灶性脉络膜视网膜病变和一些特发性因素。

【病情评估】

（1）渗出性 AMD 的严重程度：患者视力改变、视物变形情况、眼底出血渗出量、位置等。

（2）渗出性 AMD 的 FFA 及 ICGA：对患者进行 FFA 检查，必要时辅助 ICGA 检查，是诊断不同类型的 CNV 的重要鉴别诊断方法，并通过 ICGA 显示病灶大小，指导 PDT 治疗。

（3）疾病治疗效果评估：评估患者病情，正确诊断，以评估及决定患者治疗方案，尤其是观察对抗 VEGF 治疗后的反应疗效，判断评估确定或调整进一步治疗方案。

【临床处理】

（1）FFA 显示的中心凹外或中心凹旁的典型性 CNV 可采用直接激光光凝治疗。

（2）对 ICGA 显示的中心凹外的滋养血管进行 1 次或多次的直接激光光凝封闭，可致部分中心凹下 CNV 自行关闭萎缩，从而使中心凹的视功能得以保存。

（3）对于中心凹下的 CNV 可以选择光动力疗法（photodynamic therapy，PDT）或抗血管内皮生长因子（VEGF）治疗。

（4）PDT 治疗：首先将 CNV 分为小面积病变和大面积病变两类，再根据 FFA 的分类并结合视力情况进行选择性治疗。

由于 ICGA 能较好显示 FFA 不能显示的隐匿性 CNV 的位置、边界和范围，为其他 CNV 治疗方法［如 PDT、经瞳孔温热治疗术（transpupillary thermostherapy，TTT）］提供了准确病灶依据，避免了因对 CNV 病灶边界范围不了解而导致的过度或不足治疗。

局限性视网膜下出血不是 PDT 治疗的禁忌证，但对出血多、渗漏不明显的患者不急于行 PDT 治疗，可先给予抗 VEGF 或止血祛瘀药物治疗。

PDT 治疗后前 3 个月每月复诊 1 次，治疗后 3 个月复查 FFA 和 ICGA，根据造影结果确定观察或重复 PDT 治疗。

（5）规范化的多次玻璃体腔内注射抗 VEGF 治疗：可提高或稳定渗出性 AMD 患者的视力或视功能。

目前用于临床的抗血管内皮生长因子有雷珠单抗、贝伐单抗、康柏西普、阿柏西普等。雷珠单抗的视网膜穿透性好、亲和力高、有良好的生物学特性、全身不良反应少的特点。康柏西普是一种 VEGF 受体与人免疫球蛋白 Fc 段基因重组融合蛋白，竞争性抑制 VEGF 与受体结合并阻止 VEGF 受体家族激活，抑制内皮细胞增殖和新生血管。阿柏西普是一种人类融合蛋白，可作为血管内皮生长因子和胎盘生长因子的受体,具有较强的抗 VEGA 活性。

注射抗 VEGF 药物,目前推荐每月注射 1 次,连续 3 个月,以后每月复查 1 次,必要时重复注射。

(6)PDT 与 VEGF 和/或其他方法的联合治疗:PDT 联合抗 VEFG 治疗可减少 VEGF 注射次数,并降低 PDT 致 VEGF 升高的不良反应,是目前治疗渗出性 AMD 的有效方法。治疗有 PDT+抗 VEGF、PDT+曲安奈德、PDT+抗 VEGF+曲安奈德、PDT+手术+抗 VEGF 等多种组合,目前组合治疗中比较推荐 PDT+抗 VEGF 的组合,两者治疗方法的应用次序未有统一意见。

(7)黄斑下手术:临床试验表明,手术去除黄斑下出血和 CNV 与对照组比较,疗效无明显差异,且可出现一些较严重的并发症。

(8)对于病变范围过大、患者药物过敏、患者拒绝 PDT 治疗或眼内注射以及瘢痕形成等的患者,可考虑使用抗氧化药物和中药的联合治疗。

【学科新进展】

(1)Pegpleranib 是一种新药,它是与 PDGF 结合的血小板衍生生长因子(anti-PDGF)适体的抑制剂。Pegpleranib 促进新血管膜中周细胞密度的降低,使其更易接受抗 VEGF 药物,因此,与抗 VEGF 联合玻璃体内给药。Pegpleranib 在 I 期和 II 期试验中已显示出令人鼓舞的早期结果。

(2)*Science* 等也报道了几种用于治疗湿性 AMD 的研究性抗 VEGF 药物,与临床上可获得的药物相比,具有更长的作用时间。III 期多中心临床研究中的长效抗 VEGF 药物包括单抗,如新一代抗 VEGF 药物 brolucizumab(RTH258,为一种人源化单链抗体片段,针对 VEGF-A 所有压型均有很强的抑制作用)以及 abicipar,一种设计成的小蛋白,整合了锚蛋白重复序列蛋白质(DARPin)。临床试验中的其他药物还包括 mab-sfaricimab(抗 VEGF 及抗 Ang-2 双抗体药物)和 nesvacumab(血管生成素抑制剂)。

(3)尽管有许多关于使用抗氧化剂预防 AMD 的文献报道,但最近发现,单独或联合使用此类补充剂并不减少老年人群中 AMD 的发病。

(二)中心性浆液性脉络膜视网膜病变

中心性浆液性脉络膜视网膜病变(central serous chorioretinopathy,CSC)是由于脉络膜血管通透性增强继发视网膜色素上皮(RPE)受损所导致的局限性视网膜神经上皮脱离。特点为后极部类圆形视网膜神经上皮下透明液体积聚。好发于中青年人,男性多于女性。本病为自限性疾病,预后良好,但可复发。

【病因和发病机制】

病因不明。

1. 近年来研究表明除血清中儿茶酚胺浓度升高外,还与外源性和内源性糖皮质激素等有关。

2. 常在有诱发因素如睡眠不足、压力大、情绪波动等时发病。

3. CSC 的 RPE 紧密连接破坏,即外屏障破坏,而非 RPE 细胞死亡。

4. 脉络膜毛细血管内的液体通过 RPE 病变处渗漏,造成局限性视网膜神经上皮脱离。

5. 近年来通过吲哚菁绿脉络膜血管造影进一步提示可能病变部位在脉络膜毛细血管,RPE 病变可能是继发于脉络膜病变的结果。

【临床表现】

1. **视力** 单眼或双眼不同程度的视力下降,伴视物变形、变小,中心暗点。少部分发生于中心凹外者,可无明显症状。

2. **主诉** 典型主诉为视物模糊,视物变形、变小以及中心暗点,伴色觉改变。

3. **视网膜神经上皮脱离** 眼底检查可见类圆形脱离区,下方积液透明或混浊,部分可出现视网膜下沉积物(图 12-1-9,彩图见书末)。脱离区可伴随小的浆液性色素上皮脱离(PED)。

4. **浆液性 PED** 多呈圆形或卵圆形的环形隆起,淡黄或灰黄色,脱离区边界清晰。眼底检查可见脱离处光带环形隆起,如其中的积液清晰可呈现透明状,如其中液体较浑浊,则呈现红色透见光。

5. **视网膜下沉积物** 部分患眼可见散在斑点状黄色视网膜下沉积物。

6. **RPE 萎缩带** 视网膜下液未能吸收且未能局限于后极部,呈现由后极部向下方延伸的萎缩带,可

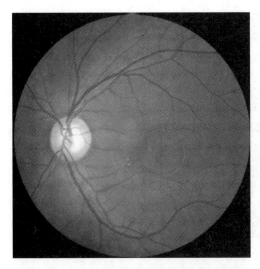

图 12-1-9 中心性浆液性脉络膜视网膜病变眼底表现

左眼黄斑区 1PD 大小类圆形视网膜神经上皮脱离,其内及病灶鼻侧散在黄色点状病灶

呈较大范围,萎缩带下方可伴浆液性视网膜脱离,萎缩带的上方可见 RPE 渗漏或 RPE 着染区。

【特殊检查】

1. **荧光素眼底血管造影（FFA）** RPE 渗漏是 CSC 最常见的造影表现,主要分为两种。①典型 RPE 渗漏,见于活动性 CSC,于造影静脉期出现,随造影时间延长,染料呈炊烟样或墨渍样扩散,晚期勾勒出边界清晰的类圆形视网膜神经上皮脱离区(图 12-1-10 和图 12-1-11);②不典型 RPE 渗漏(图 12-1-12),见于慢性 CSC,表现为 RPE 微漏(FFA 呈现缓慢的 RPE 渗漏,晚期病灶荧光增强,范围稍扩大)或 RPE 染色(FFA 呈现缓慢的 RPE 渗漏,晚期病灶荧光增强,但大小形态不变)。

2. **OCT** 显示视网膜神经上皮的浆液性脱离,可同时显示伴随的 RPE 脱离(图 12-1-13)。

3. **视野检查** 典型表现为中心暗点,Amsler 方格表可检测出中心暗点,视物变形,视物变小等。

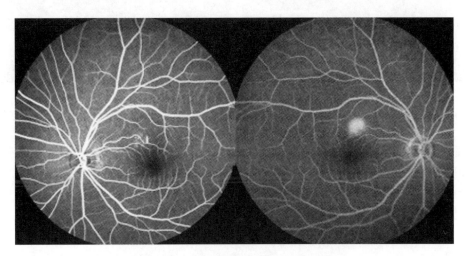

图 12-1-10 CSC 早期和晚期 FFA 造影表现

早期(左图)黄斑区拱环上方炊烟状强荧光,晚期(右图)明显荧光渗漏

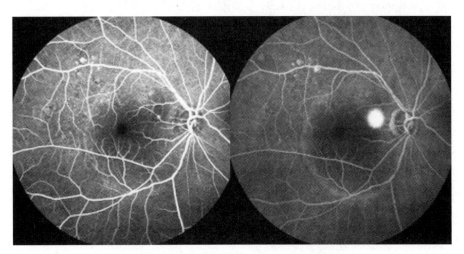

图 12-1-11 CSC 早期和晚期 FFA 造影表现

早期(左图)黄斑区鼻上方点状强荧光,晚期(右图)墨迹样渗漏,类圆形荧光积存

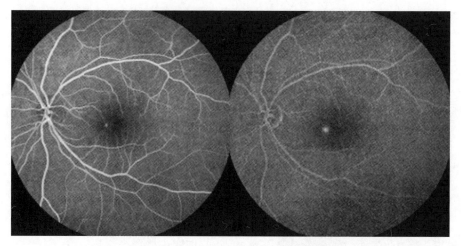

图 12-1-12 CSC FFA 不典型渗漏

早期(左图)黄斑区拱环内偏鼻侧点状强荧光,晚期(右图)轻度荧光渗漏

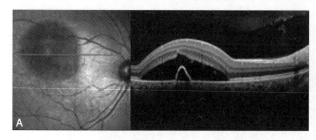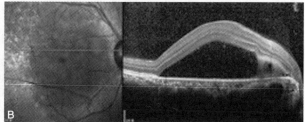

图 12-1-13 CSC 的 OCT 表现

A. 黄斑区视网膜神经上皮层脱离伴局部 RPE 脱离;B. 黄斑区较大神经上皮层脱离伴鼻侧纤维素渗出

4. **脉络膜吲哚菁绿血管造影(ICGA)** 早期可见黄斑区脉络膜血管扩张,中期可见扩张之脉络膜血管通透性增强所致斑片状强荧光,后期斑片状强荧光强度减弱,FFA 中显示的 RPE 渗漏点在 ICGA 晚期对应处显示为点状强荧光;神经上皮脱离在 ICGA 多表现为弱荧光。

【诊断和鉴别诊断】

1. **诊断** 中青年患者,典型的病史和眼底变化,FFA 表现,即可诊断。

2. **鉴别诊断**

(1)孔源性视网膜脱离:充分散大瞳孔,详细检查周边部视网膜,孔源性视网膜脱离的神经上皮脱离可达到周边部,常可发现远周边小裂孔。而 CSC 多局限于后极部,无视网膜裂孔。

(2)脉络膜肿物:无论是良性或恶性,无论位于后极部或周边部肿物,有时会发生浆液性视网膜脱离,可以累及黄斑部,误诊病例多见于脉络膜血管瘤继发黄斑浆液性脱离。散瞳同时应用间接检眼镜眼底检查和荧光素眼底血管造影,可以明确诊断,减少误诊发生。

(3)特发性脉络膜新生血管:在我国也被称为中心性渗出性脉络膜视网膜病变(central exudative chorioretinopathy),简称中渗。好发于青壮年,女性多于男性,典型"中渗"有黄斑区灰黄色渗出斑伴出血。一般"中浆"渗漏点出现在静脉期后,而"中渗"新生血管膜渗漏点出现在荧光素眼底血管造影动脉早期。

(4)其他原因 RPE 脱离:出血性 RPE 脱离肯定不是"中浆",而是新生血管形成性病变。浆液性 RPE 脱离可以是新生血管性病变,也可以是"中浆"的表现。一旦浆液性 RPE 脱离伴有切迹或周围视网膜脂质渗出者,常是隐匿性新生血管形成的指征。年龄>50 岁伴 RPE 浆液性视网膜脱离者,也应警惕年龄相关性黄斑变性。

(5)囊样黄斑水肿(cystoid macular edema,CME):临床上典型的 CME 在检眼镜下呈蜂窝状表现,只有尚未发生囊样改变的黄斑弥漫水肿有可能与"中浆"不易区分,通过荧光素眼底血管造影 CME 具有蜂窝状荧光积存,可进行鉴别。

（6）先天性视乳头小凹（congenital optic pit）：一旦存在小凹边缘玻璃体牵引，可导致玻璃体内液体通过小凹进入视网膜下，导致黄斑视网膜浅脱离、甚至裂孔形成。须仔细检查视乳头颞侧存在小凹即可诊断。

（7）其他眼病：原田氏病、后巩膜炎、视网膜血管炎、弥散性血管内凝血等引起黄斑部病变均可引起黄斑区渗出性视网膜浅脱离和/或 CME。通过仔细询问病史、检查眼前节和后节及必要的血液等检查，完全可以做出正确诊断。

【病情评估】

1. **危险因素**　详细询问病史，患者身体、心理状态，有利于寻找发病危险因素，针对性治疗。

2. **病情严重程度**　患者自觉症状、眼底变化、病灶大小等。

3. **治疗禁忌**　忌用任何糖皮质激素治疗，以防大泡性视网膜脱离发生。

【临床处理】

1. **去除危险因素**　现已明确压力大、熬夜、劳累是中浆的危险因素，还有心血管疾病、高血压、胃食管疾病和睡眠障碍，均可以诱发中浆。因此减少发病危险因素，如尽可能减少任何形式的类固醇类药物的应用、改变具有 A 型性格人的不良生活方式、减缓生活压力，充足睡眠同等均非常重要。

2. **激光光凝治疗**　是目前有效、安全、并发症少的方法。通过激光凝固 RPE 渗漏点，促进视网膜色素上皮细胞修复，减少脉络膜毛细血管渗漏，促进视网膜下液体吸收，缩短病程。位于中心凹无血管区外的、明确孤立渗漏点可选择激光光凝，对于黄斑中心凹下和黄斑区无血管区以内的渗漏点不适合激光治疗。相对传统激光，577nm 微脉冲黄激光是一种阈下光凝技术，能选择性作用于色素上皮细胞，避免损失视网膜神经层，在治疗的同时最大限度保护视功能，对 CSC 治疗亦具有良好疗效。但是，激光治疗不能提高患者远期疗效或降低复发率，因为 CSC 发病是由脉络膜毛细血管扩张和渗漏导致，激光光凝不能解决脉络膜的毛细血管扩张和渗漏。

3. **光动力疗法（PDT）**　最初用于治疗脉络膜新生血管（CNV），后来发现经 PDT 治疗区域出现脉络膜低灌注，这为 PDT 治疗 CSC 提供了依据。PDT 不仅能超选择性封闭 CNV，也能影响脉络膜毛细血管的内皮细胞。因此通过 PDT 疗法封闭 CSC 渗漏部位的脉络膜毛细血管，使此处脉络膜血流量减少，阻断视网膜下液体的来源。可导致 RPE 萎缩、脉络膜缺血和炎性反应、甚至继发 CNV 形成。

4. **抗血管内皮生长因子治疗**　玻璃体腔抗血管内皮生长因子（VEGF）药物注射可以通过减轻脉络膜高通透性和脉络膜血管渗漏，可以治疗 CSC。有部分临床研究表明，玻璃体腔注射康柏西普、雷珠单抗、阿柏西普等可有效增加 CSC 患者的最佳矫正视力，并显著降低黄斑中心凹厚度，提高患者视功能。但 CSC 的发病因素在于脉络膜毛细血管的扩张和高通透性，VEGF 并非 CSC 的发病因素，因此抗 VEGF 治疗有效性及其作用机制还有待进一步研究。对于合并有 CNV、PCV 的 CSC，玻璃体腔抗 VEGF 注射治疗仍能发挥其抗新生血管的作用。

5. **口服药物**　研究表明一些全身性药物对治疗 CSC 有效，它们通过不同的病理学机制调控全身病理生理改变，同时可发挥改善 CSC 临床症状的作用。这些药物包括糖皮质激素拮抗剂、肾上腺素受体拮抗剂、褪黑素、利福平等。

【学科新进展】

研究发现 CSC 患者的补体因子 H（CFH）的单核苷酸多态位点 rs3753394、rs1329428 和 rs1065489 与对照组相比有明显改变，与 CSC 具有较强相关性。基因治疗的飞速发展提高了对疾病的预防与治疗水平，基因靶向药物的研发与更新日新月异。如 CRISPR/Cas9 技术以低成本、高效率、短周期、操作方便等特点为慢性难治性 CSC 基因治疗带来了新的希望。

（三）黄斑裂孔

黄斑裂孔（macular hole，MH）是指发生于黄斑区的视网膜裂孔，为各种原因造成黄斑区视网膜组织的损伤，在视网膜内界膜至感光细胞层发生组织缺损，形成裂孔。

【病因和发病机制】

1. **特发性黄斑裂孔**　无明显可查的病因，排除眼底本身的疾病而出现的黄斑裂孔，占黄斑孔的大部分。在此类患者中,黄斑裂孔的发生可能与脉络膜缺血有关。另外发现在用雌激素治疗或者行子宫切除术后的患者,黄斑裂孔的发病率高,因此认为性激素可能与黄斑裂孔的发病有关。近年强调玻璃体表面玻璃体黄斑牵拉在黄斑裂孔形成的重要性,认为玻璃体的浓缩和凝聚,对黄斑中心凹切线方向的牵引,在黄斑裂孔形成中起重要作用。

2. 高度近视网膜变性、老年性退行性病变、中心性视网膜脉络膜病变和网膜血管性疾病,如视网膜中央静脉阻塞等都可引起黄斑部囊样变性,日久,囊壁越来越薄,最终破裂形成裂孔。

3. 外伤严重的眼球震荡伤或挫伤可使正常的黄斑破裂,产生裂孔。激光治疗时的误伤以及强烈的日光照射,均可导致黄斑孔的形成。

【临床表现】

1. **视力**　中心视力明显下降,70%的视力在0.2以下。

2. **主诉**　典型主诉为视力下降、视物变形及中心暗点。

3. **眼底检查**　黄斑部呈现一圆形或椭圆形的边缘锐利的孔洞,偶见不规则形,裂孔大小不一,裂孔的基底呈暗红色(为深层脉络膜的颜色)。用狭窄的裂隙灯光束在前置镜下检查,可见光带经过裂孔时移位,表明孔的底低于视网膜平面。有的边缘有一个黄白色的晕圈(halo),表明孔的边缘有少量的视网膜下积液。孔内或孔周还可见一些黄白色小点,可能为视网膜变薄,视网膜层间的黄色素暴露。在由外伤引起者可见机化斑、色素或脉络膜破裂、出血斑等。

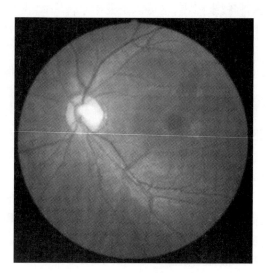

图 12-1-14　特发性黄斑裂孔

黄斑裂孔分为特发性和继发性两种,前者多见于老年人,以女性多见,发病率是男性的3倍。根据组织缺损程度,分为全层裂孔和板层裂孔。①特发性黄斑裂孔(图12-1-14,彩图见书末):发病原因不明。黄斑区可见1/4~1/2PD大小的、边界清晰的暗红色孔,底部可有黄色颗粒。②继发性黄斑裂孔:继发于眼挫伤、高度近视、囊样黄斑水肿破裂等,眼部表现相应体征。裂孔的颜色一般为暗红色,但如果下方有病变,如色素增生可为黑色;如有脉络膜萎缩,可为白色。

【黄斑裂孔分期】

特发性MH的分期见表12-1-5。

表 12-1-5　黄斑裂孔分期

分期	主诉	检查	处理
Ⅰ期(黄斑裂孔前期)	视物变形 轻度视力下降	无明确的玻璃体后脱离 视网膜前玻璃体浑浊 黄白色小点	观察
Ⅱ期(黄斑裂孔早期)	视力下降可更明显或稍好	小全层视网膜裂孔	观察,或玻璃体切割手术
Ⅲ期	同上	全层孔增大,有或无盖膜 可有后玻璃体脱离	玻璃体切割术
Ⅳ期	视力更降低	孔前玻璃体凝聚浑浊(盖膜) 有后玻璃体脱离	玻璃体切割术

Ⅰ期:中心凹变浅或消失,黄斑区可见黄色点或有小的黄色环,有时可伴玻璃体黄斑牵引和视网膜前膜。Ⅰa期:黄斑中心凹浅脱离,凹陷变浅和反光消失,中心凹出现黄色斑点。Ⅰb期:中心凹进一步脱离,中心凹区出现黄色环。

Ⅱ期:早期 MH 形成,有中心凹或其周围的视网膜神经上皮全层裂孔,为一种小的偏心孔,孔径<350μm,呈圆形、马蹄形或半月形,边缘多无晕环(图 12-1-15)。

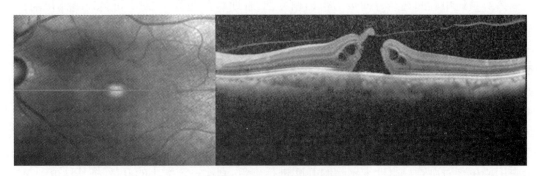

图 12-1-15　Ⅱ期黄斑裂孔
在未完全形成裂孔之前,内层视网膜组织被玻璃体牵拉,"开罐"样撕开

Ⅲ期:裂孔变大,孔径 500μm,有玻璃体后皮质牵引,有或无游离盖,裂孔周围囊样水肿,Ⅲ期以上的裂孔裂隙灯检查光带在裂孔处有断裂(Watzke 征)(图 12-1-16)。

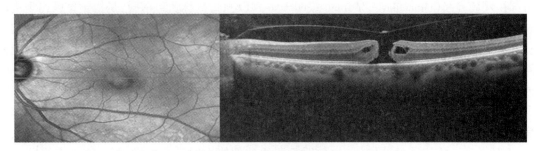

图 12-1-16　Ⅲ期黄斑裂孔
黄斑前玻璃体与视网膜发生脱离,并见撕脱的黄斑组织形成"盖"位于裂孔上方

Ⅳ期:玻璃体后皮质完全脱离或伴有游离盖,伴较大的全层黄斑裂孔。

【特殊检查】

1. 视野检查　可发现与黄斑裂孔对应的中心或旁中心暗点,视野损害以 2°~3°者较多,5°以上者较少,周边视野不受影响。

2. 荧光素眼底血管造影(FFA)　特征与以下因素有关:

(1) 视网膜色素上皮受损的程度,包括色素上皮脱色素或萎缩,如色素上皮尚未受到损害,FFA 常可表现正常。

(2) 视网膜外核层和视网膜外丛状层中叶黄醇损失的程度,因为黄斑区视网膜内的叶黄醇可遮挡脉络膜的背景荧光,黄斑裂孔视网膜组织破坏越多,脉络膜荧光透见越多。

【诊断和鉴别诊断】

1. 诊断依据　根据患者症状、体征及 OCT 检查即可确诊。

2. 与黄斑假孔和囊样黄斑变性的鉴别　黄斑假孔多为黄斑前膜裂开后形成,其边缘锐利,但边界不规则。囊样黄斑变性中视网膜组织完整,但在视网膜层间有囊样的积液。如果一些小的囊腔破裂,形成大的囊腔,在检眼镜下可有黄斑孔类似的表现,可借助 FFA 鉴别。

【病情评估】

由于约 50% Ⅰ期特发性黄斑裂孔可自行消失,因此Ⅰ期裂孔定期观察即可,Ⅱ~Ⅳ期裂孔可行玻璃体视网膜手术。继发性黄斑裂孔者(如外伤、病理性近视)易并发视网膜脱离,应尽早手术治疗。

【临床处理】

用电凝、冷凝或激光治疗黄斑裂孔虽能封闭裂孔,但对黄斑中心损伤大。对年岁较大,不合并视网膜脱离的干性裂孔,可随诊观察。Ⅰ期黄斑孔的玻璃体手术治疗证明无明显的效果。Ⅱ期全层黄斑孔可随诊观察,或可行 Ocriplasmin 玻璃体腔注射治疗,成功率在 10% ~ 40%,或行玻璃体切割术。因黄斑裂孔的形成与玻璃体对黄斑中心凹线方向牵引密切相关,对Ⅲ期和Ⅳ期黄斑裂孔,可行玻璃体切割,切除后玻璃体以解除牵引,如为无晶状体眼或人工晶体植入术后,则要切除前后段玻璃体。

【学科新进展】

手术方式新进展:

1. 改良的内界膜瓣翻转技术　从 MH 上方边缘选取直径为 1 个视盘大小的 ILM 瓣,撕除或者不撕除 ILM 瓣周围其余 ILM,翻转 ILM 瓣使之覆盖 MH,中心凹上方的 ILM 瓣术中在重水及术后在重力作用下更有利于翻转 ILM 的稳定。

2. 自体内界膜移植术　对于已经接受过 PPV 联合 ILM 剥除术治疗而 MH 未能关闭的 MH,可实行该手术。术中用染色剂对血管弓附近未剥除的 ILM 进行染色,剥除一定大小的 ILM,将其移植到 MH 中。通过使用低分子量的黏弹剂等,保证 ILM 处于贴附状态。③晶状体囊膜移植术:对于已经接受 PPV 联合 ILM 剥除术治疗而 MH 未能关闭且血管弓 ILM 已经被剥除的患眼,可行该手术。对于晶状体眼,超乳术中获得前囊膜,人工晶体眼可使用后囊膜。囊膜瓣被制成略大于 MH 直径并将其置于 MH 上覆盖。

（四）黄斑部视网膜前膜

黄斑部视网膜前膜(mmacular epiretinal membrane,MERM),简称黄斑前膜,是指黄斑区出现视网膜前表面生长的纤维增殖膜。前膜的形成使视网膜表面反光增强,前膜收缩使局部视网膜形成皱褶、放射状条纹,黄斑拱环变形、变小,黄斑区受累小血管牵拉变直或蛇行,以及黄斑水肿、点状出血等。如视网膜前膜对视网膜无明显的牵拉,仅在视网膜和玻璃体的交界面有反光增强,此称为单纯性黄斑视网膜前膜,或玻璃纸或赛璐玢样视网膜病变(cellophane retinopathy)。

【病因和发病机制】

本病少数病例可有其较明确的原因。可以继发于其他眼底病,如视网膜脱离、眼后节的炎症、视网膜血管阻塞、全层黄斑孔或持续的玻璃体牵拉,即所谓的玻璃体视网膜牵拉综合征,亦可在视网膜激光光凝、冷凝和电凝后发生。但很大一部分患者的视网膜前膜,形成的原因不明,称为特发性黄斑视网膜前膜或特发性黄斑前膜(idiopathic macular epiretinal membrane)。

1. 特发性黄斑前膜　无明确原因。发病年龄在 5 ~ 75 岁,偶见于年轻人,女性多见。患者的视力可正常。人群中特发性视网膜前膜的发生率为 5.5% ~ 12%,其中 80% 的患者年龄超过 50 岁。在大于 78 岁的人群中,患病率可高达 25%。

（1）玻璃体后脱离:临床上 80% ~ 95% 的原发性黄斑前膜发生于玻璃体后脱离,因此玻璃体与特发性的视网膜前膜的发生关系密切。但玻璃体后脱离不是视网膜前膜的唯一原因,1/5 的黄斑前膜患者没有玻璃体后脱离。

（2）细胞迁移:形态学证实,视网膜前膜有成纤维细胞、玻璃体细胞、肌纤维母细胞和视网膜色素上皮细胞,与胶原合成有关。其中肌源纤维母细胞收缩导致膜收缩,引起一系列病理改变。

2. 继发性黄斑前膜

（1）孔源性视网膜脱离手术:比如术前全网膜脱离、严重玻璃体视网膜增殖病变(proliferative vitreo-retinopathy,PVR)、视网膜固定皱褶、术前玻璃体积血、多处巩膜脉络膜放液、术中大范围使用电凝、光凝及冷凝等治疗眼。继发于视网膜脱离的视网膜前膜的病理发生机制尚不完全清楚,可能由于视网膜裂孔或脱离造成在玻璃体和光感器层间的细胞成分的交通,从而使某些生长因子、视网膜色素上皮细胞及其产物以及玻璃体成分得以互相交换,刺激视网膜前膜的增殖。

（2）视网膜血管病、炎症或外伤等可继发黄斑前膜:如糖尿病视网膜病变、视网膜中央静脉阻塞、视网膜静脉周围炎、后葡萄膜炎、眼内炎、眼球外伤、眼内肿瘤等。

【临床表现】

1. 症状　根据视网膜前膜的增殖及视网膜前膜对视网膜的牵引作用和导致视网膜水肿的程度不同,其临床表现不一,轻者可无症状,重者有视物变形、中心视力减低。

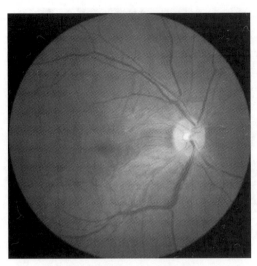

图 12-1-17　右眼黄斑前膜

黄斑区大量放射性皱褶,黄斑区血管扭曲,灰黄色膜

2. **体征**　眼底检查,视网膜内表面可见锡箔样或玻璃纸样的反光(图 12-1-17,彩图见书末)。在较严重的病例,视网膜前膜下或邻近可见小的视网膜皱褶或条纹,视网膜皱褶或条纹的中心通常就是机化膜牵拉点。更严重者,全层视网膜皱褶,视网膜及黄斑中心凹移位,或视网膜血管扭曲,血管渗漏或破裂,导致视膜水肿甚至点状出血。

【临床分期】

黄斑前膜的 Gass 分期:

0 期(玻璃纸样黄斑病变期):仅于黄斑区表面呈现玻璃纸样反光而无视网膜变形,视力一般无明显下降;

Ⅰ期(有皱褶的玻璃纸样黄斑病变期):黄斑区表面形成皱褶的玻璃纸样反光,视网膜小血管模糊,黄斑区拱环变形、变小,周边视网膜细小放射状皱褶形成,视力一般在 0.5 以上;

Ⅱ期(黄斑前膜期):灰白色的前膜形成,视网膜血管被遮盖,黄斑区拱环明显变形,大而明显的视网膜皱褶形成。可伴随视网膜水肿、出血、软性渗出,甚至浆液性视网膜脱离,视力下降明显,可降至 0.1 以下。

【特殊检查】

1. **荧光素眼底血管造影(FFA)**　轻症病例仅见黄斑区视网膜小血管迂曲,严重者可见荧光素渗漏(图 12-1-18)。0 期:无明显异常;Ⅰ~Ⅱ期可见黄斑拱环变形、变小,黄斑区视网膜小血管迂曲,严重者可出现前膜或出血遮蔽性弱荧光、荧光素渗漏、前膜染色及黄斑水肿。

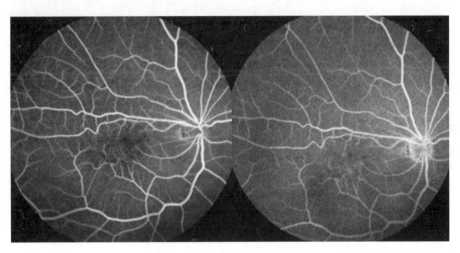

图 12-1-18　黄斑前膜 FFA 表现

左图:造影静脉期,黄斑区血管迂曲,拱环缩小;右图:造影晚期黄斑水肿

2. **OCT**　与黄斑区视网膜内层紧密相连的中高度强反射光带,黄斑部视网膜增厚,周围视网膜被牵拉形成皱褶(图 12-1-19),中心凹变浅或消失,可形成黄斑假孔、黄斑板层裂孔等,并可伴发黄斑水肿(图 12-1-20)。

【疾病诊断】

根据眼底表现、FFA 检查及 OCT 检查可以明确诊断。

【病情评估】

1. 正确诊断及预后评价,有赖于全面的眼部检查。通过眼科常规检查,可全面了解眼前、后节情况。在此基础上,对黄斑部进行详尽的形态学检查,有助于发现阳性体征,为诊断提供重要依据。

2. 黄斑部疾病的形态学检查手段主要包括眼底检查、荧光素眼底血管造影、吲哚菁绿脉络膜血管造

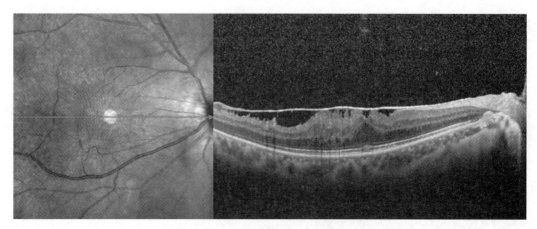

图 12-1-19　右眼黄斑前膜 OCT 表现
黄斑区视网膜前表面见一线状高反射,其下网膜皱褶,水肿

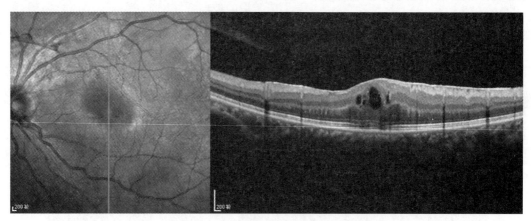

图 12-1-20　左眼黄斑前膜 OCT 表现
黄斑区前表面见一线状高反射,黄斑区囊样水肿

影、光学相干断层扫描及超声检查等。功能学检查包括视力、色觉、对比敏感度、视觉电生理、视野等检查。可以评估患者病情变化。

【临床处理】

1. **处理原则**　尚无有效药物治疗,如仅有轻度视力下降或变形,且比较稳定,可暂时观察。如视力进行性下降,且明显视物变形,则可行玻璃体切割术剥除黄斑前膜。

2. **黄斑前膜自发缓解**　已有此类报告。尽管少见,但发生率为 1%~3%,多见于年轻女性近视患者。

3. **手术治疗**　视力在 0.1 或以下,不伴随永久性黄斑损害;或视力 0.4 以上,但有严重的复视、视物变形等症状;或视力较好,但 FFA 显示已有荧光素渗漏或黄斑部水肿或视网膜脱离术后的黄斑前膜应待其稳定,无活动性收缩后方可手术。

4. **监测和随访**　如视力仅轻度下降或视物变形不明显、前膜稳定,可定期随访观察。

【学科新进展】

1. **发生机制**

(1) 无论特发性还是继发性黄斑前膜,其形成机制均不十分明确。通过分析黄斑前膜患者的玻璃体和纤维膜中成分,发现特发性黄斑前膜的形成与损伤修复机制相关性较大,与炎性反应和免疫功能异常也有一定相关性;继发性黄斑前膜形成的机制明显与损伤、炎症、缺血、免疫反应等相关。与继发性黄斑前膜比较,目前不能在特发性黄斑前膜中检测到与缺血相关的物质,但这并不确定在特发性黄斑前膜形成过程中没有缺血改变,可能是缺血相关因子含量较低。

(2) 黄斑前膜组的玻璃体内炎性因子和血管内皮生长因子(VEGF)都有提高,因此认为特发性黄斑前膜的形成或许有炎性反应过程和血管形成过程参与。同时白细胞介素-6(IL-6)和胸腺哺育细胞(TNC)在机体的炎症反应及组织损伤修复中起重要作用。其中 RelA(NF-κB 亚基因)能被多种因素刺激激活,如缺血、细菌和病毒的感染、促炎因子、TNF-α 等,并且在免疫反应、炎症反应、细胞凋亡、细胞增生中均发挥重要作用。

2. **临床发现** 特发性黄斑前膜患眼较健眼最佳矫正视力下降,黄斑中心凹无血管区(foveal avascular zone,FAZ)面积缩小,毛细血管丛中心凹血流密度增加,旁中心凹血流密度减少,反映了血管向中心凹的移位。视力与浅层 FAZ 面积具有相关性,与浅层毛细血管丛中心凹旁血流密度也有相关性,而与深层毛细血管丛血流密度并无相关,可能是黄斑前膜的收缩牵拉,导致内层视网膜结构的改变,从而影响视力。

3. **治疗** 近年来,有国外学者研究了新的膜撕除方法。将传统的整片式撕除改良为环周撕除,旷置黄斑区膜组织,通过优先解除内界膜对黄斑区内层视网膜的牵拉达到保护内层组织的目的。但其纵向牵拉的本质及视网膜镊等手术器械造成的机械性损伤并未改变。

(五) 息肉状脉络膜血管病变

息肉状脉络膜血管病变(polypoidal choroidal vasculopathy,PCV)是一种以分支状脉络膜血管网及其末梢的息肉状脉络膜血管扩张灶为特征的脉络膜内层(脉络膜毛细血管及 Bruch 膜)血管性病变。是亚洲人和黑色人种较常见的一种眼底疾病,由于 PCV 的临床表现与湿性年龄相关性黄斑变性(AMD)相似,临床上常将其诊断为湿性型 AMD 或湿性型 AMD 的一种亚型,但两者在吲哚菁绿脉络膜血管造影、病程预后及治疗上有较大的差异。

【流行病学】

PCV 的发病率具有种族差异性,早期认为 PCV 十分罕见且仅见于黑色人种女性,随着吲哚菁绿脉络膜血管造影(ICGA)及光相干断层扫描(OCT)的发展,该病诊断更为明确,不少研究表明 PCV 可见于黑色人种、白色人种、亚洲人及其他人种。相比于白色人种,亚洲人和黑色人种等有色人群的发病率明显更高。亚洲发患者群中,PCV 好发于男性,而在白色人种中女性多见。

【发病机制】

自 PCV 被提出以来便成为眼底病界的热门话题,它的发病机制仍不明确。因 PCV 的荧光素眼底血管造影(FFA)与年龄相关性黄斑变性(ARMD)较为相似,故有一部分学者认为 PCV 是 ARMD 的一种亚型,但是临床研究发现 PCV 无论是在发病部位、吲哚菁绿脉络膜血管造影(ICGA),还是在治疗方面都与 ARMD 有很大不同。PCV 究竟是 ARMD 的一种亚型还是一种独立的疾病还需进一步的研究来证实。现认为它是一种多因素影响疾病。大量研究证明,遗传因素及环境危险因素在 PCV 的发生发展中发挥着重要作用。目前研究最多是基因因素及吸烟因素,其次有年龄、性别、种族、高血压、高胆固醇血症、C 反应蛋白增高、中浆及高同型半胱氨酸血症等均是其发病的危险因素。

【临床表现】

1. **症状** 根据 PCV 发病病灶位置、范围及病程的长短等不同,临床上可出现不同症状。患者常因视力下降、视物变形、中心暗点、眼前黑影等就诊。

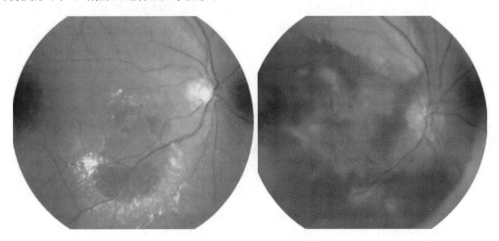

图 12-1-21 PCV 眼底表现

左图:黄斑下方片状视网膜下出血,黄斑区散在出血点,出血灶旁及黄斑区多量硬性渗出。

右图:黄斑区及颞下方视网膜大面积视网膜下出血,黄斑区网膜皱褶

2. 眼底表现　PCV 是脉络膜血管病变,眼底可见多发性黄白色硬性渗出,视网膜下橘红色结节样隆起是其特征性表现,且常伴大片状出血及反复发生的浆液性视网膜色素上皮层脱离(图 12-1-21,彩图见书末)。病变可位于黄斑部、黄斑旁及周边视网膜。严重者,可发生玻璃体积血;病情迁延者,后极部视网膜可有脱色素及色素增殖性改变,或纤维血管瘢痕等。

3. 影像学检查

(1) FFA:PCV 多为内层脉络膜的结构改变,FFA 并不能有效观察病变组织层次,故 FFA 诊断 PCV 的特异性受到限制(图 12-1-22、图 12-1-23 和图 12-1-24)。尽管 FFA 中见到"窗样缺损"常反映了 RPE 萎缩,息肉状病灶可呈高荧光点状表现,但 PCV 中的视网膜下纤维组织在 FFA 中表现为弥漫的荧光渗漏,与新生血管性年龄相关性黄斑变性(nAMD)的典型表现类似,二者难以鉴别,需要结合 ICGA 进一步明确诊断。

(2) ICGA:典型病例为脉络膜异常分支血管网(branch vascular networks,BVNs)(图 12-1-22,图 12-1-24,图 12-1-25)及其末梢囊袋样息肉扩张灶。ICGA 可显示大部分息肉病灶为活动性,在 ICGA 早期呈囊袋样强荧光,后期出现荧光素渗漏或染色(图 12-1-23)。静止性息肉病灶在 ICGA 早期不显影,中晚期呈稍强荧光,后期荧光逐渐消退或呈现中心弱荧光、周围环状染色的"冲刷"现象(图 12-1-22)。静止

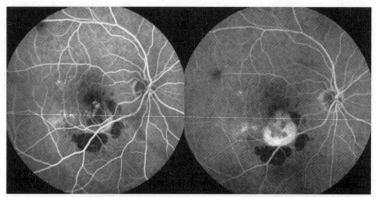

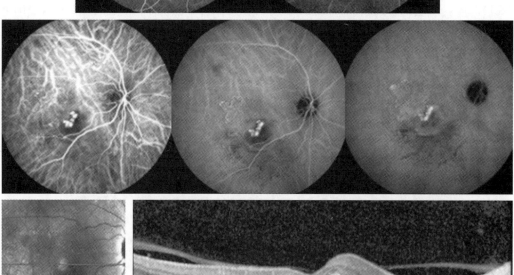

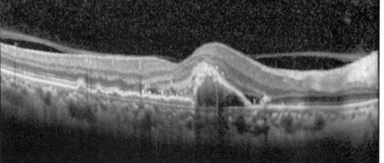

图 12-1-22　息肉状脉络膜血管病变(1)

左上:FFA 早期,右眼黄斑区及其颞下方片状遮蔽荧光,黄斑区簇状强荧光;右上:FFA 晚期黄斑区荧光积存。左中:ICGA 早期,右眼黄斑区见数个脉络膜息肉灶,其颞上可见 BVN;中:ICGA 中期,见息肉灶冲刷现象,BNV 边界更清晰;右中:ICGA 晚期,息肉灶仍可见,BVN 荧光部分消退。下:患者 OCT 可见双层征及驼峰样 PED

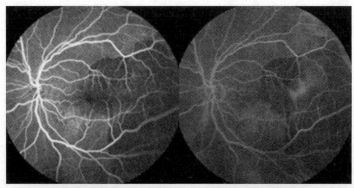

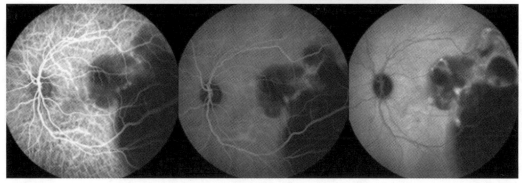

图 12-1-23 息肉状脉络膜血管病变(2)

左上:FFA 早期,左眼黄斑区及其颞侧视网膜大面积视网膜下出血遮蔽荧光;右上:FFA 晚期黄斑区偏颞侧局部荧光渗漏。左下:ICGA 早期,左眼黄斑区及颞侧见大面积弱荧光,局部可见数个息肉灶;中下:造影中期,息肉灶荧光逐渐消退;右下:ICGA 末期,黄斑区周围局部荧光渗漏

性病灶可与活动性病灶共存。异常分支脉络膜血管网可表现为造影后期荧光逐渐消退(图 12-1-24)或血管网染色(图 12-1-22)。

(3) OCT:PCV 患者在 OCT 上可见异常分支脉络膜血管网处色素上皮层及其下的强反射,称为"双层征"(图 12-1-22 和图 12-1-24)。是由于患者 Bruch 膜断裂,滋养血管穿过 Bruch 膜,将 Bruch 膜与 RPE 分离而形成的,并可见脉络膜增厚(高通透性)的现象。息肉状病灶处表现为色素上皮层及脉络膜毛细血管呈陡峭的穿窿状隆起,其下可见结节状改变。同时浆液性或出血性视网膜色素上皮层脱离也是 PCV 的 OCT 特征性表现之一。

【诊断】

2013 年关于 PCV 诊疗的循证指南中提出 PCV 诊断标准为,ICGA 检查可见到结节状强荧光病灶,可伴有局灶性强荧光,周围环绕弱荧光环及息肉、BVNs 和黄斑下大量出血等表现(图 12-1-25)。

【鉴别诊断】

1. 与 ARMD 鉴别　两者均好发于老年人,眼底后极部均可出现出血,渗出等表现,且临床上不易区别,但二者的影像学特征及视力预后均有较大不同。ICGA 是鉴别 PCV 与 ARMD 的重要方法,前者可见扩张的内层脉络膜分支血管网及脉络膜血管扩张样息肉改变。部分患者还可出现息肉状病灶处搏动现象。且在造影早期呈囊袋样强荧光,后期呈中心样弱荧光,周围呈环状染色,即"冲刷现象"。而后者在造影晚期多为荧光渗漏导致边界不清的强荧光斑。此外 PCV 患者在 OCT 中可见异常分支脉络膜血管网处色素上皮层及其下的两层强反射,即"双层征"。ARMD 较 PCV 对视力的破坏性更强,不仅可以短期内视力下降迅速,若黄斑长期出血机化,形成盘状瘢痕,中心视功能将完全丧失。

2. 与 CSC 鉴别　两者均可见视力下降、视物变形等症状,但鉴别并不困难。CSC 多为中青年患者,眼底黄斑部可见圆形或类圆形病灶;FFA 检查:活动病变,可见病变区内强荧光点随造影时间的延长而渗漏,且逐渐扩大呈墨汁弥散样或炊烟状;ICGA 检查可见脉络膜血管低灌注、脉络膜血管高渗透、荧光渗漏、RPE 脱离和视网膜神经上皮脱离。可见 CSC 与 PCV 在 FFA 及 ICGA 中的表现明显不同,影像学检查为两者的鉴别提供了重要依据。

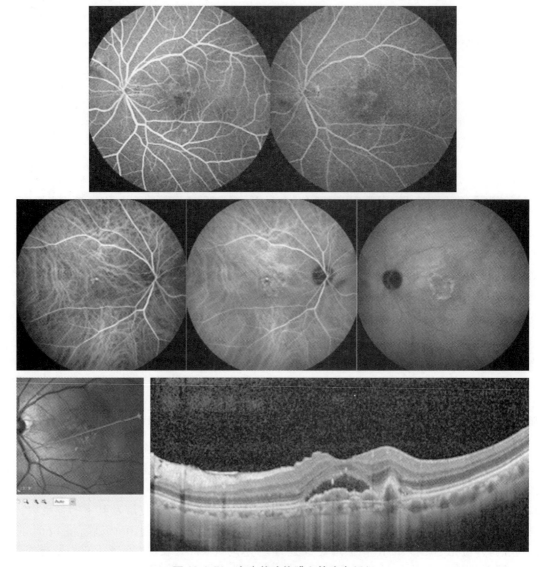

图 12-1-24   息肉状脉络膜血管病变(3)
左上:FFA 早期,左眼拱环周围网膜点片状强荧光;右上:FFA 晚期黄斑区荧光渗漏。左中:ICGA 早期,
左眼黄斑区局部可见息肉灶,可见异常脉络膜血管网;中:造影中期,仍可见息肉灶,BVN 变得明显;
右中:ICGA 末期,息肉灶荧光消退,BVN 染色。下:左眼 OCT,黄斑区可见双层征,及指状突起,可见局部
视网膜下积液

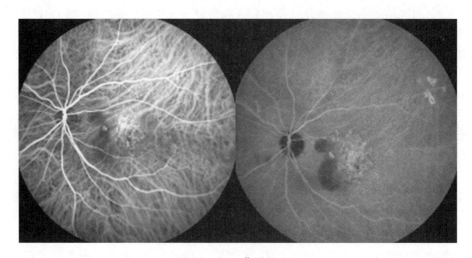

图 12-1-25   典型 BVNs
左图:ICGA 早期,左眼黄斑区鼻侧弱荧光灶,黄斑区见 BVN 形态;右图:ICGA 晚期无明显渗漏

【病情评估】

1. **病情严重程度**　根据患者自觉症状、有无浆液性/血性 PED,有无玻璃体积血等而不同。

2. **PCV 与 AMD、SCS 的鉴别诊断**　应用 ICGA、FFA 及 OCT 对疾病进行鉴别,评估病情严重程度,对治疗具有指导意义。

【临床治疗】

虽然部分 PCV 患者视网膜下出血及渗出可能自行吸收,但大部分患者,一旦出血和渗出持续存在,难以自行吸收,呈进行性扩大,尤其是威胁到黄斑中心凹时,若得不到及时的治疗,会导致严重视力下降。目前,在临床上主要的治疗方法有激光光凝疗法、光动力疗法(PDT)、抗 VEGF 治疗及联合治疗等。

1. **激光光凝疗法**　适用于 PCV 病灶位于黄斑中心凹以外的病变。激光光凝疗法本身可能诱发脉络膜新生血管,同时可能对视功能也有损伤。

2. **光动力疗法(PDT)**　适用于 PCV 病灶位于中心凹旁或下,能选择性的封闭新生血管的增生。有研究发现单纯光动力疗法即可以使超过 70% 的息肉状病灶消退,但目前有诸多研究表明,在长期随访病例中,PDT 治疗的复发率高,远期疗效不佳。但目前就 PDT 治疗时光斑区应该覆盖整个病变区还是仅针对单个息肉区域这一问题还存在争议。同时 PDT 本身可导致 VEGF 高表达,引起视网膜下出血、视网膜病变及玻璃体积血等一系列并发症。

3. **抗 VEGF 治疗**　抗 VEGF 药物能通过有效抑制新生血管的生成及渗出从而减轻视网膜水肿,改善患者视力,目前国内常用的抗 VEGF 药物包括雷珠单抗、阿柏西普和康柏西普等。

4. **联合治疗**　PDT 能选择性的封闭新生血管的增生,但本身可致 VEGF 高表达;抗 VEGF 药物能有效抑制新生血管的生成及渗出,同时减少 PDT 的次数,两者联合治疗可发挥拮抗与协同作用。据报道,PDT 和抗 VEGF 联合治疗可获得比 PDT 单独治疗更显著更好的视力预后,并可降低 PDT 相关出血的发生率。

5. **手术治疗**　后极部大片视网膜下出血并发玻璃体积血的患眼,可行玻璃体切割术清除积血。

【学科新进展】

1. **PCV 基因研究进展**　2016 年,有学者通过全外显子组测序技术,对 3 318 例 PCV 患者、2 457 例脉络膜新生血管(CNV)患者以及 9 097 例对照亚洲人群进行研究,结果发现 FGD6 rs77466370(FGD6-Arg329)与 PCV 具有较强相关性,但与 CNV 并不相关;2017 年,有学者通过全基因组关联分析(genome-wide association study,GWAS)发现,CFH、CETP、VEGFA 基因突变与亚洲人群 PCV 发生具有相关性。

2. **光学相干断层扫描血管成像**　在 OCT 基础上发展而来的眼科诊断新技术,对 BVNs 的检出率较高,而对息肉病灶检出率较低,在较大的息肉病灶内部,可观察到血管团样或肾小球样血流结构,可以显示息肉病灶的位置。但目前认为 ICGA 仍是 PCV 诊断的金标准。

(吴苗琴　邓爱军　童剑萍　王鲜　马翔)

第二节　视神经疾病

一、视盘水肿

视盘水肿(papilledema)是指因颅内压增高而表现的视乳头边界不清、静脉充盈等,无原发性炎症,故早期视功能无障碍。

【病因和发病机制】

颅内压增高常见的病因为颅内占位性病变,74.6% 是视盘水肿是由颅内肿瘤引起。其他因素还包括颅内炎症、寄生虫和脑水肿等。颅内压增高时可通过蛛网膜下隙的脑脊液传导,使视神经鞘间隙的压力也增高,从而压迫视网膜中央静脉致其回流受阻,引起视盘水肿。近年来认为与神经轴浆运输受阻也有一定关系。

【临床表现】

1. **症状** 通常双眼发病,视力多无影响或轻度下降,可伴有头痛、恶心、一过性黑矇、搏动性耳鸣。晚期视力可有下降,如原发病灶不解除可致视神经萎缩而失明。

2. **体征** 视乳头边界不清、充血,表面毛细血管扩张,视盘水肿隆起高度可超过 3D,同时直径扩大。视乳头边界不清多从下方开始,然后累及上方、鼻侧,最后颞侧。盘周视网膜可有水肿、出血、渗出和棉絮斑,波及黄斑区可出现黄斑水肿。视网膜中央静脉充盈扩张、搏动消失。视盘水肿长期不消退则转型为视神经萎缩,色泽变为灰白色或白色。

【特殊检查】

1. **视野检查** 早期可完全正常或仅表现为生理盲点扩大,生理盲点水平径线的扩大对疾病早期诊断有价值。随着疾病进展,视野可表现为向心性缩小。还可出现象限性缺损、半侧缺损等原发病灶部位的视野缺损。

2. **荧光素眼底血管造影** 造影早期可无变化,或因视乳头表层毛细血管扩张呈现强荧光,造影晚期因荧光渗漏可使视乳头及周围组织呈强荧光。

3. **B 超** 测定视神经直径可对早期诊断颅内压增高有临床意义。

4. **CT 或 MR 检查** CT 或 MR 检查可尽早排查颅内占位性病变。

【诊断和鉴别诊断】

1. **诊断依据** 双眼发病,视盘水肿较重,无明显视功能障碍,伴有颅内压增高症状,或影像学检查有颅内占位性病变。

2. **鉴别诊断** 缺血性视神经病变、视神经炎、假性视乳头炎。

【病情评估】

1. 若长期的颅高压得不到治疗则会出现视神经萎缩,此时即使去除病灶视力也难以恢复。

2. 大多数视盘水肿是可逆的,早期积极治疗易恢复。

【临床处理】

1. **处理原则** 寻找病因,及时治疗。

2. 一经确诊颅内占位性病变应转至神经外科处理。颅内压恢复正常后视盘水肿可逐渐消退,早期治疗后视力可恢复。

3. 视神经鞘减压术是治疗顽固性颅高压性视盘水肿的一种有效治疗方法。

4. **监测和随访** 以视神经病变、视盘水肿为主要表现的患者除行神经眼科查体外,应行头颅 MRI 检查以排除颅内占位性病变,当头颅 MRI 检查阴性时,根据具体病情可能需进一步行脑脊液检查、MRV、DSA 等检查以排除颅内静脉窦血栓形成等其他疾病,以免漏诊、误诊,造成严重后果。

【学科新进展】

视神经鞘与颅内蛛网膜下腔相通,研究证实视神经鞘直径(optic nerve sheath diameter, ONSD)的改变可以反映颅内压变化,颅内压增高时,ONSD 最先增宽,随后出现视盘水肿。因此,超声测量 ONSD 能够较检眼镜更早判断颅内压增高,被视为一种快速、简单、安全、有效并能床旁操作评价颅内压的方法。

二、视神经炎

视神经炎(optic neuritis)是指能够阻碍视神经传导功能,引起视功能改变的一系列视神经疾病,如炎症、退变及脱髓鞘疾病等。球内段视神经的炎症称为视乳头炎,眶内段、管内段和颅内段视神经的炎症称为球后视神经炎。

（一）视神经炎

【病因和发病机制】

1. 特发性视神经炎的发病原因不明。

2. **全身因素** 脑膜炎、传染病(如梅毒、结核等)、中毒、营养代谢障碍性疾病。

3. **继发于视神经相邻组织的炎症** 葡萄膜炎、眶内炎症、鼻窦炎、脑膜炎等。

【临床表现】

1. **发病时间** 起病急,视力多在短期内可降致黑矇。

2. **症状** 视力急剧下降,可在数小时至数天内丧失,在发病 1~2 周后最重;多为单眼发病;18~45 岁的女性多见;典型的症状为眼球转动痛,可伴有色觉障碍和对光敏感度减弱。

3. **体征** 患眼瞳孔轻度散大,直接对光反应迟钝或消失,间接对光反应存在,RAPD+。视乳头充血水肿,边界不清,轻微隆起,盘周可有火焰状出血。

【特殊检查】

1. **视野检查** 典型视野损害表现为哑铃状暗点,也可表现为中心暗点和生理盲点扩大,病变严重者视野完全丧失。

2. **VEP 检查** 潜伏期延长,振幅下降。

3. **OCT 检查** 可以测量视乳头及其周围视网膜神经纤维层增厚程度。

4. **荧光素眼底血管造影** 表现为视乳头毛细血管扩张,伴有血管壁荧光渗漏,造影后期和晚期呈现高荧光。在鉴别诊断中具有价值。

【诊断和鉴别诊断】

1. 通常根据病史、典型的临床表现和特殊检查结果即可做出诊断。

2. **鉴别诊断** 缺血性视神经病变、视盘水肿、假性视乳头炎(表 12-2-1)。

表 12-2-1 视神经炎鉴别诊断要点

鉴别要点	视神经炎	视盘水肿	缺血性视神经病变	假性视乳头炎
病因	局部炎症、全身性疾病	颅内压增高,常系颅内肿瘤所致	局部血管硬化、合并全身血管性因素	先天性发育异常,多见于远视
眼别	多单眼	多双眼,患眼更重	多单眼	双眼或单眼
瞳孔	瞳孔等大,患眼瞳孔反应降低	瞳孔等大,反应多为正常	瞳孔等大,患眼瞳孔反应降低	
视力	下降	正常	不同程度下降,发生在动脉炎时可严重丧失甚至无光感	正常或不良
视乳头隆起高度	低于 3D	3D 以上	低于 3D	无隆起或微隆起
眼球转动痛	92%患者有	无	无	无
视野	哑铃型暗点、中心暗点、生理盲点扩大	早期生理盲点扩大,晚期视野向心性缩小	与生理盲点相连的象限性缺损	正常
预后	较好,可恢复正常	根据不同病因决定,解除颅高压病因后预后好	预后差,部分患者可有对侧眼发病	良好

【病情评估】

1. **视力下降的严重程度** 患者自觉症状、眼部体征变化、病程进展速度等。

2. **疾病对治疗的反应** 详细的既往诊断和治疗过程,尤其是对激素的应用以及应用后的反应,是判断病情进展情况的重要依据。

【临床处理】

1. **处理原则**　去除病因、控制炎症、促进视力恢复。对有全身性疾病者应首先对全身病进行积极治疗。及时迅速的应用皮质类固醇药物为该病的治疗原则,开始应大剂量,病情控制后减量。大剂量维生素 B 族药物和血管扩张剂作辅助治疗。

2. 根据病情的严重程度确定合适的治疗方案。根据治疗反应和检查结果进行用药调整。大剂量激素的使用在病变控制后即时减量,以减轻各种副作用。

3. **用药途径**　可静脉滴注、口服或球后注射。静脉滴注一般剂量为 1 000mg/d,共 3 天,以后口服泼尼松 1mg/(kg·d),共 11 天,然后逐渐减量。

4. **监测和随访**　该病有自愈性,部分患者在发病后 2~6 周可自行缓解。1~3 个月复查一次,使用激素者密切监测眼压。对 MRI 发现中枢神经系统异常者应请神经科医生协助诊疗。

（二）球后视神经炎

根据发病时间可分为急性和慢性两类,后者多见。根据受累部位可分为:轴性球后视神经炎、球后视神经周围炎和横断性视神经炎。

【病因和发病机制】

1. 与视乳头炎的病因相似。

2. 西方国家以特发性脱髓鞘性视神经炎最为多见,与多发性硬化相关,但国内较少见。

【临床表现】

1. **症状**　急性球后视神经炎的典型症状为突然视力下降,可在数小时或数天内视力减退至无光感;眼球胀痛、转动痛;色觉障碍。慢性球后视神经炎常表现为双眼视力逐渐减退,进展缓慢,视力损害轻;无明显眼球转动痛。

2. **体征**　急性发病者患眼瞳孔中等或极度散大,直接对光反应迟钝或消失,间接对光反应存在,RAPD+。慢性发病者瞳孔无明显异常变化。眼底检查一般正常。

【特殊检查】

1. **视野检查**　急性发病者可表现为中心暗点、向心性视野缩小;横断性视神经炎者视野完全丧失。慢性发病视野检查一般正常。

2. **VEP 检查**　潜伏期延长,振幅下降。

3. **MR 检查**　对于视神经脱髓鞘的患者可有助于诊断。

【诊断和鉴别诊断】

1. 在屈光间质和眼底检查未发现影响视力病变的情况下发生的急性视力下降,排除其他可能的疾病即可做出急性球后视神经炎的诊断。

2. **鉴别诊断**　伪盲、癔症。

【病情评估】

1. **视力下降的严重程度**　患者自觉症状、病程进展速度等。

2. **疾病对治疗的反应**　诊断和治疗过程,激素治疗后的病情变化,是判断病情进展情况的重要依据。

【临床处理】

1. **处理原则**　积极寻找病因并进行治疗。对于急性病例治疗方法同视乳头炎。慢性病例使用激素应慎重。对合并有多发性硬化者应请神经科医生协助诊疗。

2. 根据病情变化调整用药,严密观察治疗效果与病变的关系,综合判断治疗和诊断的关系。

3. **监测和随访**　1~3 个月复查。

【学科新进展】

1. **实验学检查新方法**　该病可能与一系列自身免疫异常有关,而补体系统是免疫系统的重要组成部分,是身体免疫系统调控的重要环节,对身体的免疫系统发挥着重要的作用。补体 C3 处于补体三条激活途径的枢纽关键位置,同时是补体系统中含量最多的成分。有研究表明,中枢神经系统脱髓鞘疾病(包括 ON)与 EB 病毒感染、感染后及 HLA-DRB 密切相关。对于原发于多发性硬化的患者,多认为 HLA-A3、HLA-B7 阳性有助于诊断,在国内以 HLA-DR2、HLA-DRW8、HLA-DQW1 阳性率为高。

2. **治疗方法** 静脉注射激素治疗视神经炎后,视力恢复更快,但是最终的视力、视野、对比度和色觉敏感度的改善较单纯口服激素治疗方案未见明显优势。因此研究认为更快的恢复视力时静脉注射激素治疗方案的唯一好处。同时研究发现低剂量口服激素治疗方案会升高视神经炎的复发率,因此被认为是典型的视神经炎疾病的禁忌疗法。

三、缺血性视神经病变

缺血性视神经病变(ischemic optic neuropathy,ION)是指视神经的血液供应受到影响而发生缺血性的病变,病变主要发生于视乳头,因此也称为前部缺血性视神经病变(anterior ischemic optic neuropathy,AION)。以视网膜中央动脉进入球后视神经处(9~11mm)为界限,临床上分为前部缺血性视神经病变和后部缺血性视神经病变(posterior ischemic optic neuropathy,PION)。

【病因和发病机制】

AION 是 50 岁以上中老年人最常见的急性视神经病变。普遍认为梗死区位于睫状后短动脉供应的视乳头筛板区和筛板后区,而睫状后短动脉来自于颈内动脉的分支。睫状后动脉粥样硬化导致的供血不足时 AION 的常见原因。多合并有全身因素:①血管退行性病变:高血压、动脉硬化、糖尿病等。②血管炎性闭塞:颞动脉炎等。③急性血压下降:大出血、休克等。④眼压增高:青光眼、白内障术后等。

【临床表现】

1. **发病时间** 起病急,表现为突然的无痛性视力下降,可说出确切的发病时间。

2. **症状** 急性特征性视野缺损,通常单眼发病,30%~40% 为双眼发病,先后发病间隔时间不一。

3. **体征** 瞳孔等大,病变侧瞳孔反应降低;视力损害较轻,呈不同程度下降,发生在动脉炎时可严重丧失甚至无光感。眼底可见视乳头象限性水肿、颜色变淡,伴有少量火焰状出血。视盘水肿消退后颜色变淡或苍白。

【特殊检查】

1. **视野检查** 典型的视野改变为与生理盲点相连的弧形视野缺损,具有特征性,多表现为上方或下方的束状视野缺损,不以水平正中线或垂直正中线为界;视野缺损绕过注视区,无中心暗点。

2. **荧光素眼底血管造影** 早期可见视乳头区域性低荧光或充盈迟缓,且与视野缺损部位大致相当;造影晚期由于扩张的周围血管渗漏,缺血区被染色而呈现荧光,但与未受累的部分比荧光仍显淡弱。

3. **VEP** VEP 改变特点是以振幅降低为主,潜伏期改变不明显。

4. **彩色多普勒超声** 可有颈动脉血管异常、眼动脉血流速度降低的表现。

【实验室检查】

1. 可合并有血流动力学改变,应排查贫血、红细胞增多症等疾病,以及因血液成分黏稠度改变而导致的视神经缺血性病变。

2. **动脉炎性 AION 的病因** 巨细胞动脉炎、系统性红斑狼疮、结节性多动脉炎。对怀疑该病的患者应检查血沉和 C 反应蛋白、颞动脉活检。

【诊断和鉴别诊断】

1. **诊断依据** ①视力突然减退,无眼球转动痛;②视盘水肿隆起约 1~3D,视乳头边界模糊,盘周少量出,视网膜血管无改变;③视野表现为与生理盲点相连的水平性半盲或垂直半盲,缺损绕过注视区,无中心暗点;④荧光素眼底血管造影早期可见视乳头局部低荧光或充盈迟缓;⑤排除颅内、眶内占位病变及脑梗死所致的后部缺血性神经病变。

2. **鉴别诊断**　动脉炎性缺血性视神经病变、视神经炎、视盘水肿、Foster-Kennedy 综合征。

【病情评估】

1. **严重程度**　患者自觉症状、眼部体征变化、病程进展速度等。

2. **AION** 是急性视功能损伤,若未能及时治疗,则造成视力视野严重的不可逆性损伤,因而早期积极有效的治疗至关重要。

3. **PION**　是一种发病率低,难以诊断,更无有效治疗并且预后较差的眼部疾病,要预防 PION 的发生、降低 PION 发生的风险。

【临床处理】

1. **处理原则**　治疗病因,改善血供,营养神经。

2. 该病治疗困难,传统的治疗方法包括类固醇激素,扩血管药物,降眼压药物,视神经鞘减压术等,但疗效尚不肯定,理想的治疗方法尚需继续探索。质类固醇药物的应用在减轻视盘水肿和缓解病变进展方面有明显的作用。复方樟柳碱在改善血供缓解视乳头缺血病变方面有一定疗效。降眼压药物的应用可以改变视神经血液供应状态。维生素 B 族药物药物营养神经。

3. 积极治疗原发病,对于合并的全身性疾病如高血压、动脉硬化等应积极治疗,有利于缺血性视神经病变的恢复。

4. **预后和随访**　早期积极治疗,以期改善视功能预后。视盘水肿通常在发病后 0.5~2 个月内可自行消退,表现为视神经色苍白。

【学科新进展】

1. **病理机制**　由临床和实验研究已证明缺血性视神经病变的发生是睫状后动脉循环障碍引起的低灌注压所致,并非栓子或血栓形成所致。颈动脉粥样硬化可能导致血管僵硬,顺应性降低,自身调节机制减退,局部微循环脉压差增加,睫状后短动脉有效灌注压下降,导致视乳头低灌注并缺血而发病。尤其是夜间低血压还伴有其他血管危险因素的患者,可能因血压降低到一个临界水平时,颈动脉粥样硬化对局部微循环的影响将更为明显,从而引起视乳头的血流量减少,对 AION 的发生起到重要作用。

2. **治疗方法**　早期应用激素虽可迅速控制组织水肿,预防视神经继发性损害,从而完全恢复视力、视野,但病程超过 1 个月而应用激素者,预后较差。

四、视神经萎缩

视神经萎缩(optic atrophy)是指视神经纤维、视网膜神经节细胞及其轴突在各种病因影响下发生变性和传导功能障碍,是视神经受损的最终结果。

【病因和发病机制】

1. **原发性视神经萎缩**　也称为下行性视神经萎缩,由多种原因引起,如炎症、退变、缺血、压迫、外伤、中毒、脱髓鞘等。

2. **继发性视神经萎缩**　也称为上行性视神经萎缩,可因视神经本身的疾病导致,如视盘血管炎、视网膜血管炎、脉络膜视网膜炎、视网膜血管阻塞、视网膜色素变性等。

3. **发病机制**　各种病因导致的神经传导功能丧失而出现神经轴突纤维萎缩消失,或胶质细胞增生、毛细血管减少或消失而出现视盘苍白。

【临床表现】

1. **症状**　主要表现为视力减退,不同的病因视力可有不同程度的减退。

2. **体征**　原发性视神经萎缩视乳头色灰白或苍白色,边界清晰。继发性视神经萎缩视乳头色蜡黄色,边界模糊,可伴有视网膜动静脉管径变细或白鞘,视网膜有色素性改变等。可有红绿色觉障碍。

【特殊检查】

1. **视野检查**　视野对视神经萎缩疾病的定性及诊断具有非常重要的意义。遗传及代谢中毒性疾病导致的视神经萎缩表现为双眼对称性中心暗点；缺血性视神经病变导致的视神经萎缩为与生理盲点相连的束状视野缺损；鞍区占位为极具特异性的双颞侧偏盲；颅高压早期视野正常或生理盲点扩大，中晚期则表现向心性缩小。

2. **荧光素眼底血管造影** 毛细血管闭塞，视乳头呈现低荧光。

3. **OCT** 可以更加精细、准确地测量视盘周围神经纤维层的厚度以及黄斑神经节细胞层的厚度，对于检眼镜下可疑的视神经萎缩具有重要的诊断意义。有助于帮助鉴别青光眼、遗传性视神经疾病，以及先天发育异常。

4. **VEP** 可用来评估视神经损害的程度。视神经萎缩患者 P100 波的波幅大多降低、潜伏期延迟。

5. **CT 和 MR 检查** 颅脑及眼眶 CT/MR 是明确压迫性视神经病变不可缺少的辅助检查，尤其是高分辨率的眼眶 MR 结合特殊序列可以清晰显示视神经球后段病变，甚至是细微结构的异常。

【诊断和鉴别诊断】

1. **诊断**

（1）根据眼底表现，结合视力、视野、电生理检查即可确诊。应尽可能做出病因诊断，患者的主诉、疾病发展过程、眼部表现、全身性疾病背景、用药史以及影像学检查是明确病因的重要依据。

（2）进展性视神经萎缩，不论单眼或双眼，均需要积极查找病因：球后、眼眶及鞍区的各种压迫性疾病包括青光眼、甲状腺相关眼病、颅高压等。双眼进行性视力下降、视野缺损伴视盘苍白患者，尤其是需要影像学检查排除鞍区垂体瘤、脑膜瘤等占位病变及颅高压的可能。

2. **鉴别诊断** 应与先天性视盘发育异常、视盘缺损、生理性大视杯等进行鉴别。

【病情评估】

1. 视神经已经萎缩要使之痊愈是不可能的，但使残余的神经纤维不进一步恶化是可能的。应通过视力、视野、眼底等检查对改变进行评估。

2. 根据病因也可估计预后。

【临床处理】

1. **处理原则** 寻找病因，针对病因治疗。

2. 对于颅内病变压迫性因素导致的病因应积极转至相关科室治疗。对青光眼患者要积极控制眼压。中毒性视神经萎缩应尽早去除毒性物质对视神经的急性损害。遗传性视神经病变虽然无特殊治疗。对视神经炎患者告知反复发作的风险及定期随访。

3. **神经营养药物** 如甲钴胺、胞磷胆碱、辅酶 A 等已经广泛用于视神经萎缩患者的预防保护。

4. **复方樟柳碱** 治疗视神经萎缩也可有效改善患者的视功能。

5. **监测和随访** 由于视神经疾病导致视神经萎缩需要一定的时间，因此 OCT 可以用来随访疾病的进展。

【学科新进展】

当病程较短、视神经尚未发生不可逆损伤时联合应用高压氧治疗可更大程度改善视网膜组织的血氧供给，从而加快或促进视神经的修复。病程较长时，由于视神经可能已发生不可逆性损伤，修复能力受限而导致治疗效果欠佳。

五、视乳头先天异常

视乳头先天异常又称为视盘先天异常，是指出生后即有的视盘先天性形态异常，常伴有不同程度的视功能损害，临床上较为少见，易于误诊。常见的视乳头先天异常包括：视盘发育不全，视盘缺损，视盘小凹，牵牛花综合征，视盘周围葡萄肿，大视神经盘，视盘倾斜综合征，视盘玻璃疣，有髓神经纤维，假性视盘水肿等。

【病因和发病机制】

视乳头先天异常主要是由视神经发育障碍或异常所致。如视盘发育不全是由于胚胎期视网膜神经节细胞发育分化障碍,导致进入视茎内的神经纤维数量过少形成的;视盘缺损是由于胚胎期胚裂末端闭合不全或闭合异常造成的;有髓神经纤维是由于胚胎期筛板缺损,导致少突胶质细胞越过筛板到达视网膜而形成髓鞘的。

视盘玻璃疣发病原因不明,目前多认为是由于视神经纤维轴浆运输障碍,导致神经纤维变性、崩解而形成。

【临床表现】

1. 症状　除了视盘玻璃疣可以引起一过性黑矇或持续性视野遮挡以外,大多数视乳头先天异常患者无明显症状,通常是在常规眼科检查时发现的。

2. 体征

(1) 视盘发育不全:表现为完全性或部分性视盘发育不全,视盘小和双环征是其特征性眼底表现。完全性患者视盘发育不全患者视盘非常小,仅为正常的 1/2~1/3,部分性视盘发育不全视盘可以接近正常大小。视盘色泽通常呈灰白或苍白色,也可以正常。视盘呈圆形或椭圆形,生理凹陷无或非常小。视盘周围依次绕以清晰程度不等的色素沉着带(内环)和棕黄色或灰黄色晕轮(外环),即双环征。外环是巩膜与筛板实际交界处,而内环是视网膜色素上皮细胞越过筛板外缘,在筛板表面扩展形成的。少数患者表现为部分性视盘发育不全,常累及视盘上部或下部,病变部位外周可见双环征,或仅可见棕黄色的外环。视神经发育不全常伴有视网膜静脉迂曲。

视神经发育不全患者视力可以完全正常,也可能低至无光感。视力损伤程度取决于视乳头黄斑束的完整度,而不是视盘大小。视神经发育不全常伴有颅内中线组织异常如间隔-视神经发育不全和垂体障碍等,以及眼球发育异常如小眼球和无虹膜等,也可以单独存在。

(2) 视盘缺损:多位于视盘下部,临床表现为视盘扩大,边界清晰,呈白色碗底样凹陷,筛板不能看到,而视盘上部盘沿相对正常。视盘缺损偶尔会累及整个或大部分视盘。视盘缺损常累及视盘下方的脉络膜和视网膜,并造成下方视神经局部发育不全,与下方盘沿形成 C 形或月牙形视神经视网膜边缘。视盘下部的视网膜血管呈钩状或屈膝状从盘缘发出,视盘缺损边缘常伴有轻度色素紊乱,少数患者伴有巩膜露白。

患者视力取决于视乳头黄斑束发育的完善程度。视盘缺损患者可以单眼发病,也可以双眼发病。可以合并虹膜和脉络膜缺损、小眼球、眼眶囊肿和黄斑浆液性脱离等。也可以伴有其他遗传性全身异常,如 CHARGE 综合征和 Goldenbar 综合征等。

(3) 视盘小凹:表现为位于视盘内的圆形或椭圆形、灰色或白色的小凹陷,通常位于视盘颞侧,也可见于视盘的其他象限。位于视盘颞侧的小凹常伴有邻近视盘周围的色素上皮改变和黄斑浆液性脱离。50% 视盘小凹患者可见 1~2 根睫状视网膜动脉从小凹底部或边缘发出。

视盘小凹多为单眼发病,受累侧视盘通常较正常视盘为大。除非合并黄斑浆液性脱离,或继发性黄斑裂孔或萎缩,患者视力一般正常。视盘小凹很少合并虹膜和脉络膜缺损,一般不合并其他全身性异常。

(4) 牵牛花综合征:患眼后极部可见较正常视盘明显为大的漏斗状凹陷,视盘位于凹陷区中央,视盘中央可见白色丛状增生的神经胶质,凹陷区边缘环绕以宽大的脉络膜视网膜色素紊乱环,并可见 10~20 支视网膜血管呈钩状自视盘周边部发出,越过凹陷区边缘后沿直线走行并分布至周边视网膜。视网膜动静脉常难以分辨。

牵牛花综合征多为单眼发病,视力可从无光感到 1.0,但通常仅为指数到 0.1。部分患者可以合并黄斑部浆液性脱离。另外,部分患者可以合并中枢神经系统及正中颅面骨发育异常,如经蝶骨的基底部脑膜膨出、腭裂和唇裂等。

(5) 视乳头周围葡萄肿:患眼后极部局限性向后凹陷,视盘位于凹陷区内,凹陷边沿环绕以黄白色脉络膜视网膜萎缩带。与牵牛花综合征相比,虽然两者的视盘均位于凹陷内,但视乳头周围葡萄肿的视盘基本正常,表面无神经胶质增生,而且视网膜血管形态和走行均正常。

视乳头周围葡萄肿一般是独立发病的。患者视力通常明显下降,但也有视力正常者。屈光状态可以为正视,也可以为近视。

(6) 大视乳头:患眼视盘和视杯较正常明显为大,但不伴有视力和视野异常。大视乳头一般出现于双眼,而且多合并大的杯盘比,因此,易于误诊为青光眼。但是,大视乳头的视杯是圆形或水平椭圆形的,不会出现视盘边沿切迹或丢失,也不会出现视盘血管屈膝样改变或鼻侧移位。

(7) 视盘倾斜综合征:是由于视神经倾斜插入眼球所致。通常表现为视盘鼻上方隆起,颞下方向后倾斜,导致视盘呈长轴倾斜的半月形态,甚至形成水平方向走行的视盘。常伴有先天性视盘周围弧形斑和视网膜血管异位。部分患者因为视盘倾斜、视神经纤维拥挤而呈现视盘水肿样表现,但在荧光素眼底血管造影中不会出现视盘毛细血管扩张和荧光素渗漏,因此属于假性视盘水肿。

大多数患者双眼发病,也可以仅为单眼受累。患者通常合并近视和斜轴散光,而且散光轴和视网膜扩张方向平行。

(8) 视盘玻璃疣:是指位于视盘表面或埋藏于视盘内部的透明或半透明沉积物,多合并钙化。位于视盘表面的玻璃疣通常表现为透明或半透明的结节状或葡萄串样、蛙卵样病灶。埋藏性视盘玻璃疣可以表现为视盘局限性或弥漫性水肿、隆起,少数患者可以继发视盘表面或视盘周围视网膜下出血,以及继发性视神经萎缩样视盘改变。埋藏性视盘玻璃疣引起的视盘水肿为假性视盘水肿,“水肿”的视盘不会遮盖走行在其表面的视网膜血管。

患者多为双眼发病,也可以仅单眼受累。大多数患者无临床症状、视力正常,偶而会出现一过性黑矇或视力下降。部分患者可以出现神经束性视野缺损。

(9) 有髓神经纤维:表现为视盘周围或其他部位视网膜表面白色羽毛状病灶,并遮盖其下的视网膜血管。病变范围可以仅局限在视盘周围,也可以累及后极部大部分区域。患者视力通常不受影响。

(10) 假性视盘水肿:又称为假性视盘炎或假性视乳头炎,表现为视盘充血,边界模糊,常伴有程度不等的视盘水肿和隆起,在临床上易于误诊为视盘炎和视盘水肿。与真正的视盘炎和视盘水肿相比,假性视盘水肿的眼底表现具有以下特点:

1) 拥挤视盘:视盘直径小、色红、边界欠清晰,视杯无或很小,多见于远视眼,也可见于正视眼和近视眼;

2) 视盘中心发出的视网膜血管通常表现为数量增多和形态异常,如分支异常和迂曲,但血管均正常地爬过视盘而不会被视神经纤维层遮盖;

3) 视盘存在自发性静脉搏动,此点可以排除由颅内压增高引起的视盘水肿;

4) 无视盘表面毛细血管扩张,也无视盘周围硬渗或棉絮斑形成;

5) 在荧光素眼底血管造影中,视盘表面始终无荧光素渗漏,或仅表现为晚期视盘边缘荧光素着染。此点可以与急性期视神经炎和视盘水肿相鉴别;

6) 部分患者可以出现视神经束性视野缺损。

假性视盘水肿常见于拥挤视盘、视盘倾斜综合征和埋藏性视盘玻璃疣等。

【特殊检查】

1. B超　用于检查患眼是否存在大而深的视盘凹陷(视盘缺损)、眼球壁向后膨隆及其程度(牵牛花综合征、视乳头周围葡萄肿),视盘高回声斑(视盘玻璃疣),以及黄斑浅脱离等病变。钙化的视盘玻璃疣在B超中表现为视盘结节状或团块状高回声,其后方可以伴有声影,降低增益后更容易发现病变。

2. 视野检查　用于明确患眼是否存在视野缺损。

(1) 视盘发育不全患者常伴有局限性或弥漫性视野缺损。部分性视神经发育不全患者常伴有与病变部位相对应的视野缺损。

(2) 视盘缺损可以引起生理盲点扩大、旁中心视野缺损和上半侧视野缺损等。

（3）视盘小凹的视野损害表现多样,而且通常与小凹位置无关,最常见的视野损害为与生理盲点相连的弓形暗点。

（4）牵牛花综合征可以引起盲中心暗点和弥漫性视野缺损。

（5）视乳头周围葡萄肿常引起生理盲点扩大,部分患者可引起盲中心暗点。

（6）大视乳头患者视野一般正常。

（7）视盘倾斜综合征患者视野可以正常,也可以出现双颞侧偏盲,尤其是颞上象限盲。与视交叉病变引起的双颞侧偏盲不会跨过中线不同,视盘倾斜综合征患者的双颞侧偏盲可以跨过中线。但是,矫正近视和散光后,部分视盘倾斜综合征患者的颞上象限盲可以明显缩小或消失,因此,其视野缺损主要是由鼻下方视网膜局限性近视造成的屈光性暗点。但也有部分患者的视野缺损在矫正屈光不正后仍然存在,这部分患者多合并不同程度的视神经发育不良。

（8）视盘玻璃疣患者可以出现神经束性视野缺损,如生理盲点扩大,与生理盲点相连的象限性视野缺损、弓形暗点和向心性视野缩小等。

（9）有髓神经纤维患者视野多数正常,部分患者可以出现生理盲点扩大和弓形暗点等,并与病变累及部位相对应。

（10）假性视盘水肿患者视野一般正常,部分患者可以出现视神经束性视野缺损。

3. 荧光素眼底血管造影（FFA）   用于明确患眼是否存在视盘荧光素渗漏或着染。

（1）眼底检查表现为视盘充血、水肿,伴有不同程度隆起的拥挤视盘和视盘倾斜综合征在 FFA 检查过程中始终无荧光素渗漏。

（2）视盘小凹在造影早期表现为低荧光,造影晚期呈局限性强荧光。

（3）埋藏性视盘玻璃疣在造影早期多无视盘荧光素渗漏,造影晚期出现视盘结节状强荧光,与视盘炎 FFA 表现不同。少数埋藏性视盘玻璃疣患者在造影早期出现弥漫性荧光素渗漏,造影晚期视盘强荧光,与视盘炎不易鉴别。

（4）有髓神经纤维在 FFA 检查过程中始终呈低荧光。

4. OCT

（1）视盘发育不全表现为视盘周围视网膜神经纤维层厚度明显变薄,而且视网膜神经纤维层厚度变薄区域与视神经发育不全部位相对应。

（2）视盘玻璃疣表现为团块状高反射病灶,或者前表面呈高反射,其后伴有回声衰减影的病灶。

5. 眼眶 CT

（1）视盘缺损表现为视神经与眼球后极部连接处呈弹坑样或火山口样凹陷。

（2）钙化的视盘玻璃疣表现为视盘处高密度结节。

6. 眼眶 MR   视盘缺损表现为视神经与眼球后极部连接处呈弹坑样或火山口样凹陷。

7. 眼底自发荧光检查   视盘玻璃疣表现为视盘内强自发荧光。

【诊断和鉴别诊断】

1. 诊断依据

（1）典型症状:主要是指视盘玻璃疣,后者可以引起一过性黑矇或持续性视野遮挡。其他视盘先天异常一般无明显症状。

（2）典型眼底表现:如视盘发育不全表现为视盘小,苍白和双环征。视盘缺损表现为视盘扩大,边界清晰,呈白色碗底样凹陷等。

（3）典型眼科影像学检查表现:如视盘发育不全 OCT 表现为视盘周围视网膜神经纤维明显变薄,眼科 CT 表现为视神经明线变细等。

根据患者典型眼底表现和典型眼科影像学检查表现,即可诊断视盘先天异常类型。

2. 鉴别诊断   视盘先天异常的临床表现较为典型,一般不易误诊为其他眼病。视盘缺损和大视乳头合并的先天性大视杯应注意与青光眼性视杯凹陷相鉴别。

视盘缺损多位于视盘下部,临床表现为视盘扩大,边界清晰,呈白色碗底样凹陷,筛板不能看到,而视盘上部盘沿相对正常。视盘下部的视网膜血管呈钩状或屈膝状从盘缘发出,视盘缺损边缘常伴有轻度色素紊乱,少数患者伴有巩膜露白。大视乳头合并的先天性大视杯是圆形或水平椭圆形的,不会出现视盘边沿切迹或丢失,也不会出现视盘血管屈膝样改变或鼻侧移位。而青光眼性视杯凹陷会出现局限性(通常首先表现为颞上或颞下方)或同心圆样盘沿丢失,以及视盘血管屈膝样改变或鼻侧移位。

【临床处理】

1. 视盘先天异常性病变通常保持稳定,一般无需处理。

2. 视盘小凹合并渗出性后极部视网膜脱离者,可尝试视盘颞侧激光光凝治疗,激光治疗无效者可行玻璃体切割或后极部巩膜外垫压手术以促进视网膜复位。牵牛花综合征合并后极部视网膜脱离者,可行玻璃体切割或后极部巩膜外垫压手术以促进视网膜复位。

六、视神经肿瘤

本病临床上少见,主要包括视盘肿瘤、视神经胶质瘤、视神经脑膜瘤、视神经鞘瘤、浸润性视神经病变和视神经转移癌。视神经肿瘤中视神经胶质瘤和视神经脑膜瘤较为常见。视盘肿瘤罕见,主要包括视盘毛细血管瘤、视盘星形细胞错构瘤和视盘黑色素细胞瘤。白血病和淋巴瘤等血液系统恶性肿瘤累及视神经,可以引起浸润性视神经病变。肺癌和乳腺癌等全身恶性肿瘤转移至视神经处,可以引起视神经转移癌。浸润性视神经病变和视神经转移癌更为罕见。

【病因和发病机制】

1. **视盘肿瘤** 视盘毛细血管瘤、视盘星形细胞错构瘤和视盘黑色素细胞瘤分别是由于视盘部位的毛细血管、星形胶质细胞和黑色素细胞增生所致。

2. **视神经胶质瘤** 由神经胶质细胞增殖所致,属于良性或低度恶性肿瘤。瘤细胞以星形胶质细胞为主,少数是由少突胶质细胞增生所致。

3. **视神经脑膜瘤** 起源于视神经外蛛网膜纤维母细胞或硬脑膜内的内皮细胞,属良性肿瘤。来源于眶内段视神经鞘者称为视神经鞘脑膜瘤,来自蝶骨大翼或颅内者称为蝶骨脑膜瘤或颅内脑膜瘤。

4. **神经鞘瘤** 是由施万细胞增生而形成。视神经本身无施万细胞,因而不发生神经鞘瘤。但随脑膜和中央动脉到达视神经的交感神经纤维则含有施万细胞,因而可能发生神经鞘瘤,成为视神经的神经鞘瘤。

5. **血液系统恶性肿瘤** 白血病和淋巴瘤等血液系统恶性肿瘤的癌细胞可以直接侵犯视神经,引起浸润性视神经病变。

6. **全身恶性肿瘤** 肺癌和乳腺癌等全身恶性肿瘤发生眶内或颅内转移时,癌细胞可以侵犯视神经而引起视神经转移癌。

【临床表现】

1. **症状**

(1) 视盘肿瘤:视盘毛细血管瘤早期可以自发出血而引起视力下降或视物遮挡,可以自行好转。随肿瘤增大,可以引起视盘周围反复出血和渗出性视网膜脱离而造成视力下降或视物遮挡。视盘星形细胞错构瘤和视盘黑色素细胞瘤多无明显眼部症状。

(2) 视神经胶质瘤:早期可出现患眼视力下降,伴或不伴眼球轴性突出,晚期视力丧失。肿瘤累及颅内者可引起双眼视力下降和视野缺损,并可能合并颅内压增高引起的头痛、恶心、呕吐和一过性黑矇或复视等症状。

(3) 视神经脑膜瘤:视神经鞘脑膜瘤患眼早期通常视力正常,主要表现为轴性眼球突出,随病变进展逐渐出现周边视野缺损,最终导致失明。蝶骨脑膜瘤病变早期可无任何症状,随病变进展逐渐出现视力下降和眼球突出、外下方移位,晚期出现视力丧失。

（4）视神经鞘瘤:通常表现为缓慢进展的无痛性眼球突出,合并第Ⅲ、Ⅳ、Ⅵ对脑神经鞘瘤者可出现复视和眼球运动障碍。

（5）浸润性视神经病变和视神经转移癌:早期即可引起患眼视力急剧下降,甚至无光感。若患者此前无明确全身病史,易于误诊为视神经炎,但患者对糖皮质激素冲击治疗无反应,视力预后很差。

2. **体征**

（1）视盘肿瘤:视盘毛细血管瘤表现为视盘表面鲜红色肿物,伴或不伴视盘表面或盘周视网膜出血、玻璃体积血,或渗出性视网膜脱离。视盘星形细胞错构瘤表现为视盘表面结节状或桑葚状黄白色病灶。视盘黑色素细胞瘤表现为视盘表面黑色病灶。

（2）视神经胶质瘤:早期眼底表现为视盘水肿,伴或不伴眼球轴性突出。随病变发展视盘水肿逐渐加重,晚期视盘苍白,边界模糊,有时视盘边缘可见视神经睫状静脉,伴轴性眼球突出。

（3）视神经鞘脑膜瘤:早期眼底表现为视盘水肿,伴或不伴眼球轴性突出。随病变发展视盘水肿逐渐加重,晚期视盘苍白,边界模糊,有时视盘边缘可见视神经睫状静脉,伴轴性眼球突出。眼球突出、视力丧失、慢性水肿性视神经萎缩及视神经睫状静脉称为视神经鞘脑膜瘤四联征,视神经胶质瘤也可以引起上述四联症。蝶骨脑膜瘤病变早期眼底正常,随病变进展逐渐出现眼球突出和外下方移位,晚期视盘苍白,边界模糊。

（4）视神经鞘瘤:主要变现为眼球突出,伴或不伴眼球移位。合并第Ⅲ、Ⅳ、Ⅵ对脑神经病变者可出现眼球运动障碍。

（5）浸润性视神经病变:早期通常表现为视盘充血水肿,伴或不伴视盘表面出血,随时间延长视盘水肿逐渐加重。视神经转移癌早期通常表现为视盘充血水肿,伴或不伴视盘表面出血,随时间延长视盘水肿逐渐加重,少数病变局限者可表现为视盘正常,随时间延长逐渐出现视盘颞侧苍白或全视盘苍白。浸润性视神经病变和视神经转移癌患者可以合并出现恶性肿瘤的全身体征。

【特殊检查】

1. **眼底照相**　记录患眼视盘病变及其严重程度,可用于了解随访期间的视盘病情变化,以及治疗前后视盘病变对比。

2. **B超**　多数患者可以通过眼科B超了解是否存在视神经肿瘤,视盘肿瘤均表现为视盘处局限性高反射病灶,视盘毛细血管瘤可以合并玻璃体积血和渗出性视网膜脱离,视盘星形细胞错构瘤常合并钙化斑而表现为视盘高反射病灶伴声影。球后段视神经肿瘤主要表现为视神经呈梭形或圆柱形增粗,缺乏内回声,中等程度衰减。

3. **视野检查**　视神经胶质瘤、视神经脑膜瘤和视神经鞘瘤早期视野正常,随病变发展逐渐出现与肿瘤压迫部位相对应的神经束性视野缺损,且视野缺损由周边向中央逐渐扩大,最终全盲。浸润性视神经病变和视神经转移癌患者早期即可出现局限性或弥漫性视野缺损,并可以迅速发展为全盲。

4. **眼眶CT**　是视神经肿瘤的主要检查手段。

（1）视盘肿瘤:视盘处可见较高密度隆起病灶,视盘星形细胞错构瘤常合并钙化斑而表现为视盘高密度隆起病灶。

（2）视神经胶质瘤:视神经呈梭形或哑铃状增粗,其内可有低密度的液化腔,视神经管扩大提示肿瘤向颅内蔓延;增强后肿瘤明显强化。

（3）视神经脑膜瘤:视神经管状或梭形增粗,常伴有点状或环状钙化,增强后肿瘤明显强化,车轨征是视神经鞘脑膜瘤的典型CT表现。

（4）视神经鞘瘤:视神经鞘局限增粗,呈结节状突出,增强后肿瘤有明显强化。

（5）浸润性视神经病变:视神经局限或弥漫性增粗,伴鞘膜明显强化。

（6）视神经转移癌:视神经局限或弥漫性增粗,增强后肿瘤有明显强化。

5. **眼眶 MRI**　对球后段视神经病变的显示要优于眼眶 CT。

（1）视神经胶质瘤：视神经呈梭形或哑铃状增粗，肿瘤 T_1WI 呈等信号或稍低信号，T_2WI 呈等信号或稍高信号；增强后肿瘤明显强化。

（2）视神经脑膜瘤：视神经管状或梭形增粗，T_1WI 呈等信号或稍低信号，T_2WI 呈等信号或稍高信号，增强后肿瘤明显强化。车轨征是视神经鞘脑膜瘤的典型 MRI 表现。

（3）视神经鞘瘤：视神经鞘局限增粗，呈结节状突出，肿瘤 T_1WI 呈等信号，T_2WI 呈等信号或稍高信号，增强后肿瘤有明显强化。

（4）浸润性视神经病变：视神经局限或弥漫增粗，肿瘤 T_1WI 呈等信号，T_2WI 呈等信号高信号；增强后肿瘤部位视神经鞘膜明显强化。

（5）视神经转移癌：视神经局限增粗，肿瘤 T_1WI 呈等信号，T_2WI 呈等信号或稍高信号；增强后肿瘤明显强化。

（6）全身正电子发射计算机断层显像（PET-CT）检查：白血病和淋巴瘤等血液系统恶性肿瘤，以及肺癌和乳腺癌等恶性肿瘤引起全身转移时可以表现为转移部位的结节状高代谢病灶。

【实验室检查】

1. **组织病理学检查**　视神经肿瘤如视神经胶质瘤和视神经脑膜瘤的临床和影像学检查表现相似，最终诊断依赖于肿瘤组织的病理学诊断。

2. **血液检测**　白血病和淋巴瘤等等血液系统恶性肿瘤可以引起血液中白细胞及其亚类的计数增加，以及单克隆或多克隆免疫球蛋白含量明显升高等。肺癌和乳腺癌等全身恶性肿瘤可以引起癌胚抗原等血液肿瘤标记物含量明显升高。

3. **脑脊液检测**　浸润性视神经病变或视神经转移癌患者脑脊液涂片可以发现癌细胞。

【诊断和鉴别诊断】

1. **诊断依据**

（1）根据患者典型眼底表现，如视盘表面肿物的颜色和外观，结合眼科 B 超和眼眶 CT 检查结果，即可诊断视盘肿瘤。

（2）根据患者视力逐渐下降，典型眼科表现（长期、持续性加重的视盘水肿、继发性视神经萎缩、视神经睫状静脉和眼球突出），结合典型眼眶 CT 或 MRI 表现（视神经管状或梭形增粗，伴明显强化），可以诊断视神经胶质瘤或视神经脑膜瘤，肿瘤切除后行组织病理学检查可以确诊。

（3）血液系统恶性肿瘤或全身恶性肿瘤患者突然出现视力急剧丧失，视盘明显充血水肿，眼眶 CT 或 MRI 显示视神经明显增粗和强化时，应考虑浸润性视神经病变或视神经转移癌。血液和脑脊液检测可以提供辅助诊断依据。

2. **鉴别诊断**　视神经肿瘤易于误诊为视乳头炎，但两者临床表现有诸多不同，具体表现见表 12-2-2。

表 12-2-2　视神经肿瘤与视乳头炎的鉴别诊断

鉴别	视乳头炎	视神经胶质瘤	视神经鞘脑膜瘤	浸润性视神经病变	视神经转移癌
好发年龄	中青年	儿童	中年女性	无殊	中老年
症状	急性视力下降	缓慢进行性视力下降	缓慢进行性视力下降	急性视力下降	急性视力下降
视盘病变	早期视盘充血水肿，6~8 周内视盘水肿逐渐减轻，晚期视盘苍白	早期视盘充血水肿并逐渐加重，晚期视盘苍白，边界模糊，可伴有视神经睫状静脉	早期视盘充血水肿并逐渐加重，晚期视盘苍白，边界模糊，可伴有视神经睫状静脉	早期视盘充血水肿，伴或不伴视盘表面出血，随时间延长视盘水肿逐渐加重	表现为视盘充血水肿，伴或不伴视盘表面出血，随时间延长视盘水肿逐渐加重

续表

鉴别	视乳头炎	视神经胶质瘤	视神经鞘脑膜瘤	浸润性视神经病变	视神经转移癌
眼球突出	无	有	有	一般无,合并眶内其他软组织受累者,可出现眼球突出	一般无,合并眶内其他软组织受累者,可出现眼球突出
视野缺损	有,主要表现为中心暗点、盲中心暗点或弥漫性视野缺损	早期无,随病变发展逐渐出现周边视野缺损,并逐渐向视野中央发展	早期无,随病变发展逐渐出现周边视野缺损,并逐渐向视野中央发展	有,主要表现为弥漫性视野缺损	有,主要表现为弥漫性视野缺损
眼眶 CT/MRI	视神经局限或弥漫增粗,伴强化,可表现为双轨征,但视神经鞘膜增粗不明显	视神经局限或弥漫增粗,伴强化,可表现为双轨征,肿瘤部位明显增粗	视神经局限或弥漫增粗,伴强化,可表现为双轨征,肿瘤部位明显增粗	视神经局限或弥漫增粗,伴明显强化	视神经局限或弥漫增粗,伴明显强化

【临床处理】

1. 视盘星形细胞错构瘤和视盘黑色素细胞瘤发展缓慢,对视力影响不大,无特殊治疗,定期随诊即可。视盘毛细血管瘤不产生视力损害时无需处理,继发出血或渗出性视网膜脱离时,可采用激光光凝,但视力预后不佳。

2. 视经胶质瘤、视神经脑膜瘤和视神经鞘瘤的治疗,主要采用手术切除肿瘤,但手术切除视神经胶质瘤和视神经脑膜瘤后,患眼视力随之丧失。放射疗法主要用于病变累及视交叉,无法完全切除,或者术后肿瘤复发患者。

3. 浸润性视神经病变或视神经转移癌患者,可在治疗全身恶性肿瘤的同时,采用鞘内注射化疗药物治疗,患者预后往往较差。

4. **监测和随访**　视神经胶质瘤和视神经脑膜瘤,尤其是累及颅内的患者,手术切除肿瘤术后易于复发,需要长期随访。

（王康　孙传宾）

参 考 文 献

［1］缪娜,范玮.视网膜中央动脉阻塞的治疗研究现状及进展[J].中华眼底病杂志,2018,34(3):293-296.

［2］Dattilo M,Biousse V,Newman NJ. Update on the Management of Central Retinal Artery Occlusion[J]. Neurol Clin,2017,35(1):83-100.

［3］Man V,Hecht I,Talitman M,et al. Treatment of retinal artery occlusion using transluminal Nd:YAG laser:a systematic review and meta-analysis[J]. Graefes Arch Clin Exp Ophthalmol,2017,255(10):1869-1877.

［4］陈露璐,陈有信.2019 年《EURETINA 视网膜静脉阻塞诊疗指南》解读[J].中华实验眼科杂志,2020,38(1):60-63.

［5］Fujiwara K,Ikeda Y,Murakami Y,et al. Risk Factors for Posterior Subcapsular Cataract in Retinitis Pigmentosa[J]. Invest Ophthalmol Vis Sci,2017,58(5):2534-2537.

［6］46 Dias MF,Joo K,Kemp JA,et al. Molecular genetics and emerging therapies for retinitis pigmentosa:Basic research and clinical perspectives[J]. Prog Retin Eye Res,2018,63:107-131.

［7］Ambrosio L,Hansen RM,Kimia R,et al. Retinal Function in X-Linked Juvenile Retinoschisis[J]. Invest Ophthalmol Vis Sci,2019,60(14):4872-4881.

［8］Cukras CA,Huryn LA,Jeffrey BG,Turriff A,et al. Analysis of Anatomic and Functional Measures in X-Linked Retinoschisis[J]. Invest Ophthalmol Vis Sci,2018,59(7):2841-2847.

［9］陈旭羚,张世杰,杨柳.全葡萄膜炎伴中周部视网膜劈裂一例[J].中华眼科杂志,2019,55(1):55-57.

［10］田超伟,王雨生,朱锦婷,等.玻璃体切割联合内界膜剥除手术治疗高度近视黄斑裂孔伴黄斑劈裂的疗效观察及黄斑裂孔闭合率的影响因素分析［J］.中华眼底病杂志,2017,33(4):359-363.

［11］Ruiz-Medrano J,Montero JA,Flores-Moreno I,et al. Myopic maculopathy:Current status and proposal for a new classification and grading system (ATN)［J］. Progress in retinal and eye research,2019,69:80-115.

［12］Peng KL,Kung YH,Hsu CM,et al. Surgical outcomes of centripetal non-fovea-sparing internal limiting membrane peeling for myopic foveoschisis with and without foveal detachment:a follow-up of at least 3 years［J］. The British journal of ophthalmology,2020,104(9):1266-1270.

［13］Ikuno Y. Overview OF The Complications of High Myopia［J］. Retina (Philadelphia,Pa.),2017,37(12):2347-2351.

［14］Lemky K,Gagne P,Konkin J,et al. A review of methods to assess the economic impact of distributed medical education (DME) in Canada［J］. Can Med Educ J,2018,9(1):e87-e99.

［15］Bandello F,Battaglia Parodi M,Lanzetta P,et al. Diabetic Macular Edema［J］. Dev Ophthalmol,2017,58:102-138.

［16］Singer MA,Dugel PU,Fine HF,et al. Real-World Assessment of Dexamethasone Intravitreal Implant in DME:Findings of the Prospective,Multicenter REINFORCE Study［J］. Ophthalmic Surg Lasers Imaging Retina,2018,49(6):425-435.

［17］Tripathy K,Salini B. Best Disease. In:StatPearls［Internet］［M］. Treasure Island (FL):StatPearls Publishing,2020.

［18］Battaglia Parodi M,Iacono P,Romano F,et al. Spectral domain optical coherence tomography features in different stages of best vitelliform macular dystrophy［J］. Retina (Philadelphia,Pa.),2018,38(5):1041-1046.

［19］Khan KN,Mahroo OA,Islam F,et al. Functional and anatomical outcomes of choroidal neovascularization complicating best1-related retinopathy［J］. Retina (Philadelphia,Pa.),2017,37(7):1360-1370.

［20］Jeon H,Kim J,Kwon S. OCT angiography of persistent hyaloid artery:a case report. BMC Ophthalmol,2019,19(1):141.

［21］Sundararajan M,Jansen ME,Gupta M. Unilateral persistence of the hyaloid artery causing Vitreopapillary and Vitreomacular traction［J］. JAMA Ophthalmol,2018,136(5):e180221.

［22］Řeháková T,Stepanov A,Jirá sková N. persistent hyaloid artery-perform a surgery or not? Cesk Slov Oftalmol［J］. Spring,2018,73(5-6):178-182.

［23］Watanabe T,Kasahara K,Futagami S,et al. Cilioretinal Arteries and Cilioretinal Veins in Eyes with Pathologic Myopia［J］. Sci Rep,2019,9(1):2451.

［24］Koushik Tripathy,Jessilin M. Quint. Angioid Streaks (Knapp Streaks). In:StatPearls［Internet］. Treasure Island (FL):StatPearls Publishing,2020.

［25］Roach ES,Islam MP. Pseudoxanthoma elasticum［J］. Handb Clin Neurol,2015,132:215-221.

［26］Chatziralli I,Saitakis G,Dimitriou E,et al. ANGIOID STREAKS:A Comprehensive Review From Pathophysiology to Treatment［J］. Retina (Philadelphia,Pa.),2019,39(1):1-11.

［27］Ortiz M V,Dunkel I J. Retinoblastoma［J］. Journal of Child Neurology,2015,31(2):227.

［28］Fernandes A G,Pollock B D,Rabito F A. Retinoblastoma in the United States:A 40-Year Incidence and Survival Analysis ［J］. Journal of Pediatric Ophthalmology & Strabismus,2017,55(3):1-7.

［29］Fabian I D,Stacey A W,Johnson K P,et al. Primary intravenous chemotherapy for group D retinoblastoma:a 13-year retrospective analysis［J］. British Journal of Ophthalmology,2017,101(1):82-88.

［30］Abramson D H,Shields C L,Jabbour P,et al. Metastatic deaths in retinoblastoma patients treated with intraarterial chemotherapy (ophthalmic artery chemosurgery) worldwide［J］. International Journal of Retina and Vitreous,2017,3(1):40.

［31］中华医学会眼科学分会眼底病学组,中华医学会儿科学分会眼科学组,中华医学会眼科学分会眼整形眼眶病学组.中国视网膜母细胞瘤诊断和治疗指南(2019年)［J］.中华眼科杂志,2019,55(10):726-738.

［32］Geerlings MJ,de Jong EK,den Hollander AI. The complement system in age-related macular degeneration:a review of rare genetic variants andimplications for personalized treatment. Mol Immunol,2017,84:65-76.

［33］Al-Zamil WM,Yassin SA. Recent developments in age-related macular degeneration:a review［J］. Clin Interv Aging,2017,12:1313-1330.

［34］Clinical Trials. gov. A phase 1,safety,tolerability and pharmacokinetic profile of intravitreous injections of E10030 (anti-PDGF pegylated aptamer) in subjects with neovascular age-related macular degeneration. Available from:https://clinicaltrials. gov/show/NCT00569140. NLM identifier:NCT00569140. 2017.

［35］Clinical Trials. gov. A safety and efficacy study of E10030 (anti-PDGF pegylated aptamer) plus lucentis for neovascular age-related macular degeneration. Available from：https：//clinicaltrials. gov/ct2/r show/results/NCT01089517, iterm = E10030&rank = 3. NLM identifier：NCT01089517. 2017.

［36］Al-Khersan H,Hussain RM,Ciulla TA,et al. Innovative therapies for neovascular age-related macular degeneration［J］. Expert Opin Pharmacother,2019,12:1-13.

［37］Dugel PU,Jaffe GJ,Sallstig P,et al. Brolucizumab Versus Aflibercept in Participants with Neovascular Age-Related Macular Degeneration:A Randomized Trial. Ophthalmology,2017,124:1296-1304.

［38］Rodrigues GA,Mason M,Christie LA,et al. Functional Characterization of Abicipar-Pegol,an Anti-VEGF DARP in Therapeutic That Potently Inhibits Angiogenesis and Vascular Permeability［J］. Invest Ophthalmol Vis Sci,2018,59(15):5836-5846.

［39］Evans JR,Lawrenson JG. Antioxidant vitamin and mineral supplements for preventing age-related macular degeneration［J］. Cochrane Database Syst Rev,2017,7:CD000253.

［40］Semeraro F,Morescalchi F,Russo A,et al. Central Serous Chorioretinopathy:Pathogenesisand Managemen. Clin Ophthalmol, 2019,13:2341-2352.

［41］弗伦德,萨拉夫,米列尔,等. 视网膜图谱(原书第2版). 赵明威,曲进锋,周鹏,译. 北京:中国科学技术出版社,2019.

［42］林慧敏,张静琳. 中心性浆液性脉络膜视网膜病变的发病机制及诊疗进展［J］. 国际眼科纵览,2019,3(3):166-169.

［43］姚牧笛,张晓培,姚进. 中心性浆液性脉络膜视网膜病变治疗的研究进展［J］. 国际眼科纵览,2018,42(2):107-110.

［44］刘正峰,潘雪梅. 中心性浆液性脉络膜视网膜病变治疗的进展［J］. 山东医药,2019,59(23):104-106.

［45］徐丽,王志骞,庄晓彤. 中心性浆液性脉络膜视网膜病变研究近况及治疗［J］. 中国使用眼科杂志,2017,35(6): 553-557.

［46］Mao J,Zhang C,Liu C,et al. The Efficacy of Intravitreal Conbercept for Chronic Central Serous Chorioretinopathy［J］. J Ophthalmol,2019,7409426.

［47］Alishiri A,Jadidi K,Mosavi SA,et al. Intravitreal bevacizumab administration for the treatment of chronic central serous chorioretinopathy［J］. J Curr Ophthalmol,2019,31(4):406-410.

［48］Radke N,Kalamkar C,Mukherjee A,et al. Intravitreal Ziv-Aflibercept in Treatment of Naïve Chronic Central Serous Chorioretinopathy Related Choroidal Neovascular Membrane［J］. Case Rep Ophthalmol Med,2017;5036248.

［49］Tranos PG,Allan B,Balidis,et al. Comparison of postoperative refractive outcome in eyes undergoing combined phacovitrectomy vs cataract surgery following vitrectomy［J］. Graefes Arch Clin Exp Ophthalmol,2020,258(5):987-993.

［50］Obata S,Ichiyama Y,Kakinoki M,et al. Comparison of Surgical Outcomes Between Two Types of Lamellar Macular Holes［J］. Clin Ophthalmol,2019,13:2541-2546.

［51］李清坚,张愈. 特发性黄斑裂孔治疗进展［J］. 国际眼科杂志,2018,18(2):255-258.

［52］周楠,魏文斌. 板层黄斑裂孔相关视网膜前增生膜的诊疗进展［J］. 中华眼底病杂志,2019,35(6):615-617.

［53］王星,彭惠. 外伤性黄斑裂孔的治疗及研究进展［J］. 眼科新进展,2019,39(6):583-588.

［54］刘玉燕,王莹. 不同手术方式治疗特发性黄斑裂孔一年临床观察结果［J］. 中华眼底病杂志,2019,35(6):571-575.

［55］刘华,孙佳. 特发性黄斑裂孔患者玻璃体术后黄斑结构和中央凹视网膜厚度变化［J］. 国际眼科杂志,2019,19(2): 313-315.

［56］盛帅,张洁,高荣玉,等. 改良黄斑前膜手术早期疗效［J］. 中华眼视光学与视觉科学杂志,2019,21(9):703-710.

［57］毛剑波,劳吉梦,俞雪婷,等. 特发性黄斑前膜OCTA检查结果的改变及其与视力的关系［J］. 中华眼科杂志,2019,55 (10):757-762.

［58］曾苗,陈晓,洪玲,等. 特发性黄斑前膜患眼黄斑中心凹无血管区面积与视力及视物变形的相关性研究［J］. 中华眼底病杂志,2018,34(1):8-12.

［59］徐佳琪,孙大卫. 黄斑前膜的形成机制研究［J］. 国际眼科纵览,2019,43(2):118-122.

［60］Cheung CMG,Lai TYY,Ruamviboonsuk P,et al. Polypoidal choroidal vasculopathy:definition,pathogenesis,diagnosis,and management［J］. Ophthalmology,2018,125:708-724.

［61］ERIS E,VURAL E. Early retinal and choroidal effect of photodynamic treatment in patients with polypoidal choroidal vasculopathy with or without anti-vascular endothelial growth factor:An optical coherence tomography angiography study［J］. Photodiagnosis Photodyn Ther,2019,25:1-6.

［62］Fan Q,Cmg C,Chen LJ,et al. Shared geneticvariants for polypoidal choroidal vasculopathy and typical neovascular age-related macular degeneration in East Asians［J］. J Hum Genet,2017,62(12):1049-1055.

［63］ Voraporn Chaikitmongkol，Preeyanuch Khunsongkiet，Direk Patikulsila，et al. Color Fundus Photography，Optical Coherence Tomography，and Fluorescein Angiography in Diagnosing Polypoidal Choroidal Vasculopathy［J］. American Journal of Ophthalmology，2018，192：77-83.

［64］ Wang LJ，Chen LM，Chen Y，et al. Ultrasonography assessments of optic nerve sheath diameter as a noninvasive and dynamic method of detecting changes in intracranial pressure［J］. JAMA Ophthalmol，2018，136（3）：250-256.

［65］ Keskin AO，Idiman F，Alatas O，et al. 急性和慢性视神经炎患者视觉通路的弥散张量成像分析［J］. 国际眼科杂志，2018，18（9）：1559-1566.

［66］ 孙传宾. 先天性视盘异常［M］∥魏世辉，邱怀雨，徐全刚. 神经眼科疾病图解. 北京：人民卫生出版社，2017：1-19.

［67］ 魏世辉，邱怀雨，徐全刚. 神经眼科疾病图解. 北京：人民卫生出版社，2017：108-132.

第十三章 眼 眶 病

第一节 眼 眶 肿 瘤

一、海绵状血管瘤

海绵状血管瘤(cavernous hemangioma)是成年人最常见的眼眶良性肿瘤,因肿瘤内含有大小不一的窦腔,呈海绵状而得名。肿瘤由许多衬有内皮细胞的细小血管腔组成,血流缓慢,管壁含有疏松分布的平滑肌和基质,外包绕完整的纤维包膜,被认为是一种错构瘤。

【病因和病理】

1. **病因** 尚不明确。因海绵状血管瘤血管壁含有平滑肌细胞,比单纯毛细血管更为成熟,是多种细胞成分构成的肿瘤。

2. **病理** 海绵状血管瘤大体标本呈类圆形或不规则形,紫红色,包膜完整,其包膜与其他肿瘤不同,是血管窦之间的纤维结缔组织向外延续而形成。切开肿瘤,其切面为蜂窝状血窦,内部充满血液。显微镜下,血窦内壁为扁平而菲薄的内皮细胞,间质为纤维组织,在间质和血管壁间可见疏松的平滑肌细胞,偶有淋巴细胞、浆细胞和巨噬细胞。

【临床表现】

1. **症状** 肿瘤多发生在30~60岁成年人,无明显性别差异。典型的临床表现为渐进性、无痛性眼球突出。一般视力无明显下降,位于眶尖部肿瘤,早期引起视力减退或丧失。

2. **体征** 位于肌肉圆锥内的肿瘤,患者眼球轴性突出,眶压增高,眼球运动无明显限制。肿瘤较大压迫眼球后极部,眼底可见脉络膜皱褶及视神经受压征象。眶前部海绵状血管瘤可扪及软而有弹性的肿物。

【特殊检查】

1. **超声检查** 肿瘤多位于肌肉圆锥内,少数位于肌肉圆锥外或眶隔前,呈类圆形或不规则形,边界清楚,内回声强而分布均匀,回声衰减中等,具有可压缩性,继发改变包括眼球受压变形、视神经或眼外肌被压移位等。海绵状血管瘤由许多小的血管窦组成,内部血流缓慢,多数情况下,彩色多普勒成像(color doppler imaging,CDI)探查不到血流信号,或仅有少量血流信号,血流频谱为动、静脉。

2. **CT检查** 轴位扫描可见肿瘤位于肌肉圆锥内,呈类圆形、椭圆形或不规则形,边界清楚但不光滑,可有小的突起,如土豆状,内部密度均匀。较大的肿瘤可引起视神经、眼外肌移位,以及眼球被压、后极部变平。发生于眶尖部的肿瘤可通过眶上裂、眶下裂向颅内生长。极少数病例有多发性肿瘤的可能。增强CT扫描,肿瘤呈动态、渐进性不均匀强化。位于肌肉圆锥外的巨大肿瘤,长期压迫眶壁,造成眶骨质缺失。

3. **MRI检查** 海绵状血管瘤在 T_1WI 为中信号,T_2WI 为高信号。增强 MRI,肿瘤呈渐进性不均匀强化。

4. **^{99m}Tc 标记红细胞放射核素显像** 应用放射性同位素^{99m}Tc 标记红细胞进行放射核素显像检查,在注射显影剂 1 分钟、30 分钟、60 分钟及 4 小时分别采集图像,显示肿瘤部位放射性浓集影逐渐增强(图13-1-1,彩图见书末)。

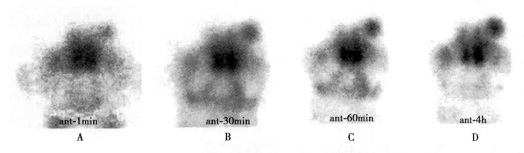

图 13-1-1 海绵状血管瘤^{99m}Tc 标记红细胞放射核素显像

注:注射显影剂后不同时间,肿瘤部位放射性浓集影逐渐增强。A.注射后 1 分钟;B.注射后 30 分钟;C.注射后60 分钟;D.注射后 1 小时

【诊断和鉴别诊断】

1. 诊断依据

(1) 临床表现:单侧渐进性、无痛性、轴性眼球突出。

(2) 超声检查:典型病变为类圆形或椭圆形,边界清楚,内回声强,分布均匀,回声衰减中等,具有可压缩性。CDI 显示肿瘤内部无血流信号或仅有少量血流信号。

(3) CT 扫描:肌肉圆锥内类圆形或椭圆形占位病变,边界清楚但不光滑,均质。增强 CT,肿瘤呈渐进性不均匀强化。

(4) ^{99m}Tc 标记红细胞放射核素显像:在注射显影剂 1 分钟、30 分钟、60 分钟及 4 小时分别采集图像,显示肿瘤部位放射性浓集影逐渐增强。

2. 鉴别诊断 海绵状血管瘤应与常见眼眶肿瘤进行鉴别,如神经鞘瘤、泪腺多形性腺瘤、淋巴瘤、炎性假瘤等(表 13-1-1)。

表 13-1-1 海绵状血管瘤鉴别诊断要点

鉴别要点	海绵状血管瘤	神经鞘瘤	泪腺多形性腺瘤	淋巴瘤
临床表现	单侧、轴性渐进性眼球突出	单侧、渐进性眼球突出、移位	单侧、眼球突出向内下方移位	单或双侧,眼球突出,可有炎症征象,结膜下粉红色"鲑鱼"样病变
病变部位	多位于肌锥内	肌锥外或内,眶上部多见	泪腺区	围绕眼球周围
病变形状	类圆形、椭圆形	圆形、椭圆形、不规则形等	类圆形	不规则形
超声特征	内部回声强而分布均匀,回声衰减中等,可压缩性	内部回声少而弱,回声衰减少,有或无可压缩性	内部回声较强,分布均匀或不均,无可压缩性	内部回声少且分布不均,回声衰减多少不等,无可压缩性
CT 特征	边界清楚但不光滑,可有小的凸起,均质,渐进性、不均匀强化	边界清楚、光滑内密度不均,肿瘤可被强化	边界清楚,均质可被强化,骨凹陷及骨吸收	沿眼球壁生长,与眼球呈"铸造形",边界清楚,内密度均匀,可被强化

【病情评估】

1. **是否需要手术**　对于因头痛、头晕等症状行 CT 检查时偶然发现的眶内肿瘤,如患者无自觉症状、无外观改变,CT 显示肿瘤较小,可以密切观察,不急于手术。

2. **肿瘤与周围组织是否存在粘连**　无论肿瘤大小,CT 显示肿瘤与眶尖部之间无脂肪低密度影,说明肿瘤与周围组织有粘连,手术时需要锐分离。当分离肿瘤与视神经粘连时,有可能损伤视神经或其供应血管,导致视力丧失。

3. **手术入路的选择**　CT 扫描显示眶尖部有脂肪低密度影,说明肿瘤无明显粘连,可经结膜入路切除肿瘤;如眶尖部无脂肪低密度影,应行外侧开眶切除肿瘤;位于眶尖部、视神经内侧的肿瘤,可经鼻内镜手术。

4. 绝大多数眼眶海绵状血管瘤为单侧眼眶单个肿瘤,但极少数可发生单眶或双眶多发肿瘤,术前影像学检查应加以注意,避免手术遗漏,而术后误认为"肿瘤复发"。

5. 海绵状血管瘤自发出血罕见,文献综述共有 9 例,临床表现为眼球突出、疼痛、结膜下出血、眶周皮下瘀血等。海绵状血管瘤患者如突然发生眼球突出伴疼痛,应怀疑自发出血的可能。

【临床处理】

1. **密切观察**　CT 或 MRI 检查头颅时偶然发现的眶内海绵状血管瘤,如患者无自觉症状,无眼球突出,肿瘤较小,可密切观察。

2. **手术**　手术是眼眶海绵状血管瘤的主要治疗方法,适合于大多数患者。但术前应进行详细评估,避免发生术后并发症。

3. **伽马刀治疗**　血管性肿瘤对伽马刀立体定向放射治疗比较敏感。位于眶尖部有明显粘连的海绵状血管瘤,可试行伽马刀治疗,治疗后肿瘤缓慢萎缩。

【学科新进展】

1. **诊断**　^{99m}Tc 标记红细胞放射核素显像在海绵状血管瘤诊断中具有很大前景。因海绵状血管瘤由许多血窦组成,其中含有大量红细胞。同位素 ^{99m}Tc 与红细胞结合,使其显像。在注射显影剂 1 分钟、30 分钟、60 分钟及 4 小时分别采集图像,显示肿瘤部位放射性浓集影逐渐增强。使用这种方法,绝大多数海绵状血管瘤能够做出定性诊断。但位于眶尖部的小肿瘤,由于体积平均效应不能显像,应结合其他影像学方法。

2. **治疗**　眶尖部海绵状血管瘤始终是临床治疗难点,常规外侧开眶手术有术后视力丧失的风险。近年来伽马刀治疗眶尖部海绵状血管瘤取得了一定疗效。经伽马刀精准定位、治疗后,肿瘤体积逐渐缩小,达到临床治愈效果。另外,对于视神经内侧的海绵状血管瘤,经鼻内镜手术摘除可在直视下操作,避免了开眶时脑压板对视神经及其他正常结构的压迫。

二、皮样囊肿

皮样囊肿(dermoid cyst)是胚胎时期表面外胚叶植入形成的囊肿,属于先天性疾病。多于儿童和青年时期发病,性别无明显差异。发生于眼眶和眶周的皮样囊肿占头颈部皮样囊肿的 10%。

【病因和病理】

1. **病因**　大多数观点认为,胚胎时期表面外胚叶或上皮细胞陷入胚裂位置,出生后上皮细胞继续生长形成囊性结构。这种观点解释了皮样囊肿多发生于额颧缝或额筛缝等骨缝部位。

2. **病理**　皮样囊肿大体标本呈圆形、类圆形或哑铃形,有完整囊壁,呈灰白色。切开囊肿,囊内容可见皮脂腺分泌的膏状物、油脂及毛发等。显微镜下,皮样囊肿囊壁除含鳞状上皮外,尚有真皮、不等量的皮下组织和皮肤附件,如毛囊、皮脂腺、汗腺等;如囊壁单纯为复层鳞状上皮,外绕以纤维结缔组织,称为表皮样囊肿。两者无本质区别,临床表现也完全相同。

【临床表现】

1. 大多数眼眶皮样囊肿发生于额颧缝、眶外上象限骨膜下,位置深在,可在儿童时期或成年后发病,临床表现为渐进性眼球突出,并向内下方移位,一般无视力改变,由于囊肿压迫,眼球向上、向外运动受限,导致复视。

2. 有些囊肿发生于眶缘,位置表浅,局部可见软组织隆起,可触及囊性肿物,此种情况多于儿童时期出现症状。

3. 囊肿可继发感染,使眼眶周围反复发生炎症征象,严重者局部形成瘘管。囊肿长期存在,可造成局部骨质受压、吸收,囊肿向邻近结构蔓延,如颅内或颞窝等。

【特殊检查】

1. **超声检查**　由于皮样囊肿囊内容包括多种成分,如角化物、皮脂腺分泌物、毛发和炎性细胞等,因而具有不同的反射特性。B型超声图像显示囊肿多位于眶外上方,呈圆形、类圆形或不规则形,病变内回声因囊内容成分不同呈不同的回声特性:①囊肿内脂质成分较多者,B型超声显示为内回声强,分布均匀;②囊壁脱落物被囊内液包裹者可显示为无回声的病变区内可见强回声光斑;③囊内液体和角化物混杂者,病变呈中等内回声,分布不均匀。囊肿回声衰减极少,有时因囊肿效应,后界回声反而更强。囊肿具有轻度可压缩性。彩色多普勒超声显示囊肿内部无彩色血流信号。

2. **CT检查**　皮样囊肿多位于眶外上方骨膜下额颧缝处,呈圆形、类圆形、不规则形或哑铃形,边界清楚,内密度不均质,相邻眶壁骨质表现为压迫性骨凹陷、骨吸收、骨增生及骨嵴。囊肿可通过眶顶或眶外侧壁向颅内和颞窝生长,形成哑铃状病变。增强CT扫描,病变呈环形强化。

3. **MRI检查**　皮样囊肿囊内容物成分复杂,在MRI上的信号表现为多样性,可为T_1WI低信号,T_2WI高信号;T_1WI高信号,T_2WI低信号;或T_1WI和T_2WI均为高低混杂信号。

【诊断和鉴别诊断】

1. 诊断依据

(1) 临床表现:儿童或青中年发病,单侧眼球突出并向内下方移位,眶缘触及硬性病变,无压痛,不能推动。如肿物表面皮肤破溃,溢出豆渣样物,高度怀疑皮样囊肿。

(2) B超:肿物形状呈类圆形或不规则形,内部弱回声、中等回声及强回声或混杂多样性,回声分布均匀或不均。

(3) CT扫描:皮样囊肿CT可以同时显示软组织病变和眶骨多样性改变,有特征性,具有定性诊断意义。

2. **鉴别诊断**　皮样囊肿具有典型的发病部位,特征性B超和CT图像,诊断并不困难。但有极少数皮样囊肿发生于肌肉圆锥内,应与常见于肌肉圆锥内肿瘤进行鉴别,如海绵状血管瘤和神经鞘瘤。由于皮样囊肿内的成分呈多样性,MRI上可表现出不同信号,甚至有液平面,而此特征在海绵状血管瘤和神经鞘瘤比较少见。眼眶血管畸形自发出血在CT或MRI上可有液平面,但自发出血为急性发病,而皮样囊肿发病缓慢,可以鉴别。

【病情评估】

1. 眼眶皮样囊肿多起源于骨缝处,应根据CT确定肿瘤位置,明确手术入路。术中除将眶内部分囊壁和囊内容物完全去除,还要将骨缝处残留的囊壁清除干净,同时将骨壁进行电凝处理,避免残留囊壁上皮细胞导致囊肿复发。

2. 有窦道或瘘管形成的病例,手术时应将窦道或瘘管及其内容物彻底去除,否则囊肿复发。

【临床处理】

皮样囊肿的治疗主要是手术切除,手术原则是囊壁及囊内容完全摘除,保留眼眶正常结构和功能。由于囊肿所在位置不一,手术进路也有不同。位于眶缘及眶前部的皮样囊肿,可前路开眶取出囊肿。位于眶深部或肌肉圆锥内的病变,应采用外侧开眶,使术野更宽大。如病变与周围组织粘连,分离时应避免对周围正常结构的损伤。

【学科新进展】

根据病变所在部位,皮样囊肿手术入路多采用前路开眶、外侧开眶。Chang提出,对于较大的眼眶皮样囊肿(直径>2cm)或有颅内、颞窝蔓延的囊肿,采用半侧经额开眶术能够完整摘除囊肿,手术更为彻底,有效避免了术后复发。

三、神经鞘瘤

神经鞘瘤(neurilemmoma)起源于周围神经,是神经鞘膜细胞增殖形成的一种良性肿瘤,因鞘膜细胞又名施万细胞(Schwann cell),所以神经鞘瘤又称为施万细胞瘤(Schwannoma)。多见于四肢和头颈部,发生于眼眶的神经鞘瘤占眼眶原发性肿瘤的1%~2%。一般为孤立病变,少数为多发性,约15%患者同时患神经纤维瘤病。

【病因和病理】

1. **病因** 神经鞘瘤是神经鞘膜细胞增殖形成的肿瘤,神经鞘膜细胞是由胚胎时期的神经嵴发展而来,被覆于周围神经轴突之外。眼眶内含有丰富的周围神经,如动眼神经、滑车神经、眶上神经等,这些神经均可发生神经鞘瘤。

2. **病理** 神经鞘瘤大体呈圆形、类圆形、哑铃形、串珠状等多种形状,灰白色,包膜菲薄且光滑,有时肿瘤的一端可见粗大的神经。切开肿瘤,内部为黄白色软性组织,质脆,无法夹持。如细胞排列致密,纤维组织丰富,肿瘤则质硬。组织学上,根据细胞排列分为 Antoni A 型(细胞排列紧密)和 Antoni B 型(细胞排列疏松)。肿瘤恶性变少见。

【临床表现】

1. 神经鞘瘤多发生于成年人,无性别差异。病变发展缓慢,呈膨胀性生长。

2. 早期无自觉症状,随肿瘤增长出现渐进性眼球突出,由于肿瘤多发生于眶上部的眶上神经和滑车上神经,因此眼球突出同时伴向下移位。

3. 发生于肌肉圆锥内,尤其是眶尖部肿瘤,早期引起视力减退或丧失,容易误诊为球后视神经炎或原发性视神经萎缩。邻近眼球的肿瘤常常压迫眼球,使眼球壁变平,引起屈光不正,也是视力减退的原因之一。

4. 肿瘤多侵犯眶内感觉神经,如累及第Ⅲ、Ⅳ、Ⅵ对脑神经,则导致眼外肌运动功能障碍,出现复视。发生于感觉神经的肿瘤,患者可有自发性疼痛。

5. 伴有神经纤维瘤病者,可出现皮肤咖啡色素斑和虹膜结节。

6. 眼眶原发性恶性神经鞘瘤比较少见,但肿瘤复发后有恶性变可能。

【特殊检查】

1. **超声检查** B 超显示神经鞘瘤大多为类圆形、椭圆形、梭形、哑铃形或不规则形。因肿瘤细胞排列整齐规则,间质较少,声阻差小,因而内回声少而弱,少数可见中等或强回声。如有囊性变,可在弱回声病变内出现无回声暗区。如神经鞘瘤整个瘤体呈囊性变,超声图像极似囊肿,应予以鉴别。肿瘤回声衰减中等,位于眶上部的肿瘤可沿眶上裂向颅内蔓延,探查不到肿瘤后界。无可压缩性或轻度可压缩性。邻近眼球的肿瘤可压迫眼球使之变形。彩色多普勒超声显示神经鞘瘤内血流信号多少不等,有些病变可见丰富的血流信号,有些则缺乏血流信号。

2. **CT 检查** 神经鞘瘤多位于眶上部肌肉圆锥内或外,呈圆形、椭圆形、哑铃状、串珠状或不规则形,边界清楚、光滑,内密度均匀。如肿瘤内有囊性变,CT 显示肿瘤内部密度不均质。神经鞘瘤容易经眶上裂向颅内生长,CT 显示眶上裂扩大,蝶骨大翼骨缺失,颅内部分肿瘤需强化 CT 或 MRI 才可以清楚显示。

3. **MRI 检查** 大多数神经鞘瘤在 T_1WI 上显示为中低信号,T_2WI 为高信号,如肿瘤内部有囊性变或出血,可表现为高低混杂信号。MRI 对肿瘤颅内部分显示清楚,比 CT 更具优势。

【诊断和鉴别诊断】

1. **诊断依据**

(1) 临床特征:中青年发病,偶见儿童,病变多位于眶上方,眼球突出并向下移位。

（2）影像学特征:需结合多种影像学检查,综合判断。B 超显示病变内部为弱回声,其中可有无回声暗区;病变形状多样性是神经鞘瘤的特点,CT 显示病变呈圆形、椭圆形、哑铃状或串珠状等多种形状,经眶上裂向颅内生长,眶上裂扩大,蝶骨大翼骨缺失;MRI 显示病变信号混杂,可发现颅内占位病变。具有以上影像学特征,应高度怀疑神经鞘瘤的可能。

2. 鉴别诊断　神经鞘瘤应与其他常见的眼眶肿瘤鉴别,如海绵状血管瘤、泪腺多形性腺瘤、淋巴瘤、炎性假瘤等。此外,神经鞘瘤囊性变应与眼眶单纯性囊肿、皮样囊肿、黏液囊肿等囊性病变进行鉴别。眼眶孤立性纤维瘤比较少见,但在临床特征、超声和 CT 上与神经鞘瘤极为相似,鉴别诊断困难,最终往往需要病理组织学确诊。Zhang 等对 9 例孤立性纤维瘤和 22 例神经鞘瘤进行 MRI 检查,发现两种肿瘤的发病部位、T_2WI 信号及肿瘤动态增强方式均有不同,因此对这两种肿瘤的鉴别具有一定的价值。

【病情评估】

1. 眼眶内富含周围神经,均可发生神经鞘瘤,如肿瘤来源于眶上神经,手术切除后,患者感觉眶上神经支配区域皮肤麻木、感觉丧失,术前应充分评估并告知患者。

2. 神经鞘瘤可经扩大的眶上裂向颅内生长,早期患者无任何颅内疾病症状和体征,B 型超声和 CT 不能发现颅内病变。因此,决定手术前应行 MRI 或增强 CT 检查,判断有无眶颅沟通肿瘤的存在,以确定合适的治疗方案和手术入路。

3. 极少数神经鞘瘤有恶性变可能,对于复发性神经鞘瘤应充分考虑到是否存在恶性变,以便做出正确的治疗方案。

【临床处理】

眼眶神经鞘瘤的治疗方法主要是手术切除肿瘤。位于眶前部的肿瘤可经前路开眶术,肌肉圆锥内肿瘤适宜外侧开眶术,如果肿瘤生长至颅内,应与神经外科医生联合开颅手术,同时切除眶内、颅内病变。手术时应尽量做到完整取出肿瘤,如术中囊膜破裂,应将肿瘤内容物清除干净,避免复发。

【学科新进展】

神经鞘瘤的治疗方法主要是手术切除,但如果肿瘤与视神经、眼外肌等重要结构关系密切,为避免手术并发症,肿瘤不能完全切除时,应配合其他治疗方法。Hamm 等对 19 例听神经鞘瘤进行立体定向放射治疗,结果总体肿瘤控制率达 95%,11 例肿瘤消退,4 例肿瘤萎缩超过 50%,其他萎缩在 20% ~ 40%。在治疗后 6 个月内,2 例肿瘤体积暂时性增大,为对放射治疗的反应,无严重并发症发生。

碳离子照射对恶性神经鞘瘤也有一定疗效。Jensen 等对 11 例恶性神经鞘瘤进行碳离子照射治疗,其中包括 5 例眼眶、鼻窦肿瘤,总照射剂量为 60Gy,平均随访 17 个月,肿瘤控制率达 65%。

四、横纹肌肉瘤

横纹肌肉瘤(rhabdomyosarcoma)是儿童时期最常见的软组织肉瘤,发生于眼眶者约占 10%,也是儿童时期最常见的眼眶恶性肿瘤。70% 以上患者为 10 岁以下儿童,极少数见于成年人。性别无明显差异。横纹肌肉瘤恶性程度高,病情进展迅速,可经血行全身转移,死亡率高。

【病因和病理】

1. 病因　尚不明确。分子生物学研究表明,横纹肌肉瘤的发生与 *N-ras* 癌基因和 *P53* 抑癌基因突变有密切关系,肿瘤标本免疫组织化学也证实,这两种基因均有异常表达。

2. 病理　横纹肌肉瘤大体呈不规则形,灰红色,无包膜,质软嫩,鱼肉状,钳夹即破碎。组织学上,瘤细胞形态多样,从未分化的圆形细胞到已分化的带状、球拍状细胞均可见。横纹肌肉瘤病理组织学分型分为胚胎型、腺泡型和多形性三种,前两种类型多见,且多为儿童,多形性横纹肌肉瘤多发生于成年人。多形性横纹肌肉瘤预后最好,腺泡型最差,胚胎型介于两者之间。

【临床表现】

1. 眼眶横纹肌肉瘤最突出的临床表现是快速进展性眼球突出,通常在几天至几周内发生,反映出该肿瘤呈爆发性生长方式。约半数患者有明确的外伤史,但目前还不明确肿瘤与外伤具有相关性。

2. 肿瘤可发生于眼眶的任何位置,但多见于内上象限,因此眼球常向外下方移位。随肿瘤生长,眶压增高,球结膜水肿脱出于睑裂,睑裂闭合不全,角膜暴露,眼睑充血,视力减退甚至丧失。眼球运动障碍,有些则眼球固定。眶缘可触及肿物,边界清楚,中等硬度,轻度压痛,不能推动。临床上容易与眶蜂窝织炎相混淆,应注意鉴别。

3. 有些眼眶横纹肌肉瘤为继发性肿瘤,其原发部位在鼻窦、鼻腔或翼腭窝,因此在表现眼眶征象的同时,还出现鼻塞和鼻出血。

【特殊检查】

1. **超声检查**　病变形状多样,可为圆形、类圆形、椭圆形或不规则形。边界不清,内回声弱或中等,有些病变内可见强回声的纤维组织间隔,回声衰减中等。无可压缩性,但当肿瘤内有较大的液化坏无效腔时,病变呈轻度可压缩性。邻近眼球的病变压迫眼球,使眼球壁变平。彩色多普勒超声显示肿瘤内有丰富的血流信号,有些甚至呈弥漫性分布,但有些病例则显示中等或少量血流,为动脉频谱。

2. **CT 检查**　横纹肌肉瘤大多发生在眶上部,但很快随着病情发展,肿瘤占据全眶,包绕眼球生长。肿瘤多呈不规则形,边界清楚,内密度均匀。如果肿瘤内部出血或坏死,则密度不均。肿瘤邻近的眶壁可有虫蚀样骨破坏。横纹肌肉瘤呈浸润性生长,可蔓延至颅内、鼻窦、颞窝等部位,导致相应部位的骨破坏、骨缺失,应行强化 CT 扫描或 MRI 检查,确定肿瘤范围。

3. **MRI 检查**　横纹肌肉瘤位置和形状在 MRI 上与 CT 一致,T_1WI 显示为中低信号,T_2WI 为中高信号。如肿瘤内有坏死或出血,则与肿瘤实体部分信号不一致。

【诊断和鉴别诊断】

1. **诊断依据**

(1) 临床特征:儿童突发单侧眼球突出,进展迅速,数天内眼球高度突出,眶压增高,球结膜高度水肿,睑裂闭合不全,伴恶心、呕吐等高眶压症状。可有外伤史,血常规检查无感染征象,应高度怀疑横纹肌肉瘤的可能。

(2) CT:病变多位于眶上部或占据整个眶腔,围绕眼球生长,挤压眼球变形,病变遮蔽视神经、眼外肌等正常结构。眶壁可有虫蚀样骨破坏。

2. **鉴别诊断**　横纹肌肉瘤应与儿童多发的眼眶病进行鉴别,如眼眶蜂窝织炎、毛细血管瘤、绿色瘤等(表 13-1-2)。

表 13-1-2　眼眶横纹肌肉瘤鉴别诊断要点

	横纹肌肉瘤	蜂窝织炎	毛细血管瘤	绿色瘤
好发年龄	10 岁以下儿童	儿童及成年人	1 岁以内	学龄儿童及幼儿
起病速度	++	+++	+	++
主要症状	眼球突出	眼球突出,眼睑红肿疼痛,发热	眼球突出,眼睑鲜红色斑	眼球突出,复视可有发热
诱发因素	外伤史	呼吸道感染,拔牙	出生时即可存在	无
眼部体征	球结膜高度水肿,眶压高	眼睑、结膜充血、水肿,眶压高	眼睑草莓痣(+−)	眼球运动障碍可有结膜水肿
血液检测	大致正常	白细胞和中性粒细胞比例升高	大致正常	可见幼稚细胞骨穿异常
病变位置	眶上部	邻近鼻窦	上睑+眼眶	眼眶+眼外肌
B 型超声	弱回声	未见明显占位病变(脓肿除外)	眼睑软组织增厚眶内强回声	弱回声,眼外肌增厚
CT 扫描	不规则形,均质或不均质,骨破坏(±)	眶内脂肪密度弥漫性增高,局限性高密度影(脓肿形成)	眼睑软组织增厚,眶上部不规则形软组织密度影	眶内软组织密度影,眼外肌增厚

【病情评估】

1. 如果眶压增高,睑裂闭合不全,注意角膜有无暴露,可应用眼膏、湿房镜等方法保护角膜。

2. 一旦确诊为横纹肌肉瘤,应行 MRI 或增强 CT 检查明确肿瘤范围,有无眶外蔓延,以便决定治疗方案。

3. 如病程相对较长,全身情况不佳,应考虑有无肿瘤全身转移,最容易发生转移的部位包括肝脏、肺、骨骼等,应行胸部 X 线片、CT、腹部 B 超,甚至 PET/CT 进行全身检查。

【临床处理】

眼眶横纹肌肉瘤的治疗包括手术切除、放射治疗和化学治疗等综合治疗。病变较局限者,可行肿瘤局部切除,术后辅以放射治疗和化学治疗。如肿瘤范围较大,占据整个眼眶,可先用化疗药物进行肿瘤减容治疗,然后再进行手术切除肿瘤;如肿瘤仅限于眶内,眶骨完整,必要时行眶内容切除术。已有全身转移的患者,行姑息性治疗和支持疗法。

【学科新进展】

横纹肌肉瘤的治疗强调手术、放疗和化疗的综合治疗,但欧洲和北美医生在放疗问题上尚有争议:欧洲医生认为应避免放射治疗带来的后遗症,而北美医生则认为,为了减少肿瘤复发,应积极应用放射治疗。Tang 等对 102 例眼眶横纹肌肉瘤患者的发病年龄、性别、种族、肿瘤的大小、分期、有无转移及治疗方案进行了总结分析,认为随着放疗技术的进步,放射治疗仍是横纹肌肉瘤一种重要的治疗手段。

五、眼眶淋巴瘤

淋巴瘤(lymphoma)属于淋巴造血系统疾病,是淋巴组织增生导致的恶性肿瘤。20 多年来为了更好地诊治,进行了多次淋巴瘤分类。如 2001 年 WHO 将淋巴瘤分为 B 细胞淋巴瘤、T/NK 细胞淋巴瘤和霍奇金淋巴瘤。2008 年 WHO 又将造血系统和淋巴组织肿瘤进行细分,分为前驱肿瘤、前驱淋巴性肿瘤、成熟 B 细胞淋巴瘤、成熟 T/NK 细胞淋巴瘤、霍奇金淋巴瘤。这一分类方法也适应于眼眶淋巴瘤,但眼眶淋巴瘤绝大多数属于非霍奇金淋巴瘤,包括 5 个亚型:黏膜相关淋巴瘤、滤泡性淋巴瘤、弥漫大 B 细胞淋巴瘤、外套细胞淋巴瘤和淋巴浆细胞淋巴瘤。

【病因和病理】

1. **病因**　非霍奇金淋巴瘤病因尚不明确。有感染、染色体异常和 NF-κB 分子通路表达等几种学说。感染因素在促进成熟 B 细胞淋巴瘤的生长、发展中起主要作用。例如 EB 病毒在地方性 Burkitt 淋巴瘤中感染率高达 100%;胃 MALT 淋巴瘤是由幽门螺杆菌感染所致。

2. **病理**　淋巴瘤大体呈灰红色,无包膜,质软、嫩、脆,无法夹持,切面细腻,如鱼肉状。组织学上,恶性淋巴瘤由形态单一的不成熟淋巴细胞或明显异型性的淋巴细胞组成,细胞特点是有较多、较大的分裂核和多形核,淋巴滤泡不明显,内皮细胞增生不显著。

【临床表现】

1. 眼眶淋巴瘤多发生于中老年人,可单侧或双侧发病,多数情况下病变发展缓慢,但也有个别病例发展迅速。

2. 病变多发生于眶前部外上方,临床表现为眼睑肿胀,眼球突出、移位,早期引起功能障碍者少见。肿瘤多围绕眼球呈“铸造形”生长,发展至结膜下者,可见粉红色软性肿物,外观似“鲑鱼肉样”改变。位于眶周者,可扪及中等硬度结节状肿块。

【特殊检查】

1. **超声检查**　淋巴瘤可发生于眼眶任何部位,但多见于眶外上方,呈结节状、分叶状、不规则形或弥漫状分布。其边界清楚、光滑。由于肿瘤由许多小细胞组成,且排列致密,B 超则显示弱或中等回声,且内部回声均匀,回声衰减不显著。有些肿瘤内部可见结缔组织分隔,或弱回声病变内有强回声斑块。肿瘤不可压缩或有轻度可压缩性。CDI 显示肿瘤内少量至丰富血流信号不等,病变内可探及动脉频谱。

2. **CT 检查**　肿瘤多沿眼球周围、眼外肌或眶壁生长,呈铸造样改变,初期病变多位于肌肉圆锥外,后期可向肌肉圆锥内生长,并充满整个眶腔。病变边界尚清楚,呈分叶状或结节状生长,密度较均匀。黏膜相关淋巴瘤很少引起眶骨改变,弥漫大 B 细胞淋巴瘤可致眶骨骨质破坏。

3. **MRI 检查**　淋巴瘤在 T_1WI 上为中信号,T_2WI 为中或高信号。

【诊断和鉴别诊断】

1. **诊断依据**

(1) 临床特征:中老年发病,单侧或双侧眼球突出,眼睑肿胀,眶周可扪及硬性肿块。如结膜下可见粉红色"鲑鱼样"扁平肿物,高度怀疑淋巴瘤。

(2) B 超:不规则形病变,围绕眼球壁生长,边界比较清楚,内回声弱或中等。

(3) CT:肿物沿眼球壁、眼外肌、眶壁呈"铸造样"浸润性生长,形状为分叶状、结节状或不规则形。

2. **鉴别诊断**　眼眶淋巴瘤应与海绵状血管瘤、神经鞘瘤、泪腺多形性腺瘤、炎性假瘤等疾病进行鉴别。

【病情评估】

1. 眼眶淋巴瘤属于全身性疾病的一部分,临床上除眼部症状和体征外,还应关注全身情况。

2. 临床高度怀疑淋巴瘤可能时,可进行肿瘤穿刺活检或肿瘤局部切除,得到病理组织学诊断。淋巴瘤对化疗和放疗均比较敏感,如肿瘤与视神经、眼外肌、眼球关系密切,为避免手术并发症,可以部分切除肿瘤,辅以放射和化学治疗。

3. 黏膜相关淋巴瘤预后较好,而 T 细胞淋巴瘤病情进展迅速,预后较差,应注意鉴别。

【临床处理】

首先应切除或穿刺肿瘤得到病理组织学诊断。如肿瘤较局限可以完整切除;如肿瘤范围广泛,与重要结构不易分离,可局部切除,保留其功能,术后行放射治疗和化学治疗。

【学科新进展】

眼眶淋巴瘤的临床表现、B 超和 CT 与炎性假瘤极为相似,容易混淆,往往需要病理组织学及免疫组织化学进行鉴别和确诊。文献报道,应用常规 MRI 纹理分析可以鉴别淋巴瘤和炎性假瘤。研究选取 15 例眼眶淋巴瘤和 17 例炎性假瘤患者 MRI 资料,通过 Fisher 系数、分类错误概率联合平均相关系数(POE+ACC)、交互信息(MI)及三者联合(FPM)的方法,选择最佳纹理参数集合。使用线性判别分析(LDA)和非线性判别分析(NDA)进行纹理分类。比较最佳分类序列上两种病变的纹理特征差异。结果显示 T_2WI 纹理特征鉴别眼眶淋巴瘤及炎性假瘤能力最佳,其中 FPM 选择纹理特征联合 NDA 分类的误判率最低。因此得出结论,常规 MR 图像纹理分析可用于鉴别眼眶淋巴瘤和炎性假瘤。

(张　虹)

第二节　眼眶炎症

一、眶蜂窝织炎

眶蜂窝织炎(orbital cellulitis)是一种特异的眶部软组织感染性病变,发病急剧,病情凶险,严重者可以导致视力丧失,甚至危及患者生命。儿童和成人都可以发病。

【病因和发病机制】

感染源为致病微生物,如细菌、真菌等。这些致病微生物可来自眼眶毗邻结构的感染性病灶,以鼻旁窦最为常见;也可由急性传染病、菌血症、败血症等引起。致病微生物本身可以直接对眼眶组织结构造成损害,另外,致病微生物导致的眼眶局部组织水肿、微循环障碍、眶压升高等也可对眶部组织结构造成继发性损害。

【临床表现】

1. 眶蜂窝织炎的分型　根据病变累及部位和病变程度可以分为眶膈前蜂窝织炎、眶膈后蜂窝织炎、眼眶内脓肿、眶骨膜下脓肿。

2. 眶蜂窝织炎的眼部表现　可表现为突发性眼部疼痛不适、眼睑红肿、上睑下垂等。如果眼睑内脓肿形成,可以触及波动感。眶内炎症明显时,可以表现为眼球突出、眼球运动障碍。眼球突出明显者可以导致眼睑闭合不全及暴露性角膜炎的发生;结膜充血水肿,严重者充血水肿的结膜可以突出于睑裂之外,表面可有脓性分泌物附丽;一旦炎症波及眼球壁和视神经,可以引起视网膜脉络膜炎和视神经炎,视力可有不同程度减退,严重者可以导致视力丧失。有些患者可因炎症导致眶内压力增高,引起视网膜中央动脉阻塞,甚至可以导致眶上裂综合征或眶尖综合征的发生。

3. 全身伴随症状　如果病情严重,有些患者会出现全身症状,可表现为发热、恶心、呕吐、头痛,甚至出现谵妄、惊厥、昏迷等中毒症状。病情凶险者,眶内感染可波及海绵窦,海绵窦化脓性病灶可导致感染颅内扩散,也可引发败血症,危及患者生命。

【特殊检查】

影像学检查在诊断眼眶蜂窝织炎中具有重要价值,常用的影像学检查包括 CT 和 MRI。

1. 眼眶 CT 扫描　可因眶内蜂窝织炎的病程不同而表现不同。早期受累的眶内脂肪表现为斑点状、条纹状高密度影;随着病情发展,眶内密度弥散性增高,正常结构界面消失;脓肿形成后,CT 平扫表现为低密度,增强 CT 可以显示强化的脓肿壁,但脓腔无强化。

2. 眼眶 MRI 扫描　由于眼眶蜂窝织炎主要累及眶内软组织,故有条件者建议首选 MRI 扫描。MRI扫描可以清晰显示眶内炎症的位置、炎症过程以及感染源的部位。局限性眶蜂窝织炎多发生于眶内侧壁与鼻窦相邻处,病变表现为软组织影,呈长或等 T_1、长 T_2 信号,边界模糊,常可以显示相邻鼻窦炎症的存在。眶内弥散性蜂窝织炎在对比剂增强 T_1 加权脂肪抑制像上可以表现为眶内组织弥散性、不均匀强化,其内可存在大小不等的不强化的脓腔。脓腔局限时,增强扫描脓腔壁可被强化。

【实验室检查】

1. 血常规检查　对于眶蜂窝织炎患者,需要进行血常规检查,往往会有外周血白细胞计数升高。

2. 细菌培养加药敏试验　取炎症区域内的分泌物或脓腔内脓液,进行细菌培养联合药物敏感试验,以明确致病菌,以便指导临床抗生素的针对性应用。

3. 病理组织学检查　在极少数情况下,有时真菌可以引起眶蜂窝织炎,此时受累组织的病理组织学活检是确诊真菌感染的最好方法。

【诊断和鉴别诊断】

1. 诊断依据　根据眼眶部出现的红肿热痛等感染表现,以及可能伴随的全身中毒症状,结合眼眶部影像学检查和外周血白细胞计数升高等一般可以明确诊断。

2. 鉴别诊断

(1) 眼眶炎性假瘤:眶蜂窝织炎需与急性眼眶炎性假瘤进行鉴别,后者一般无发热等全身症状,血常规白细胞计数正常,影像学检查无脓腔形成。

(2) 眼眶淋巴瘤:眼眶淋巴瘤是成人最常见的眼眶恶性肿瘤,其临床表现有时与眼眶蜂窝织炎相似,淋巴瘤对抗生素治疗无效,必要时需要行病理组织学活检,以明确诊断。

【病情评估】

1. 眼部表现　如眼部炎症严重,眶压升高明显,可以导致暴露性角膜炎、视网膜中央动脉阻塞、眶尖综合征等严重并发症的发生。

2. 全身伴随症状　如果出现发热、恶心、呕吐、头痛、谵妄、惊厥、昏迷等中毒症状,预示病情严重,甚至有危及患者生命的潜在危险。

【临床处理】

1. 全身应用足量广谱抗生素控制感染。取炎症区域内的分泌物行微生物培养及药敏试验,根据培养结果及时调整抗生素的种类。

2. 如果眶部组织已经形成脓肿,可以切开引流。

3. 对于眼球突出明显,发生暴露性角膜炎者,涂抗生素眼药膏,必要时行暂时性睑缘缝合术。对于炎症导致眶内压明显升高者,可以行眶减压手术,以降低视力损害的风险。

4. 积极寻找原发病灶,并请相关科室人员共同处理。

【学科新进展】

1. **有关引起眶蜂窝织炎的致病微生物** 研究显示绝大多数眶蜂窝织炎是由细菌引起的眼部炎症性病变,但在少数情况下,真菌、结合分枝杆菌、梅毒螺旋体和寄生虫等微生物也可以引起眼眶炎症反应,在诊断时需要有相关的血清学检查结果,必要时需要有病理组织学检查结果。

2. **有关糖皮质激素在眶蜂窝织炎治疗中的应用** 抗生素应用是控制眶蜂窝织炎最为重要的措施。口服糖皮质激素曾经是治疗感染的禁忌,但有学者认为,糖皮质激素对于非免疫受损个体的大多数细菌感染的治疗是安全的。糖皮质激素经常用于急性鼻窦炎,以减少水肿、加速引流。几项系列研究发现其加剧眼眶感染的风险很低,且能加速炎症的消退。一旦脓肿排出、抗生素治疗 48 小时后临床症状有所改善,即可以安全地加用糖皮质激素。糖皮质激素禁用于结核或真菌感染。有关糖皮质激素在眶蜂窝织炎治疗中的应用仍需谨慎,并且应该在全身抗生素应用的前提下进行。

二、特发性眼眶炎性假瘤

特发性眼眶炎性假瘤(idiopathic orbital inflammatory pseudotumor,IOIP),也称为眼眶炎性假瘤、特发性眼眶炎症,目前多认为是一种非特异性炎性病变,其发病率居甲状腺相关眼病和淋巴增生性疾病之后,为眶内病变的第三位,约占眼眶病的 7.1%。

【病因和发病机制】

目前就 IOIP 的病因及发病机制,主要有感染假说、自身免疫假说、神经内分泌调控假说等,它们都从一个侧面反映了 IOIP 可能的病因及发病机制,但有关 IOIP 的确切病因和发病机制仍需进一步研究。

【临床表现】

本病多见于成年人,通常单眼发病,也可双眼发病。按照临床病程可分为急性、亚急性、慢性和复发性等 4 种类型。IOIP 可以累及眶部所有的组织结构,病变累及具体组织结构的不同,其临床表现不同。根据 IOIP 累及眼眶部位的不同,可以分为以下几种类型。

1. **眶前部炎症** 主要表现为眼部疼痛、眼睑肿胀、上睑下垂,球结膜充血水肿,严重水肿时结膜可突出睑裂之外,有时可合并有前部葡萄膜炎、巩膜炎、眼球筋膜炎和青光眼等其他眼部疾病。

2. **弥漫性眼眶炎症** 与眶前部炎症表现类似,但眼球突出明显,病情更为严重。CT 和 MRI 扫描可发现眶内弥漫性炎性细胞浸润,眶脂肪水肿。眶内炎性假瘤向颅内蔓延可导致垂体功能减退和多发性脑神经麻痹。

3. **眼眶肌炎** 主要表现为复视、眼球运动障碍,眼球向受累肌肉支配方向运动时,疼痛增加;部分患者出现上睑下垂;肌肉止点充血水肿,可透过结膜发现暗红色肥大的眼外肌。病变晚期眼外肌可发生纤维化,导致不同程度的眼位固定。炎症可累及多条肌肉,以上方肌群受累多见。CT 和 MRI 扫描显示眼外肌肌腱和肌腹弥漫性水肿增粗。

4. **泪腺炎** 一般表现为眼睑肿胀,上睑轻微下垂。眼球轻度突出,眼球向鼻下移位,眼眶颞上缘可触及肿物。CT 和 MRI 扫描可见受累泪腺肿大,可被强化。

5. **巩膜周围炎和视神经周围炎** 炎症累及巩膜周围的筋膜和视神经鞘膜,症状以疼痛和视力减退为主。眼底可见视盘充血水肿、视网膜皱褶、静脉迂曲扩张等。病变后期视神经萎缩、视力丧失。CT 和 MRI

检查显示眼球壁增厚,边界模糊,视神经增粗等。

6. **眶尖炎症**　极少数 IOIP 患者,其炎性病变主要累及眶尖部,眼球突出一般不明显。患者视功能异常与眼部炎症表现不成比例。患者早期可出现视力下降,视野缺损,相对性传入性瞳孔障碍,上睑下垂,眼球运动障碍等。CT 和 MRI 扫描可见眶尖部占位呈炎性浸润样改变。

7. **硬化性炎症**　一般起病缓慢。本型病理组织学改变主要以纤维组织增殖为特征。病程晚期眼位固定,眼球运动明显受限。可出现压迫性视神经病变,导致视神经萎缩,视力严重减退,甚至丧失。

【特殊检查】

眼眶影像学检查在诊断 IOIP 中具有重要作用,其改变主要呈炎症样影像学表现,但诊断特异性欠佳。IOIP 影像学检查结果可以确定 IOIP 病变的侵袭部位、侵犯组织及其与周围组织的关系。目前常用的影像学检查技术包括 CT 和 MRI。

1. **眼眶 CT 扫描**　病变呈中度强化,伴有脂肪浸润及水肿。影像学可以显示病灶部位,病灶是局限性还是弥散性,葡萄膜及巩膜组织的厚度,眼外肌、筋膜、视神经是否被侵犯等。极少数情况下,IOIP 可以累及眶壁骨质,此时 CT 扫描可以表现为骨质破坏。

2. **眼眶 MRI 扫描**　鉴于 IOIP 主要累及眶内软组织,故在诊断 IOIP 中,一般以 MRI 检查为首选。T_1WI 上病变区为等信号或低信号,增强扫描病变组织可强化;T_2WI 上,病变区域相对眼外肌呈等信号或高信号。

【实验室检查】

病理组织学检测是确诊 IOIP 的"金标准"。

1. **IOIP 病理组织学改变**　IOIP 是一类非特异性的炎性浸润性疾病,包括多种形态的淋巴细胞、浆细胞、嗜酸性粒细胞及巨噬细胞等,伴有不同程度的纤维结缔组织增生;也可存在淋巴滤泡、肥大细胞;基质改变可包括水肿、增殖性纤维化等。当活检结果显示病变组织为广泛的纤维化,纤维结缔组织增生,炎性细胞浸润较少时,可考虑为硬化型眼眶炎性假瘤。一些学者也认为硬化型眼眶炎性假瘤是该病的终末阶段,其他类型可能最终都会转归为硬化型炎性假瘤。

2. **IOIP 病理组织学分型**　根据病变组织中细胞成分的含量不同,从病理组织学角度出发可以将 IOIP 分为淋巴细胞浸润型、纤维组织增殖型和混合型 3 种类型。IOIP 的病理组织学类型与治疗方案制定和疗效结局的关系较为密切。

【诊断和鉴别诊断】

1. **诊断依据**

(1) 眼部典型的炎症性改变。

(2) 对抗生素治疗无效,外周血中白细胞计数正常。

(3) 影像学检查在诊断 IOIP 中具有重要价值。

(4) 病理组织学检查结果是确诊该病的"金标准"。

2. **鉴别诊断**

(1) 眼眶淋巴瘤:该病表现多种多样,有时会表现为眼部炎性病变样改变,此时需要与 IOIP 鉴别诊断。前者多发生于中老年人,对糖皮质激素治疗反应差,必要时需行病理组织学活检来确定诊断。

(2) 眶蜂窝织炎:该病起病急,眼部炎性病变典型,血常规检查可见白细胞计数升高,对抗生素治疗反应良好。

(3) 甲状腺相关眼病:一般双眼发病多见,多数患者伴有甲状腺功能异常的表现,眼眶影像学扫描常显示多条眼外肌肥大,眶脂肪水肿等改变。

(4) 泪腺良性淋巴上皮病变:本病多见于中年女性,一般双眼发病。上眼睑无痛性非充血性持续肿胀为其主要临床表现,受累泪腺肿大,有时可在颞上眶缘扪及肿大的泪腺。泪腺明显肿大,可以引起眼球突出。研究显示良性淋巴上皮病变是一种 IgG4 相关性疾病,多数患者血浆中 IgG4 浓度升高（≥135mg/dl）,少数患者可以发生恶变。

【病情评估】

1. **IOIP 累及范围可影响患者的预后**   IOIP 患者预后与炎症累及的部位有关。对于炎症病变累及视神经、眶尖等关键部位的 IOIP,如果治疗不及时或对糖皮质激素治疗不敏感,往往会导致视力永久减退,甚至有视力丧失的风险。另外,IOIP 不仅可以累及眼眶部位,有时也可以累及颅内的组织结构,此时需要请神经科医生协同诊治。

2. **IOIP 病理组织学分型影响患者的治疗和预后**   对糖皮质激素治疗而言,一般淋巴细胞浸润型 IOIP 对糖皮质激素治疗反应较好,纤维组织增殖型对糖皮质激素治疗反应最差,混合型者居中。对 3 种病理类型 IOIP 预后而言,纤维组织增殖型预后最差,并可以导致较为严重的并发症,如眼部疼痛、眼球固定、视力丧失等。

【临床处理】

IOIP 的临床治疗主要包括药物治疗、放射治疗和手术三种方法。药物治疗最为常用,迄今为止糖皮质激素类药物仍是公认的首选治疗方法。

根据 IOIP 病变情况,可以行手术活检,以明确诊断及病理分型。对于淋巴细胞浸润型 IOIP,全身糖皮质激素治疗可使病情明显缓解,也可以采用病变局部注射疗法;纤维组织增殖型 IOIP 对糖皮质激素不敏感。部分患者可考虑免疫抑制剂和放射治疗。对于局限性 IOIP,可采取手术治疗。

【学科新进展】

1. **发病机制**   IOIP 的免疫病理学还有待进一步明确。有学者猜测是有感染性抗原前体进入机体后引起的一系列反应,因为在 IOIP 患者体内发现了异常的（细胞介导的）TH1 通路,并有 TOLL 样受体表达的增高,但是在 IOIP 的组织标本中没有发现细菌或病毒载量的增加。有报道称肥大细胞与 IOIP 中的纤维增生有关,有证据表明成纤维细胞也在其中发挥作用,其同时具有免疫细胞和成纤维母细胞的特性。在特发性泪腺炎中,TH2 介导的 B 细胞体液免疫在淋巴滤泡型泪腺炎的发病机制中起主要作用;而 TH1 介导的细胞免疫在硬化型中起主要作用。

2. **治疗措施**   对于病情较轻的 IOIP 患者,非甾体抗炎药可能有效。在严重的、复发性和顽固性 IOIP 病例中,甲氨蝶呤联合放疗和其他生物制剂,如利妥昔单抗或者英夫利西单抗可以作为二线和三线治疗。但这些新的治疗方法仍需大样本临床病例加以验证。

（马建民）

第三节   甲状腺相关眼病

甲状腺相关眼病（thyroid associated ophthalmopathy,TAO）,又称为 Graves 眼病,是眼眶的一种自身免疫反应引起的慢性、多系统损害的疾病,与甲状腺功能异常密切相关。在成人眼眶疾病中,甲状腺相关眼病在国内外的发病率均位居第一位,约占 20%。目前认为,甲状腺相关眼病是由于自身免疫反应影响到眶周及球后组织,以淋巴细胞浸润为特点伴有黏多糖及胶原沉积,以水肿、眼球突出、复视为主要临床表现的一种器官特异性自身免疫性疾病。

【病因和发病机制】

甲状腺相关眼病是一种极其复杂的自身免疫性疾病,可由于免疫球蛋白升高、淋巴因子增多、纤维母细胞激活、促甲状腺素受体（TSHR）在球后组织的高表达、B 淋巴细胞增多等引发一系列临床症状。同时本病与遗传因素也有一定的关系。但其具体的机制,如甲状腺和眼眶的共同抗原的本质、眼眶发生自身免疫反应的靶细胞等仍然不清楚。有学者提出眼与甲状腺的共同抗原是导致本病的根本原因,促甲状腺激素（thyroid stimulating hormone,TSH）是其中之一。研究认为,细胞免疫是 TAO 的主要发病机制,球后 T

淋巴细胞浸润见于该病的活动期。疾病的各个阶段均有人类白细胞抗原（human leukocyte antigen，HLA）在成纤维细胞上的表达，说明疾病的早期阶段就有眼外肌的纤维化，成纤维细胞在甲状腺相关眼病发病机制中起重要的作用。

【临床表现】

甲状腺相关眼病具有自身免疫性疾病的一般特征，能自发缓解或加重。患者的眼征在经历反复加重与缓解的过程后最终可得到改善，眼睑退缩、软组织受累、眼球活动均趋于好转，病程可长达 15 年。而仍有 50% 的患者眼征不能改善，保持在稳定状态。甲状腺相关眼病的患者可出现许多眼部症状，如畏光、流泪、眼痛、异物感、眼睛干涩、眼睑不能闭合、复视、视力下降甚至失明。以上症状的发生主要是由于该病出现的特殊的眼部体征所导致。

1. **眼睑征**　眼睑改变是甲状腺相关眼病最主要的体征之一。主要包括眼睑退缩、上睑迟落和眼睑肿胀。眼睑退缩多发生于上眼睑，少数患者可上、下眼睑同时发生，可单眼或双眼同时发生。正常成人上睑缘的位置在瞳孔缘和角膜上缘之间，约角膜下缘的 1~2mm，下睑缘正好位于下角膜缘。当上睑缘在角膜缘处或者上方、下睑缘在下方角膜缘下 1~2mm 时，可诊断为上睑退缩或下睑退缩。Dalrymple 征（上睑向上退缩、睑裂增大）和 von Gravfe 征（眼球向下转动时上睑不能跟随下移，是眼睑迟落征）是甲状腺相关眼病最常见的眼征。上睑退缩的原因：①Müller 肌作用过度；②提上睑肌与周围组织发生粘连；③下睑缩肌与周围组织发生粘连。

2. **眼部软组织炎症**　由于眼眶中炎症细胞的浸润，患者可出现眼睑和结膜充血、水肿，泪腺、眼眶软组织肿胀。急性期时眼部软组织受累最明显。软组织炎症改变在评估甲状腺相关眼病活动性程度中具有重要价值。

3. **眼外肌肥大**　仅次于眼睑征和软组织炎症的常见临床表现。首先受累的常为下直肌，临床出现眼球上转运动受限；其次为内直肌，再次为上直肌，外直肌受累最少见。可出现多条肌肉同时受累。眼外肌运动受限原因：早期炎症细胞浸润，肌肉肥大水肿，外观上表现为肌肉运动不足，而不表现斜视，常伴球结膜充血；晚期发生变性及纤维化，出现限制性斜视。

4. **眼球突出**　是指眼球突出度在正常上限 2mm 或两眼差值在 2mm 以上者。不同种族的眼球突度的正常值不同，如高加索人正常上限为 20mm，我国正常眼球突度均值为 11.68~13.97mm（7~22mm）。甲状腺相关眼病患者双眼眼球突度相对比较对称。由于在不同观察者与单一的观察者观察同一患者眼球突出度之间存在差异，因此，当眼球突出度少于 2mm 改变时应谨慎下结论。从甲状腺相关眼病的自然病程发展看，眼球突出是最持久的改变，并且一旦出现很难回退。

5. **暴露性角膜炎**　眼球突出和眼睑退缩、滞后，可引起睑裂闭合不全，导致暴露性角膜炎、角膜的点状病变。大多数甲状腺相关眼病患者中均可见到。而严重的角膜病变如角膜溃疡、穿孔较少见，临床上通过裂隙灯结合荧光素染色等检查对评估患者角膜情况很有帮助。

6. **甲状腺相关视神经病变**　被认为是甲状腺相关眼病的严重并发症。主要原因：多条眼外肌肥大、眼眶结缔组织体积增加，导致眶尖部填塞，导致压力增大的结果。患者一般视力缓慢下降，并且经常主诉出现眼球后有压力和持续胀痛的感觉。CT 或 MRI 检查可清楚显示眶尖拥挤、眼球突出、眼外肌肥大、眼上静脉扩张和泪腺前移等表现，提示患者存在视神经病变的可能。临床上，由于不少视神经病变患者眼底检查正常，视力初期也可达到 1.0 左右，因此容易导致临床医生忽略存在视神经病变的可能性。由于部分视神经病变患者可发展为不可逆的视力损害，因此临床上对怀疑有视神经病变的患者应定期行视力、色觉、瞳孔对光反应、检眼镜、视野、VEP 或 CT、MRI 等检查，以争取早期发现，阻止病情的加剧。

【严重程度分级】

甲状腺相关眼病的 EUGOGO（European Group On Graves' Orbitopathy）严重度标志见表 13-3-1。

表 13-3-1   甲状腺相关眼病的 EUGOGO 严重度标志

严重度	生活质量	标准
轻度	影响生活质量轻微,不需要干预	轻度眼睑退缩(<2mm) 轻度软组织受累 轻度眼球突出(<3mm) 一过性或无复视 润滑剂治疗有效的角膜外露
中重度	影响生活质量,需要干预,但没有威胁视力	眼睑退缩≥2mm 中或重度软组织受累 眼球突出≥3mm 间歇或恒定性复视
极重度	视力威胁型,需要立即干预	甲状腺功能障碍性视神经病变 严重暴露性角膜病变 眼球半脱位 严重冰冻眼 脉络膜皱褶 体位性视力下降

20 世纪 80 年代以来,Mourits 等根据炎症的临床症状,提出甲状腺相关眼病的临床活动性评分(clinical activity score,CAS)。初诊患者,采用 7 分法,以 CAS≥3 分作为活动性的标志。随访的患者,以 CAS≥4 分作为活动性的标志(表 13-3-2)。

表 13-3-2   甲状腺相关眼病的临床活动性评分标准

初诊 CAS	初次诊疗,包括 1~7 项
1	自发性眼眶疼痛
2	眼球运动诱发疼痛
3	眼睑水肿
4	眼睑充血
5	结膜充血
6	球结膜水肿
7	泪阜或皱襞炎症
随访 CAS	复诊随访,评估既往 1~3 个月的变化,包括 1~10 项
8	眼球突出↑≥2mm
9	眼球运动↓≥8°
10	视力↓≥1 行

【眼科专科检查】

眼科专科检查包括:视力、眼压、裂隙灯检查(角膜、结膜、瞳孔对光反应、检眼镜)、角膜荧光素钠染色、色觉、视野、VEP、眼球突出度测量、眼肌检查、MRD1、MRD2 等。

【辅助检查】

1. 血清甲状腺激素测定   包括血清总甲状腺素(TT_4)、总三碘甲状腺原氨酸(TT_3)、游离 T_3(FT_3)、游

离 T_4(FT_4)、甲状腺球蛋白抗体(TGAb)、促甲状腺素受体抗体(TRAb)、促甲状腺激素释放激素(TRH)和甲状腺过氧化物酶抗体(TPOAb)等。可判定甲状腺合成和分泌甲状腺激素的能力。甲亢的患者以上指标均增高,但约有 10%~20% 甲状腺相关眼病患者的指标正常。

2. **超声检查**　甲状腺相关性眼病的典型 B 超表现是多条眼外肌肥厚,主要累及肌腹而呈梭形肿大。活动期患者可有眼球筋膜水肿,表现为沿眼球壁和视神经相连的条状无回声区,即"T"形征。A 型超声检查还可以比较精确的测量出眼外肌的直径。但超声检测无法完全谈及眶尖部,不能充分判定视神经的受累情况。目前超声检查主要用于甲状腺相关性眼病的初筛检查。

3. **CT 扫描检查**　甲状腺相关眼病在 CT 上的表现主要有:①眼外肌肌腹肥大、肌腱不受累:可出现 1 条或多条肌肉肥大,特征是肌腹部呈梭形肥大,下直肌最容易受累,其次为内直肌、上直肌和外直肌。双眼多条直肌同时肥大是甲状腺相关眼病 CT 上最突出的特点。增粗的眼外肌长期压迫,眼眶内侧壁出现压迹,向内移位,即"可口可乐"征。②眶尖部肥大眼外肌压迫视神经,多条肿胀的眼外肌在眶尖部汇集,可形成眶尖部高密度影。③眼球突出、眼上静脉扩张、泪腺肿大、脂肪水肿和眶隔前移等。

4. **MRI 检查**　MRI 对于了解甲状腺相关眼病的软组织病变以及压迫性视神经病变的显示比 CT 清晰。

甲状腺相关眼病患者的肌肉信号强度根据病变的不同时期而变化。MRI 的 T_1WI 上,眼外肌呈中等信号,眶脂肪为高信号。当病程处于活动期时,MRI 的 T_2WI 上,眼外肌呈中等信号强度,肌腹部分可出现中高信号。当病程较长,肌肉肥厚已经由炎症浸润进行到纤维化的静止期时,肥大的肌肉 T_2WI 信号不增高或降低。

【诊断和鉴别诊断】

1. **诊断标准**

(1) 眼睑退缩:合并以下体征或检查结果之一就可诊断。①甲状腺功能异;②眼球突出:突出度大于 19mm 或者至少增加 2mm;③视神经功能障碍:包括视力下降、瞳孔反射、色觉、视野异常;④眼外肌受累,眼球活动受限,CT 发现眼外肌增粗。

(2) 缺乏眼睑退缩的眼征的情况下,必须具备甲状腺功能异常外,还应有以下体征之一:眼球突出、眼外肌受累或视神经障碍,并排除其他眼病引起的类似症状。

2. **鉴别诊断 (表 13-3-3)**　甲状腺相关眼病的患者大都伴有眼外肌受累的眼部症状。但很多全身病和大部分眼眶病均可引起眼外肌肥大,球后眼眶肿瘤都可引起眼球突出。

表 13-3-3　几种常见引起眼外肌肥大疾病的鉴别诊断

常见疾病	鉴别要点
TAO	一般双眼多条肌肉同时受累,肌腹肥大,而肌腱正常;同时多伴有眼睑退缩、眼球突出等症状,还可以检查甲状腺指标以明确诊断
眼眶炎性假瘤(特发性肌炎)	眶内软组织呈炎性改变,眼外肌多为单条肥大,也可累及多条,肌肉止点处肥大,糖皮质激素治疗短期有效,必要时可行活组织检查以明确诊断。多无眼睑退缩和迟落现象
颈动脉海绵窦瘘	眶软组织充血和眼外肌肥大,但无眼睑退缩和迟落,CT 或 MRI 检查可发现眼上静脉增粗
猪囊尾蚴病	猪囊尾蚴(囊虫)的虫卵多侵犯眼外肌,CT 等检查多为单条肌肉发病,活检才可明确诊断
眼眶内感染	出现全身或局部的感染性症状和体征,糖尿病或免疫抑制治疗的患者多发
眼眶内肿瘤(过大可压迫眼外肌)	眼球突出,肿瘤体积过大,压迫眼外肌导致淤血、水肿,CT 检查可发现明确的肿瘤病灶
Wegener 肉芽肿	一般双眼病变,多有严重的鼻部症状、咯血和血尿等出现,鼻黏膜活检有助诊断

【治疗】

甲状腺相关眼病是的病程主要分为 2 个阶段,早期为活动期,主要表现为眼部淋巴细胞浸润、水肿和成纤维细胞的活化;晚期为非活动期(静止期),主要表现为纤维化和脂肪的沉积。病变不同时期对免疫抑制治疗或放疗的疗效不同。

1. **糖皮质激素治疗**　根据等效抗炎剂量的糖皮质激素对下丘脑-垂体-肾上腺轴的抑制时间长短的不同,可将糖皮质激素分为短效、中效和长效制剂。短效药物使用后容易撤药,但是相对抗炎作用较弱。主要包括氢化可的松、可的松。使用长效制剂抗炎作用很强,可是却难以撤药。主要包括地塞米松、倍他米松。中效制剂位于两者之间,故临床上中效制剂使用的比较广泛。主要包括泼尼松、泼尼松龙和甲泼尼龙。糖皮质激素会诱导淋巴细胞大量进入淋巴细胞池,显著减少血淋巴细胞,从而抑制眶内软组织水肿,减轻视神经受压,病情好转后,规律减药,维持用药至少 6 个月。

Char 等提出全身激素治疗用于以下 5 类甲状腺相关眼病患者。①急性炎症疾病,初诊时眼球突出迅速发生,眶周水肿、眼外肌麻痹,无甲状腺疾病,CT 或 B 型超声检查明确肌肉肥大。有报道患者每日口服泼尼松 80mg,3 天后几乎症状完全消失。②眶尖拥堵导致视神经受压,视力轻度丧失。激素治疗后 1 周~1 个月视力都有不同程度的提高。但激素对视神经病变没有永久的作用,最好激素治疗联合放射治疗或行眼眶减压术。③最近 6 个月内有过急性发作的甲状腺相关眼病患者。④经眶内放射治疗或眼眶减压手术后仍需要激素维持治疗的。⑤所有准备作眼眶减压术前或术后常规要行激素治疗。

(1) 口服泼尼松治疗:初始剂量为 80~100mg 或 1mg/kg,每日顿服,连续口服 4 周后缓慢减量,平均疗程 6 个月~1 年。多数患者症状有所缓解,但也有少数患者没有效果,或者减量过程中再次反弹。全身应用激素期间,应定期检测眼压、视力、全身血压、血糖改变。口服激素治疗并发症较高,主要包括感染、免疫系统异常、内分泌异常、代谢和营养异常、心血管异常、胃肠道异常和皮肤皮下组织异常等。如果出现激素并发症的,应酌情减量、适时停药。停药后考虑改用免疫抑制剂或行手术治疗。

(2) 甲泼尼龙静脉冲击治疗:2016 年 EUGGOGO 指南推荐:针对中重度甲状腺相关眼病,中剂量激素冲击治疗是首选的治疗方案,甲泼尼龙 0.5g,1 次/周,6 周,减量至 0.25g,1 次/周,6 周,总剂量 4.5g。针对甲状腺相关视神经病变,应当立刻给予超高剂量激素冲击治疗,甲泼尼龙 0.5~1.0g,3 次/周,连续或隔日给药,可重复给药 2 周,然后改为每周一次的常规激素冲击治疗。冲击治疗的总剂量不应超过 8.0g。活动性病毒性肝炎、严重肝功能异常、严重心血管事件或精神性疾病,是激素冲击治疗的禁忌证。基础疾病,如糖尿病和高血压,应得以有效控制。激素冲击治疗的不良反应相比于口服治疗更少见。应定期检测肝功能、血糖、血压。可适当给予预防性药物治疗,如质子泵抑制剂预防消化性溃疡,补充钙剂、维生素 D_3 和双膦酸盐等。

(3) 激素局部治疗:可以结膜下或球旁注射,常用曲安奈德,单次给药剂量 20mg。激素局部治疗相比于激素口服治疗,治疗反应更差,因此仅作为辅助治疗,或激素全身给予不能耐受者。可以减轻眼外肌增粗,改善眼球运动功能,缓解眼睑退缩和眼睑水肿。可能的并发症包括恶化、感染、眼球穿孔、角巩膜或结膜溶解、血管栓塞、视神经压迫、眼压升高等。

2. **免疫抑制剂治疗**　甲状腺相关眼病患者药物治疗首选激素,当患者伴有高血压、糖尿病、胃溃疡等病,禁忌使用激素,可采用小剂量放疗和化疗方法治疗,同样可获得较满意的疗效。常用的免疫抑制剂包括:环孢素、环磷酰胺、甲氨蝶呤等。免疫抑制剂联合激素口服治疗效果更显著,环孢素联合激素口服治疗为活动期中重度甲状腺相关眼病的二线治疗方案。

3. **放射治疗**　放射治疗甲状腺相关眼病是指通过高能射线照射眶内组织,一方面直接抑制眶内浸润的淋巴细胞,另一方面细胞内产生自由基使活化的 T 细胞及巨噬细胞失活,抑制多种细胞因子的释放,降低眶内成纤维细胞对 GAG 的释放,使眶内软组织水肿得以改善,减轻炎症反应。放射治疗可改善软组织炎性活动、近期发作的眼外肌受累,可预防视神经病变的发作。轻度改善眼球突出和长期存在的眼外肌受累。目前眼眶放射治疗的标准方案是采用直线加速器 4~6mV 光子束,自眼眶外侧照射,并保护放射高敏感的晶体和垂体,每次 2Gy,分 10 天,给予总剂量 20Gy 的照射。不良反应包括:轻度急性不良反应(皮肤红斑、暂时性脱发、结膜充血)、白内障和继发性恶性肿瘤等。放射治疗的作用不是即刻的,需要数周至数月才能起效,放射治疗联合全身激素治疗更适合于重度甲状腺相关眼病。因此眼科放射治疗联合激素口服治疗,为活动期中重度甲状腺相关眼病的二线治疗方案。

4. 眼部对症治疗

(1) 控制眼压:一部分甲状腺相关眼病的患者可出现轻到中度的眼压升高。因此初诊的时候应常规检测眼压。如发现眼压升高,如无眼底改变,可定期观察或局部使用 0.5% 噻吗洛尔滴眼液,1~2 次/d,眼压可有不同程度的下降。长期使用较大剂量的激素治疗后可导致患者眼压升高,出现后应尽快减量或停药,然后根据眼部具体情况再酌情给药。总之,甲状腺相关眼病的患者无论是否行激素治疗都应定期检查眼压。

(2) 眼部对症治疗:大部分患者有眼部异物感,伴有眼部充血,角膜脱落,荧光素染色阳性。可眼部应用抗菌消炎的滴眼液,晚间可用氧氟沙星眼膏涂眼,特别是有眼干、眼睑闭合不全的患者。或者也可以使用人工泪液。根据患者对以上药物的反应不同,选用合适的药物以减轻眼部症状。

5. 手术治疗　甲状腺相关眼病行手术的主要目的是维持视神经的功能,以及保护角膜不暴露。其次是维持患者的双眼单视以及恢复美观。激素类药物和放射治疗在甲状腺相关眼病急性期时对改善软组织炎症以及控制疾病的发展是有效的,但对于疾病发展到晚期出现的眼外肌和提上睑肌纤维化病变所引起的视神经病变、斜视、眼睑退缩及角膜暴露等没有很好的疗效。因此患者最终会需要手术治疗来解决以上的问题。

甲状腺相关眼病的患者通常需要一种以上的手术治疗。但如何制订手术方案、手术时机的选择与患者的预后关系非常密切,同时也要考虑到手术后所产生的并发症的影响。①首先应做眼眶减压以解除视神经的受压症状。减压术后眼眶与眼球的相对位置会发生变化,上睑可能会更加后退。眼球可能会有内斜及下斜的倾向,特别是当双壁减压累及内壁及眼底的时候。面部变形严重的时候也需要先做眼眶减压术。②是否需要做斜视手术应在眼睑手术前决定。否则垂直肌手术后将会影响到上、下睑的位置。③眼睑的各种手术。包括上眼睑延长术、下眼睑提升术、睑缘缝合术以及眼睑整形术。明显的暴露性角膜炎是眼睑部手术的适应证。

甲状腺相关眼病的炎症期或急性期通常会持续 12 个月左右甚至更长,在此期间患者的病情可能会出现多次反复或加重,因此无论选择哪种手术,患者的病情都应当稳定至少 6 个月以上。但当疾病发作时严重威胁患者视力或其他情况时,也应该考虑行紧急手术治疗如开眶减压术或眼睑缝合术等。

(林　明)

参 考 文 献

[1] 任继亮,吴颖为,陶晓峰. 常规 MRI 纹理分析鉴别诊断眼眶淋巴瘤与炎性假瘤. 中国医学影像技术 2017,33(7):980-984.

[2] Ma J,Zhou B,Qian H,et al. Transnasal endoscopic resection of orbital cavernous hemangiomas:our experience with 23 cases. Int Forum Allergy Rhinol,2019,9(11):1374-1380.

[3] Dong H,Zhang Z,Guo Y,Zhang H,et al. The application of technetium-99m-red blood cell scintigraphy in the diagnosis of orbital cavernous hemangioma. Nucl Med Commun,2017,38(9):744-747.

[4] Bagheri A,Shahraki K,Tavakoli M,et al. Optic Disc Deformation and Orbital Bone Erosion Secondary to a Huge Neglected Orbital Cavernous Hemangioma. The Journal of Craniofacial Surgery,2018,29(8):e790-e792.

[5] Chang JW,Yoon JS,Lee JH. The appropriate Surgical Approach to frontotemporal dermoid cysts in adult patients. Ann Plast Surg,2017,78(1):54-58.

[6] Kumar R,Vyas K,Jaiswal G,et al. Bulging into the superior orbital fissure:clinical presentation and management. J Ophthalmic Vis Res,2017,Jan-Mar(1):110-112.

[7] Vaarwerk B,Hol MLF,Schoot RA,et al. AMORE treatment as salvage treatment in children and young adults with relapsed

head-neck rhabdomyosarcoma. Radiother Oncol,2019,02(131):21-26.

[8] Tang LY,Zhang MX,Lu DH,et al. The prognosis and effects of local treatment strategies for orbital embryonal rhabdomyosarcoma:a population-based study. Cancer Manag Res,2018(10):1727-1734.

[9] Darwich R,Ghazawi FM,Rahme E,et al. Epidemiology of ophthalmic lymphoma in Canada during 1992-2010. Br J Ophthalmol,2019,0:1-5.

[10] Olsen TG,Holm F,Mikkelsen LH,et al. Orbital lymphoma-an international multicenter retrospective study. Am J Ophthalmol,2019,03(199):44-57.

[11] Lee J,Yoon JS,Kim JS,et al. Long-term outcome,relapse patterns,and toxicity after radiotherapy for orbital mucosa-associated lymphoid tissue lymphoma:implications for radiotherapy optimization. Jpn J Clin Oncol,2019,49(7):664-670.

[12] Fujii H,Tanaka H,Nomoto Y,et al. Usefulness of 18F-FDG PET/CT for evaluating response of ocular adnexal lymphoma to treatment. Medcine(Baltimore),2018,97(17):e0543.

[13] 马建民主译. 眼眶及眼附属器疾病[M]. 北京:人民卫生出版社,2019:178-187,195-200.

[14] 魏锐利,程金伟. 甲状腺相关眼病[M]. 北京:科学出版社,2018.

第十四章 眼屈光及调节

第一节 屈 光 不 正

当眼处于非调节状态(静息状态)时,外界的平行光线经眼的屈光系统后,不能在视网膜黄斑中心凹聚焦,故不能产生清晰像,这种屈光状态称为屈光不正(refractive error),包括近视、远视和散光。

一、远视眼

【病因和发病机制】

远视(hypermetropia)是指在调节放松状态下,外界平行光线进入眼内后聚焦于视网膜感光细胞层之后的一种屈光状态。也可以说,当眼球的屈光力相对于其眼轴长度不足时就产生了远视。远视眼的远点为一虚像点,其位置在视网膜之后(图14-1-1)。远视眼的近点则随调节力的不同而变化,当调节力大于远视总量时,其近点为眼前空间内一点;而当调节力小于远视总量时,其近点为无穷远或视网膜之后。

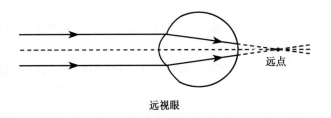

图 14-1-1 远视眼的屈光状态示意图

远视是由于各种病因导致眼球的眼轴相对较短或者眼球屈光成分的屈光力下降。其病因可以是生理性的,如婴幼儿的远视,也可以是病理性的,如一些疾病可以通过影响眼轴长度和眼球屈光力两个因素而导致远视:①影响眼轴长度:眼内肿瘤、眼眶肿块、球后新生物、球壁水肿、视网膜脱离等;②影响眼球屈光力:扁平角膜、糖尿病、无晶状体眼等。

【临床表现】

根据远视的程度以及个体调节力的差异,远视可有多种的表现。

1. 远视程度低,调节力强的患者可无明显症状或仅表现出视疲劳症状,但却能保有良好的远视力和近视力,这种情况在儿童和青少年尤其常见。

2. 随着远视程度加深,或患者调节力的减弱,由于调节力的相对不足,可首先出现近视力下降,而保有良好的远视力,这也成为了远视患者首诊的最常见主诉,患者常片面地认为远视就是"看近不清楚,看远清楚",并将其与老视相混淆。

3. 随着远视程度进一步加深,或调节力进一步减弱,患者会表现为视远不清楚,视近更不清楚,如果婴幼儿患有这种程度的远视,则可能形成弱视。

由于患者即使在看远状态下也需要付出调节,远视往往表现出包括眼酸、眼痛、视物不持久等视疲劳症状,高度远视患者还可能伴有调节性内斜视。

313

【特殊检查】

部分远视度数往往被调节作用所掩盖,尤其是年轻患者,因此有必要进行睫状肌麻痹后验光。理想的睫状肌麻痹剂应该起效快,作用时间短并且残余调节量小,如环戊通和托吡卡胺。其他麻痹剂如阿托品、东莨菪碱和后马托品更常用于一些手术前(如斜视手术前),严重的调节痉挛以及葡萄膜炎防止虹膜粘连。但是,使用任何一种麻痹剂,都要进行残余调节量(resident accommodation)的测量,这样可以清楚药物作用的效果。一般残余调节量不超过 1.00D 时,我们认为达到了睫状肌麻痹的效果。残余调节量可以通过以下方法发现:

1. 当使用麻痹剂之后,作用达峰值时,全矫下让患者注视 40cm 处的标准视标,如果患者可以看清 1.0 视标,说明残余的调节至少为 2.50D,这时加负镜片直到视标完全模糊为止。所加的负镜片度数加上 2.50D 就是睫状肌麻痹剂没有完全麻痹的残余调节量。

2. 如果全矫下患者不能看清楚 40cm 处的 1.0 的视标,说明残余调节的量小于 2.50D。这时加正镜片直到视标恰能看清为止。用 2.50D 减去所加正镜片的度数即残余调节量。

远视度数较高的眼球往往伴有短眼轴、浅前房等解剖特征,可通过 A 超、IOL-Master、UBM 及前节 OCT 等检查进行测量。

【诊断】

睫状肌麻痹后验光屈光度数 ≥+0.75D 可诊断为远视。

【病情评估】

临床上需要根据远视程度、远视屈光成分、远视进展情况、是否存在病例变化及是否有调节参与等情况对远视进行综合评估:

1. 远视的程度

(1) 轻度为+3.00D 以内的远视;

(2) 中度为+3.25D 至+5.00D 的远视;

(3) 高度为+5.25D 及以上的远视。

这种分法若不结合患者调节能力的情况则所提供的临床意义不大。

2. 远视的屈光成分

(1) 屈光性远视(refractive hypermetropia):眼轴正常或基本在正常范围内,多由于眼各屈光成分异常或各成分间组合异常导致眼球屈光力减弱,而使平行光束入眼经折射后聚焦于视网膜之后,这种远视称为屈光性远视。常见的原因有角膜前表面或晶状体表面曲率半径增大引起的曲率性远视(curvature hypermetropia),及房水或晶状体屈光指数下降引起的屈光指数性远视(index hypermetropia)。屈光介质的缺如,如无晶状体眼也可引起远视。

(2) 轴性远视(axial hypermetropia):由于眼轴相对缩短,使得平行光束进入眼内聚焦于视网膜之后所造成的远视。

3. 病理性改变

(1) 生理性远视(physiological hypermetropia):指没有病理变化情况下的远视,如婴幼儿眼轴平均长度为 16mm,几乎都为远视眼,但这种远视为生理性的,随着年龄的增长,眼轴逐渐变长,最终达到正视眼。

(2) 病理性远视(pathological hypermetropia):指的是存在改变屈光状态的病理性因素的远视,如眼眶肿瘤、炎性肿块、球后血肿等压迫眼球后极部或眼球壁水肿等原因使视网膜前移引起,也可由视网膜脱离引起。

4. 远视与调节状态的关系　远视与调节之间存在着紧密的联系,调节状态对于远视患者相当重要。远视根据调节的状态可以划分为(图 14-1-2):

(1) 隐性远视(latent hypermetropia):指的是在无睫状肌麻痹验光过程(以下统称常规验光)中不会发现的远视,这部分远视是由于睫状肌紧张所致。随着年龄的增长,睫状肌紧张减弱,隐性远视逐渐会转变为显性远视。睫状肌麻痹剂的使用可以暴露这部分远视。

(2) 显性远视(manifest hypermetropia):指的是在常规验光过程中可以表现出来的远视。显性远视就等于常规验光矫正至正视状态的最大正镜的度数。

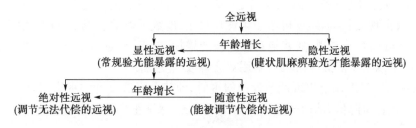

图 14-1-2　根据调节状态分类的各类远视之间的关系

（3）全远视（total hypermetropia）：指的是总的远视量，即显性远视与隐性远视的总和，是睫状肌麻痹状态下所能接受的最大正镜的度数。

（4）绝对性远视（absolute hypermetropia）：指的是调节所无法代偿的远视，即超出调节幅度范围的远视，只能通过正镜片矫正。绝对性远视等于常规验光常规过程中矫正至正视的最小正镜的度数。

（5）随意性远视（facultative hypermetropia）：指的是由自身调节所掩盖的远视，但在常规验光过程中可以被发现的远视，即显性远视与绝对远视之差值。随着年龄的增长，人眼调节能力的下降，随意性远视会逐渐转变为绝对性远视。

【临床处理】

远视眼矫治的基本原理是经准确验光后确定远视度数，应用合适的凸透镜会聚光线，使其进入眼屈光系统后聚焦在视网膜上。远视与近视矫正的基本原则是类似的，仍然需要保证最佳视力同时让患者感觉舒适和用眼持久。

1. 远视矫正的方法

（1）框架眼镜：最常见的矫正方法，通过凸透镜使光线会聚，达到矫治目的。

（2）角膜接触镜：原理同框架镜，但需要注意镜眼距的屈光力换算；对相同的远视患者，接触镜处方往往高于框架镜处方。

（3）屈光手术：随着近年科学技术的发展，屈光手术仪器不断更新，手术技术也越来越成熟，对于符合适应证并有意愿的患者可以考虑进行屈光手术治疗。其原理是利用准分子激光在远视眼角膜表面周边区基质进行切削（不切除角膜中央），使角膜表面变得比原来凸起一些，弯曲度增加、曲率半径减少，从而达到矫正远视的效果（图 14-1-3）。

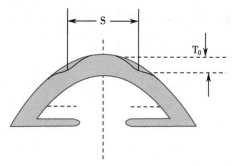

图 14-1-3　远视角膜屈光手术示意图

2. 配镜原则　远视患者是否需要配镜往往要考虑其远视度数、视力情况、眼位、是否存在视觉疲劳，是否影响视觉功能的发育等因素。睫状肌麻痹验光的结果提供了一个起始值，但并不一定需要全部矫正。根据不同情况对远视患者进行全矫或者欠矫，这里的全矫欠矫都是以睫状肌麻痹验光的度数作为参考。一般来说，对于低度远视，若患者调节系统能够很好的代偿，没有眼部疲劳、视物模糊等症状，且未表现出调节集合的异常，则可以不配镜，但要随访观察，如果患者一旦有临床症状，即使是很低的度数也需要矫正。由于调节功能在远视矫正与否中扮演很重要的角色，同时调节功能的大小和年龄密切相关，因此配镜与否可以参考不同年龄规律。需要指出的是对于不同的个体必须个性化确定矫正方案。必须让患者进行试戴，并根据患者的反馈不断调整，直到达到患者满意的状态。当舒适度和矫正视力无法兼顾时，应以患者试戴后的主观选择为准。对于部分轻中度远视，待睫状肌麻痹效果消失，再次验光后给予处方也是可行的。

（1）刚出生到 6 岁，远视即使达+2.00D、+3.00D 都不一定需要矫正，除非患儿表现出视力和双眼视功能的异常，并影响到日常生活或学习。

（2）6~20 岁，如果存在症状，可给予正镜片矫正。由于年龄轻，调节相对较强，正镜度数可作适当地减量以利于适应。

（3）20~40岁的成人,屈光状态已经比较稳定。随年龄增长调节幅度逐渐下降,随意性远视逐渐转换为绝对性远视。如果出现症状,远距离可给予正镜片矫正,度数可做适度减量;近距离则需全矫。

（4）40岁后,患者逐渐开始老视,随着绝对性远视的增加,看近、看远都需要正镜片矫正。远距离可做少许减量,近距离应予以全矫。此年龄段可采用双光镜或渐变镜矫正。

（5）内斜:当患者由于过度调节出现调节性内斜视时,即使会降低患者的视力,也应该予以全矫。通过镜片的矫正,调节性集合量降低,从而缓解患者内斜的状况,保证正常的双眼视功能。

（6）外斜:给予部分矫正。

二、近视眼

【病因和发病机制】

近视(myopia)是人眼屈光系统的屈光力相对于眼轴长度过大的一种屈光不正,其结果是在调节静止状态下,外界平行光线进入眼内后聚焦于视网膜感光细胞层之前。近视眼在非调节状态下,可将来自远点的散开光束聚焦于视网膜上,即近视眼的远点在眼前有限距离处,近视度数越高,远点到眼结点的距离越短(图14-1-4)。

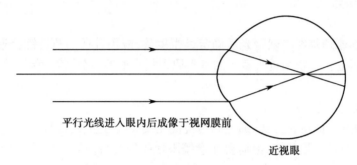

平行光线进入眼内后成像于视网膜前

近视眼

图14-1-4　近视眼屈光状态示意图

近视是由于各种原因导致的眼轴相对较长或者眼球屈光成分的屈光力上升。但到目前为止,近视发生发展的机制仍不清楚。通常认为近视是一个多因素作用的结果,与环境和遗传等因素有关。

1. 环境因素　对近视发生发展有着非常显著的作用,但环境如何影响近视,目前还没有一种学说能够完全解释。主要有以下一些理论:

（1）近距离工作是引起近视的重要环境因素之一。近距离阅读、书写、工作较多的人群近视患病率显著高于其他人群。一方面可能和近距离用眼时,人眼调节滞后量大,容易造成远视离焦,从而促进近视发展;另一方面,也有学者认为持续性近距离工作,看远时调节不能完全放松,远点近移导致暂时性近视,最终由于巩膜的机械性拉伸导致永久性近视;此外,近距离工作时一些视觉功能的异常,如高 AC/A,也容易导致近视。

（2）户外活动与近视密切相关。当儿童及青少年户外时间减少时,近视的患病率随之增加。这可能和视网膜接受光照减少情况下,多巴胺释放量下降有关。光照减弱时,多巴胺作用于眼内多巴胺受体抑制眼轴效应也减弱,所以近视进展加快;此外户外光照的强度、户外光的不同波长,以及户外瞳孔缩小,景深增加,成像质量提高等因素都可能扮演抑制近视发生发展的作用。

（3）黄斑之外视网膜的屈光状态称为周边屈光。当轴外像落在视网膜之后时(远视性离焦),为了使周边视网膜尽量与光学像相匹配,眼球局部增长加速,从而导致黄斑中心凹近视而周边正视。而周边视网膜的屈光状态由眼球的形状所决定,因此眼球的形状及轴外像的远视离焦周边屈光状态可能是引起近视的重要因素。

（4）成像质量与近视波前像差(wave aberration)为实际波面与理想波面之间的差值。由于像差存在,视网膜上的成像质量下降。轴性像差产生视网膜的模糊像,从而导致近视,周边视野的轴外像差可能是近视发展的前驱力量。

（5）其他：有学者提出血糖、胰高血糖素、胰岛素生长因子(IGF)、维生素 D、胆固醇等参与屈光发育。也有学者提出眼内肌、眼外肌压力过大，眼压升高以及眼球淤血等因素也可能和近视的发生发展有关。

2. **遗传基因**　通常认为遗传因素在高度近视发病中起主要作用，而环境因素在中低度近视发病中起主要作用。父母双方均患有近视，其子女的近视患病率也会更高；同卵双胞胎的屈光状态一致性也较异卵双胞胎高。近年来，研究也陆续发现和近视相关的许多基因位点，这些都说明高度近视和遗传有密切的关系。

3. **继发性近视**　先天继发性近视往往是由于婴幼儿时期眼球结构的形状、位置或成分异常所引起的近视性屈光状态。例如先天性白内障，眼睛失去接受正常视觉刺激的机会，产生形觉剥夺，造成形觉剥夺性近视及弱视。

后天继发性近视与原发疾病的发展有着密切关系，可以是突然发生，也可能逐渐发展而来。多属于轴性近视，程度上一般为高度近视，进行性加深，病理过程并不随发育结束而停止，并不可逆转。主要伴有视网膜、脉络膜、玻璃体的器质性病变。其中各种原因造成的巩膜改变是形成近视的眼病基础。

对于继发性近视眼，不是简单地用镜片矫正，而是要查明病因，最后的处理要依据引起屈光改变的病因而定。

4. **并发性近视**　是指在某种内外因素作用下，引起眼调节功能障碍或屈光指数异常而出现的一种近视现象。这类近视均属症状性近视，本质上不是近视眼。引发此类近视的原因很多，可见于眼部或全身性疾病，以及内源性或外源性、物理性或化学性原因。发病机制主要有睫状体-晶状体参与的调节作用（如外伤、中毒、药物及特殊环境条件作用下所引起的调节功能异常）；屈光介质密度增加（如老年人初发白内障时晶状体屈光指数增加及糖尿病患者因血糖浓度变化而引起眼内屈光成分性质改变等情况）。其发病特点，决定了并发性近视的可逆性和症状性，然而这种近视不会引发眼轴延长等原发近视性器质性改变。

【临床表现】

近视患者远视力下降，为看清远距物体时常眯眼，对近处某一特定距离有较好视力。近视初期常有远距视力波动，度数较高者，常伴有夜间视力差、飞蚊症、漂浮物、闪光感等症状，并可发生程度不等的眼底改变。由于能获得清晰的近距视力，所以很少发生弱视。

对于一些并发性近视，常可观察到眼部或全身性的异常，如角膜水肿、膨胀期白内障、外隐斜、血糖升高等。

【特殊检查】

睫状肌麻痹原则：通常对于成年人或年龄较大的青少年，通过光学雾视等物理方法即可放松调节，并不一定需要睫状肌麻痹。但对于首次进行屈光检查、年龄小于 10 岁的儿童或调节力较强、调节波动明显，以及有可疑调节痉挛的患者，建议进行睫状肌麻痹后验光。

近视度数越高，越容易伴有眼球的病理性改变。可通过 B 超检查发现后巩膜葡萄肿，A 超及 IOL-Master 可测量眼轴长度，OCT 及 FFA 检查可发现视网膜病变。

【诊断】

睫状肌麻痹后验光屈光度数绝对值≥0.5D 的负屈光度可诊断为近视。

【病情评估】

临床上需要根据近视程度、近视屈光成分、眼底改变、超声检查结果和临床症状等情况对近视进行综合评估：

1. **近视的程度**

（1）轻度为-3.00D 及以内的近视。

（2）中度-3.25D 至-6.00D 的近视。

（3）高度-6.25D 及以上的近视。

2. **近视的屈光成分**

（1）屈光性近视（refractive myopia）：眼轴正常或基本在正常范围内，多由于眼各屈光成分异常或各成分间组合异常导致眼球屈光力增强，而使平行光束入眼经折射后聚焦于视网膜前，这种近视称为屈光性近视。常见的原因有角膜前表面或晶状体表面曲率半径减小引起的曲率性近视（curvature myopia），及房水或晶状体屈光指数上升引起的屈光指数性近视（index myopia），也可能由长期近距离用眼造成的调节痉挛等因素所引起。

（2）轴性近视（axial myopia）：由于眼轴延长，使得平行光束进入眼内聚焦于视网膜之前。常见于病理性近视眼及大多数单纯性近视眼。

3. **病程进展和病理变化**

（1）单纯性近视眼：多指在发育基本稳定之后不再发展的近视，屈光度常在-6.00D 之内。其中绝大多数眼无病理性改变。

（2）病理性近视眼：多指发育稳定后近视仍在发展，并伴有病理性变化者。其特点是眼部组织发生一系列病理性改变：如病理性高度近视眼的角膜后弹力层容易破裂；巩膜变薄；睫状体出现局限于环行纤维的萎缩；玻璃体由于变性、液化，正常网架样结构破坏，灰色纤维及空泡增加；脉络膜进行性萎缩与变薄，包括变性、色素细胞破坏及出现新生血管；由于眼球向后伸长，视盘周围脉络膜因受牵引，从视盘旁脱开，暴露出巩膜，形成白色弧形斑；视网膜则表现为退行性变化等。

4. **是否有动态屈光（即调节作用）参与**

（1）假性近视（pseudomyopia）：指用睫状肌麻痹后检查屈光度，近视度数消失，呈现为正视或远视。一般该类情况往往是近视发生、发展的初期阶段，睫状肌麻痹后可恢复正常。但临床上有小部分患者由于持续性调节痉挛，可表现为高度近视，睫状肌麻痹效应消失时，又可能再次表现为高度近视状态。

（2）真性近视（true myopia）：即通常的近视眼，指用睫状肌麻痹后，近视屈光度未降低，或降低的度数小于 0.5D。

（3）混合性近视（mixed myopia）：指用睫状肌麻痹后，近视屈光度明显降低，但未恢复为正视。

【临床处理】

近视眼矫治的基本原理是经准确验光后确定近视度数，应用合适的凹透镜散开光线，使其进入眼屈光系统后聚焦在视网膜上。近视眼矫治的常见方法如下：

1. **框架眼镜和角膜接触镜** 是常见的近视矫正方法。两者矫正近视的光学原理相同，但由于顶点距离不同，在处方上存在差异。

2. **角膜塑形镜** 使用特殊设计的高透氧硬性角膜接触镜，通过机械压迫、镜片移动的按摩作用及泪液的液压作用达到压平角膜中央形状，暂时减低近视度数的作用。通过塑形镜只能改变一定限度的角膜形态，故一般只能暂时矫正-6.00D 以内的近视度数。一旦停止佩戴镜片，由于角膜的可恢复性，原屈光不正度数将逐渐回复。

3. **手术治疗** ①角膜屈光手术，该类手术主要是利用准分子激光对近视患者的角膜表明进行精确的中央区基质切削，使角膜变得平坦以减低角膜原有的屈光力，从而改变全眼的屈光状态达到矫正近视的目的；②眼内屈光手术，该类手术是指在患者眼内增加一片人工晶状体或替换原有的晶状体，从而改变全眼的屈光状态，达到治疗近视的目的。主要包括有晶状体眼人工晶体植入术及透明晶状体摘除联合人工晶体植入术，此类法一般用于重度近视的矫治。

三、散光眼

散光（astigmatism）是指平行光通过眼球折射后所成像并非一个焦点，而是在空间不同位置的两条焦线和焦线间的最小弥散圆的一种屈光状态。散光的差异透镜为一个球柱联合透镜。

规则散光眼(图14-1-5),为垂直子午线曲率高于水平子午线曲率。平行光线经过该光学系统结成两条相互垂直的焦线,称为前后焦线。经垂直子午线成一水平焦线,因曲率高为前焦线;经水平子午线成一垂直焦线,因曲率低为后焦线。两焦线之间的间隙,称为 Sturm 间隙(interval of Sturm)。整个光束的形态像一圆锥,称为 Sturm 光锥(Sturm's conoid)。进行散光矫正的目的就是要把两条焦线的距离变短,最终成为一个焦点。前后焦线之间为一系列大小不等的椭圆形光学切面,其中最小的光学切面为一圆形,称为最小弥散圆(circle of least confusion)。当最小弥散圆恰位于视网膜上时,未矫正的散光眼视力最佳。

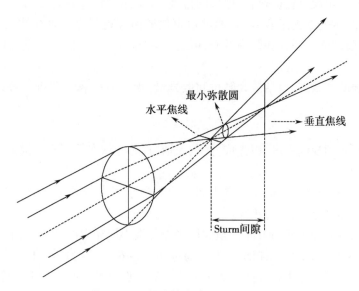

图14-1-5 散光的光路和 Sturm 光锥

散光涉及轴向标记,标准的眼科光学角度标记法,又称为 TABO 标记法(Technischer Ausschussfür Brillen Optik,德国光学学会建议使用),标记始终从右侧开始,或者说从3点钟方向开始,当我们面对光学十字目标时,起点位于我们的右面。当我们面向患者,起点还是位于我们右面,位于患者的左面。患者右眼的起点位于患者鼻侧,左眼起始点位于患者颞侧。起始处为0,因为容易引起误解,认为没有轴向,如果轴向恰在水平方向,一般记为"×180",记录的轴向是整条直径,所以轴向在1°~180°,没有超过180°。轴向记录时一般不加角度单位"°",防止"10°"被理解为"100"。

【病因和发病机制】

散光的来源有角膜和晶状体曲率不对称、各屈光成分于视轴上的不对称排列,屈光指数的改变等。低度的散光可能来源于不同解剖因素,高度的散光则主要来源于角膜曲率的异常。

1. **眼球各屈光成分曲率** 角膜、晶状体等屈光成分的曲率发生变化必然会影响到眼球的屈光状态,而当这种变化在眼球各子午线方向不等时,就会产生散光。可以分为生理性原因或病理性原因。生理性原因:正常人出生后一般表现为顺规散光,但角膜微量的顺规散光通常会被晶状体逆规散光所平衡。随着年龄的增长,由于眼睑的压力,顺规散光量逐渐增加,至老年时,眼睑松弛,逐渐变为逆规散光。病理性原因为凡是可以影响到角膜曲率的病变,都有可能诱发散光,如圆锥角膜、睑板腺囊肿、眼睑肿瘤等。

2. **眼球各屈光成分偏斜** 晶状体位置偏斜可引起散光(9°的倾斜大约产生0.50D的散光)。晶状体脱位多合并偏斜,大都引起散光;视网膜的倾斜,如高度近视形成的后巩膜葡萄肿如果其顶点不和黄斑中心凹相一致,使物像偏斜于后葡萄肿处,可引起高度近视散光。视网膜脱离后手术填压也可造成视网膜倾斜,引起散光。

3. **屈光指数改变** 白内障或糖尿病患者的晶状体通常在不同部位发生不规则的屈光指数的变化,从而引起散光。

【临床表现】

散光患者主要有两大症状:视力降低和视物疲劳,有时还会出现视物变形、重影、头痛等。未矫正的散光患者由于不能清晰地将外界事物成像于视网膜上,必然造成视力的下降。视力下降的程度随散光度数的高低而不同。散光患者尽管不能通过调节消除散光,但仍可以通过调节将最小弥散圆成像于视网膜上,从而改善视力,持续的调节最终产生视疲劳。散光还可表现出一些近视患者的症状,如固定性的眯眼等。

【特殊检查】

散光的最主要来源是角膜,可进行角膜地形图检查,分别测量角膜前后表面及全角膜的散光程度、轴向,尤其对于程度不断加重的散光患者,需要通过角膜地形图检查明确是否存在圆锥角膜,做到早检查,早诊断,早治疗。除角膜散光外还存在眼内散光,可通过 i-Trace 检查了解眼内散光情况。

【诊断】

通过验光获取确定散光状态,包括散光轴位和散光量,现有流行病学调查一般以散光量高于±0.50D作为纳入标准。

【病情评估】

临床上需要根据散光的规则程度、屈光成分、散光轴向、屈光状态等因素对散光进行综合评估:

1. 散光的规则程度

(1) 规则性散光(regular astigmatism):最大屈光力与最小屈光力的子午线相差90°。在规则性散光的患者,同一条子午线上的各点屈光力相等。

(2) 不规则散光(irregular astigmatism):最大屈光力与最小屈光力的子午线相差不等于90°。通常由继发性改变引起,如角膜瘢痕、角膜钝挫伤、晶状体悬韧带的缺损、翼状胬肉、虹膜粘连、晶状体脱位、圆锥角膜或者白内障手术术后等。此类患者同一条子午线上的各点屈光力通常是不相等的。

2. 形成散光的眼球屈光成分

(1) 角膜前表面散光:散光最常见形成于角膜的前表面,因为空气与角膜的折射率差异大,角膜前表面的屈光力最高,角膜前表面曲率的变化将对整个眼球屈光力产生较大的影响。来自眼睑或是一些病变(如:睑板腺囊肿、肿瘤等)的额外的压力可以造成角膜前表面的散光。

(2) 角膜后表面散光:通常认为角膜后表面产生的散光很小,对视力的影响很微小,而且角膜后表面的曲率测量有困难,一般忽略不计。

(3) 晶状体散光:晶状体的散光可来自于其前后表面,但其量也很小,而且方向一般与角膜散光的方向相反。

(4) 其他:如黄斑本身就不是正好位于视轴上的,其位置稍偏颞下,这本身就会产生微量的斜轴散光。病理性近视的后巩膜葡萄肿也可引起。

3. 散光轴向——顺规、逆规和斜轴

(1) 顺规散光(astigmatism with the rule,AWR)指角膜高屈光力子午线位于垂直位(±30°),即60°~120°。用负柱镜处方表达时其轴向位于水平位(±30°),即 180°～30° 或 150°～180°(图14-1-6)。

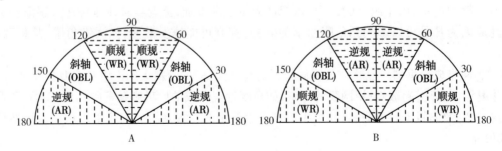

图 14-1-6　顺规、逆规和斜轴的分类
A:散光按子午线方向分类;B:散光按轴向分类

（2）逆规散光（astigmatism against the rule，AAR）指角膜高屈光力子午线位于水平位（±30°），即180°～30°或150°～180°。用负柱镜处方表达时其轴向位于垂直位（±30°），即60°～120°。

（3）斜轴散光（oblique astigmatism）指角膜高屈光力子午线位于30°～60°或是120°～150°。用负柱镜处方表达时其轴向位于与子午线方向垂直的120°～150°或是30°～60°。

4. 散光的不同屈光状态

（1）单纯近视性散光（simple myopia astigmatism，SMA）：一个子午线像位于视网膜上，另一个子午线像位于视网膜前。

（2）单纯远视性散光（simple hyperopia astigmatism，SHA）：一个子午线像位于视网膜上，另一个子午线像位于视网膜后。

（3）复合近视性散光（compound myopia astigmatism，CMA）：两个子午线像都位于视网膜前。

（4）复合远视性散光（compound hyperopia astigmatism，CHA）：两个子午线像都位于视网膜后。

（5）混合散光（mixed astigmatism，MA）：一个子午线像位于视网膜前，另一个子午线像位于视网膜后。

【临床处理】

散光需要用柱镜来矫正。进行散光矫正的目的应该是在不破坏双眼视功能的基础上提高视力，缓解症状。相对于近视、远视等球面屈光不正，散光的诊断及处理更具挑战性。

1. 规则性散光的矫正

（1）框架镜矫正：通过使用柱镜同时矫正散光的轴向与屈光度，使得两条焦线间的距离变短，最终形成一个焦点。

（2）角膜接触镜矫正：若患者符合角膜接触镜佩戴的适应证并要求配适，可根据散光来源选择不同种类的角膜接触镜。如普通的软性角膜接触镜、球性硬性透氧性角膜接触镜（rigid gas permeable contact lens，RGP），环曲面RGP等。

（3）屈光手术矫正：对于符合适应证的患者，可以采用屈光手术治疗。角膜的各类成形术如传统的角膜松解术和角膜楔形切除术被认为是有效的散光矫正手术方式，但现已少用。随着屈光手术技术的进步，利用准分子激光、飞秒激光对角膜进行精确切削，以改变角膜表面的形态，来达到治疗目的。对于一些高度晶体源性散光的患者，可进行晶体手术减轻散光。

2. 不规则性散光的矫正　不规则散光一般由眼外伤或眼部手术（如穿透性角膜移植术）后造成，测量和矫正均比较困难。通过佩戴RGP镜片，其产生的泪液镜可以弥补角膜表面的不规则形态，以重新获得光滑的屈光前表面，从而对散光进行矫正。对于一些严重的病理性散光，如圆锥角膜引起的不规则散光、接触镜无法矫正的不规则散光等，可行角膜移植术，效果较好，角膜移植术后依旧可以佩戴RGP镜片，进一步矫正不规则散光。对于符合适应证的患者，也可采用屈光手术治疗。

3. 散光的处理原则　由于不规则性散光个体差异较大，一般需根据实际情况进行个性化治疗，故这里仅讨论规则性散光的一般处理原则。

球性屈光不正患者的矫正，尤其是高度的，往往表现出适应上的困难，这主要是由于放大率以及相应的视网膜像大小的变化使患者无法适应，散光患者也存在相同情况。

对于初诊患者或无柱镜佩戴史的患者，矫正时往往会有明显的不适应，即使仅给予部分柱镜量，虽然可以提高视力，但也可能会同时造成视物变形、行走不便、眩晕等症状。若是既往有过柱镜佩戴史，本次需要进行处方调整时，则无论是在散光度还是在轴向上的重大变化，都会引起患者的不适应而出现症状。尽管调整处方可能会提高视力，也应慎重考虑。引起这种现象的原因主要是改变了子午线放大率，并产生斜向棱镜效应，引起视网膜像的形状改变，从而使患者在感觉上发生变化。一般可以让患者于诊室内进行试戴，看是否会产生全身症状，如头晕、恶心、呕吐等，并要求其戴镜在平路和楼梯上走动，看是否出现路面及楼梯倾斜、高低不平等等。然后根据适应状况看是否需要调整处方。如果患者比较紧张或是要求比较苛刻,柱镜量需要再降低,甚至在某些时候取消柱镜成分,以解决适应上的困难。逐渐适应后,可以逐步缓慢增加柱镜量,最终达到全矫;如果是一个要求不是高的患者,也许会马上接受全矫量,并且很快适应。一般来说,患者年龄越轻,柱镜的适应能力就越强。若进行妥善的处理,定期随访,辅以对患者耐心的引导,大多数患者可以逐渐耐受,直至全矫。

【学科新进展】

近视是重大的全球性公共卫生问题,近年来近视发病率逐年升高,发病年龄逐渐提前,病理性近视并发症(如视网膜脱离、黄斑变性等)发生率也随之增加。在我国,近视已成为低视力和致盲的主要因素之一,直接影响国计民生。然而自 20 世纪 70 年代 Wiesel 和 Wallman 建立近视动物模型以来,至今仍未明确近视机制,因此尚未有有效的病因学治疗方法。

近视的发生发展是遗传和环境因素共同作用的结果。在病理性近视中,遗传因素起了主要的作用。目前发现钾通道(KCNQ5)、Lumican 基因 *LUM c. 507*(*rs17853500*)、*PAX6 SNPrs644242* 等基因多态性参与高度近视的遗传易感性。*RetNet* 基因变异可能和大部分早发性高度近视相关;*NDUFAF7* 的杂合突变(c. 798C>G)可能通过干预光转导级联参与病理性近视的发病等。但是迄今发现的 284 个易感基因只能解释不到 10% 的近视发病情况,也未揭示出近视发病的具体机制。

在环境因素中,唯一被证实的高危因素是户外时间不足,而近距离工作是否和近视形成相关,尚存争议。在眼球屈光发育过程中,眼球正视化是一种受视觉刺激引导的自稳态发育,即视网膜感知视觉信号并将其转化为电化学信号,经脉络膜传递到巩膜,并通过调控巩膜细胞外基质重塑影响眼球生长速度,最终实现眼轴长度和眼屈光力的匹配,完成正视化过程。异常视觉信息输入会破坏该过程而导致近视等屈光不正。目前针对视网膜、脉络膜以及巩膜等局部组织参与近视形成的机制均有一些研究结果,而对于异常视觉信息如何由视网膜经由脉络膜传递到巩膜仍知之甚少。近视的眼球局部机制研究正处于一个需要"连点成线"形成完整机制模式的关键阶段。

诱导近视的视觉输入需要通过视网膜进行感知。目前发现多种视网膜神经递质参与屈光发育的过程,包括乙酰胆碱、多巴胺、一氧化氮和维甲酸等。在近视的视网膜机制中也发现感知暗视觉的视杆通路,以及和感知非视觉通道的 ipRGC 通路可能在其中发挥了比较重要的作用。其中,多项研究发现多巴胺参与近视形成过程,比如多种动物模型中发现实验性近视过程中视网膜多巴胺含量减少;抑制多巴胺合成限速酶(酪氨酸羟化酶)降低多巴胺水平可诱导近视;非选择性多巴胺受体激动剂可抑制近视;多巴胺受体激活参与明亮光照对近视的抑制作用。但是多巴胺屈光发育中的作用还存在着很多疑点。这主要是由于视网膜同时表达多巴胺 D_1 类和 D_2 类受体,且分布在不同类型的神经元上,这两类受体在组织中常具有相反的生物学效应。近些年来的一些研究逐渐明确了在小鼠近视形成过程中,视网膜多巴胺受体的激活水平是下降的;而且视网膜 D_1 受体和 D_2 受体之间的内平衡参与维持眼球正视化,该平衡的破坏可导致屈光不正:D_1 受体激活占主导时,屈光向远视发展;D_2 受体激活占主导时,屈光向近视发展。

巩膜是近视发生发展的最终效应器,主要由巩膜成纤维细胞和细胞外基质构成。研究证明巩膜胶原合成减少及降解增多是近视形成的直接原因。最新研究发现,巩膜微环境缺氧是巩膜胶原合成减少和近视形成的关键诱因,被认为是近年来近视巩膜细胞外基质重塑分子信号转导机制方面最重大的突破,并可能成为药物治疗近视的新靶点。

诱导近视的视觉信息如何通过脉络膜传递到巩膜?这是目前近视机制研究中最薄弱的环节。当进行动物近视诱导或人眼看近物时,脉络膜都会变薄。而流行病学发现高度近视患者,脉络膜也变薄。但脉络膜变薄和近视形成之间的因果关系以及其导致近视形成的机制还需要进一步研究。

总之近视的研究中还存在诸多的问题,比如"近视发生的遗传和环境机制问题""户外运动防控近视的机制和可操作性问题""高度近视的早期干预和防盲问题"等。从流行病学调查的数据可以提示,近视发病率激增出现在 20 世纪 90 年代,这不仅说明新增的近视更多的是环境因素导致,同时也说明近视防控是可行的。因此近视发生的环境因素及其机制的研究已成为近视研究领域的重点也是我们当前急需攻克的难点。

（周翔天）

第二节　老　视

眼调节能力随着年龄增长而逐渐下降,导致视近模糊出现视疲劳等症状,在近距离视物时,必须在其静态屈光矫正基础上附加凸透镜才能有清晰的近视力,这种现象称为老视(presbyopia)。老视的定义形式多样,英国学者在 2019 年重新定义老视为:生理条件下,正常的与年龄相关的眼聚焦范围减小到某一点,当调节到最佳视远距离时,视近清晰度不足以满足个体的需要,即为老视。老视是一个影响着十多亿人的全球性问题,在全球人口老龄化的背景下老视的人口数量将进一步增加。一般人在 40~45 岁开始老视,42~44 岁是高发期。它是人们步入中老年后必然出现的视觉问题,通常被称为"老花眼"。

【病因和发病机制】

老视发生发展准确的调节机制仍存在着争论,目前最有说服力的数据支持 Helmholtz 理论。即睫状肌收缩,晶状体厚度增加,直径减小。晶状体的前后曲率都增加导致晶状体透射力增加,从而使调节能力减退。针对老视的调节机制研究很多,主要集中在晶状体源性学说和晶状体外源性学说两大类。

1. **晶状体源性学说**　晶状体实质会随着年龄增长而逐渐变硬,但其机制不明确。通常认为晶状体的脱水或者晶状体纤维之间的黏附力增加。

2. **晶状体外源性学说**　此学说将老视归因于晶状体以外的调节器官功能的下降,包括睫状肌力量的衰退或者其他弹性组织如悬韧带或睫状体后端组织的退化。

【临床表现】

1. **视近困难**　近视力下降,阅读距离增加。老视者会逐渐发现在习惯的工作距离进行阅读时小字体看不清楚,为了看清楚,他们需要增加阅读距离,减少调节需要来减轻相应症状。

2. **阅读需要更强的照明度**　足够的光线既可以增加对比度,又可使患者瞳孔缩小,景深加大,减少像差,视力提高。

3. **视近不能持久,容易疲劳**　因人眼调节能力减退,患者要在接近双眼调节极限的状态下进行近距离工作,所以不能持久,此外,由于调节与集合之间的联动效应,过度调节将引起过度集合,导致阅读时字体呈双影,容易串行,某些患者甚至会出现眼胀、流泪和头痛等视疲劳症状。

4. 过度的慢性刺激,可出现眼睑、结膜慢性炎症变化。

【特殊检查】

1. **视力检查**　远视力检查能够明确患者屈光状态,近视力检查可测知患者的调节近点,老视眼近点距离延长。

2. **验光**　对于任何视力减退的患者,均应在排除屈光不正的基础上,才能确定其视力障碍的性质。视力正常而主诉有眼疲劳的患者,应行客观验光和主觉验光检查。

【诊断和鉴别诊断】

1. **诊断依据**　老视的诊断并不困难,结合患者年龄和老视症状,经屈光检查排除其他相关问题后,通过增加近附加可提高其阅读清晰度、舒适度和持久度者,即可诊断为老视。

2. **鉴别诊断**　老视主要需要与远视相鉴别(表 14-2-1)。

表 14-2-1　老视与远视散光的鉴别

疾病	鉴别要点
老视	与年龄相关(40岁以上)的视近困难,无其他器质性疾病下,视远与之前改变不大
远视	中高度远视者视近及视远均困难。低度远视者年幼时依靠调节代偿,随着年龄增大阅读量增加可出现视觉症状

【病情评估】

1. **屈光状态**　远视眼老视较早出现。佩戴隐形眼镜者较框架眼镜者较早出现老视。

2. **用眼情况**　近距离用眼多的人出现老视较早,远距离用眼多的人出现老视较晚。

3. **身体状况**　个子高的人由于手臂较长,阅读距离相对较远,老视出现较晚。需要附加的凸透镜度数也少些。

4. **周围温度**　生活在赤道地区的人发生老视偏早。可能与气温对晶状体的影响有关。

5. **服用药物**　长期使用胰岛素、镇静药、抗风湿药、利尿剂等药物也能使老视提早,由于药物对睫状肌的作用产生影响,较早出现老视。

【临床处理】

老视的矫正通常被称为"视力矫正的圣杯"。为老视眼恢复真正的动态适应显然是许多临床医生,研究人员和患者的愿望。理想的老视眼矫正被描述为:能够将老视眼恢复到之前水平,在此范围内可以平稳而迅速地获得准确的聚焦。

老视的矫正主要有三种方式,分别是框架眼镜、接触镜和手术治疗。

1. **框架眼镜**　是改善老视症状的最基本方法。眼镜镜片包括单眼、双焦、三焦或渐进式强光镜片。正视眼给镜度数大致原则为:40~45岁:+1.00D~+2.00D,50~60岁:+2.25D~+3.50D,60岁以上+4D左右。同时要结合患者的视近需要,镜片还要保留1/3调节,使近距离工作更持久。然而,目前还没有一种眼镜能够恢复老年人眼睛调节的动态范围。关于渐进式镜片设计及其改善老视效果的研究很少见报道。

2. **接触镜**　由于老年人角膜敏感性降低,更应注意角膜的健康和安全。用于老视的接触镜有两种矫正方式:同时视型和单眼视型。尽管佩戴后患者的对比敏感度和立体视觉降低,但在清晰焦点范围方面,角膜接触镜单眼视适应期过后的临床反馈较好。

3. **手术治疗**　由于目前老视的机制不清,所以矫治老视的手术方式多样化。可分为调节性手术和非调节性手术。调节性手术包括巩膜扩张术,可调节人工晶体植入术等。非调节性手术包括角膜激光手术,射频传导性角膜成形术,单焦及双焦点人工晶体植入术等。非调节性手术大多采用单眼视原则,主视眼采用完全矫正,对侧眼用于视近,保留-0.5D至-1.5D的近视。手术都具有一定的风险及并发症,其中巩膜扩张术患者仍存在较大风险,由于植入物的机械性血管压迫,可能发生眼前段缺血。植入后可能发生结膜下出血、糜烂,植入物感染和眼内炎。

老视是生理性存在的现象,无法避免。在发展中国家,由于缺乏认识和难以负担治疗费用50岁以上的人群中有高达50%的老视眼未经矫治,而在发达国家,这一比例也高达34%。为社会的发展带来沉重负担。我们迫切需要进一步的研究来更好地理解衰老后眼睛的生理变化,而这些变化反过来又可能为未来智能技术的发展提供信息,从而能够恢复老视眼的动态适应能力。

【学科新进展】

1. **研究机制的新进展**　老视除了由于晶状体的硬度增加外,还可归因于晶状体的形状和大小的变化。几何理论表明晶状体质量的轴向增加和曲率半径的减小导致悬韧带连接区在晶状体赤道周围变宽,增加前、后韧带之间的距离,向内牵拉睫状肌并减小晶状体赤道上平行矢量力的大小。因此,随着年龄的增长,晶状体悬韧带的收缩和松弛对晶状体形状的影响逐渐减小。进一步的在体研究也显示随着年龄的增长,悬韧带的作用可能降低。

2. 治疗的新进展

(1)研究发现飞秒激光可破坏晶状体基质的结构,同时保持其光学透明度,可能将老化的晶状体恢复至其老视前的可塑形态。飞秒激光脉冲通过光爆破原理聚焦在晶状体内创建一系列透镜状微切口,可以形成起"滑动面"作用的板层状平板结构,使得晶状体在调节时变形。这些透镜状微切口的模式和位置各不相同,可以形成环形、圆柱形、径向、锥形和"华夫饼状"模式。研究者在 4 年研究期间没有发现实验动物眼内明显的白内障形成。该技术已经对白内障摘除术前的患者进行了初步探索,目前仍处于模拟和优化激光切割模式进展中。

(2)老视的药物治疗包括刺激睫状肌收缩,非甾体抗炎药等。但是由于新药应用缺乏有效的客观评价指标而进展缓慢。最新研究表明脂肪酸类药物 EV06 可导致小鼠晶状体蛋白二硫化物浓度依赖性降低,同时使晶状体弹性增加。EV06 是一种前体药物,由 1.5% 的脂肪酸胆碱酯组成。EV06 旨在通过减少晶状体纤维细胞内晶状体蛋白之间的二硫键来恢复和维持调节幅度使晶状体软化,从而治疗老视。

(张　妍)

参 考 文 献

[1] Wang S K,Guo Y,Liao C,et al. Incidence of and Factors Associated With Myopia and High Myopia in Chinese Children,Based on Refraction Without Cycloplegia[J]. JAMA Ophthalmol,2018,136(9):1017-1024.

[2] Xiong S,Sankaridurg P,Naduvilath T,et al. Time spent in outdoor activities in relation to myopia prevention and control:a meta-analysis and systematic review[J]. Acta Ophthalmol,2017,95(6):551-566.

[3] Liao X,M K H Yap,K H Leung,et al. Genetic Association Study of KCNQ5 Polymorphisms with High Myopia[J]. Biomed Res Int,2017,2017:3024156.

[4] Wang G F,Ji Q S,Qi B,et al. The association of lumican polymorphisms and high myopia in a Southern Chinese population [J]. Int J Ophthalmol,2017,10(10):1516-1520.

[5] Tang S M,Ma L,Lu S Y,et al. Association of the PAX6 gene with extreme myopia rather than lower grade myopias[J]. Br J Ophthalmol,2018,102(4):570-574.

[6] Zhou L,Xiao X,Li S,et al. Frequent mutations of RetNet genes in eoHM:Further confirmation in 325 probands and comparison with late-onset high myopia based on exome sequencing[J]. Exp Eye Res,2018,171:76-91.

[7] Wang B,Liu Y,Chen S,et al. A Novel Potentially Causative Variant of NDUFAF7 Revealed by Mutation Screening in a Chinese Family With Pathologic Myopia[J]. Invest Ophthalmol Vis Sci,2017,58(10):4182-4192.

[8] Sun Y,Zhao N,Liu W,et al. Study of Vesicular Monoamine Transporter 2 in Myopic Retina Using[^{18}F]FP-(+)-DTBZ[J]. Mol Imaging Biol,2018,20(5):771-779.

[9] Huang F,L Zhang,Q Wang,et al. Dopamine D1 Receptors Contribute Critically to the Apomorphine-Induced Inhibition of Form-Deprivation Myopia in Mice[J]. Invest Ophthalmol Vis Sci,2018,59(6):2623-2634.

[10] Chen S,hi Zhina Z,Qingqing R,et al. Bright Light Suppresses Form-Deprivation Myopia Development With Activation of Dopamine D1 Receptor Signaling in the ON Pathway in Retina[J]. Invest Ophthalmol Vis Sci,2017,58(4):2306-2316.

[11] Deng J,Li X,Jin J,et al. Distribution Pattern of Choroidal Thickness at the Posterior Pole in Chinese Children With Myopia [J]. Invest Ophthalmol Vis Sci,2018,59(3):1577-1586.

[12] Qi Y,Li L,Zhang F. Choroidal Thickness in Chinese Children Aged 8 to 11 Years with Mild and Moderate Myopia[J]. J Ophthalmol,2018:7270127.

[13] Chen Z,Zhou J,Qu X,et al. Effects of orthokeratology on axial length growth in myopic anisometropes[J]. Cont Lens Anterior Eye,2018,41(3):263-266.

[14] Chiang STH,Phillips JR. Effect of Atropine Eye Drops on Choroidal Thinning Induced by Hyperopic Retinal Defocus[J]. J Ophthalmol,2018:8528315.

[15] Wu H,Wei Chen,Fei Zhao,et al. Scleral Hypoxia Is a Target for Myopia Control[J]. Proc Natl Acad Sci U S A,2018,115 (30):E7091-E7100.

[16] Wolffsohn J, Davies LN. Presbyopia: Effectiveness of correction strategies[J]. Prog Retin Eye Res, 2019, 68: 124-143.

[17] Croft MA, Heatley G, McDonald JP, et al. Accommodative movements of the lens/capsule and the strand that extends between the posterior vitreous zonule insertion zone & the lens equator, in relation to the vitreous face and aging[J]. Ophthalmic Physiol Opt, 2016, 36(1): 21-32.

[18] Alvarez TL, Kim EH, Granger-Donetti B. Adaptation to Progressive Additive Lenses: Potential Factors to Consider[J]. Scientific reports, 2017, 7(1): 2529.

[19] Woods J, Woods C, Fonn D. Visual Performance of a Multifocal Contact Lens versus Monovision in Established Presbyopes [J]. Optom Vis Sci, 2015, 92(2): 175-182.

[20] Hipsley A, Hall B, Rocha KM. Scleral surgery for the treatment of presbyopia: where are we today? [J]. Eye Vis (Lond), 2018, 5: 4.

[21] Hahn J, Fromm M, Al Halabi F, et al. Measurement of Ex Vivo Porcine Lens Shape During Simulated Accommodation, Before and After fs-Laser Treatment[J]. Invest Ophthalmol Vis Sci, 2015, 56(9): 5332-5343.

[22] Burd HJ, Wilde GS. Finite element modelling of radial lentotomy cuts to improve the accommodation performance of the human lens[J]. Graefes Arch Clin Exp Ophthalmol, 2016, 254(4): 727-37.

[23] Garner WH, Garner MH. Protein Disulfide Levels and Lens Elasticity Modulation: Applications for Presbyopia. Invest Ophthalmol Vis Sci, 2016, 57(6): 2851-2863.

[24] Abdelkader A. Improved Presbyopic Vision With Miotics[J]. Eye Contact Lens, 2015, 41(5): 323-327.

第十五章　斜视与弱视

斜视与弱视为眼科常见病、多发病,是与双眼视觉和眼球运动相关的疾病。儿童期的斜视与弱视和视觉发育密切相关。斜视患病率为 3% ,弱视患病率为 2% ~4% 。本专业是眼科学的重要组成部分,并且与视光学、神经眼科学和小儿眼科学等学科交叉。

弱视的发病机制很复杂,视觉发育与神经可塑性的神经生理和分子生物学研究对这一机制做了进一步的阐明,von Noorden 等的研究结果提出用两种理论来解释弱视的发病机制,即双眼异常的相互作用和形觉剥夺。常见的弱视有四种类型,斜视性弱视、屈光参差性弱视、屈光不正性弱视、形觉剥夺性弱视。3 岁之前开始治疗弱视效果最好,然而,即使 8~9 岁的儿童,如果能很好配合治疗,视力也可以明显提高,不同类型弱视治疗效果不尽相同,旁中心注视者效果最差,治疗起始年龄越大效果越差。治疗弱视的两个基本措施是:①屈光矫正提供清晰的视网膜成像;②遮盖优势眼矫正注视偏好。

视功能中最优先考虑的是视力,对于伴有弱视的斜视儿童,应该在斜视手术之前,先治疗弱视,但是也可以有例外的情况,例如大角度内斜视合并弱视,弱视眼固定在内转位,不能转到注视位,此时可以手术使弱视眼恢复原在位,使得遮盖治疗成为可能。

斜视手术的首要问题是,手术目标是什么,是建立双眼单视,消除复视,扩大双眼单视野,矫正代偿头位,还是单纯改善外观?如果一名幼儿有内隐斜失代偿转变为内斜视,就需尽快手术重建双眼单视,与此相对,手术治疗一个继发于视力丧失的知觉性外斜视,则是为了改善外观,有的病例判断有无双眼视潜力是困难的,例如,一名 5~6 岁儿童,有婴儿型内斜视病史,双眼视力相等,就可能有和无双眼单视的潜力,这种情况下主流学者倾向于按照有融合潜能去设计手术。对于临床上最常见的间歇性外斜视,就要明确手术目的是保住现有的双眼单视,还是防止现有的双眼单视进一步损坏,而不是单纯为了矫正斜视度。

斜视手术设计的另一个重要问题是,关注术前眼球运动的非共同性,影像医学、遗传学和组织形态学的研究可以更好地阐明非共同性斜视的病因,手术以尽可能消除原有的非共同,至少在原在位和前下方达到共同性为目的,对于水平斜视合并垂直斜视如果诊断确切可以一次手术同时解决,如果垂直斜视为主,考虑垂直肌手术对水平斜视度有明显影响,也可以先解决垂直斜视,二次手术解决较小度数的水平斜视。

第一节　斜　视

一、共同性斜视

共同性斜视(concomitant strabismus)为双眼视轴不平行,不能同时注视同一目标,一眼注视时另一眼视轴偏斜,但眼球运动无障碍,各注视方向斜视度无明显差异。

【病因和发病机制】

共同性斜视的发生与下列因素有关:①眼外肌解剖异常;②屈光不正,远视眼调节过度易致共同性内斜视;近视眼调节与集合不平衡易诱发共同性外斜视;③融合力不足或融合功能障碍;④器质性病变致视力低下;⑤遗传因素。

【分类及临床特征】

根据眼球偏斜方向,共同性斜视分为共同性内斜视和共同性外斜视。

1. 共同性内斜视(concomitant esotropia)　主要特征是眼位偏向鼻侧,第一斜视角等于第二斜视角,斜视角不因注视方向的改变而变化,眼球运动各方向均不受限制。分为调节性内斜视、部分调节性内斜视和非调节性内斜视。

(1) 调节性内斜视:调节与集合存在内在的一定比例的联动关系。调节性内斜视有两种机制单独或者共同参与:由于中高度远视需要较多的调节以获得清晰物像导致的屈光调节性内斜视和高 AC/A 使一定的调节引起较多的集合形成高 AC/A 型内斜视。

1) 屈光调节性内斜视(refractive accommodative esotropia):内斜视完全由于远视性屈光不正引起。通常 2~3 岁发病,有中度或高度远视性屈光不正,AC/A 正常,充分麻痹睫状肌并戴镜矫正后,可完全矫正内斜视(图 15-1-1)。治疗无需手术,佩戴全屈光处方眼镜矫正即可,有弱视者同时治疗。

2) 高 AC/A 型内斜视(high AC/A ratio accommodative esotropia):是一种非屈光调节性内斜视,临床少见。内斜视度看近大于看远(≥15PD),看远时可以为正位。可以有远视性屈光不正,AC/A 高。治疗佩戴双光眼镜。此类斜视 10 岁后有自愈趋势。

(2) 部分调节性内斜视(partially accommodative esotropia):内斜视不完全由于远视性屈光不正引起。通常 2~3 岁发病,有中度或高度远视性屈光不正,散瞳或戴镜后斜视度数可以减少,但不能完全矫正(图 15-1-2)。单眼斜视也可合并弱视。治疗佩戴全矫眼镜,有弱视者同时治疗,佩戴 3~6 个月后仍然内斜视者,而且双眼视力平衡,可以手术矫正非调节部分的斜视度。

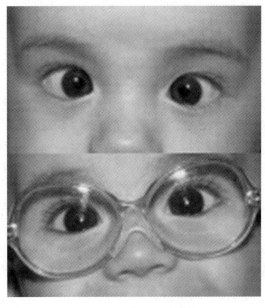

图 15-1-1　屈光调节性内斜视
注:戴镜可完全矫正内斜视。

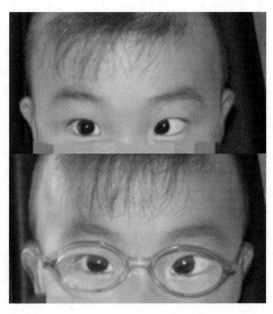

图 15-1-2　部分调节性内斜视
注:戴镜后斜视度数减少但不能完全矫正内斜视。

(3) 非调节性内斜视(nonaccommodative esotropia)

1) 先天性(婴儿型)内斜视(congenital esotropia,infantile esotropia):为生后 6 个月内发病。通常无明显屈光异常。交替性斜视者无弱视,单眼斜视者斜视眼常合并弱视(图 15-1-3)。一般内斜视度数较大。

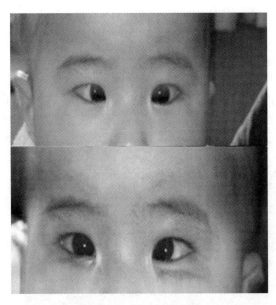

图 15-1-3　先天性内斜视
注:双眼交替注视。

有时合并下斜肌功能亢进、DVD 和眼球震颤等。一般需要手术治疗。单眼弱视需先行治疗,待双眼视力平衡后手术。

2)基本型内斜视(basic esotropia):斜视常在 2 岁以后出现。没有明显调节因素。单眼斜视可合并弱视。无明显远视性屈光不正,视远与视近斜视度相同。多需要手术治疗。

3)急性共同性内斜视(acute comitant esotropia, ACE):急性发作的后天获得性内斜视,与融合机制突然破坏有关,发病急,患者主诉突然出现复视。多发生在 5 岁以后,因双眼视功能已健全所以才有复视。眼球运动无受限。复像检查:各注视方向复像距离基本相同。治疗:先矫正屈光不正,也可以考虑手术。

4)知觉性内斜视(sensory esodeviation):由于儿童期的各种眼病如白内障、角膜白斑、视神经萎缩、眼外伤、高度屈光参差等造成单眼视力丧失或明显视力下降后出现此类斜视。治疗:先处理原发病,最好视力提高后再考虑手术治疗斜视。因为患者多有弱视,视力恢复有限,术后有复发倾向。

5)周期性内斜视(cyclic esotropia):3~4 岁发病。内斜视呈周期性出现,一般为隔日斜视。在不出现之日可能仅有轻度斜视或隐斜。日久可形成恒定性斜视。周期性内斜视患者中偶见弱视,V 型斜视常见。在内斜视不存在时,患者可有正常的双眼视和较好的立体视。治疗:先矫正屈光不正,也可以考虑手术。

2. 共同性外斜视(concomitant exotropia)　亚洲人临床最常见的斜视类型。主要特征是眼位偏向颞侧,眼球运动不受限制,斜视角不因注视方向的改变而变化,第一斜视角等于第二斜视角。分为间歇性外斜视、恒定性外斜视,恒定性外斜视可以由间歇性外斜视逐渐发展形成。

根据视远和视近的度数不同分为:①基本型:视远、视近时斜视度基本相等;②分开过强型:视远斜视度明显大于视近(≥15Δ);③集合不足型:视近斜视度明显大于视远(≥15Δ);④类似外展过强型:视远斜视度明显大于视近,但单眼遮盖 1 小时或双眼佩戴+3D 球镜后,视远、视近时的斜视度基本相等。

(1)间歇性外斜视(intermittent exotropia):为共同性外斜视最常见的类型。早期症状多为阳光下喜闭一眼,表现为有时正位有时外斜视,疾病、疲劳、注意力不集中和融合遭到破坏时斜视易于暴露,斜视出现的频率随年龄增大逐渐增加,斜视度数也多有逐渐增大的趋势。因为双眼均有注视机会,所以很少有弱视。眼球控制正位时有一定的双眼视功能。斜视时,偏斜眼被抑制。治疗以手术治疗为主,手术时机通常在双眼视功能受损之前。

(2)恒定性外斜视(constant exotropia):眼位始终向外偏斜,正常融合功能不能控制双眼视轴平行。生后 1 岁以内发生的称为先天性外斜视;部分由间歇性外斜视发展形成。一般斜视度较大,通常无双眼视功能(图 15-1-4)。治疗以手术治疗为主。

【临床处理】

斜视的治疗目的是获得正常眼位并恢复双眼单视

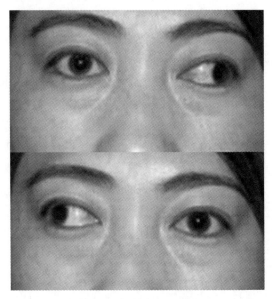

图 15-1-4　恒定性外斜视
注:双眼交替注视,斜视度大。

功能,但部分患者只能获得外观矫正。治疗方法包括:矫正屈光不正、治疗弱视和手术治疗。

（一）松弛眼综合征（sagging eye syndrom）

【病因和发病机制】

眼外肌并非从 Zeiss 总腱环起点直行至巩膜附着点,向前达眼球赤道后部接触眼球处,由结缔组织组成的环状类似于"滑车"的袖套样结构将直肌包绕并固定于眼球壁,这个环状的结缔组织环称为 Pulley 环,其中外直肌-上直肌之间的结缔组织带（SR-LR Band）在外直肌和上直肌向后移动时二者保持固定的距离（图 15-1-5,彩图见书末）。

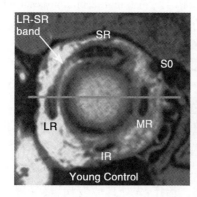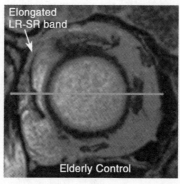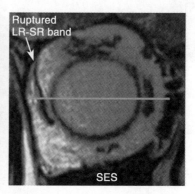

图 15-1-5　外直肌-上直肌之间的结缔组织带断裂

随着年龄增加,老年人眼内结缔组织变性,外直肌-上直肌之间的结缔组织带也发生变性、松弛、断裂,导致外直肌发生机械性向下移位,外转力量减弱导致内斜视,出现一系列症状,称为松弛眼综合征。松弛眼综合征患病率尚不明确,近视患者中更常见,研究发现最常见年龄是 66~69 岁。

【临床特征】

视远内斜视伴有同侧复视、度数一般较小;视近为正位或小度数内隐斜视;除了看远看近偏斜差异外,几乎表现为共同性斜视,无侧方非共同性,眼球外转运动无受限;分开性融合幅度降低;水平扫视运动速度正常;双眼外直肌不对称下移>1mm 可出现下斜视+外旋斜视;神经系统检查无异常;可伴有上睑下垂（29%）、上睑深沟（64%）。

MRI 显示:外直肌-上直肌 PULLEY 带断裂,外直肌下垂,外直肌和上直肌之间形成一个较大的角度（通常为 104°±11°）,其间有脂肪脱垂。

【临床处理】

压贴三棱镜对新发偏斜、角度较小的患者很有帮助。该类患者的手术预后非常好,包括内直肌边缘切开术、内直肌后徙、外直肌缩短和折叠。

（二）注视转换性复视（fixation switch diplopia）

【病因和发病机制】

儿童斜视患者,通常非主眼有抑制暗点,所以一般不会出现复视。但如果主眼因为某种原因视力下降到低于非主眼时,注视优势就会发生改变,之前的非主眼现在转换成主眼,而原来的主眼并没有抑制性暗点,此时患者可能会出现复视,称注视转换性复视。

发生注视转换性复视的常见情况包括:通过光学手段或屈光手术,使非主眼注视时转换成为主眼;主眼发生轴性近视;使用了不平衡的屈光效果,鼓励用非优势眼注视;先前的非主眼行白内障手术后,视力优于主眼;由于其他常见眼病（例如黄斑变性或糖尿病性视网膜病）导致视力不对称丧失,使非优势眼保留比主眼更好的视力。

【临床处理】

通过进行屈光矫正,可以尝试将注视"切换"回优势眼。如果先前主眼能重新确立注视优势地位,患者复视将逐渐消失。如果主眼由于永久性和不可治愈的视力丧失而无法再进行注视转换,应通过屈光矫正和使用棱镜来优化新主眼的视力。很少情况时,注视转换性复视不能缓解,如果不缓解,必须考虑使用遮盖。

因永久性和不可挽回的视力丧失而无法将注视转回到原来主眼的患者,如果斜视度较大,并且已证明通过棱镜矫正形成不同斜视度时患者可以产生抑制来缓解复视,则可以进行斜视手术。

（三）间歇性外斜视的手术时机

间歇性外斜视的手术时机一直是争议的话题。手术时机与显斜出现的频率、双眼视功能和斜视角大小有关,通常认为手术时机应在双眼视功能受损之前。目前临床多用改良的 Newcastle 控制分数(NCS 评分),兼顾了显斜出现的频率(家庭评分)、远/近立体视和远/近斜视度,NCS 总分 = 家庭评分 + 临床视近评分 + 临床视远评分,NCS≥4 应行手术治疗。具体细则见表 15-1-1。

表 15-1-1　改良 Newcastle 评分表(NCS 评分表)

改良的 Newcastle 控制分数(NCS 评分)	分数
家庭控制评估(外斜视或单眼闭合被观察到的情况):	
从来没有	0
视远时<50% 时间	1
视远时>50% 时间	2
视远时>50% 时间,并且视近时也曾被观察到	3
临床视近评估:	
打破融合引起的外斜可立刻恢复正位	0
需眨眼或再注视才能恢复正位	1
打破融合引起外斜/延长注视时间,可持续处于外显斜状态	2
自发的出现外显斜	3
临床视远评估:	
打破融合引起的外斜可立刻恢复正位	0
需眨眼或再注视才能恢复正位	1
打破融合引起外斜/延长注视时间,可持续处于外显斜状态	2
自发的出现外显斜	3

（四）急性共同性内斜视的认识

近年来,随着急性共同性内斜视发病率的增加,对其认识逐级加深。急性共同性内斜视是一种后天获得性内斜视,急性发病伴复视,早期仅在看远时出现复视,可能与近距离过度用眼有关。斜视为共同性,无麻痹因素,复像检查:到处同侧复视,且复像距离相等。矫正视力及眼球运动正常,为中等程度的内斜视但斜视程度范围较大,有潜在的正常双眼单视功能。对该病的鉴别诊断首先应排除神经系统相关的疾病,并需与展神经麻痹、周期性内斜视、分开麻痹性内斜视、重症肌无力等疾病相鉴别。对该病需要观察 3~6 个月,待斜视度数稳定、必要时复查颅脑 MRI 进一步排除神经系统病变后再考虑手术。处理方法与类型有关,在知觉和运动方面可获得良好的疗效。主要包括两种类型:

1. **Burian-Franceschett Ⅰ型**　患者正视或轻度远视但无调节因素,发病可能与精神刺激、心理压力等有关。需先排除是否神经源性或全身病引起。至少观察 6 个月再手术。手术多采用双眼内直肌后徙,术后反应良好,少复发。

2. **Bielschowsky 型**　发生在青少年和成人,患者有不同程度近视,远近斜视度相等。早期表现为看远复视,斜视度较小,但随着时间的推移斜视度逐渐增加。由于在未矫正的近视眼中,近距离用眼过度导致双眼集合与分开不平衡;或由于近视眼镜处方变化产生集合痉挛。明确诊断后建议至少观察 6 个月,待斜视度数稳定可行手术治疗。但术后有复发可能,与患者存在双眼持续的集合倾向有关。

二、非共同性斜视

非共同性斜视(incomitant strabismus)是眼球运动有不同程度限制及各注视方向斜视角有一定变化的斜视类型。根据眼球运动限制的原因分为两种:一种是由于神经核、神经或眼外肌本身器质性病变而引起的单条或多条眼外肌完全性或部分性麻痹引起的斜视;另一种是由于眼外肌粘连、嵌顿等机械性牵制作用导致眼球向相反方向运动受限引起的斜视。

【病因和发病机制】

1. 麻痹性斜视病因　常见于①支配眼外肌的神经麻痹主要是由支配眼外肌的神经发生麻痹,常见于,颅底部、眼眶部发生外伤、周围性神经炎,脑及脑膜炎、脑出血、血栓、眼眶或颅内肿瘤、酒精、烟草、铅、一氧化碳中毒等。②眼外肌本身损伤及疾病,眼外肌的直接损伤及肌源性疾病,如重症肌无力。

2. 限制性斜视病因　常见于①先天性者可能是由于眼外肌发育不良、肌肉筋膜分化异常、眼球运动神经支配异常等,例如 Duane 眼球后退综合征,Brown 综合征,眼外肌纤维化等。②后天获得性者常见于眼外肌发生病变、眼球周围或眼眶内有组织异常牵制条带等限制影响了眼球运动,例如甲状腺相关眼病,眼眶骨折,高度近视导致的进行性内斜视,视网膜脱离术后,炎性假瘤等。

【临床特征】

1. 麻痹性斜视的主要特征

(1) 症状

1) 复视与视混淆,是麻痹性斜视患者的常见症状,严重影响生活质量。

2) 眼性眩晕和步态不稳眩晕,其原因主要是由复视和视混淆引起的。当眼球运动时,斜视角不断地变化以致所视物体不能稳定。遮盖一眼后,症状即可消失。由于突然的眼位偏斜,视觉定位功能被破坏,患者走路时步态不稳,常向某一方向偏斜。

3) 异常投射,当麻痹性斜视患者用患眼注视物体并试图用手去接触该物体时,手总是不能准确地接触该物体而偏向麻痹肌作用方向一侧。

(2) 体征

1) 眼球运动受限,是麻痹性斜视的主要体征,受累眼向麻痹肌作用方向运动受限。

2) 第一斜视角与第二斜视角的不同,第一斜视角又称原发性偏斜角,是指用健眼注视时麻痹眼的斜视度。若以麻痹眼注视则健眼的斜视度称为第二斜视角或继发性偏斜角,斜视角随注视方向的变化而改变,第二斜视角大于第一斜视角。

3) 代偿头位,利用头位偏斜以代偿某一眼外肌功能的不足,使得能在一定注视范围内不产生复视,保持双眼单视的异常姿势。一般来说,将面转向复像距离最小的方向,即麻痹肌作用的方向,也可以上抬或收缩下颌来代偿上转肌或下转肌功能不足或者通过头向一侧肩的倾斜代偿旋转斜视。

2. 限制性斜视的主要特征

(1) 被动牵拉试验阳性:这是与麻痹性斜视主要鉴别点,方法是双眼表面麻醉充分后,放置开睑器或用斜视钩拉开上下眼睑,用有齿镊夹住眼球运动受限侧接近角膜缘的浅层球结膜处,令该眼向受累侧转动,同时检查者手持固定镊也向该方向轻轻牵拉,如仍不能转动,表示该受累肌的拮抗肌方向有机械性限制,也就是试验阳性,如转动无阻力,则表示该受累肌麻痹,无机械性限制,则为试验阴性。对于儿童则需要在全麻下完成。例如,眼球运动在内转位时上转受限,若为上斜肌鞘综合征时,用有齿镊夹住靠近鼻侧角膜缘的结膜及筋膜组织牵拉眼球向鼻上方转动常有较强的阻力,如无阻力则为下斜肌不全麻痹。

(2) 眼外肌及眼眶影像学技术对于诊断有更大指导意义,常用的方法包括 MRI 和 CT。MRI 较 CT 有更高的软组织分辨率,因此为首选的检查方法,使眼外肌和周围筋膜的显示和空间定位更加精确和直观,为某些限制性斜视找到直接证据。MRI 检查无辐射损害、患者无痛苦,尤其适合于小儿患者或拟作多次随诊检查者。CT 是诊断眼眶骨折的最佳方法。

【常见的非共同性斜视类型】

（一）外展神经麻痹（abducens nerv palsy）

1. **诊断要点** 外展神经麻痹多数为后天性的，有外伤史或高热史，也可以没有任何明确原因。临床特征多表现为：大角度内斜视，外转明显受限，严重时外转不能到中线，有代偿头位，面转向受累肌方向，患者主诉为复视和混淆视。

2. **治疗** 尽力检查病灶，以确定病因，而临床中常找不到病因，针对神经麻痹可以使用神经营养药物，对病因清楚、病情稳定 6 个月以上仍有斜视者，可以手术矫正内斜视。外直肌不全麻痹时可以行内直肌后徙加外直肌缩短手术；外直肌完全麻痹者可行内直肌减弱联合上下直肌与外直肌连结术（Jensen 手术）或联合上下直肌移位术。内直肌注射 A 型肉毒素可以避免或者缓解肌肉挛缩，又不影响睫状血管供血，可以替代内直肌后徙术，而且可以反复注射。

（二）动眼神经麻痹（oculomotor nerve palsy）

1. **病因** 儿童动眼神经麻痹的原因包括先天性的，大约 40%～50%，外伤或炎症引起的，很少因肿瘤形成所致。发生在病毒感染之后者，可以伴偏头痛。成人动眼神经麻痹多由于颅内动脉瘤、糖尿病、神经炎、外伤、感染所致、肿瘤也很少见。

2. **临床表现** 无论先天或者后天的动眼神经麻痹患者常存在大角度的外斜视，同时伴有麻痹眼的下斜视。受累眼上睑下垂，内转明显受限，内上、外上、外下运动均有不同程度的限制。眼内肌受累时瞳孔扩大，对光反应消失或迟钝。儿童动眼神经麻痹患者弱视很常见，必须积极的治疗。

3. **治疗** 后天性动眼神经麻痹患者首先要检查病灶，以确定病因。不要漏掉可能合并的其他疾病。针对神经麻痹可以使用神经营养药物，因有自愈的可能，先观察 6～12 个月，仍有明显斜视的可以考虑手术治疗。因有多条眼外肌包括上睑提肌受累，手术目的只能在第一眼位矫正斜视，而不能恢复眼球运动功能。为了矫正大角度的外斜视，常需要外直肌超常量后徙联合内直肌大量缩短术。由于动眼神经累及眼外肌较多，手术效果差，对于 Bell 征阴性，上转运动限制严重者，应慎重行上睑下垂矫正手术。

（三）上斜肌麻痹

上斜肌麻痹（superior oblique muscle palsy）为最常见的垂直旋转性眼外肌麻痹，病因可以是先天性解剖异常、神经核缺陷或者第四脑神经运动部分的缺陷；也可以是获得性的，大多数是颅脑损伤引起的，也有因中枢神经系统血管异常、糖尿病，脑肿瘤引起者。

1. **先天性上斜肌麻痹**（congenital superior oblique muscle palsy）

（1）诊断要点：受累眼上斜视，如果双眼发病则呈交替性上斜视即右眼注视时左眼上斜视，左眼注释时右眼上斜视。歪头试验阳性，即将头向高位眼倾斜时，受累眼上翻或上斜视度数明显增加。双眼运动表现为受累眼内下转时落后，即上斜肌功能不足，可以伴有内上转时亢进即下斜肌功能亢进，单眼运动可以正常。单侧先天性上斜肌不全麻痹伴有典型的代偿头位，面部发育经常不对称，低位眼一侧面颊瘦，很少合并弱视。

（2）治疗：先天性上斜肌不全麻痹以手术治疗为主，斜视度较小或者手术后有残余小角度者可以用三棱镜矫正。客观检查结果可靠者应尽早手术，早期手术不仅能及时恢复双眼视觉功能，而且可以减少面部和骨骼的发育畸形。手术设计主要为减弱功能亢进的拮抗肌或者配偶肌，例如减弱受累眼下斜肌或/和对侧眼下直肌，也可加强功能不足的肌肉，如受累眼上斜肌的折叠术。但是加强手术不如减弱手术效果可靠。

2. **获得性上斜肌麻痹**（acquired superior oblique muscle palsy）

（1）诊断要点：突然出现复视，有时虽为成年时期发病，但是很可能是先天的病例性的病例失代偿后出现复视。所以既往照片调查对鉴别先天性或获得性上斜肌不全麻痹具有重要意义。各诊断眼位斜视度检查、复视像检查以及 Parks 三步法检查可以确定受累眼和肌肉。眼球运动的检查，特别是双眼运动的检查可见受累眼向鼻下运动有不同程度限制。

（2）治疗：获得性上斜肌不全麻痹早期应以积极病因检查和治疗为主，经多次详细检查未查出确切病因者先行对症治疗。若病因清楚，病情稳定 6 个月后仍有斜视者，可行手术治疗。手术以矫正原在位及前下方眼位并恢复双眼视觉为主。三棱镜矫正对小度数垂直斜视，一般小于 10PD 者有较好矫正效果，但对于旋转斜视者无帮助。

（四）A,V 型斜视

A,V 型斜视（A、V patterns）为水平斜视的一种亚型，在水平方向其斜视角无明显变化，但是在垂直方向注视不同位置时斜视角有明显变化。可以理解为在垂直方向注视时有非共同性的水平斜视，很像字母 A 或 V，故称 A,V 型斜视。两个字母的开口方向表示两眼分开强或集合弱，字母的尖端方向表示集合强或者分开弱。15% ~ 25% 的斜视合并 A、V 征。V 型外斜视，上方斜视角大于下方；A 型外斜视，下方斜视角大于上方；V 型内斜视，上方斜视角小于下方；A 型内斜视，下方斜视角小于上方。

1. **诊断要点** 向上方 25 和向下方 25 分别注视，测量视近时的斜视角。V 型斜视，上下分别注视时的斜视角相差≥15△。A 型斜视，上下分别注视时的斜视角相差≥10△。眼球运动检查尤其注意发现是否存在斜肌运动异常。A 型斜视常伴有上斜肌功能亢进，V 型斜视常伴有下斜肌功能亢进。

2. **治疗**

（1）V 型斜视，有下斜肌功能亢进者，无论其程度如何均先行下斜肌减弱术，再矫正水平斜视。无下斜肌功能亢进者，在矫正水平时行水平直肌上下移位术。

（2）A 型斜视，有明显的上斜肌功能亢进者，一般要行上斜肌减弱术后再行水平斜视矫正术。上斜肌功能亢进较轻或无明显上斜肌功能亢进者行水平肌肉移位术。

（3）A 型斜视，有立体视者，禁忌行上斜肌减弱术，A 征由水平肌垂直移位矫正。

用水平肌肉移位术矫正 A,V 型斜视时，内直肌向 A、V 尖端方向移位，外直肌向字母开口方向移位。

（五）Duane 眼球后退综合征

Duane 眼球后退综合征（Duane's retraction syndrome,DRS）是一种水平直肌运动障碍性疾病，以眼球内转时眼球后退，睑裂缩小并伴有眼部或全身其他先天发育异常为特征的眼肌疾病。1887 年 Stilling 首先报告，1896 年 Turk 又做了补充，1905 年 Duane 对此病做了详细描述。故称为 Stilling-Turk-Duane 综合征，简称 Duane 眼球后退综合征。本病 80% ~ 85% 为单眼发病，左眼多于右眼且女性多见。临床以眼球运动限制，眼球后退和异常头位为主要特征。

1. **分型** 根据其特征，1974 年 Huber 将其分为以下三型。

Ⅰ型：第一眼位正位或内斜；外转明显受限或不能外转；内转多正常或轻度受限；内转时睑裂缩小，眼球后退，但试图外转时睑裂开大。

Ⅱ型：第一眼位患眼多为外斜；内转明显受限或不能内转；外转正常或轻度受限；内转时睑裂缩小，眼球后退。

Ⅲ型：第一眼位多为正位；内外转均明显受限，内转时睑裂缩小，眼球后退。

2. **诊断要点** 本病患者在第一眼位时可以是正位、内斜或外斜，但以内斜为多见。眼位不正者多数伴有代偿头位。多数患者视力可正常且保持较好的双眼单视功能，少数患者弱视系由斜视和屈光参差引起。内转时睑裂缩小、眼球后退合并眼球上射和或下射现象，是本症主要特征之一。本病可同时伴有先天性鳄鱼泪、上睑下垂、眼球震颤、视神经发育不良以及骨骼及神经组织的缺陷等眼与全身合并症。被动牵拉试验显示有限制因素。

3. **治疗** 第一眼位无明显斜视和代偿头位这无特殊治疗。对有明显代偿头位和第一眼位有斜视者可以手术治疗。手术目标仅限于改善代偿头位和矫正眼位使主要视野获得双眼单视，一般对改善眼球运动无帮助。手术设计以肌肉减弱术为主，禁忌行加强术，否则术后会加剧眼球后退。

（六）上斜肌腱鞘综合征

上斜肌腱鞘综合征（superior oblique tendon sheath syndrome）是指由于先天性解剖异常或后天继发于

外伤或手术所致的上斜肌肌腱和鞘膜过分增厚或粘连,限制了下斜肌的上转运动,致使眼球内转时固定于向下注视的状态。Brown 于 1950 年首先描述了本病的特征,并认为此种患者有先天性上斜肌肌腱的腱鞘缩短,从而使眼球在内转位时不能上转,内转时被动牵拉眼球向上有抗力,当手术分离了腱鞘后,张力随即消失,故称为 Brown 综合征。Billet 根据其合并由滑车到上斜肌起始部眼球筋膜囊与肌膜粘连及腱鞘缩短等异常而命名为上筋膜综合征。

1. **分类**

(1) 先天性上斜肌腱鞘综合征(congenital superior oblique tendon sheath syndrome):指由于先天性腱鞘缩短并肌腱肥厚影响滑车处的正常活动,或因下斜肌有异常的节制韧带等解剖发育异常所致的眼球内转位时上转受限。此类眼球运动异常是恒定性的,且不可能自愈,故称为真性 Brown 综合征。

(2) 后天性上斜肌腱鞘综合征(acquired superior oblique tendon sheath syndrome):又称为获得性 Brown 综合征。指由于外伤、炎症或手术所致的上斜肌腱鞘局部肿胀、肥厚、腱鞘收缩或类似狭窄性腱鞘炎而引起的眼球内转位时上转受限。此类眼球运动异常,部分病例可自行缓解而症状消失,故将这一类病例称为间歇性 Brown 综合征或假性 Brown 综合征。

2. **临床特征**

(1) 受累眼内转位时表现为下斜视。

(2) 受累眼内转位时上转受限,在内转位时作向上牵拉试验有限制。

(3) 受累眼于第一眼位及外转位时:上转正常或接近正常。健眼在第一眼位时可表现为上斜视。

3. **临床分级**　Eustis 依据 Brown 综合征的临床特点,规定了 Brown 综合征严重程度的分级标准。

(1) 轻度:仅有在眼球内转时上转受限,不伴有下斜视及在内转时不伴有下斜视。

(2) 中度:内转时上转受限,在内转时伴下斜视,但第一眼位无下斜视。

(3) 重度:内转时上转受限,第一眼位及内转时均有明显下斜视。

4. **诊断要点**　第一眼位表现为正位或者下斜视。受累眼内上转时明显有限制,外上转接近正常,患眼内转时下斜视逐渐增加。同侧上斜肌正常或轻度亢进。可有下颌上抬的异常头位。

5. **鉴别诊断**

(1) 下斜肌麻痹:Brown 综合征常在眼内转位时牵拉试验阳性,此点可与下斜肌麻痹相鉴别。另外,Brown 综合征表现为患眼在内转位时下斜,同侧上斜肌和对侧上直肌功能正常,向上注视时出现 V 外斜,而下斜肌麻痹则无此征。

(2) 爆裂性眶底骨折:在眶底骨折时上转受限,不仅表现在内转位,而且在第一眼位和外转时上转均可受限,此点与 Brown 综合征仅在内转位上转受限不同。

(3) 先天性眼外肌纤维化综合征:因下直肌纤维化,被动转动试验正上方、内上方、外上方均有限制。

(4) 双上转肌麻痹:早期被动转动试验正常,晚期造成下直肌紧张,上转有抗力,患眼内上转,外上转都受限。

(5) Graves 眼病:上转受限明显,有突眼,上睑退缩,眼睑肿胀等表现,CT 和 MRI 显示眼外肌肥大。

6. **治疗**

(1) 非手术治疗,获得性 Brown 综合征不急于手术,有自行恢复的可能性,第一眼位时为正位,并有双眼单视功能,无明显代偿头位,则无需手术,垂直斜度小于 10Δ 可以配三棱镜矫正。

(2) 手术治疗:如患眼于第一眼位时垂直斜度大于 10Δ,有明显内旋和代偿头位存在,影响美容,则可考虑手术治疗,以恢复第一眼位时的双眼视,可行上斜肌断腱术或者上斜肌肌腱延长术。

(3) 以往手术曾将上斜肌腱鞘与肌腱剥离,术后早期效果较好,但可复发。目前主张采用上斜肌完全断腱术或上斜肌腱部分切除术,可取得良好效果,如术后发生上斜肌麻痹现象,则可行对侧下直肌后徙或同侧下斜肌切除术,效果满意。为防止继发性上斜肌麻痹,Parks 主张做上斜肌后徙术。杨景存主张手术应尽量做在异常的眼外肌和筋膜上,一般不要对正常肌肉手术。刘家琦主张手术时不仅去除异常的上斜肌腱鞘,同时还将眼球固定在内上位置1周(过矫位)以防止复发,也可在术后短期内经常作向内上的牵拉训练以扯断新生的瘢痕粘连。

（七）甲状腺相关眼病

甲状腺相关眼病是一种自身免疫反应引起的慢性、多系统损害的疾病,与甲状腺疾病密切相关。在成年人眼眶疾病中,甲状腺相关性眼病的发病率居第一位,又称为 Graves 眼病、眼型 Graves 病、甲状腺相关免疫性眼眶病(TRIO)等。1969 年将该病命名为甲状腺相关眼病(thyroid associated ophthalmopathy,TAO),旨在明确甲状腺与眼部病变共同存在的特征。由于病程及全身免疫、内分泌状态的不同,可表现为眼部体征与甲状腺功能异常同时或提前或滞后出现,可单眼发病或双眼同时发病。临床上甲状腺的功能可亢进、正常或低下。

本节主要从斜视角度介绍甲状腺相关眼病导致斜视的治疗方案及原则。

1. 眼球运动障碍 TAO 不可避免的出现眼外肌病变,总的进程是早期水肿,验证细胞浸润;后期纤维化。多条肌肉受累,可先后发病且程度不同。根据统计,肌肉受累频度依次为下直肌、上直肌和内直肌,外直肌受累少见。MRI 和 CT 显示肌腹肥厚,而肌肉止点多属正常,这一点,可以与肥大性肌炎相鉴别。当眼外肌纤维化时,复视症状更加明显,表现为眼球向该肌肉运动相反的方向转动障碍,如下直肌病变,眼球向上转动受限。这是由于下直肌挛缩所致,而不是上直肌麻痹,也就说是限制性眼外肌病变所致。

2. 治疗 对静止期甲状腺相关眼病患者,可以手术矫正斜视消除复视。手术设计以矫正第一眼位和前下方斜视并消除复视为目的。其他方向因眼外肌变性的缘故很难完全消除斜视和复视,以解除因眼外肌变性造成的眼球运动。

（八）眼眶壁爆裂性骨折所致限制性斜视

为外界暴力引起的间接性眶壁骨折。当致伤物直径大于 5cm 时,即大于眼眶径时,外力导致眶内压突然升高,使眼眶最薄弱处的内壁、下壁发生骨折,眶内软组织、肌肉嵌顿于骨折处或疝入上颌窦,导致眼位以及眼球运动异常。

1. 诊断要点 受累眼下斜视或第一眼位没有斜视,某些注视野存在复视。限制性眼球运动障碍,受累眼发生眼球内陷。眼眶 CT 检查可见相应部位骨折,牵拉试验阳性,眼球运动障碍源于机械性限制。

2. 治疗 先行眶壁骨折修复术。眼眶修复术后仍有斜视者可以考虑手术矫正,手术以解除眼球运动限制为主,小角度斜视可以用三棱镜矫正复视。

【学科新进展】

1. 非共同性斜视的病因和发病机制 随影像学技术的发展应该会进一步阐明其至定位,这一点于共同性斜视不同,MRI 技术已经可以直接观察活体的眼球运动状态,使眼外肌和周围筋膜的显示和空间定位更加精确和直观。

2. 手术设计 仍然是难点,首要问题是尽可能对因解除术前的非共同因素,既要考虑眼球运动功能的改善又要兼顾双眼单视功能的重建,至少是在原在位和正下方。

（李俊红　朱德海）

第二节　弱　　视

弱视(amblyopia)是视觉发育期内由于异常视觉经验(单眼斜视、屈光参差、高度屈光不正以及形觉剥夺)引起的单眼、很少为双眼发生的最佳矫正视力低下,眼部检查通常无器质性病变。弱视眼的对侧眼并不正常,但其病变都很轻微。如果治疗不及时,弱视引起的视觉损伤是终生的。

【发病机制和分类】

弱视的发病机制颇为复杂,目前公认的发病机制为双眼异常的相互作用和形觉剥夺。

1. 斜视性弱视 多见于恒定性、非交替性斜视。由于眼位偏斜后引起异常的双眼相互作用,斜视眼的黄斑中心凹因混淆受到抑制,持续性抑制导致弱视。

2. **屈光参差性弱视**　由于两眼的屈光参差较大,两眼黄斑形成的物像大小及清晰度不等,屈光度较大的一眼可形成弱视,屈光参差性弱视同时存在两眼异常相互作用和形觉剥夺因素。

3. **屈光不正性弱视**　多发生于双眼高度屈光不正未及时矫正者,主要由于双眼物像模糊引起形觉剥夺。屈光参差性弱视和屈光不正性弱视统称为屈光性弱视。

4. **形觉剥夺性弱视**　视觉发育关键期内由于屈光间质混浊(如先天性白内障、角膜混浊、玻璃体积血)、完全性上睑下垂、遮盖等异常因素,剥夺了黄斑形成清晰物像的机会而形成弱视,单眼形觉剥夺较双眼危害更大,因为双眼竞争进一步增强了形觉剥夺因素。

【临床表现】

1. **视力低下**　最佳矫正视力低于正常,经治疗可以恢复或部分恢复。

2. **拥挤现象**　分辨成行排列的视标能力较单个视标差。

3. **注视性质改变**　部分重度弱视由于视力下降显著导致中心凹失去注视能力,形成旁中心注视。

4. **电生理改变**　VEP P_{100} 波潜伏期延长,振幅降低。

【诊断标准】

弱视多在排除器质性病变基础上,并有明确导致弱视发生的危险因素存在才能诊断。其中视力标准要参考不同年龄儿童正常视力下限:3~5 岁儿童正常视力参考值下限为 0.5,6 岁及以上为 0.7。两眼最佳矫正视力相差 2 行或更多,较差的一眼为弱视。

【治疗】

一旦确诊为弱视,应立即治疗,一旦年龄超过视觉发育的敏感期,弱视治疗将变得非常困难。弱视的疗效与治疗时机有关,发病越早,治疗越晚,疗效越差。无论患者的年龄大小,包括年长的儿童和青少年,都应当积极治疗。弱视治疗的策略包括三个方面:①消除形觉剥夺因素;②矫正导致视力低下的屈光异常;③压抑对侧眼促进弱视眼的使用。

1. **消除病因**　早期治疗先天性白内障或重度先天性上睑下垂等,消除形觉剥夺因素。

2. **矫正屈光异常**　屈光矫正是治疗弱视的基础,PEDIG 对一组 3~7 岁的中、重度弱视研究表明,未接受过弱视治疗者,如果仅矫正其屈光异常,约 1/3 患者的视力提高 2 行以上。

3. **遮盖治疗**　遮盖适用于屈光矫正后视力没有提高或提高不明显者。遮盖治疗即遮盖优势眼,强迫弱视眼使用,是迄今最有效的弱视治疗方法,大龄儿童和青少年仍应考虑遮盖,尤其是未经治疗者。遮盖治疗时,须密切观察被遮盖眼视力的变化,避免被遮盖眼发生遮盖性弱视。弱视治愈后容易复发,双眼视力平衡后,应逐步减少遮盖时间以避免弱视复发。

4. **压抑疗法**　采用阿托品压抑优势眼,提高弱视眼视力。该方法适用于轻、中度弱视。PEDIG 研究显示,遮盖治疗和阿托品压抑的效果相似。

5. **其他治疗**　研究显示光学压抑、压抑膜和屈光手术等对弱视治疗有一定作用,但其效果并未优于传统方法。而视觉训练、双眼视训练、针灸等方法尚缺乏足够的随机临床试验证据支持。

【学科新进展】

1. **视觉可塑性**　弱视是一种视觉图像处理异常导致的中枢神经系统发育障碍,是在视觉发育敏感期由于两眼不对称或不充分的视觉刺激而导致视力低下,其病变位于视皮层,这些损害通常发生在视觉皮层存在足够可塑性时,既往认为,由于大脑皮层可塑性存在"窗口期",一旦可塑性终止,弱视治疗则错过时机,年龄较大的儿童或成人弱视多治疗困难。近年的研究发现,成年大脑仍有可塑性并可以发生皮层结构和功能改变,恢复皮层可塑性将使得成人弱视成为可能。目前,一些物理和药物治疗方法(如经颅磁刺激、氟西汀等)颇受关注,为了确定其疗效,尚需对这些新的治疗方法进行更多的基础研究和临床试验。

2. **弱视视功能损害的特点以及危害**　目前弱视诊断和疗效评估多以视力作为重要指标。但弱视患者除了视力低下,还存在单眼或双眼视功能的缺陷,如对比敏感度、立体视、调节功能、运动功能缺陷等,这些缺陷与读写、精细运动技能等相关。此外,进一步研究发现,弱视患者自我认知的改变,会严重影响生活质量。弱视治疗后,尽管双眼视力平衡,但双眼视功能以及生活质量如何进一步改善,视觉训练(如知觉学习、视频游戏、双眼分视训练)的作用究竟如何? 还需要进一步的临床验证和经验积累。

(刘　虎)

第三节　眼 球 震 颤

眼球震颤(nystagmus)是一种非自主、节律性、对称共轭性眼球跳动或摆动;根据发病年龄分为先天性和后天性;按照有无固视缺陷分为知觉缺陷型和运动缺陷型;按照震颤方向分为垂直性、水平性、旋转性、斜向性和混合性。眼球震颤是中枢神经系统、眼外肌、视觉系统和内耳迷路疾病的常见征象,不同类型的眼球震颤,其临床表现、治疗方式及预后均不同。

【病因和发病机制】

1. 眼球震颤病因不明,发病率为 $1/350\sim1/20\ 000$。

2. 由眼本身病变造成黄斑部成像不清,影响了注视反射的发育,从而导致知觉性眼球震颤,常呈双侧、水平性、钟摆型;而眼部无异常病变,病变主要位于传出神经通路,可能累及神经中枢或同向动眼控制径路所导致的运动性眼球震颤,常呈跳动性,有"中间带",患者多有代偿头位。大多数获得性跳动性眼球震颤是中枢神经系统或周围神经系统中前庭传入不对称所致。

【临床表现】

1. **发病时间**　多数生后就发生,但常常在生后数月才被发现,随着年龄增长,部分患者的眼球震颤可以减轻或消失。

2. **症状**

(1) 先天性眼球震颤常表现为两种类型:①显性眼球震颤:不管双眼是否睁开或一眼闭着,眼球震颤的幅度和频率相等,大多数为摆动性;②隐性或显-隐性眼球震颤:为双眼睁开时不出现眼球震颤,遮盖一眼后诱发,为冲动性,快相向注视眼。

(2) 振动幻视:自觉周围物体向某一方向转动的症状称振动幻视,先天性眼球震颤患者无振动幻视。

(3) 视力下降:多数眼球震颤患者视力有不同程度减退。跳动性眼球震颤患者在静止眼位时视力最好。测量双眼视力可以充分评估眼球震颤患者的潜在视功能,隐性眼球震颤患者的视力可能正常。

(4) 异常头位:如果患者发现在某些凝视位置时眼球震颤最轻微,其振动幻视或视物模糊程度最轻,则患者可以采取异常头位提高视力。

(5) 伴发斜视:显性眼球震颤不经常合并先天性内斜视,但可合并其他类型的斜视,而隐性眼球震颤多伴有先天性内斜视。眼球震颤阻滞综合征认为是由于集合或内转代偿眼球震颤而发生内斜视,其特征为:①早期发生的内斜视;②伴有显性眼球震颤;③内斜视度数不稳定且斜视角大小与眼球震颤强度负相关;④有代偿头位。

(6) 部分眼球震颤患者并无症状。

3. **体征**

(1) 跳动性眼球震颤:由慢相和快相组成,即向一个方向缓慢运动后快速向相反方向纠正性"跳动",眼球震颤方向以第一眼位时的快相方向命名,包括下跳性、上跳性、水平性、旋转性、混合性。

(2) 摆动性眼球震颤:为缓慢正弦型的来回"摆动性"振荡,特定变异型包括点头痉挛、跷跷板式眼球震颤、眼-咀嚼肌节律性运动(Whipple 式)等。跳动性眼球震颤较摆动性眼球震颤更常见。

(3) 眼球震颤本身易合并其他眼部异常。

【检查】

1. 眼球震颤的记录包括眼球运动方向、频率、幅度及波形等,可以分别通过眼震电图(ENG)、眼动仪以及眼球震颤波形记录仪对其进行分析评估。

2. 对眼前节、眼底、视力、屈光度、眼位以及眼部电生理等进行检查。

3. 需对儿童全身发育进行评估,结合神经影像学方寻找病因。

【诊断和鉴别诊断】

眼球震颤是生理或病理情况下都可能发生的非特异性体征。眼球震颤需依据家族史、眼部检查以及眼球震颤的特点结合神经影像学检查明确诊断,此外,眼球震颤需与异常的不自主眼球运动加以鉴别,这些异常运动包括眼阵挛、眼扑动及大幅度扫视性振荡等。

1. 伴有眼部疾病的眼球震颤

(1)无斜视的眼球震颤:①伴有明显双侧眼部畸形,发育不良或肿瘤:眼部缺损、先天性白内障、先天性青光眼、视网膜母细胞瘤、无虹膜症、永存原始玻璃体增生症等;②无明显眼部畸形、发育不良或肿瘤:典型的搜寻性眼球震颤常见于 Leber 先天性黑矇和双侧视神经发育不全/萎缩,白化病、色盲、先天性静止性夜盲等常伴有摆动型眼球震颤。

(2)伴有斜视的眼球震颤:①眼球震颤阻滞综合征:需与婴儿型内斜视及先天性双侧外展神经麻痹鉴别;②潜在和明显的隐性眼球震颤。

2. 与神经系统疾病有关的眼球震颤 包括周期性眼球震颤、跷跷板式眼球震颤、上跳性眼球震颤、下跳性眼球震颤、中枢前庭性眼球震颤等。若无明显的眼部畸形,诊断思路主要由眼球摆动的性质决定。若眼球震颤呈非对称性、快速和摆动型,常需 MR 或 CT 扫描排除颅内病变;若不存在中枢神经系统疾病,非对称性、高频眼球震颤的可能诊断是点头痉挛。点头痉挛:常于出生后 4~8 个月起病,临床上 3 岁之前自发性停止,眼球震颤呈非对称性、快速摆动型,亚临床状态持可以续存在至 10 岁。

3. 先天性运动性眼球震颤 若上述都不存在,先天性运动性眼球震颤为最终的排除诊断。其在出生时即可能存在,婴儿期发展明显,水平方向为主、多呈跳动型,有"中间带",代偿头位明显。患者无振动幻视、视动性眼球震颤相反(视动鼓旋转时,眼球运动的快相指向同一方向而非相反方向)、视力相对较好及偶尔存在的家族史有助于明确诊断。

【病情评估】

眼球震颤的预后与病因有密切关系,如眼病导致的先天性知觉性眼球震颤是一种终身疾病,偶尔可尝试对症治疗以减少转头或改善眼动所致视力减退,而先天性运动性眼球震颤视力预后相对较好。

【治疗】

1. 病因治疗 寻找导致眼球震颤的全身或眼部异常,通过药物或手术去除病因。

2. 对症治疗 不论眼球震颤的类型,对症治疗的目标是改善视力,消除代偿性头位及振动幻视。

(1)光学矫正:矫正屈光异常,通过提高视力控制眼球震颤的幅度和频率;对于伴有"中间带"的先天性特发性眼球震颤,可以采用双眼佩戴尖方向指向"中间带"的三棱镜治疗。此外,临床还可以采用双眼佩戴基底向外的三棱镜,通过增加集合控制眼球震颤幅度提高视力。

(2)药物治疗:有振动幻视的眼球震颤患者可以给予药物治疗,部分药物对某些类型的获得性眼球震颤有效,如加巴喷丁或美金刚也可减轻跷跷板眼球震颤。

(3)肉毒杆菌毒素:眼外肌注射肉毒杆菌毒素可以减轻眼球震颤的幅度,可以在一定程度改善视力。

(4)手术:通过手术改变眼外肌的附着点,使眼球震颤不明显或者相对较轻的注视眼位挪到正前方,多见于先天性特发性眼球震颤。另外,眼外肌肌腱切断原位缝合术("本体感受器切除术")通过切除眼外肌肌腱部可缓解眼球震颤的症状,其原理可能为手术去除了眼外肌的本体感受器,切断了反射环路,而使眼球震颤减轻甚至消失。

(5)其他:眼内植入物治疗、生物反馈治疗等。

【学科新进展】

先天性眼球震颤是临床并不少见的一种眼球运动异常,其病因复杂,发病机制仍不清楚。研究显示先天性眼球震颤的发生与遗传有着密不可分的关系,其遗传方式包括:伴性遗传、常染色体显性遗传、常染色体隐性遗传。目前已知连锁的基因位点有：Xp11.4-p11.3、Xq26-q27、Xp22.3、6p12、7p11.2、13q31-q33、15q11.2。现已明确 FRMD7 基因是 X 性连锁遗传的先天性眼球震颤的致病基因。

（刘　虎）

参 考 文 献

[1] Linda RD,Federico GV,Steven MA,et al. Adult Strabismus Preferred Practice Pattern[J]. Ophthalmology,2020,127(1)：182-298.

[2] 任美玉,王琪,王利华.急性获得性共同性内斜视的临床特征及手术疗效[J].中华眼科杂志,2017,53(12):908-916.

[3] Birch EE,Castaneda YS,Cheng-Patel CS,et al. Self-perception in Children Aged 3 to 7 Years With Amblyopia and Its Association With Deficits in Vision and Fine Motor Skillsy[J]. JAMA Ophthalmol,2019,137(5):499-506.

[4] Holmes JM,Levi DM. Treatment of amblyopia as a function of age[J]. Vis Neurosci,2018,35:E015.

[5] Papageorgiou E,Asproudis I,Maconachie G,et al. The Treatment of Amblyopia:Current Practice and Emerging Trends[J]. Graefes Arch Clin Exp Ophthalmol,2019,257(6):1061-1078.

[6] Tuna AR,Pinto N,Brardo FM,et al. Transcranial Magnetic Stimulation in Adults With Amblyopia[J]. J Neuroophthalmol,2020,40(2):185-192.

[7] Wallace DK,Repka MX,Lee KA,et al. Amblyopia Preferred Practice Pattern(R)[J]. Ophthalmology,2018,125(1):105-142.

第十六章 眼 外 伤

第一节 眼 钝 挫 伤

眼钝挫伤(blunt ocular trauma)是由机械性钝力伤及眼球及其相关部位,造成眼组织的器质性病变及功能障碍。眼球挫伤是眼外伤中的常见类型,其发生率约占眼外伤发病总数的1/3以上。钝挫伤除在打击部位产生直接损伤外,钝力通过在眼内和球壁的传递,也会引起相关部位的间接损伤。

【病因和发病机制】

由机械性钝力引起。砖石、拳头、球类、跌撞、车祸以及爆炸的冲击波是钝挫伤的常见原因。除在打击部位产生直接损伤外,由于眼球是个不易被压缩的、内含液体的球体,力在眼内液体介质和球壁传递,还会引起多处间接损伤。

【临床表现及处理】

1. **眼球前段挫伤** 结膜受到挫伤可发生结膜充血、水肿,结膜下出血和气肿等。如果发现较为浓厚暗红色的结膜下出血,应结合其他临床表现排除有否巩膜破裂伤及眼眶骨折等。

角膜挫伤较严重时,可引起内层损伤而发生前后弹力层皱褶,基质层水肿或弥漫性水肿、混浊,患者有疼痛、畏光、流泪、睫状充血和视力下降等。严重的挫伤使角膜内陷而发生层间或后层的断裂。主要是角膜后层如内皮层和后弹力层发生断裂,房水进入角膜基质而出现水肿、混浊、视力下降。严重的角膜挫伤常合并眼内其他组织损伤。

虹膜及睫状体轻度挫伤可引起创伤性虹膜睫状体炎。挫伤严重时可造成虹膜和睫状体组织及血管破裂,表现为瞳孔括约肌撕裂或虹膜根部离断、睫状体分离、前房角后退或前房出血等。虹膜瞳孔缘及瞳孔括约肌断裂可造成不规则裂口,裂口较小时,表现为双侧瞳孔不等大,而对光反应存在,严重的裂伤可表现为明显的瞳孔散大,对光反应迟钝或消失,局部的括约肌撕裂可引起瞳孔"泪滴样"变形。虹膜根部与睫状体连接处比较薄弱,当眼球前部受挫伤时,虹膜根部容易发生断离。当断离较小时,只有在房角镜下才能识别;中等大小的离断,表现为虹膜根部有半月形缺损,瞳孔呈 D 字形;较大时,用检眼镜通过此黑色缺损处可以看到眼底,患者亦可产生视觉混乱,或单眼复视。若挫伤较严重,可使整个虹膜根部全部断离,形成外伤性无虹膜。

严重的眼球挫伤,可导致虹膜或睫状体撕裂、移位、血管破裂,引起前房出血。外伤后立即发生的出血称为原发性前房出血;积血吸收后或在吸收过程中再次出血者,称为继发性出血。根据积血占前房的容量可分为3级。少于前房容量的1/3 为Ⅰ级;1/3~2/3 为Ⅱ级;大于2/3 为Ⅲ级。也可记录出血平面的实际高度(mm)。严重时前房完全充满积血,虹膜及瞳孔被遮盖窥不清。当出血量超过前房1/2 时,致眼压升高,可引起角膜血染。房角后退挫伤能引起房水排出受限而发生继发青光眼,称房角后退性青光眼。

外力通过房水传导作用可导致挫伤性白内障,晶体的悬韧带断裂而全脱位或半脱位。当外力作用较强时,可造成晶体囊膜破裂,房水进入晶体发生混浊,或晶体皮质溢入前房。

晶体脱位轻者,在瞳孔区尚不能见到晶体的赤道部边缘,前房深浅不一,悬韧带断裂部位,虹膜下陷,前房变深。相反,对侧虹膜膨起,前房变浅,晶体脱位部分之虹膜震颤。较严重者,在略散大的瞳孔区内便可见到脱位的晶体赤道缘,虹膜震颤明显,玻璃体可由悬韧带断裂处向前突出,甚至进入前房。此时患者多有视力减退,出现近视、散光或单眼复视。如治疗不及时,常合并有继发性葡萄膜炎和青光眼等。晶体悬韧带全部断裂时,晶体可脱位于前房或玻璃体腔内。晶体脱入玻璃体较脱入前房者多。此时患者表现无晶体眼的各种症状。如不及时取出晶体,可发生牵拉性视网膜脱离,也可产生晶体过敏性眼内炎和晶体溶解性青光眼。

2. 眼球后段挫伤

(1) 挫伤性玻璃体后脱离:当眼球受到外伤时,玻璃体可与周围组织产生分离,较常见的是玻璃体后脱离,即玻璃体基底部以后的玻璃体与视网膜的分离。患者多有飞蚊症及闪光感。检眼镜或裂隙灯显微镜检查时,可见视盘前下方玻璃体中有环形的絮状或片状混浊物。外伤性玻璃体后脱离多伴有出或视网膜裂孔形成,应进行 B 超检查或 OCT 检查。

(2) 玻璃体积血:挫伤致玻璃体周围组织血管破裂后的出血进入玻璃体内形成玻璃体积血。可使玻璃体发生浓缩、液化和后脱离,从而对视网膜的支撑功能减弱或消失。同时可引起吞噬细胞浸润,该细胞释放出来的过氧化物阴离子自由基,对玻璃体基质及细胞成分的破坏作用很强,另外,血红蛋白和白细胞均有刺激眼内纤维增生的作用,可形成不同程度的玻璃体膜,膜的主要成分为大量巨噬细胞、成纤维细胞、新形成的胶原纤维及少量的色素细胞。这些膜的进一步收缩,可引起牵拉性视网膜脱离。另外,玻璃体内的红细胞可发生变性,发展成血影细胞,进入前房后,阻塞小梁网而形成血影细胞性青光眼。玻璃体积血量大时,视力明显下降,或仅有光感,眼底检查无红光或仅见微弱红光反射。

眼球受到挫伤时,可引起脉络膜破裂。脉络膜破裂可分为:①直接性的是由外力直接作用于眼球壁,使眼球壁内陷,脉络膜扩张而产生破裂,多发生在前部或周边部与锯齿缘平行的位置。②间接性的是由玻璃体将外力传导至对侧的眼球壁造成,该处脉络膜既要承受急剧的冲击力,又要经受坚硬巩膜受到冲击力后的反弹力,故产生脉络膜破裂,多见后极部,尤其是视盘颞侧或下方。脉络膜破裂眼底所见,多发生在后极部视盘周围,颞侧多见。呈弧形或新月形,与视盘呈同心圆,凹面对着视盘。如破裂位于黄斑部者,严重影响视力。

由于脉络膜富含血管,受到挫伤时,容易引起血管破裂而出血。伤后因血管损伤的层次不一,临床表现亦不相同。脉络膜毛细血管层出血,通常可以通过破裂的 Bruch 膜而进入视网膜色素上皮层下,形成出血性色素上皮脱离。若合并黄斑中心凹处的脉络膜破裂和黄斑穿孔,则严重影响视力。脉络膜大血管层出血,可形成脉络膜出血性脱离。

眼球挫伤也可导致脉络膜缺血,临床上表现为伤后早期后极部视网膜呈灰白色的三角形水肿,顶端较重,越向周边病灶越宽,色泽亦越淡,边界不清,有时伴有视网膜出血(称为三角综合征)。当水肿、出血吸收后,视网膜、脉络膜出现三角形的萎缩区。

眼球挫伤后,房水进入脉络膜上腔而产生脉络膜和巩膜之间的分离。脱离的脉络膜在检眼镜下呈棕红色或褐色隆起,边界清楚,表面光滑。其上的视网膜色泽正常或同时脱离。多发生于赤道前方,一般呈半球形隆起,可累及 2~3 个象限。球形隆起往往被分割成数个,呈分叶状。脉络膜脱离,多伴有前房变浅,眼压变低。

视网膜震荡是挫伤性视网膜病变中较常见的,以视网膜水肿为主要特征。眼底表现为轻度的视网膜灰白色混浊,一般没有视网膜出血,在伤后 1~2 周,视网膜水肿吸收,眼底检查正常。视力多可恢复正常。伤后早期荧光素眼底血管造影可出现轻度的低荧光,无荧光渗漏,无血视网膜屏障的破坏。

视网膜挫伤是视网膜的重度挫伤。视网膜产生器质性改变,可造成视网膜外层组织的变性坏死。临床上表现为重度的视网膜乳白色混浊,多伴有眼底出血,中心视力明显下降,在不伴有眼底出血者,视网膜水肿吸收后,在损伤区出现脱色素区,或色素紊乱与增生,造成永久性的视力损害。荧光素眼底血管造影检查,早期可出现低荧光,后期在视网膜的深层出现荧光渗漏。

当眼球挫伤后,视网膜受到钝力的作用可使血管破裂出血而致挫伤性视网膜出血,一般较易吸收,对视力影响也不大,但发生在黄斑区的出血,中心视力严重障碍。

外伤性黄斑裂孔是眼球挫伤较常见的并发症,常与脉络膜破裂、视网膜脉络膜出血同时存在。眼球受到挫伤后发生变形,前后径压缩,赤道部发生扩张,容易引起玻璃体的牵拉、撕裂及脱离。从而引发视网膜裂孔,进一步发展成为视网膜脱离。挫伤引起的视网膜裂孔多为锯齿缘离断,及玻璃体基底部的马蹄形裂孔,液化的玻璃体可通过裂孔进入视网膜下形成视网膜脱离。此挫伤性视网膜脱离有时伴有玻璃体、视网膜出血。

此外,眼球钝挫伤可导致视神经损伤或眼球破裂。当眼球、眼眶或头颅挫伤时,视神经可被挫伤。视神经挫伤为严重的眼外伤之一,对视神经功能可造成毁灭性损伤。主要症状为受伤后视力突然下降或完全丧失,眼球转动时疼痛明显。伤眼瞳孔散大,直接对光反应迟钝或消失,但间接对光反应存在。眼底检查早期大致正常,随后显示视盘周围水肿或凹陷,此种凹陷常超出视神经范围。视网膜动脉苍白萎缩,可出现眼球塌陷。视野检查和视网膜电图可有相应改变。视神经挫伤时荧光素眼底血管造影,早期可见视盘表面毛细血管扩张,染料外漏,视盘及其边缘呈强荧光。视神经萎缩后荧光素眼底血管造影见视盘呈弱荧光区,后期偶见筛板处的血管渗漏或巩膜染色,但视盘始终呈弱荧光暗区。

严重的眼球挫伤可导致眼球破裂(eyeball rupture)。最常见的破裂部位在角巩膜缘。少数患者可发生于直肌下或后部巩膜,甚至视神经周围,因其穿破的部位不易被直接发现而称为隐匿性巩膜破裂。可表现为眼压降低,角膜变形,眼球塌陷,前房变浅或消失,瞳孔变形,前房及玻璃体积血,球结膜下出血或血肿形成,眼球向破裂方向运动受限。多数患者视力极差,甚至无光感。

【特殊检查】

1. **角膜荧光素染色**　角膜上皮缺损、角膜溃疡,均可见荧光素着色。

2. **眼压测量**　睫状体分离和脱离都会由于睫状上皮水肿使房水生成减少,同时引流增加,造成低眼压。前房积血可引起继发性青光眼,造成高眼压。广泛的房角后退,由于小梁组织的增生或退行性变,使房水排出受阻,引起眼压升高。晶状体脱位于前房或嵌顿于孔区,都可引起眼压升高。如伴有巩膜破裂者,眼压可降低。

3. **B超检查**　了解有无晶状体脱位,有无睫状体和脉络膜脱离,有无玻璃体积血、后脱离以及视网膜脱离等。

4. **UBM检查**　可以发现睫状体脱离,可从形态与功能两方面全面评价前房积血,检查前房、房角及后房有无解剖结构的异常,对房角后退的诊断以及预后评估起着重要作用。

5. **前房角镜检查**　范围较小的虹膜根部离断只有在前房角镜下才能看出,多表膜周边呈现一新月形的黑色裂隙。前房角后退者,可见睫状体带变宽,部分色泽变淡、模糊。

6. **视野检查**　病程中可表现为旁中心暗点、弓形暗点、环形暗点、鼻侧阶梯状暗点、视野缺损、管状视野、颞侧视岛。脉络膜裂伤、视网膜挫伤部位的相应视野会发生缺损。

7. **VEP检查**　VEP有助于视功能预后的估计,VEP熄灭者预后不良。

8. **荧光素眼底血管造影检查**　外伤性视网膜下出血荧光素眼底血管造影见蜂窝状出血病灶处荧光遮蔽,后期有少数斑点状透见荧光。外伤性脉络膜缺血初期病变区呈低荧光,视网膜动静脉期延长,病变边缘处有荧光渗漏,晚期则为境界清晰的低荧光区。

9. **OCT检查**　明确黄斑裂孔。

【鉴别诊断】

1. **全身性疾病引起的前房积血**　询问病史及相应的全身及实验室检查即可鉴别。

2. **虹膜新生血管引起前房积血**　根据病史及眼底可鉴别,常有明显的眼底改变。

3. **先天性虹膜分离**　先天性虹膜分离瞳孔形状正常,瞳孔缘不变形,出生后即存在。

4. **先天性无虹膜症**　多是双侧性,常有调节困难,多伴有其他先天异常。

5. **与瞳孔不相连的虹膜缺损**　多见于手术后,瞳孔形状圆。

6. 无晶状体眼或其他原因引起的晶状体脱位　根据病史和其他眼部表现可以鉴别。

7. 原发性开角型青光眼　是多为双眼发病,通过病史、前房角镜、视野等多项检查可以鉴别。

8. 脉络膜肿瘤　脉络膜肿瘤多呈局限性,形态固定,无波动,隆起,不分叶。眼压正常或增高。荧光素眼底血管造影、B 超及相关眼科影像学检查可明确诊断。

9. 假性黄斑裂孔　黄斑部无组织缺损,而是由于黄斑周围内表面的病变造成视网膜内陷的一种状况。多数假性裂孔由胶质性视网膜前膜形成,边界清楚,但多不整齐,由于视网膜前膜收缩可造成全层黄斑裂孔的假象。通过荧光素眼底血管造影及 OCT 检查可做鉴别。

10. 囊样黄斑变性　为红色圆形,呈蜂窝状,经过囊样变性的光带连续不断,且轻度向前隆起,并随光束移动而光带变位,黄斑裂孔裂隙灯光带中断。通过荧光素眼底血管造影及 OCT 检查可做鉴别。

11. 视网膜脱离　脱离的视网膜呈灰白色,波浪或球形隆起,可见裂孔。

【病情评估】

根据外伤力量的不同,眼组织所受损伤程度的不同,预后有很大差异。较轻的眼前段挫伤如角膜上皮损伤能完全愈合,角膜水肿消退,外伤不遗留痕迹。外伤性的白内障也可以手术治疗,恢复较好的视功能。外伤性瞳孔散大一般无有效治疗,患者有畏光等主诉,则可行瞳孔缝合术。发生严重的前房积血,角膜血染,房角后退性青光眼等一般预后较差。视网膜震荡在伤后 2～3 周水肿消退,可不遗留痕迹,恢复较好的视功能。视网膜挫伤一般遗留瘢痕,视力受到影响。严重的眼球破裂伤,经过积极治疗,有望保留眼球,也可能有一定的有用视力。

目前使用较广泛的评估眼外伤视力预后的方法是由 Kuhn 等提出的眼外伤评分(ocular trauma score, OTS)系统,依据初始视力、眼球破裂、眼内炎、穿通伤、视网膜脱离和相对性瞳孔传入障碍等 6 个变量加权计算得分(表 16-1-1),之后将分值分成 5 个层次,以反映伤后获得一定视力的可能性(表 16-1-2)。

表 16-1-1　眼外伤评分(OTS)系统原始分计算

初始视力因素	原始分值
A. 最初的原始分	NLP = 60
	LP/HM = 70
	0.005～0.095 = 80
	0.1～0.4 = 90
	≥0.5 = 100
B. 眼球破裂	-23
C. 眼内炎	-17
D. 穿通伤	-14
E. 视网段脱离	-11
F. 相对性孔传入障碍	-10
原始总分	=原始分之和

表 16-1-2　估计的视力预后

单位:%

原始分值	OTS 评分	NLP	LP/HM	0.005～0.095	0.1～0.4	≥0.5
0～44	1	73	17	7	2	1
45～65	2	28	26	18	13	15
66～80	3	2	11	15	28	44
81～91	4	1	2	2	21	74
92～100	5	0	1	2	5	92

医护人员应根据病史和检查结果、判定伤情,依据循证医学证据,对伤眼预后进行个性化的评估。应充分体谅患者的痛苦,耐心细致地和患者及其家属沟通外伤可能造成的后果。OTS 评分系统对评估预后有一定作用,但无法应用于儿童和不能配合视力检查的患者。此外,眼外伤预后还与外伤类型、伤口部位和大小、伤及组织种类和范围、救治及时和恰当与否、是否发生合并症或后遗症等众多因素相关,因此要注意 OTS 评分系统实际应用的局限性,对伤眼预后的评估需综合考虑。

【临床处理】

1. 治疗方法　角膜上皮擦伤可涂抗生素眼膏后包扎或佩戴角膜绷带镜,促进上皮愈合。严重的角膜挫伤可用糖皮质激素滴眼液滴眼,前房有炎症时应用散瞳剂。伴有复视症状的虹膜根部断离,需行虹膜根部缝合。睫状肌或支配神经受损调节麻痹时,可试行配镜矫正。小范围的睫状体分离,可给予药物治疗观察;脱离范围较大,可手术治疗。少量的前房积血数日内能自行吸收;积血量较多,或可能造成并发症者,需积极治疗,有以下措施:取半卧位卧床休息、双眼包扎、限制眼球活动;应用止血剂、糖皮质激素、降眼压药物;必要时可行前房冲洗术。对广泛的房角后退引起的高眼压,按原发性青光眼处理。晶状体挫伤,若晶状体全脱位,嵌顿于瞳孔或脱入前房,需急症手术摘除;晶状体半脱位时,可试行配镜矫正。晶状体脱入玻璃体,应行玻璃体切割手术摘除晶体。根据术中具体情况决定是否植入人工晶体,可以采用缝线法/巩膜层间固定人工晶体。由于外伤性玻璃体积血的危害性,临床上视病情决定,一般若药物保守治疗2周左右无好转时,应尽快做玻璃体手术,清除积血,及时处理并发症。脉络膜挫伤无特殊治疗,可适量给以抗炎止血的药物治疗,如有新生血管造成反复出血时,可给以激光封闭或抗 VEGF 治疗。视网膜震荡或挫伤可应用糖皮质激素、神经营养药、血管扩张药、维生素类等,如出现裂孔而未有视网膜脱离时,可激光封闭裂孔,已发生视网膜脱离时应手术治疗。对于眼球钝挫伤引起的视神经损伤,宜早期使用糖皮质激素(可使用大剂量甲泼尼松龙冲击治疗)、高渗剂(20% 甘露醇溶液等)、血管扩张药、神经营养药物及维生素类药物进行治疗。如 CT 等影像学检查发现有骨折压迫损伤视神经则应根据病情尽可能手术治疗。对于眼球破裂,首先应详细检查伤眼发现裂口,尽可能缝合修补伤口,术后使用抗生素和糖皮质激素控制感染和创伤性炎症反应,2 周左右可考虑行玻璃体切割术,除非眼球结构已经彻底破坏,无法修补,不主张行一期眼内容物摘除术或眼球摘除术。

2. 常见并发症的处理

(1) 继发性前房积血:处理原则同前房积血。

(2) 继发性青光眼:如有前房大量积血应行前房冲洗,取出血凝块。局部及全身应用降眼压药物,必要时行小梁切除术。伴有晶状体脱位,玻璃体疝的继发性青光眼,必要时应行玻璃体手术。

(3) 角膜血染:长时间不能消退,影响视力的角膜血染可考虑行角膜移植术。

(4) 白内障:影响视力显著时可考虑手术摘除。

(5) 低眼压:外伤初期可应用糖皮质激素,后期由睫状体脱离引起者可行睫状体复位术。

(6) 玻璃体积血:少量的玻璃体积血可自行吸收。可应用止血药物和促进血液吸收药物治效。伤后2 周内若玻璃体积血未能明显吸收,可行玻璃体切割术。对玻璃体混浊明显者,宜行 B 超检查有无视网膜脱离,伴有脱离应尽早玻璃体切除手术治疗。

【学科新进展】

随着各种各样的抗炎药物的出现和应用,大多眼挫伤后的反应能得到控制。同时,随着视网膜视神经损伤机制研究的深入,为视网膜视神经损伤的治疗带来了曙光。要重视轻型间接视神经损伤患者的早期诊断及处理。轻型间接视神经损伤患者,首诊时往往症状隐匿,容易被忽视而延误治疗时机。随着病程的发展,可导致视力下降加重,甚至视神经萎缩,易引起医疗纠纷。视神经管骨折所致的外伤性视神经损伤对视力威胁较大,常造成永久性视力丧失。视神经管高分辨率 CT(HRCT)扫描等影像学检查有助于明确手术指征,为制定治疗方案提供影像学依据。对于严重的眼球破裂伤,借助成熟的玻璃体视网膜手术等进一步治疗,有望保留眼球及部分视力。

(陆培荣)

第二节　眼球穿通伤

外界物体伤及眼球,致眼球单侧壁全层裂开者,可同时伴有或不伴有眼内组织的脱出,称为眼球穿通伤(perforating injury of eyeball)。仅角膜穿通者称为角膜穿通伤(perforating injury of cornea);仅巩膜穿通者称为巩膜穿通伤(perforating injure of sclera);同时伤及角膜缘附近的巩膜者称为角巩膜穿通伤(perforating injure of cornea and sclera)。同一致伤物有进入和穿出眼球壁造成双穿通的称为眼球贯通伤。外伤的预后取决于伤口的部位、范围、损伤的程度,有无感染、异物,以及治疗是否及时,处理是否得当。

【病因和发病机制】

1. **锐器伤** 带有尖端或利刃物体的刺伤或切割伤,如剪刀、刀子、锥子、铅丝、针的刺伤;植物如树枝、庄稼杆、竹子等伤;一次性注射器针头等刺伤。

2. **异物伤** 高速飞进的细小金属碎屑或铁片,各种原因引起的爆炸物的碎片、气枪子弹或沙枪子弹等引起的眼球穿通伤。

【临床表现】

临床表现由于眼球穿通伤的致伤原因、受伤部位、有无眼内异物等不同,其临床表现亦不相同。

1. **症状** 疼痛,有受伤时的一过性疼痛和持续性眼痛。多伴有畏光、流泪、眼睑痉挛等刺激症状。视力下降程度取决于穿通伤对眼屈光系统及感光系统的损害程度。

2. **体征** 不同致伤物、不同的受伤部位所造成的眼部损害情况亦不同。

(1)伤口的改变:位于角膜的伤口,当伤口较小时(<3mm),前房多不消失,前房变浅或消失。位于角巩膜的伤口,伤口累及角膜和巩膜,常伴有虹膜睫状体损伤。位于巩膜的穿通伤,当伤口较大时易于发现,而当伤口较小时,且被结膜下出血掩盖时,以及巩膜后部或直肌附着点下的伤口,则不易被发现,此时要结合眼压等其他体征来判断有无伤口。

(2)前房的变化:前部的眼球穿通伤,由于房水流出,前房可变浅或消失。无角膜伤口的后巩膜裂伤可出现前房变深。眼球穿通伤可伴有前房积血或积脓。有时晶体前囊破裂后还可见到前房内的晶体皮质。

(3)虹膜与瞳孔改变:角膜及角巩膜缘的穿通伤,常可伤及虹膜。一般多在角膜伤口相对应处的虹膜有穿孔,此伤口不会愈合。当角膜穿通伤伤口较大时,会引起虹膜脱出或嵌顿于角膜或角膜缘伤口处。瞳孔会向伤口部位移位,而呈梨形。另外穿通伤后,可立即发生痉挛性瞳孔缩小,持续时间长短不一,可能是副交感神经纤维受刺激所致,也有人认为与伤后前列腺素释放有关。更为严重的穿通伤,也可发生无虹膜症,即外伤引起虹膜根部与睫状体连接处全部360°圆周完全分离,多伴有严重的晶体、玻璃体视网膜损伤。

(4)晶体损伤:较深的角膜及角膜缘穿通伤,常常造成晶体损伤。小而迅速闭合的晶体损伤往往形成局限性晶体混浊。较大的损伤,晶体囊膜伤口不能闭合,使房水进入晶体囊内,与晶体皮质接触,使其吸收水分而混浊、肿胀、变性,混浊的皮质还可溢入前房,可诱发过敏性葡萄膜炎。如脱出的皮质阻塞瞳孔或前房角,还可以导致继发性青光眼。

(5)眼内容脱出:较大的角巩膜穿通伤或巩膜穿通伤,可以造成眼内容物的脱出,除虹膜之外,还可有睫状体、脉络膜、视网膜脱出。此时多有眼压变低,多数情况下只有在裂隙灯和手术显微镜下才能检查到此种脱出的组织。

(6)玻璃体视网膜损伤:严重的角膜、角巩膜穿通伤及巩膜穿通伤可以引起玻璃体和视网膜病变,如玻璃体脱出、出血或混浊、机化,脉络膜和视网膜脱出、脱离及出血等,玻璃体的出血还可进一步引起增生性玻璃体视网膜病变(PVR)。

(7)眼内异物:由异物造成的眼球穿通伤,除可见角膜、巩膜等组织的穿孔外,还可检查出异物的存留,以及异物在眼内存留引起的系列变化,如睫状体炎、青光眼、白内障、玻璃体纤维增殖、眼内炎、视网膜脱离或眼球萎缩,以及金属沉着症。

(8)眼内感染:眼球穿通伤,特别是异物所造成的穿通伤、污染的一次性注射器针头引起的眼球穿通伤,以及农作物的根、茎等引起的眼球穿通伤,往往将致病微生物带入眼内而引起感染,形成眼内炎或全眼球炎。严重的化脓性眼内炎,如治疗不及时,常导致眼球萎缩而失明。

(9)眼压变化:当穿通伤的伤口较大时,房水流出,玻璃体溢出,眼压可能很低。但当眼球壁伤口较小或已闭合者,眼压可无明显变化。对眼球穿孔伤的患者一般不进行眼压测定,以免造成眼内容进一步脱出,如有必要,应非常小心地轻轻指测检查。

【特殊检查】

1. **眼压** 如伤口小已自行闭合,眼压多正常。较大的伤口多伴有低眼压。

2. **眼部 CT 检查**　了解有无眼内异物及异物在眼内的位置,眼环是否完整。对于屈光介质混浊的外伤眼,还可以了解有无晶状体位置的异常,有无眼后段出血等情况。

3. **B 超检查**　了解有无眼内异物,以及眼后段损伤的情况。但是在眼球穿通伤口较大时,应慎行 B 型超声检查,探头对眼球的压力可以加重眼内组织的脱出。

4. **巩膜探查**　对于伴有球结膜下出血的外伤眼,因出血不能观察到巩膜情况的均应行巩膜探查尤其是直肌下巩膜。

【鉴别诊断】

1. **球结膜下出血**　对于有明确外伤史的球结膜下出血都应常规探查积血下的巩膜组织。

2. **眼内炎**　单眼不明原因的眼内炎都要常规 CT 检查排除眼内异物。

3. **白内障**　单眼发展很快的白内障应排除有隐蔽性穿通伤口的存在。

4. 穿通伤伴眼内异物的并发症可以是某些患者的首发临床表现,如长期反复发作不明原因的单眼虹膜睫状体炎或葡萄膜炎,应考虑眼球内异物存留的可能。青壮年不明原因的单眼白内障,有时可能是晶状体内异物或异物穿过晶状体引起的。不明原因的玻璃体混浊、机化膜和条索,增生性玻璃体视网膜病变。单眼不明原因的继发性青光眼,都要高度怀疑眼内异物的可能性。发现穿孔伤道是眼内异物诊断的重要依据。

【临床处理】

眼球穿通伤是眼科急症,适时恰当的处理对预后非常重要,其治疗原则是:①初期及时清创缝合伤口;②防治伤后感染和并发症;③后期针对并发症选择合适的手术。临床治疗可根据损伤的不同状况采取相应的治疗措施。

1. **眼球穿通伤一期修复术**　眼球穿通伤是开放性损伤,常造成多组织损伤。若得不到及时处理,可使伤情加剧,最终导致眼球萎缩、视力丧失。有条件的医院,一定要在手术显微镜下缝合。小于 3mm 的整齐角膜伤口,无眼内组织嵌顿,可不缝合伤口,可戴治疗性软性角膜接触镜,或者结膜囊给予抗生素眼膏包扎伤眼。如治疗后,前房形成,且保持稳定,则不需要进一步手术。若治疗 24 小时后前房仍不形成、房水混、前房变浅,则需进一步手术缝合。

(1) 暴露伤口:一般用开睑缝线或开睑拉钩开睑,以减轻用开睑器时对眼球施加压力。缝合角膜伤口可不用作直肌牵引固定缝线,如需要固定眼球,可作角膜缘牵引缝线。若怀疑巩膜有裂伤时,应剪开球结膜和筋膜,并行分离,边暴露伤口,边止血,边缝合,不要一次完成伤口暴露,以免眼球内容脱出。

(2) 角膜伤口缝合:在手术显微镜下,用无创伤的 10-0 尼龙线缝合。线结最好旋转至缝线隧道内。为保持角膜表面的弧度,靠近角膜缘处缝线的跨距应该大一些,靠近角膜中央区的缝线跨距应小一些。对线形或弧形伤口,多采用间断结节缝合、连续缝合方法或鞋带式连续缝合方法。对于其他不规则伤口,应根据具体情况采用间断结节和连续缝合相结合进行修补。如角膜组织有缺失时,可采用移行角膜方法、角膜板层移植术或角膜全层移植修补术。

(3) 角膜穿通伤伴有虹膜脱出的处理:应首先用含有抗生素的无菌生理盐水或乳酸林格液冲洗脱出的虹膜组织,再轻轻擦净虹膜表面的分泌物。如虹膜表面已形成一层纤维素膜,用显微镊或虹膜恢复器等将纤维素膜去除。若脱出的虹膜没有坏死或污染,应再次用庆大霉素等抗生素溶液冲洗后还纳,再缝合角膜伤口。在还纳虹膜较困难时,可以根据伤口的位置而分别应用术中缩瞳或散瞳,以帮助虹膜复位。也可在伤口附近的角膜缘内适当位置作前房穿刺,用虹膜恢复器恢复虹膜或向前房内注入黏弹剂或空气泡,达到虹膜复位,也可重建前房,待伤口完全处理完后,再将黏弹剂和空气置换成 BSS 液或林格氏液。

(4) 角巩膜穿通伤的缝合:对位于角巩膜缘处的角膜、巩膜穿通伤,缝合时首先准确缝合角膜缘,然后再缝合角膜和巩膜。如果角膜缘伤口对合不良,术后会引起严重的散光。对合并有虹膜睫状体嵌顿的角巩膜裂伤,在缝合伤口时,提起巩膜裂口边缘,睫状体即可进入眼内。如果睫状体已碎裂或坏死,可电凝或冷凝伤口周围的巩膜,将脱出的睫状体切除。

(5) 巩膜穿通伤的缝合:巩膜伤口的愈合主要由巩膜表层的成纤维细胞及血管组织修复,巩膜伤口不易自行闭合。较大的巩膜伤口(>2mm)常伴有玻璃体脱出,脉络膜、视网膜嵌顿,应在缝合前用含有抗生素溶液冲洗伤口周围及脱出的眼内组织,对脱出的玻璃体用海绵拭子粘起,用剪刀紧贴巩膜剪除,避免牵拉玻璃体,也可用玻璃体切割器切除脱出的玻璃体。对脱出的脉络膜、视网膜应尽量还纳,如果切除,可造成脉络膜下出血及视网膜缺损。缝合脉络膜脱出部位的巩膜时,最好采用自前逐渐向后,边暴露边间断缝合的拉链式缝合术,避免眼内组织在伤口嵌顿。巩膜伤口应严格对合,缝针进入 1/2 深度,可用 5-0 至 8-0 细线,进出针部位距伤口边缘 1.5mm 为宜,伤口中避免组织或血块嵌顿。接近后极部的较小伤口不易暴露,强行暴露会导致眼内容物脱出,可暂不处理。巩膜有缺损时,采用异体巩膜修补。伴有眼内组织脱出的巩膜伤口缝合后,推荐在伤口周围作 1-2 排电凝或冷凝,或作巩膜外压术,以防牵拉性视网膜脱离。

(6) 眼球穿通伤伴有晶体损伤的处理:角膜及角巩膜缘的穿通伤常伴有晶体的损伤,造成外伤性白内障,但由于伤情复杂,手术方式应根据具体情况和条件面定。对晶体囊被刺破后,伤口立刻被遮盖封闭,不引起晶体纤维层大片混浊,只在局部形成一个局限性白内障的情况,可不必手术处理。当囊膜有较大裂口,晶体皮质进入前房者,需要行白内障手术。白内障的摘除,原则上不应经过原伤口进行,应在显微镜下缝合角巩膜的伤口,在角膜缘另作切口,要尽量保留后囊。如果中央角膜状况良好,晶体后囊膜完整,可以同时植入后房型人工晶体,否则考虑二期植入人工晶体。如果晶体后囊膜已破裂,晶体皮质进入玻璃体或玻璃体进入前房,则均应做玻璃体切割手术,切除前房内的玻璃体、破碎的晶体囊膜及玻璃体内的晶体皮质,如遇晶体硬核,采用超声乳化吸出。在条件允许时,可考虑一期植入人工晶体或用缝线法将人工晶体固定于睫状沟处。如果损伤较严重或有眼内感染的可能,建议二期植入人工晶体。

(7) 眼球穿通伤合并玻璃体视网膜损伤的处理:发生较严重的眼球穿通伤,常合并玻璃体视网膜的损伤,如玻璃体的嵌顿、脱出、玻璃体的积血、玻璃体的液化、玻璃体及视网膜异物,如处理不及时,可进一步引起增生性玻璃体视网病变和牵拉性视网膜脱离。对此类眼外伤的处理,首先要及时正确地进行伤口的一期修复,即先要充分暴露伤口,用含有抗生素的无菌溶液冲洗伤口及脱出的组织,将无污染或无坏死的葡萄膜和视网膜还纳,充分切除破碎的晶体和脱出的玻璃体,以免造成眼内炎症、纤维增生或新生血管。一般在一期修复手术时,不宜进行眼内的操作,以免扰乱眼内结构,加重感染和炎症,且避免再出血。然后,再根据伤眼恢复情况和进一步的检查结果,决定在伤后 3 天或 10~14 天行二期玻璃体视网膜显微手术。但对已确诊为眼内炎的患者或眼内有毒性较大的异物时,应尽早行玻璃体切割手术。

2. 眼球穿通伤的二期手术治疗 有些复杂性眼外伤,由于损伤当时伴有多组织的损伤,不宜一期手术解决,应择期 1~2 周内进行二期手术。另外有些复杂性眼外伤,尽管进行了非常细致的一期缝合和修复,但伤口愈合过程中还会发生各种并发症,如继发性青光眼、后发性白内障、增生性玻璃体视网膜病变和牵拉性视网膜脱离。

眼球穿通伤的二期手术可分为眼前段和眼后段手术。眼前段的手术也称作眼球前段重建术,其手术适应证有:①角膜瘢痕化,尤其是严重影响视力的角膜中央瘢痕;②虹膜周边前粘连、瞳孔阻滞及继发性青光眼;③瞳孔膜、睫状膜形成及前部增生性玻璃体视网膜病变;④虹膜严重不规则损伤伴外伤性或膜性白内障;⑤角膜白斑合并晶体、玻璃体混浊。眼后段的损伤,除眼内炎或毒性较大的眼内异物外,均需行二期手术治疗。适应证有:①外伤性玻璃体积血;②外伤性玻璃体视网膜条索;③外伤性 PVR 及牵拉性视网膜脱离;④外伤性视网膜下或脉络膜下出血;⑤眼球内异物。这些严重的前、后段损伤和病变,往往造成严重的视力损害,甚至眼球萎缩。因此应严密观察病情,把握好手术时机,采取正确的手术方法。

(1) 穿透性角膜移植治疗严重的角膜瘢痕:其手术原则同常规穿透性角膜移植术,但需一些外伤性病变的特殊处理,如必须预置牵引线或放置 Flieringa 环,以免钻切角膜后巩膜塌陷。建议角膜供体植片比植床大 0.5mm,以防术后虹膜周边前粘连而引起继发性青光眼。

(2) 眼球穿通伤伴晶体损伤的二期手术:需要进行此手术的情况有:①眼球穿通伤一期缝合和修复手术当时,晶体并未完全混浊,在以后的愈合过程中,才逐渐发展至全混性白内障;②眼球穿通伤当时已形成白内障,但眼球壁破裂较严重,不宜行白内障手术;③在眼球穿通伤缝合与修复手术同时,已进行了白内障联合手术,但由于各种原因,术后又形成了后发性白内障;④一期修复手术时,白内障已摘除,但未植入人工晶体,而需二期植入。

二期手术治疗,一般应在一期缝合与修复手术后3~6个月进行,但也应根据具体情况而定,手术的方法基本上与白内障常规手术相同,但由于外伤的性质及伤后并发症多种多样,故其手术方法亦不完全相同。手术时应注意:①对于粘连性复杂白内障,如果是软性白内障,可以经角膜缘切口,用虹膜恢复器分离粘连后,再行白内障注吸术。对于粘连较重者,可用玻璃体切割器经睫状体平部行晶体切除术;如果是硬核性白内障,可行晶体超声乳化吸出术,如果瞳孔较小,可应用虹膜拉钩或瞳孔扩张器扩大瞳孔,必要(如无以上器械时)时剪开虹膜瞳孔缘;②对于膜性白内障,如膜较薄,均匀有一定张力,可以行切开术。如膜较厚且坚韧者,最好用玻璃体切割或玻璃体剪行膜性白内障去除;③对于晶体囊膜已破裂,且与玻璃体或血液粘着在一起的白内障,最好行经平坦部的晶体、玻璃体切割术;④无论何种术式,尽量保留后囊膜或前囊膜,以利植入后房型人工晶体,否则只能行后房型人工晶体缝线固定。儿童外伤性白内障,更应考虑有条件时植入人工晶体。

(3)外伤性玻璃体积血的玻璃体切除手术治疗:玻璃体积血是眼球穿通伤常见的并发症,宜在伤后7~14天内行玻璃体切除手术。

(4)外伤性PVR及牵拉性视网膜脱离的手术治疗:严重的眼球穿通伤,一种是由异物穿入眼内或贯通眼球引起,另一种是尖锐物体的刺伤。此两种伤均可引起玻璃体结构改变造成玻璃体液化、变性,纤维增生形成机化条索,条索进一步收缩,可产生牵拉性视网膜脱离。这类病例,临床情况复杂,手术难度大,视网膜复位率较非外伤者要低。手本时机一般在14天左右为宜,但一经发现有视网膜脱离,应尽早手术治疗。手术方法有:①玻璃体切割联合巩膜环扎术;②玻璃体切除联合眼内气体填充术;③玻璃体切割联合眼内硅油充填术。手术中应注意的问题有:①较软的牵引条索可用玻璃体切割头切断,若条索较硬,则先用玻璃体剪剪断,然后再用玻璃体切割头从游离一端慢慢咬切至条索附着处。若条索沿视网膜表面延伸,则可用膜钩将其轻轻钩起并切除;②视网膜下或视网膜表面的积血,若积血附近有视网膜裂孔,则用头端带有软硅胶管的简针自裂孔处或视网膜表面慢慢地将积血引出,即内引流排液法;③若因视网膜皱褶或僵硬,术中视网膜不能复位,则需在视网膜缩短或视网膜嵌顿处行视网膜切开或切除,以达到松解视网膜;④术中发现视网膜下膜形成而不能使视网膜复位者,则需在视网膜下膜处行视网电凝、切开、取出视网下膜;⑤若遇视网膜的巨大裂孔,气-液交换也不能展平脱离的视网膜,可用过氟化碳液体眼内注射,展平视网膜;⑥视网膜复位后,最好在过氟化碳液体下或气体下行眼内激光光凝;⑦伴有眼内异物时,要同时取出;⑧最后眼内充填入C_3F_8和空气的混合气体或硅油。

3. 常见并发症及处理

(1)角膜水肿:角膜内皮细胞功能受损所致。术中应用黏弹剂,术后应用高渗盐水滴眼。眼压升高者,局部滴用降眼压眼液或全身应用降眼压药物。

(2)外伤性眼内炎(traumatic endophthalmitis):是细菌或其他致病微生物由致伤物带入或从伤口侵入眼内引起眼内急性化脓性炎症。常见的感染菌有铜绿假单胞菌(绿脓杆菌)、葡萄球菌、霉菌等,除霉菌感染发生稍晚、相对刺激症状稍轻以外,一般常发生于伤后1~3天,起病急骤,发展迅速,眼痛、头痛,刺激症状明显,视力严重下降,甚至无光感。检查可见球结膜高度水肿、充血,角膜混浊,前房有纤维蛋白炎症渗出或积脓,玻璃体呈雪球样混浊或脓肿形成。

早期散瞳,静脉滴注广谱抗生素及糖皮质激素,配合球结膜下注射,眼内注射。结膜囊伤口处刮片或细菌培养,找病原体。选择敏感的适于眼内注射的抗生素作玻璃体内注射。同时可抽取房水及玻璃体液作细菌及霉菌培养加药敏试验。若保守治疗2~3天后无明显好转时应尽早做玻璃体手术,同时做玻璃体内药物灌注,术中灌注液里加一定浓度的抗生素和激素,术后继续全身应用抗生素及糖皮质激素。

(3)外伤性增生性玻璃体视网膜病变(traumatic proliferative vitreoretinopathy,TPVR):由外伤引起眼内过度的修复反应,纤维组织增生所致,常引起牵拉性视网膜脱离。可行玻璃体手术切开或切除增生组织,解除牵引,以挽救视力。但有不少伤眼最终萎缩。

【病情评估】

目前使用较广泛的评估眼外伤视力预后的方法是由Kuhn等提出的眼外伤评分(OTS)系统。需要注意的是眼球穿通伤的病情取决于致伤物的大小、性质、穿进的速度、深度、路径和部位等。预后取决于伤口部位、范围和损伤程度，有无异物，有无感染等并发症，以及治疗是否及时适当。

【学科新进展】

眼外伤后，特别对于严重的眼球穿通伤，手术时机的选择非常重要。分次手术还是一期联合手术的把握，对预后也有很重要的影响，眼科医生应该正确分析病情，选择最有效的治疗方案。对于较为严重的眼球穿通伤，不要盲目地以预防交感性眼炎为由而轻易摘除。不能以视力无光感为由而轻易摘除眼球。各种各样的药物及新技术的出现和应用，成熟的玻璃体视网膜手术包括人工玻璃体等的应用，使进一步治疗成为可能。

（陆培荣）

第三节　眼 睑 外 伤

眼睑外伤在眼外伤中占首位。眼睑皮肤菲薄，皮下疏松结缔组织丰富，在发生外伤的瞬间，伤者常闭眼躲避，因此很容易引起眼睑损伤。眼睑和外观息息相关，一旦受伤，如伤势过重或者处理不当，会遗留永久性瘢痕影响外观，且一期手术处理不当，会给二期的整形手术带来困难。因此，眼睑外伤的恰当处理十分关键。

此外，眼外伤患者常有可能合并颅底、心胸、腹部、颌面等其他部位的外伤，而这些部位的外伤一旦延误治疗会给患者带来生命危险，因此需加以重视。由于严重的眼睑外伤视觉冲击相对较大，患者治疗要求迫切，但也要注意考虑全身情况，待全身情况稳定后再处理眼部外伤。

【眼睑解剖及眼睑外伤要点】

1. 眼睑组织分为五层，由前向后依次为眼睑皮肤、皮下组织、肌层、纤维层和结膜。眼睑皮肤是全身皮肤最薄的部位，易形成皱褶。眼睑皮下组织由疏松的结缔组织构成，在外伤后容易引起水肿、眼睑血肿、皮下淤血等。肌层包括眼轮匝肌、上睑提肌和 Müller 肌，与眼睑的功能关系密切。纤维层包括睑板和眶隔，睑板为致密的结缔组织，眶隔为薄层结缔组织膜。睑结膜则紧贴于睑板后面。

2. 眼睑血液循环丰富，组织修复能力强，不要轻易剪除受伤组织，一旦大范围缺损或畸形修复，会引起严重并发症。

3. 由于眼球伤和眼睑伤常同时发生，眼睑伤的检查必须包括对眼球仔细检查，严重的眼睑外伤有可能掩盖严重的眼球、眼眶和神经损伤，必须注意。

4. 眼睑外伤的临床表现与受伤的位置、程度及致伤原因相关。仔细询问致伤原因有助于眼睑外伤的正确处理，如防止异物残留等。

一、眼睑挫伤

【临床表现及处理原则】

1. **眼睑皮肤擦伤**　表现为浅在、形状不规则的创面，创面内可有弥漫的小出血点，可附有各种异物。

处理原则：细心剔除异物，用生理盐水冲洗，清洁消毒剂处理创面，可用无菌纱布覆盖或创面直接暴露，数日痊愈。

2. **眼睑血肿及皮下淤血**　为毛细血管或小血管破裂所致，眼睑血肿表现为眼睑局部肿胀、色暗红，出血可进入结膜下，甚至眶内导致眼球突出。皮下淤血色青紫，范围较大，可合并结膜下出血。

处理原则：眼睑淤血和肿胀明显时，可在伤后 48 小时内冷敷，以后改为热敷。如眼睑血肿过大，可通过皮肤创刊寻找出血点，止血后排出积血，加压包扎。

3. **眼睑气肿**　发生于筛骨纸板破裂后，鼻腔内空气进入眼睑皮下，眼睑肿胀。触诊皮下有捻发音。

处理原则：告知患者不要擤鼻，清洁鼻腔，3~5 天症状逐渐消退。

二、眼睑切裂伤

【临床表现】

眼睑切裂伤包括锐器所致的眼睑切割伤和钝器所致的眼睑撕裂伤。由于伤口的长度、深度、部位不一,临床表现各异。

1. **眼睑皮肤裂伤**　裂伤伤口如平行睑缘,与皮纹方向一致,则伤口对合较好,缝合针数少,愈后瘢痕轻。如伤口垂直于皮纹和眼轮匝肌,术后瘢痕会较为明显。

2. **眼睑睑板及肌肉裂伤**　如眼睑切裂伤较重,伤及睑板及肌肉,则切口部位出血、肿胀较重,甚至眼睑部分脱位、肌肉断裂,伤口深及眶隔会导致眶脂肪脱出,给伤口的缝合处理、组织对位带来困难。当伤及提上睑肌时,可引起部分性或完全性上睑下垂。

3. **内眦部裂伤**　当眼睑切裂伤发生在内眦部或累及内眦部时,常会导致泪小管的断裂,在裂伤缝合时注意检查泪小管,如发生断裂需吻合。此外还要注意是否合并内眦韧带的断裂,一旦发现需复位缝合,否则会发生严重的内眦畸形。

4. **外眦部裂伤**　易同时合并外眦韧带断裂,需复位缝合,否则会发生外眦角变钝、睑裂变短。

【特殊检查】

1. **泪小管检查**　眼睑外伤累及内眦部时,需要用泪道冲洗针头进行泪道检查,一旦发生泪小管断裂,需尽量一期予以吻合。

2. **影像学检查**　发生眼睑切裂伤时,有异物在伤口内存留的可能,除仔细进行清创探查外,也可采用眼眶 CT、眼眶 MRI 来明确是否合并异物存留、眼眶骨折、眶内积血、积气等情况。

【处理原则】

1. 清创处理,采用生理盐水、双氧水、或抗生素冲洗伤口,并清除伤口内异物。

2. 眼睑血供丰富,极少发生缺血坏死,除未累计睑缘的板层裂伤可简单缝合外,其他眼睑外伤都应将睑缘、睑板和皮肤严格对合,避免日后畸形。

3. 动物咬伤所致眼睑外伤需向有关权威机构汇报,以便监控避免狂犬病,并按照传染病防治处理。

4. 眼睑皮肤的平行裂伤如伤口较短、闭合良好可以不必缝合,伤口长、不规则者可以采用铲针进行对位缝合。

5. 睑板全层裂伤时注意对位缝合,在睑板眼轮匝肌面做间断缝线,睑缘裂伤采用褥式缝线,睑缘需对位缝合至局部微微隆起,拆线后会慢慢变平。

6. 眼睑外伤的修复关系到患者外观,需要重建眼睑的轮廓、功能和结构,在修复时要准确对位,可依据睫毛线、灰线、睑板腺开口等解剖标志。

7. 眼睑缘缝线不能接触角膜,缝合睑板时针不能穿透睑板全层,防止缝针及缝线损伤角膜。

8. 眼轮匝肌和提上睑肌损伤时,尽可能对位缝合修复,防止影响眼睑功能。

9. 眼睑外伤处理时一定不要随意剪切各层眼睑组织,防止扩大组织缺损。有组织缺损时尽量通过潜行分离、组织移行等予以修复。

10. 术后酌情使用抗生素预防感染,伤口较大、较深时注射破伤风抗毒素或免疫球蛋白。

三、其他眼睑外伤

其他眼睑外伤包括眼睑热烧伤、化学性烧伤、爆炸伤、射线伤等。在眼外伤时可以单独存在,或者与眼球伤或全身伤同时存在。

【临床表现】

1. **眼睑热烧伤**　多发生于日常生活或生产事故中,临床表现根据受伤程度各有不同,轻度热烧伤可只表现为皮肤充血、出现红斑、水肿等,伤后 2~3 天上皮愈合不留痕迹,但重度可导致眼睑焦痂、眼睑坏死、眼睑缺损等。

2. 化学性眼睑烧伤 依据致伤物质的化学性质、浓度、接触时间的不同而表现为不同程度的眼睑烧伤。轻度化学性灼伤时,眼睑可表现为充血、肿胀,重者则可出现眼睑肌肉、睑板的破坏,后期可形成严重瘢痕、眼睑外翻、闭合不全、睑球粘连等。

3. 眼睑爆炸伤 爆炸伤产生的热浪及飞溅的异物可导致眼睑的热烧伤及异物伤,临床表现同热烧伤,但因可能合并大量眼睑异物,给处理带来困难。此外,爆炸伤导致的巨大的冲击力及飞溅异物的切割,可同时导致眼睑的切割伤。

4. 眼睑辐射伤 眼睑辐射伤主要来自紫外线、红外线的照射,眼睑的表现主要包括眼睑痉挛、皮肤潮红、水肿等。

【处理原则】

1. 根据不同的致伤原因及受伤阶段采用不同的处理措施,在急救期应第一时间脱离致伤源接触,对化学性烧伤应立即就近冲洗,同时翻转眼睑,清除残留的化学物质及异物。其他烧伤采用无菌生理盐水清洁创面,仔细去除眼睑内的异物。

2. 严重的眼睑烧伤清创后注意预防感染,加速创面愈合,同时需防止睑球粘连等并发症,必要时行睑裂缝合术,防止眼睑外翻、眼睑闭合不全、暴露性角膜炎的发生。

3. 对晚期的眼睑瘢痕、眼睑外翻、闭合不全等,可按整形修复方法治疗。

【病情评估】

1. 眼睑外伤的严重程度 包括致伤原因、外伤的范围及深度、伤口的整齐程度、伤口内是否有异物残留、是否有组织缺损等。

2. 伤口愈合情况及转归 需通过详细的致伤史的询问,判断是否需要全身使用抗生素预防或治疗感染;根据清创后伤口的大小、深度、是否有异物残留评估伤口愈合后的瘢痕大小及对功能的影响程度;根据伤口愈合过程中是否出现周围组织红肿、化脓等,及对抗生素应用后的反应,作为判断外伤后病情变化的重要依据。

3. 全身健康状况 包括是否合并全身其他组织器官的外伤、患者意识是否清楚、是否合并全身免疫性疾病、糖尿病等。

(封利霞)

第四节 眼内异物

眼内异物(intraocular foreign body)是指致伤物穿破眼球壁存留于眼内的损害。眼内异物严重危害视功能,约占开放性眼外伤的18%~41%,任何眼部或眶部外伤均应首先明确是否有异物存留,如治疗不及时,可继发眼内感染,最终丧失视力。

【病因和发病机制】

流行病学资料报道眼内异物青壮年占大多数,以锤击伤多见,其他的原因包括凿钻、切割、爆炸、枪伤、车祸等。国内外研究报道均认为大部分眼内异物发生在工作场所,而锤击致眼内异物是外伤的首要原因。由于外伤原因及受伤机制不同,异物的大小、形状及性质变化很大,可以单个也可以多发,眼内异物数量多于3个多与爆炸伤有关。

【异物性质】

异物性质包括金属和非金属,金属异物包括铁、铜、锌,其中铁质居多;非金属异物包括:玻璃、石块、植物、塑料、沙土甚至是有机食物,以玻璃异物多见。眼内的反应取决于异物的化学成分、部位及有无带菌。

1. 不活泼的不带菌异物 如小的沙、石、玻璃等少有或无反应性,眼组织尚能耐受。金属异物如铁、铜、铝、锌是常见的反应性异物,对眼组织有毒性损害。很小的异物多可以被机化组织包裹,反应较轻,大的异物常有刺激性炎症,引起细胞增生、牵拉性视网膜脱离以致于眼球萎缩等。

2. 铜质沉着症 为铜的毒性反应,纯铜会引起急性铜质沉着症和严重炎症反应。若铜为合金,含量少于85%,会引起慢性铜质沉着症。典型的表现是铜在角膜周边部后弹力层沉着,房水有绿色颗粒,虹膜呈黄绿色,晶状体皮质及后囊表面有黄绿色细点状沉着物,玻璃体呈棕红色混浊,并有条索形成,视网膜血管和黄斑区有金属斑。一般认为金属离子弥散后,摘除异物已不能减轻损害。

3. 铁质沉着症 铁可在眼内多种组织沉着,并释放出铁离子被氧化并向异物周围扩散,引起组织脂质过氧化,细胞膜损伤,酶失活等毒性反应。光感受器和色素上皮对铁质沉着最敏感,损害后的症状为夜盲、向心性视野缺损或失明。检查可以看到角膜基质有铁锈色沉着,虹膜异色症,瞳孔散大及反应迟钝,晶状体前棕色沉着,白内障,玻璃体混浊,周边视网膜色素增殖,视网膜血管变细,视神经萎缩等。因为铁离子聚集在小梁网,可继发开角型青光眼。

【异物的损害机制】

1. 异物的感染性损伤 眼内异物本身的性质是发生眼内炎的重要因素,但有学者认为患者是否发生化脓性眼内炎与异物的性质无关,而与异物所携带的病原菌即异物进入眼内前所处的环境有关,金属异物在眼内停留对眼部组织产生化学性损伤如铁质沉着症、铜锈症,严重者可导致无菌性眼内炎;非金属异物特别是有机性质的容易伴随感染性眼内炎。

2. 异物的机械性损伤 异物对眼球的直接冲击力、损伤后眼球的过度修复、纤维组织增生、玻璃体纤维化往往可以造成视网膜脱离。

3. 异物的化学性损害 异物对组织造成化学性损害,植物性异物存留眼内容易导致真菌性眼内炎。金属异物的存留会使得金属离子沉积在眼部组织内,不同的金属离子会对眼内组织造成不同程度的损害,例如常见的铜质沉着症。

4. 交感性眼炎 指发生于一眼穿通伤或内眼手术后的双侧肉芽肿性葡萄膜炎,受伤眼称为诱发眼,另一眼则被称为交感眼,是一种免疫介导的对眼部抗原的反应,主要由T细胞驱动。

【临床表现及诊断】

眼内异物依据眼球穿通伤的损伤及眼内异物存留的部位、临床症状及体征可有不同。多伴有眼球穿通伤的症状和体征,即结膜伤口、巩膜伤口、角膜伤口、眼压降低、瞳孔变形、眼内容物脱出和视力下降等。

1. 病史采集 如同所有眼外伤一样,在评估眼内异物伤情前,应对更严重的或者威胁生命的疾病给予重视,待排除、稳定后再行眼科相关检查。询问病史是很重要的一步,虽然外伤后要考虑眼内异物的可能,对于大型武器所致的眼外伤,眼内残留异物的可能性很小,但是使用电动工具例如圆锯、砂轮、钻头等,枪击、爆炸、镜片破碎和金属敲击金属等活动可以加速小物体以足够的动力穿透眼球导致眼内异物。病史采集了解外伤的机制不仅有益于诊断眼内异物,还有助于判断异物的位置。

2. 眼部查体 若屈光介质透明,裂隙灯下眼前后节或者直接检眼镜的检查再联合病史分析往往可以明确眼内异物的诊断。检查时应注意:①寻找异物入口;②寻找异物的通道、位置及其产生的病变;③发现并发症。眼部检查不仅可以明确诊断,而且为手术时机的选择、手术方案的制订和评估伤眼的预后提供了重要依据。

3. 影像学检查 在伤眼伴有屈光间质混浊的情况下,X线、CT、B超、UBM及MRI等是重要的检查方法,而且对于眼内异物的定位具有重要价值,尤其在伴有屈光间质混浊的情况下,影像学检查显得尤为重要。眼眶CT通常是眼内异物的首选检查方法。超声简便、迅速而无创,能准确分辨眼内及球壁异物,但对眶内异物不敏感。CT具有较高的密度分辨力,检出异物敏感性和准确性优于X线片,应作为常规检查。X线片是检查眼部异物的传统方法,但对透X线异物及较小不透X线异物不能显示。MRI可显示X线及CT检查不能显示的植物性异物,对显示眼部异物的并发症优于CT,可作为补充检查,考虑到磁性异物的危害,MRI检查前应常规行X线或CT检查。

【鉴别诊断】

与眼球穿通伤相鉴别,眼球穿通伤是眼球遭受外界锐器刺伤或高速射出的异物碎屑穿破眼球壁而造成的组织损伤。

【眼内异物视力预后评估】

目前关于眼内异物患者视力预后影响因素的结果不一,其中包括年龄、就诊时的初始视力、伤口的长度及形状、异物的位置及大小、取出异物的时间、手术方式的选择、手术次数、是否合并视网膜脱离、是否合并眼内炎等等。

1. 年龄对视力预后的影响 随着年龄增长,免疫功能下降,伤口愈合较慢,而且这部分人群依从性也较差,综合这些因素,这部分人群预后视力较差。

2. 初始视力对患者视力预后的影响 术前视力越差提示术后预后不良。

3. 眼内异物本身的特点对患者视力预后的影响 眼内异物本身的特点不同,预后不同。眼内异物的大小与预后视力密切相关。

4. 手术因素对患者视力预后的影响 眼内异物诊断明确,建议尽早行手术取出。另外手术本身对眼组织是一种损害,手术次数越多,对眼组织损害越大。

【临床处理】

眼内异物一般均应手术取出,手术方法取决于异物位置、大小及性质等。对于不伴有外伤性白内障、玻璃体积血机化或者位于玻璃体腔中的异物无明显机化包裹的磁性异物可以做睫状体平坦部的巩膜切口,用磁铁吸出;位于前房的异物可行角巩膜缘切口行前房异物取出术,若异物位于晶状体内,如果晶状体尚透明或者仅仅是局限性混浊,则可继续观察,不必急于摘除异物,在观察数天后,晶状体皮质外溢播散后可行晶状体摘除术,异物随之被一同摘除;对于一些嵌顿于球壁或者视网膜上、位于视网膜下、非磁性异物,仅仅行巩膜切口并不能取出异物时,可行玻璃体切割术,而且近些年来,玻璃体手术日趋完善,在取出异物的同时还可以处理并发症,如 PVR、视网膜脱离等,避免了行多次手术对眼组织的损伤。

【学科新进展】

得益于视网膜玻璃体显微手术的进步以及对眼球穿通伤病理机制的认识不断加深,人们对开放性眼外伤处理模式逐渐更新。

1. 严格限制一期摘眼球,倡导后续治疗的新理念。

2. 针对可能会形成并发症的伤痕在伤口处理的近期予以处理,避免严重并发症的发生。

3. 尽早实施视网膜玻璃体手术,推崇和扩大实施玻璃体探查术,有效阻止严重并发症发生,改善预后。适宜的玻璃体手术时机在伤后 1~2 周,目的在于尽早清理伤道,中断增生性玻璃体视网膜病变发生、发展的病理学过程。

(张　晗)

第五节　低　眼　压

低眼压(ocular hypotension),目前临床上尚缺乏严格的定义,在眼压具体数值上的界定也缺乏统一标准。有学者认为眼压低于正常范围的下限(10mmHg)即为低眼压,也有学者主张从统计学上应规定眼压低于 6.5mmHg 为低眼压。低眼压和高眼压一样,均属病理状态。持续性低眼压可引起眼球组织和功能的破坏,以致眼球萎缩。

低眼压在临床上分为原发性低眼压和继发性低眼压两种情况,其中继发性低眼压更为常见。

1. 原发性低眼压(primary hypotension) 是指没有全身相关疾病或眼部其他疾病作为原因的低眼压。其具体发病原因不详,可能与遗传有关,发生于双眼,长期持续存在而稳定,没有相应的病理改变,眼组织与视功能正常,不需要治疗。

2. 继发性低眼压(secondary hypotension) 是指由于眼部或全身性疾病而导致的眼压降低。

【病因和发病机制】

引起继发性低眼压的原因很多,可主要归结为两类,一类是房水排出通路正常,而房水生成量减少所致的眼压低下;另一类是房水生成量并不减少而引流过于通畅所致的眼压低下。导致低眼压的常见病因可总结如下:①眼外伤;②内眼手术后的伤口漏和滤泡漏;③睫状体脉络膜脱离;④睫状体解离;⑤葡萄膜炎;⑥视网膜脱离;⑦某些全身性疾病如脱水、酸中毒、糖尿病性昏迷、各种原发性贫血、巨细胞性动脉炎等也可伴有低眼压。

【临床表现】

在急性病例,患者可出现视力明显下降,角膜塌陷,后弹力层有皱褶,巩膜于四条直肌处有深沟,前房闪光阳性,视网膜水肿、脱离和视盘水肿等。有时伴有明显疼痛。

慢性病例症状不明显,可有间歇性疼痛、虹膜睫状体炎、玻璃体混浊,有睫状体-脉络膜脱离者前房变浅,如形成周边前粘连可致继发性青光眼和并发性白内障。

【特殊检查】

1. **前房角镜检查**　可以检查是否存在睫状体解离裂口、睫状体脱离。

2. **眼科 B 超**　可以检查是否发生脉络膜脱离、视网膜脱离。

3. **超声生物显微镜检查（UBM）**　有助于睫状体解离裂口和睫状体脱离的发现。

【实验室检查】

血沉、血糖、血肌酐等检查有助于排除全身性疾病所致的低眼压。

【治疗】

低眼压的治疗目的是使眼压恢复正常,进而解除低眼压对眼结构和视功能的损害。轻度低眼压通常可暂观察,不必急于治疗。对急性病例应采取积极措施,针对病因进行治疗,如漏口的修补、睫状体解离裂口的闭合、虹膜睫状体炎的治疗、睫状体或脉络膜脱离上腔液体的排放和视网膜脱离的复位。

（张　晗）

参 考 文 献

[1] 杨培增,范先群.眼科学[M].9 版.北京:人民卫生出版社,2018.

[2] DK Mehta.眼外伤学[M].解正高,译.北京:化学工业出版社,2017.

[3] 中华医学会眼科学分会眼外伤学组.中国眼外伤急诊救治规范专家共识(2019 年)[J].中华眼科杂志,2019,55(9):647-651.

[4] Choi SY,Hwang YS,Kim M,et al. Comparison of outcomes of scleral fixation with and without pars plana vitrectomy for the treatment of dislocated intraocular lens[J].Graefes Arch Clin Exp Ophthalmol,2017,255(12):2503-2509.

[5] Mukkamala LK,Soni N,Zarbin MA,et al. Posterior Segment Intraocular Foreign Bodies:A 10-Year Review[J]. Ophthalmol Retina,2017,1(4):272-277.

[6] Xia T,Bauza A,Soni NG,et al. Surgical Management and Outcome of Open Globe Injuries with Posterior Segment Complications:A 10-Year Review[J]. Semin Ophthalmol,2018,33(3):351-356.

[7] Wang Q,Thau A,Levin AV,et al. Ocular hypotony:A comprehensive review[J]. Surv Ophthalmol,2019,64(5):619-638.

第十七章 防盲治盲

第一节 盲和视力损伤的判断标准

在全球范围内确定统一的盲和视力损伤的定义和标准,对防盲治盲领域的工作开展、国际交流、政策制定都是非常重要的。世界卫生组织(WHO)提出的盲和视力损伤标准是全球公认的。

WHO 1973 年盲和视力损伤分级标准(表 17-1-1)。该标准将 1、2 级视力损伤定为低视力,3、4、5 级视力损伤定为盲。考虑视野缺损对功能的影响,指出无论中心视力是否损伤,以中央注视点为中心,5°<视野半径≤10°时为 3 级盲,视野半径≤5°为 4 级盲,无光感为 5 级盲。

表 17-1-1 WHO 1973 年盲和视力损伤的分类标准

视力损伤		最好矫正视力	
类别	级别	较好眼	较差眼
低视力	1 级	<0.3(6/18)	≥0.1(6/60)
	2 级	<0.1(6/60)	≥0.05(3/60,指数/3m)
盲	3 级	<0.05(3/60,指数/3m)	≥0.02(1/60,指数/1m)
	4 级	<0.02(1/60,指数/1m)	光感
	5 级	无光感	

实际工作中,为全面反映盲和视力损伤情况,又将盲和低视力分为双眼盲、单眼盲、双眼低视力和单眼低视力。如果一个人双眼最好矫正视力都<0.05,则为双眼盲;如果双眼最好矫正视力都<0.3,但≥0.05 时,则为双眼低视力。如果一个人只有一眼最好矫正视力<0.05,另一眼≥0.05,则称为单眼盲。如果一个人只有一眼最好矫正视力<0.3,但≥0.05,另一眼最好矫正视力≥0.3 时则为单眼低视力。如果同时符合单眼盲和单眼低视力的标准,在实际统计中,归入单眼盲。

WHO 2009 年盲和视力损伤分级标准(表 17-1-2)。该标准将"日常生活视力(Presenting Vision)"作为判定标准,有利于发现未矫正的屈光不正造成的损伤。所谓日常生活视力是指在日常屈光状态下的视力:如果一个人平时不戴眼镜,则将其裸眼视力作为其日常生活视力;如果一个人平时戴眼镜,无论这副眼镜是否合适,则将戴这副眼镜的视力作为日常生活视力;如果一个人已配有眼镜,但他在日常生活中并不常戴,则将其裸眼视力作为其日常生活视力。

在这个标准中,放弃了原先的"低视力"改为"中度和重度视力损伤"。将"低视力"定义为"即使进行了治疗和/或标准的屈光矫正,视功能仍有损伤,视力为小于0.3至光感,或者以注视点中心,视野半径<10°,但患者尚可应用,或者有潜力应用他的视力进行有计划的活动和/或完成任务"。

表 17-1-2　WHO 2009 年盲和视力损伤的分类标准

视力损伤		日常生活视力	
级别	类别	低于	等于或好于
0 级	轻度或无视力损伤		0.3(6/18)
1 级	中度视力损伤	0.3(6/18)	0.1(6/60)
2 级	重度视力损伤	0.1(6/60)	0.05(3/60,指数/3m)
3 级	盲	0.05(3/60,指数/3m)	0.02(1/60,指数/1m)
4 级	盲	0.02(1/60,指数/1m)	光感
5 级	盲	无光感	

（邹海东）

第二节　国际防盲治盲现状

盲和视力损伤是世界范围内公认的严重公共卫生、社会和经济问题。

根据致盲原因,将盲分为可避免盲和不可避免盲。可避免盲是指通过及时应用现有知识和恰当的措施就能得到预防或控制的致盲性眼病,如白内障、未矫正的屈光不正、沙眼、河盲等。不可避免盲是指应用现有的知识和治疗手段,还不能够预防和治疗的眼病,例如年龄相关性黄斑变性、视网膜色素变性等。

2010 年 WHO 数据显示,全球视力损伤已达到 2.85 亿人,盲人为 3 926 万人。80% 的盲人是可以避免的。

2017 年 10 月 WHO 数据显示,全球视力损伤为 2.53 亿人,盲人为 3 600 万人;预计到 2050 年盲人数将达到 1.15 亿人。中度和重度视力损伤原因前五位为:因屈光不正得不到矫正占 53%,未行手术的白内障占 25%,年龄相关性黄斑变性占 4%,青光眼占 2%,糖尿病视网膜病变占 1%。致盲原因前三位为:未行手术的白内障占 35%,因屈光不正得不到矫正占 21%,青光眼占 8%。

2019 年国际防盲协会(IAPB)数据显示,在中国所在的东亚地区,盲人数为 618.5 万余人,中度和重度视力损伤人数为 5 287.5 万余人。视力损伤的前三位病因依次为:未矫正的屈光不正 44.39%,白内障 32.42%,年龄相关性黄斑变性 3.52%。

全球盲的发生特点:①不同经济地区间盲的患病率差距较大。在发达国家约为 0.3% 左右,在发展中国家为 0.6% 以上。目前大约 60% 的盲人生活在非洲(下撒哈拉地区)、中国和印度。社会经济发展状况差的地区,盲和视力损伤患病率高的原因主要是卫生条件差、营养缺乏、寄生虫病流行、眼保健措施缺乏和眼保健服务质量不高。②不同年龄人群间盲患病率明显不同。老年人群中高,特别是发展中国家老年人群更高。③低视力患病率约为盲患病率的 2.9 倍。④不同经济水平地区主要盲因差别大,经济发达地区为年龄相关性黄斑变性、糖尿病视网膜病变等,而发展中国家为老年性白内障和感染性眼病。

WHO 和一些国际非政府组织联合于 1999 年 2 月发起"视觉 2020,享有看见的权利"行动,希望通过如下措施在 2020 年全球根治可避免盲:①预防和控制疾病。②培训眼保健人员。首先考虑的培训对象是中级水平的人员,因为他们是实施防盲项目的骨干。培训的其他人员有验光师、国家和地区防盲项目的负责人、小儿眼科医生和器械维修技术员。③加强现有的眼保健设施和机构。④采取适当和能负担得起的技术。⑤动员和开发人力及财力资源用于防盲工作。

"视觉 2020"行动的重点是白内障、沙眼、河盲(盘尾丝虫病)、儿童盲、屈光不正和低视力。

"视觉 2020"行动有 4 个五年计划,分别是 2000 年、2005 年、2010 年和 2015 年,其启动时间往往决定了全球众多国家防盲专项工作的开展时间。

2013 年,WHO 制定了"2014—2019 年全球行动计划",目的是到 2019 年将可避免视力损伤减少 25%。

（邹海东）

第三节   我国防盲治盲现状

一、总体概况

盲与视力损伤在我国始终是一个重要的公共卫生问题。

1949 年之前,以沙眼为主的传染性眼病、维生素 A 缺乏、眼外伤和青光眼是致盲的主要原因。新中国成立后,党和政府大力组织沙眼防治,使得全国沙眼患病率和严重程度明显下降,取得了历史性成就。

1984 年我国成立了全国防盲指导组,统筹全国防盲治盲工作。1996 年,每年 6 月 6 日被定为"全国爱眼日"。

1980 年以后全国各地眼病流行病学调查明确白内障为致盲的首要原因。随后,我国各级政府、残疾人联合会,民间非政府组织,以及 WHO 等运用各种方法积极开展白内障复明工作。也使得我国防盲治盲工作出现了前所未有的大好局面。2001 年,我国白内障盲的手术量超过了当年新发白内障盲的数量,实现了白内障盲的负增长,是我国防盲治盲取得的第二个历史性成就。

2006 我国第二次残疾人抽样调查参考类似 WHO 1973 年盲和视力损伤分类标准的方法,将较好眼最好矫正视力<0.3 定为视力残疾,结果显示:我国视力残疾的总人数估计为 2 003.5 万人,其中单纯视力残疾的人数达 1 239.9 万人,引起视力残疾的主要原因依次为白内障(46.9%)、视网膜和葡萄膜疾病(12.7%)、角膜病(8.5%)、屈光不正(6.4%)、青光眼(5.6%)、视神经疾病(4.8%)、遗传性先天异常或发育障碍(4.4%)、眼外伤(3.1%)、弱视(2.2%)、沙眼(1.2%)。

2010 年 WHO 数据显示,中国视力损伤人数为 7 551 万人,其中低视力人数为 6 726 万人,盲人为 825 万人。

2014 年九省眼病流行病学调查结果显示,采用日常生活视力标准,各省 50 岁以上人群中度和重度视力损伤患病率为 6.05%～15.3%,盲患病率为 0.66%～5.35%。在老年人、女性和受教育程度低的人群中,盲率较高。导致中度和重度视力损伤的前两位原因是白内障和未矫正的屈光不正,导致盲的前两位原因是白内障和视网膜疾病。

二、主要致盲性眼病的防治现状

白内障是当前我国人群致盲的首要原因,是我国防盲治盲最优先考虑的眼病。影响白内障患病率和发病率的因素主要是高龄、女性和地区差异。我国每年新增白内障盲人数约为 40 万。每年每百万人群中所行的白内障手术数称为白内障手术率(cataract surgical rate,CSR)是衡量不同地区眼健康水平的重要指标。随着各级政府的重视和大力支持,我国白内障复明手术量在不断上升,CSR 值 2015 年时为 1 750,2017 年时为 2 205,已与国外中等发达国家数据相近。解决白内障手术服务的主要措施有:①提高手术的成功率,尽最大可能恢复白内障患者的视力;②降低手术费用,面向所有患者,特别是贫困人群;③集中解决积存的白内障盲人、定期处理新发的白内障盲人,优先治疗双眼白内障盲人;④提高白内障手术设备的利用率。要提高白内障手术效率应当掌握防盲治盲工作的"3A"原则,即适当的(appropriate)、能负担的(affordable)、可接近的(accessible)。大力开展人员培训是核心问题。

未矫正的屈光不正的主要类型是近视。我国是全国近视人数最多的国家。高度近视眼的并发症可导致盲和视力损伤。预防屈光不正的策略包括对有视力损伤的危险人群进行日常生活视力检查,给予适当的屈光矫正服务。

儿童盲在我国主要是由先天/遗传性眼病所致。大部分儿童盲是可以预防的,预防儿童盲的指导方针是:①出生时立即进行眼部检查,并做好学龄前儿童眼病的筛查工作;②早期处理先天性白内障、青光眼等眼病;③加强遗传咨询,干预近亲结婚;④预防接种麻疹和风疹疫苗;⑤早期诊断和治疗细菌性角膜溃疡;⑥积极防治沙眼;⑦提高饮食质量,促进维生素 A 摄入;⑧为出生后的婴儿立即提供光谱抗生素预防新生儿眼炎;⑨教育儿童避免危险游戏,防止眼外伤;⑩加强儿童角膜移植服务;⑪实施学龄期儿童视力筛查计划;⑫确保盲校所有儿童接受眼科专家的定期检查;⑬在学校卫生课程中介绍眼卫生知识,提高儿童的爱眼意识。

我国主要的致盲性视网膜疾病包括糖尿病视网膜病变年龄和相关性黄斑变性。随着我国糖尿病患病率迅速增加,糖尿病视网膜病变患者数量也在不断上升。合理控制和早期治疗糖尿病是控制糖尿病视网膜病变的前提。年龄相关性黄斑变性发病的危险因素包括遗传、紫外线、吸烟等。

青光眼是我国第一位的不可逆的致盲性眼病。只要早期发现、合理治疗,绝大多数青光眼患者可终生保持有用的视功能。在人群中筛查青光眼患者是早期发现切实可行的重要手段。

(邹海东)

参 考 文 献

[1] 李建军,赵家良.盲和视力损伤的新标准[J].国际眼科纵览,2011,35(1):25.

[2] 国家普遍眼健康计划的证据[OL].[2020-09-09].https://www.who.int/bulletin/volumes/96/10/18-213686-ab/zh/.

[3] Zhao J,Xu X,Ellwein LB,et al. Causes of Visual Impairment and Blindness in the 2006 and 2014 Nine-Province Surveys in Rural China[J]. Am J Ophthalmol,2019,197:80-87.

[4] Zhao J,Xu X,Ellwein LB,et al. Prevalence of Vision Impairment in Older Adults in Rural China in 2014 and Comparisons With the 2006 China Nine-Province Survey[J]. Am J Ophthalmol,2018,185:81-93.

第十八章　眼与全身性疾病的眼部表现

眼与全身性疾病的关系密切,因为眼的发育、解剖与机体全身紧密相关。全身性疾病(如全身性血管病、代谢性疾病、传染病、皮肤病等)和全身用药可以引起眼部损害;而眼部疾病(如高血压性视网膜病变、糖尿病性视网膜病变、葡萄膜炎)又可以反映全身性疾病的严重程度。由于眼部位于体表,便于检查,从眼部体征中寻找诊断全身病的依据也为临床诊断提供有益的帮助,如角膜色素环(即 K-F 环)对肝豆状核变性的诊断。在临床诊治中需要有整体的观念,理解和充分认识眼与全身性疾病之间的关系和表现,有益于提高临床的诊疗水平。

第一节　内科疾病的眼部表现

一、高血压性视网膜病变

高血压性视网膜病变(hypertensive retinopathy,HRP)是指持续高血压引起的视网膜病变。

【临床分型和特点】

原发性高血压分为缓进型(良性)和急进型(恶性)两型。70%有眼底改变。眼底改变与年龄、血压升高的程度、病程的长短有关。年龄愈大、病程愈长,高血压引起的眼底改变发生率愈高。

【临床表现】

1. **慢性 HRP**　表现为视网膜动脉痉挛、变窄,血管壁增厚,严重时出现渗出、出血和棉絮斑。临床上分为四级:Ⅰ级:血管收缩、变窄;Ⅱ级:动脉硬化;Ⅲ级:渗出,可见棉絮斑、硬性渗出、出血及广泛微血管改变;Ⅳ级:出现视盘水肿和并发症。

2. **急进型 HRP**　多见于 40 岁以下青年,血压在短期突然急剧升高,表现为视盘水肿和视网膜水肿,称为高血压性视神经视网膜病变(hypertensive neuroretinopathy)。同时可见视网膜火焰状出血、棉絮斑、硬性渗出及脉络膜梗死灶(Elschning 斑)。并伴有肾和大脑的损害。

3. **并发症**　HRP 可出现视网膜静脉阻塞、缺血性视神经病变、眼运动神经麻痹、视网膜动脉阻塞和渗出性视网膜脱离等并发症。

【特殊检查】

根据病史和眼底表现就可以确诊,病变严重或者伴有并发症酌情进行荧光素眼底血管造影检查。

【临床处理】

控制血压,规律性随访,并处理并发症。

二、糖尿病

糖尿病是以糖代谢紊乱为主并累及小血管的复杂代谢性疾病,常引起包括眼在内的广泛组织损伤,其中以晶状体和眼底视网膜病变最为常见。

（一）糖尿病视网膜病变（diabetic retinopathy，DR）

糖尿病并发症之一，是糖尿病性微血管病变的表现，具有特异性的眼底改变。临床上根据是否出现视网膜新生血管，分为非增殖性糖尿病性视网膜病变（NPDR），增殖性糖尿病性视网膜病变（PDR）。

【病因和发病机制】

视网膜微循环异常是 DR 的基础。早期的病理改变有毛细血管内皮细胞的基底膜增厚、周细胞丧失、毛细血管自动调节功能失代偿，随后内皮细胞屏障功能损害、血液成分渗出、毛细血管闭塞。由于广泛的视网膜缺血引起视网膜水肿和新生血管形成。其中，慢性囊样黄斑水肿和新生血管引起的并发症，如玻璃体积血和牵拉性视网膜脱离，是造成视力下降或丧失的主要原因。

【临床表现】

1. **非增生性 DR**　表现为：①微动脉瘤；②视网膜内出血；③硬性渗出；④视网膜水肿。临床上表现为视网膜肿胀变厚，呈不透明外观，黄斑水肿表现为囊样，荧光素眼底血管造影表现为黄斑拱环扩大。

2. **增殖前期 DR**　表现为静脉呈串珠状或腊肠状，动脉变窄，类似于分支动脉阻塞；出现棉絮斑；视网膜内微血管异常（intraretinal microvascular abnormalities，IRMA）；预示新生血管形成。

3. **增殖型糖尿病视网膜病变（proliferation diabetic retinopathy，PDR）**　表现为新生血管形成，可发生在视盘上或其附近，也可在视网膜，主要沿血管弓生长。牵拉性视网膜脱离。出血，包括视网膜前出血和玻璃体积血。视盘新生血管、玻璃体积血是 PDR 的高危因素。

有关 DR 的分期标准、特殊检查、诊断和治疗详见第十二章视网膜病。

（二）糖尿病性白内障

高血糖可使晶状体纤维肿胀，变性混浊，发生白内障。典型为晶状体前囊下乳白色雪片状混浊。糖尿病患者合并年龄相关性白内障则比较常见，典型的核硬化，后囊下改变和晶状体皮质混浊在糖尿病患者发生的更早也更常见。

（三）屈光不正

血糖升高时，房水渗透压下降，导致房水渗入人晶状体，晶状体变凸，屈光度增加。患者由正视突然变成近视或原有的老视症状减轻。血糖降低时，又恢复至正视眼或老视。

（四）虹膜睫状体炎

多呈慢性炎症，表现为虹膜萎缩、纹理不清、瞳孔缘后粘连。

（五）虹膜红变和新生血管青光眼

多发生于晚期及青少年性糖尿病患者。虹膜新生血管多位于瞳孔缘，并发展到虹膜周边部，房角的新生血管阻塞小梁网或产生粘连关闭前房角，房水排除障碍，而继发青光眼。

（六）缺血性视神经病变

详见第十二章第二节视神经疾病。

（七）眼球运动神经麻痹

眼外肌麻痹可出现复视症状，常见外展神经麻痹或动眼神经麻痹。

（八）其他

泪膜稳定性降低，球结膜微血管瘤，角膜知觉下降，星状玻璃体变性等。

三、肾脏疾病

肾小球肾炎分为急性和慢性肾小球肾炎。两者均可引起眼部变化。

1. **急性肾小球肾炎**　表现为眼睑水肿，眼底病变（视网膜血管痉挛、视网膜出血和渗出）。

2. **慢性肾炎**　表现为视网膜动脉细，视网膜动静脉交叉压迹，静脉迂曲扩张；视网膜弥散性、灰白色水肿、硬性渗出；视网膜出血和棉絮斑以及视盘充血、水肿。

3. **慢性肾功能不全**　还可以出现角膜带状变性和白内障；肾透析者视网膜水肿明显；肾脏移植患者因糖皮质激素和其他免疫抑制剂的使用，可发生白内障和巨细胞病毒感染综合征等。

四、感染性心内膜炎

感染性心内膜炎可引起严重眼部并发症。

1. 表现为眼睑和皮下小出血点或出血斑,其中心部常呈灰白色;球结膜下点状、线状或火焰状出血点;虹膜睫状体炎或伴有前房积脓的内源性眼内炎;视网膜中央动脉阻塞等。

2. 出现脓毒性视网膜炎(septic retinitis)时,视盘附近有视网膜出血和渗出,出血大小、形状不一;渗出多为圆形或椭圆形白点状,单独存在或位于出血斑中央(Roth 斑)。视盘充血和水肿,一般不超过 3PD。

五、血液病

血液系统疾病可以引起眼部,尤其是视网膜、视神经病变,导致并发症损害视功能,严重可致失明。

1. **贫血** 轻度表现为视力下降、视力疲劳或视野缺损。严重可出现视网膜出血、棉絮斑、硬性渗出和视网膜水肿。恶性贫血可因为视神经萎缩导致失明。镰刀细胞样贫血可出现增殖性视网膜病变。

2. **白血病** 表现为视力下降或失明,视野缺损、夜盲和眼球突出。

(1)眼眶浸润:眼球突出、眼球运动障碍、上睑下垂、结膜充血水肿、在眶缘可触及坚硬的肿物,称为绿色瘤(chloroma)或称粒细胞肉瘤(granulocytic sarcoma)。

(2)眼前段:自发性结膜下出血、自发性前房出血、假性前房积脓、虹膜浸润肥厚、角膜溃疡、继发性青光眼及眼前段缺血。

(3)眼后段:玻璃体混浊、视网膜出血(典型为 Roth 斑);视网膜渗出;视网膜结节状浸润;视网膜静脉血管迂曲扩张;周边视网膜微血管瘤;周边血管闭塞和新生血管。

3. **真性红细胞增多症** 表现为视力正常或短暂模糊,夜视力障碍,视野缺损,闪光感,飞蚊症,畏光,视力疲劳及复视。视网膜静脉迂曲扩张,呈紫红色或紫黑色;动脉管径也扩大;视网膜出血、视网膜静脉阻塞。

六、结核病

结核病是由结核分枝杆菌引起全身多脏器的炎症改变。可由眼睑皮肤损伤的直接感染,或体内结核灶蔓延及经血液播散而成。眼部并发症较少,可累及除晶状体以外的眼部所有组织。

【临床表现】

1. **眼眶结核** 表现为疼痛、流泪和眼球突出。眼睑和球结膜水肿,睑外翻;眶骨壁上下缘隆起,晚期冷脓肿形成并有瘘管和死骨形成。

2. **眼睑结核** 初期表现为大小不等的圆形结节,以后逐渐形成溃疡及瘘管,经久不愈。溃疡痊愈后,常形成瘢痕引起睑外翻。

3. **泪器结核** 以结核性泪腺炎多见。

4. **结膜结核** 表现为结核瘤、结膜寻常狼疮、疱疹性结膜炎。

5. **角膜结核** 表现为结核性角膜溃疡、角膜基质炎、泡性角膜炎、深层中央性角膜炎。病程长,易反复发作。

6. **巩膜结核** 表现为表层巩膜炎、巩膜炎、前巩膜炎及后巩膜炎。

7. **结核性葡萄膜炎** 表现为肉芽肿性虹膜睫状体炎、多灶性脉络膜炎、慢性结核性全葡萄膜炎。结核性虹膜睫状体炎其虹膜表面可见 Koeppe 结节、羊脂状角膜后沉着物。

8. **视网膜结核** 表现为视网膜结核结节、结核性视网膜炎、结核性视网膜静脉周围炎、结核性视网膜动脉炎。

9. **视神经结核** 表现为球后视神经炎或视乳头炎。

【特殊检查】

根据全身检查和眼部特征性表现就可以确诊。必要时需要血和眼内液等的生物化学检查,以及病变组织的病理组织学检查。

七、维生素缺乏症

多种维生素的缺乏都和眼部疾病有关。

1. **维生素 A 缺乏**　角膜软化症。
2. **维生素 B_1 缺乏**　可发生脚气病,70%伴有眼部异常,角结膜上皮改变可表现干眼;严重时视神经萎缩,视力丧失。
3. **维生素 B_2 缺乏**　表现为酒糟鼻性角膜炎,角膜缘周围新生血管形成,晚期整个角膜被浅层和深层的新生血管侵袭。可有脂溢性睑缘炎和结膜炎等。
4. **维生素 C 缺乏**　眼睑、结膜、前房、玻璃体、视网膜和眼眶等部位都可发生出血。还易发生白内障。
5. **维生素 D 缺乏**　可引起眼眶狭窄、眼球突出、眼睑痉挛、屈光不正和低钙性白内障。但如摄入过量,可出现角膜带状混浊等。
6. **维生素 E 缺乏**　主要影响视网膜色素上皮功能,可导致视力减退。

八、结节病

结节病是一种多系统损害的慢性肉芽肿疾病,累及肺、肝、中枢神经系统及皮肤等器官。多发生于20~40 岁。25%~50%可出现眼部并发症,且较严重。

以葡萄膜炎最常见,表现为前葡萄膜炎、中间葡萄膜炎和脉络膜炎。多为慢性肉芽肿性,也可为急性或慢性非肉芽肿性。视网膜和脉络膜上可见黄白色结节、静脉血管旁白鞘、视网膜周边新生血管形成、囊样黄斑水肿、视盘水肿和新生血管。眼睑皮肤、眼眶、睑结膜、球结膜和眼外肌结节、泪腺肿大等。也可发生角结膜干燥症。

第二节　外科疾病的眼部表现

一、颅脑外伤

常由于外伤部位、暴力的程度、受伤方式不同而出现不同的眼部表现。

【临床表现】

1. **硬脑膜外血肿**　可导致瞳孔改变。(先缩小后散大,对光反应消失)眼部还可表现出眼球运动神经麻痹、视网膜前出血。
2. **硬脑膜下血肿**　眼部表现为同侧瞳孔开大;较重者表现为轻度视盘水肿、视网膜水肿,静脉充盈;眼球运动神经麻痹。
3. **颅底骨折**　表现为双侧眼睑、结膜、眼眶皮下淤血("熊猫眼"征)。颅前凹骨折还可有眼球突出或眼眶皮下气肿。颅中窝骨折可引起搏动性突眼,动眼神经麻痹的体征。
4. **颅骨骨折**　常同时伴有视神经管骨折。骨折片可压迫视神经引起失明。如急行视神经管减压手术,可挽救视功能。

二、外伤有关的视网膜病变

【临床表现】

1. **远达性视网膜病变(Purtscher's retinopathy)**　头胸腹部的急性挤压伤或粉碎性骨折,可引起一眼或双眼的视网膜病变,视力下降。在视网膜和视盘周围常见棉絮斑、出血和水肿,以及视盘水肿或玻璃体积血。通常,视网膜内出血散布于黄斑周围,脂肪栓子造成的棉絮斑一般较小,常位于较周边区。荧光素眼底血管造影显示小动脉阻塞及渗漏。并伴有眼睑和结膜充血、水肿,眼球突出。
2. **Terson 综合征**　由急性颅内出血引起的玻璃体、内界膜下或玻璃体后出血。少有视网膜脱离。
3. **Valsalva 视网膜病变**　腹腔内压力(如咳嗽、呕吐、举重、大便用力)突然升高,可使眼内静脉压上升到足以使黄斑的毛细血管破裂,出血位于内界膜下,通常较小,偶有 1~2PD,视力仅稍有下降。

第三节　儿科疾病的眼部表现

一、流行性腮腺炎

儿童感染腮腺炎,眼部可表现滤泡性结膜炎、角膜炎(浅层点状角膜炎或深层角膜炎)、巩膜炎、虹膜炎或葡萄膜炎、眼外肌麻痹、泪腺炎或可伴有急性泪腺炎,罕见球后视神经炎等。妊娠期若患腮腺炎,婴儿可发生眼部先天异常,如小眼球、小角膜、角膜混浊及先天性白内障等。

二、急性细菌性痢疾

可因严重脱水而引起眼睑皮肤干燥及眼球凹陷,维生素 A 缺乏导致角膜软化,高热或毒性引起皮质盲。

三、早产儿视网膜病变

早产儿视网膜病变(retinopathy of prematurity,ROP)是早产儿和低体重儿发生的一种视网膜血管增生性疾病。主要病因是未血管化的视网膜对氧产生血管收缩和血管增殖而引起。眼底表现临床按照部位(Ⅰ~Ⅲ)和分期(1~6)不同而不同。

第四节　妇产科疾病的眼部表现

妊娠高血压综合征(pregnancy induced hypertension syndrome,PIH)眼部表现为眼睑皮肤和结膜水肿。球结膜小动脉痉挛、毛细血管弯曲及结膜贫血等,这些血管改变较视网膜血管改变为早。重症者球结膜小血管可呈蛇行状,一般产后 6 周左右逐渐恢复正常。

眼底改变分为 3 期:视网膜动脉痉挛期,视网膜动脉硬化期,视网膜病变期。眼底视网膜小动脉功能性痉挛和狭窄,继之动脉反光增强,可见动静脉交叉压迫现象,黄斑星芒状渗出,视网膜水肿、出血和渗出;严重者产生浆液性视网膜脱离或视盘水肿。浆液性视网膜脱离在分娩后数周内可自行复位。

视网膜出血、水肿、渗出或小动脉硬化者,说明心、脑、肾等全身血管系统均受损害。

第五节　神经与精神科疾病的眼部表现

一、脱髓鞘、锥体外系和脊髓退行性疾病

1. **多发性硬化(multiple sclerosis)**　为中枢神经系统的炎性脱髓鞘疾病,多发生于 25~40 岁,特点是多发病灶和缓解及复发交替的病程。眼部最常见的表现为一眼或双眼视力下降,视野缺损(中心暗点)。50% 病例发生球后视神经炎,较重者可导致视神经萎缩。病变眼内收不足,向外注视时出现单眼水平性眼球震颤。可表现为视网膜静脉周围炎、中间葡萄膜炎、眼球震颤、上睑下垂、Horner 综合征和偏盲等。

2. **视神经脊髓炎(optic neuromyelitis)**　又称为 Devic 病,为主要累及视神经和脊髓的一种脱髓鞘疾病。可表现为急性视神经炎或球后视神经炎。视力多急剧下降至光感或完全失明,巨大中心暗点或视野向心性缩小。偶伴有眼外肌麻痹。

3. **震颤麻痹**　又称为帕金森病,表现为眼睑痉挛、瞬目和眼球活动减少,视野外侧缩小或向心性缩小。可有球后视神经炎或视神经萎缩,视网膜小动脉硬化。动眼危象见于脑炎后震颤综合征,表现为阵发性眼球向上偏斜。

二、脑血管疾病

1. 脑动脉阻塞　因损害部位不同,眼部的表现也不同。

（1）颈总动脉或颈内动脉阻塞:表现为患侧眼一过性黑矇或持续性失明;双眼出现病灶对侧的同向偏盲,或患侧全盲及对侧眼颞侧偏盲。患侧缺血性视神经病变,眼底可以无改变,或表现为视盘和视网膜颜色略淡,视网膜动脉细。

（2）大脑中动脉阻塞:表现为病灶对侧的同向偏盲,无黄斑回避;也可呈下内偏盲。

（3）大脑后动脉阻塞:表现为病灶对侧同向偏盲,有黄斑回避及皮质盲或象限盲。

（4）基底动脉阻塞:表现为瞳孔缩小,第Ⅲ、Ⅳ、Ⅵ脑神经麻痹。

2. 颅内动脉瘤　表现为眼眶及额部疼痛,复视,视力减退,眼球突出等。眼睑充血肿胀,下睑外翻,球结膜水肿,静脉怒张,结膜下出血斑。双侧瞳孔不等大。眼底表现为视盘水肿,视网膜静脉怒张、弯曲,视网膜出血。病程长者可见同侧视神经萎缩。可有眼球搏动。因脑神经损害可致眼球运动障碍。动脉瘤如压迫视交叉与视神经交界处的外侧,可出现同侧眼鼻侧暗点或缺损,对侧眼颞上象限视野缺损。如动脉瘤压迫一侧视交叉,使视交叉向对侧移位,出现双鼻侧偏盲。

3. 颅内出血　表现为视网膜小动脉狭窄或节段性收缩,视网膜静脉充盈、扩张,视网膜出血或前出血,严重者出现视盘水肿。

根据出血部位不同分为:①壳核、外囊出血,可表现为瞳孔不等大,双眼同侧偏盲,视盘水肿等。②丘脑出血时,瞳孔缩小、不等大、对光反应消失;眼球垂直方向运动障碍,双眼向下或鼻下方凝视。如出血进入第三脑室,两眼向瘫痪侧凝视,视盘水肿,少见偏盲。③脑室出血时,瞳孔不等大,对光反应迟钝或消失。双眼同向运动麻痹,视盘水肿。④脑干出血:表现双侧瞳孔缩小,对光反应消失或减弱。极重者,瞳孔散大或不等大。双眼球固定于正中位,Ⅴ、Ⅵ、Ⅶ、Ⅷ脑神经麻痹。双眼向病灶侧凝视,或双眼球摆动。一侧或双侧上睑下垂等。

4. 静脉窦血栓　①海绵窦血栓:表现为视力下降,眼眶疼痛;眼睑水肿,结膜充血水肿,结膜巩膜静脉明显扩张、弯曲;眼球突出;眼底视盘水肿、视网膜静脉扩张及视网膜出血;脑神经麻痹等。②上矢状窦血栓:表现为视力下降、甚至黑矇,复视;一侧或双侧外展神经麻痹;偏盲,视盘水肿、视网膜出血。

三、颅内肿瘤

常见的颅内肿瘤包括额叶、枕叶和颞叶的肿瘤、垂体瘤及小脑肿瘤等,这些肿瘤在眼部的表现可有两大类:①颅内压增高引起原发性视盘水肿,晚期出现视神经萎缩;②视野改变,与肿瘤定位有关。额叶肿瘤表现为向心性视野缩小,伴患侧视神经萎缩、对侧视盘水肿,称 Foster-Kennedy 综合征。颞叶肿瘤表现为同侧偏盲或上象限盲。枕叶肿瘤表现为对侧同向偏盲,常有黄斑回避。

四、颅内炎症

1. 脑炎　眼部可有眼痛、畏光等症状。脑干和枕叶、颞叶病变时,可有上睑下垂、眼球震颤、眼外肌麻痹,睑闭合不全;结膜炎、角膜知觉迟钝或消失;瞳孔扩大或缩小,不等大,对光反应迟钝或消失。病情严重者眼底可表现为视盘充血、水肿,视网膜静脉扩张,动脉明显变细,后极视网膜水肿。少数有视乳头炎、视神经萎缩及皮质盲。

2. 脑膜炎　眼球运动神经受损引起眼肌麻痹,结膜炎,角膜浅层溃疡和实质层浸润。有时可见视神经炎、视神经视网膜炎或视神经萎缩、转移性眼内炎或全眼球炎等。昏迷者发生暴露性角膜炎。呼吸衰竭时有瞳孔异常,早期瞳孔缩小或时大时小,继之瞳孔散大,对光反应迟钝或消失。

五、精神疾病的眼部表现

【临床表现】

1. 癔症　有双眼复视,视野缩小;畏光、异物感,眼球或眼眶剧痛,色觉异常,并可有眼球运动障碍、眼球震颤、眼睑痉挛、调节痉挛或调节麻痹等。

2. **伪盲**　某些情况下可见。

【临床处理】

癔症通过暗示治疗可能取得理想疗效,伪盲可通过行为学、平片验光、视觉电生理检查诊断。

第六节　口腔科疾病的眼部表现

一、炎症性疾病

眼部表现为角膜炎、葡萄膜炎、眶蜂窝织炎或眶骨膜炎及骨髓炎。拔牙后感染,可出现虹膜睫状体炎、化脓性眼内炎或眶蜂窝织炎。

二、下颌瞬目综合征

下颌瞬目综合征(Marcus-Gunn Jew-Winking syndrome)又称为 Marcus-Gunn 综合征,是一种较少见的先天性上睑下垂和下颌的共同运动,由先天性三叉神经与动眼神经中枢或末梢有异常的联系所引起。多为单侧。当张口和下颌向左右活动时,睑裂发生不同的变化,上睑提起,睑裂开大甚至超过健眼;闭口时上睑又恢复下垂位置。咀嚼时,眼睑随下颌的咀嚼运动不停地瞬目。部分性眼肌麻痹,内斜视。轻度无需治疗,重症可手术。

第七节　耳鼻喉科疾病的眼部表现

一、炎症性疾病

1. **中耳炎**　眼部表现为眼球震颤,严重时表现为眼球后痛,外直肌麻痹,称 Gradenigo 综合征。
2. **扁桃体炎**　可有虹膜睫状体炎或全葡萄膜炎,伴急性结膜炎或角膜溃疡。
3. **鼻窦炎**　易扩散至眼部,引起眶蜂窝织炎、眶内脓肿、眶反应性水肿和眼球突出等。

二、肿瘤

1. **鼻窦肿物**　可引起眼球突出和运动受限。如上颌窦肿物使眼球向前、上突出,下转受限;额窦肿瘤使眼球向前、下突出,上转受限。
2. **筛窦肿物**　使眼球向前、外突出,内转受限。
3. **蝶窦和筛窦后组肿物**　使眼球向正前方突出,可伴视盘水肿及视神经萎缩。
4. **鼻咽癌**　可因肿瘤组织侵犯或转移,引起眼球突出,眼外肌麻痹、斜视及 Horner 综合征;因三叉神经受损引起麻痹性角膜炎或溃疡。

第八节　皮肤与性传播疾病的眼部表现

一、麻风病

眼部表现为秃眉、秃睫、倒睫、眼睑闭合不全、上睑下垂、下睑外翻、泪囊炎、卡他性结膜炎。点状角膜炎、神经麻痹性角膜炎、暴露性角膜炎及深层角膜炎等。虹膜睫状体炎,虹膜表面可见结节或孤立性麻风结节,以及见于晚期活动性瘤型患者的巩膜炎。

二、性传播疾病

1. **淋病(gonorrhoea)**　眼部主要表现为超急性结膜炎伴有大量奶样分泌物(见结膜病章)。还可引起眶蜂窝织炎、新生儿淋菌性眼炎。

2. **梅毒（syphilis）**　眼部表现为角膜基质炎、虹膜睫状体炎或葡萄膜炎。先天性梅毒患儿还可见孤立或多灶性脉络膜视网膜炎，表现为出生后不久双眼发病，弥漫性，呈椒盐状眼底（pepper and salt fundus），即有散在细小的蓝黑色斑点和同样大小的脱色素斑点。周边或全眼底散在片状脉络膜视网膜萎缩区及骨细胞样色素沉着。可有视神经炎、视神经视网膜炎、视神经萎缩；因脑血管梅毒侵犯脑神经所致的斜视，或上睑下垂。瞳孔异常表现为 Argyll Robertson 瞳孔，双侧瞳孔缩小，不等大，不正圆；反射性瞳孔强直，无光反应而有调节反应与集合反应；对扩瞳剂反应差。二期梅毒患者偶见单纯性结膜炎、巩膜炎和眶骨骨膜炎。

第九节　遗传性代谢性疾病的眼部表现

一、肝豆状核变性

肝豆状核变性（hepatolenticular degeneration）又称 Wilson 病，表现为角膜色素环（Kayser-Fleischer ring，K-F 环）。裂隙灯检查可见角膜缘处有 1~3mm 宽的色素颗粒组成的环，呈棕黄色或略带绿色，位于角膜后弹力层及附近组织内，色素环与角膜缘间有一透明带。晶状体前囊或囊下葵花状混浊。可伴有眼肌麻痹、眼球震颤及夜盲等。

二、白化病

眼部表现为视力低下（通常为 0.1），眼球震颤，虹膜苍白可透光，眼底少色素，黄斑部形成不全等。突出的症状为畏光。

三、黏多糖贮积症

黏多糖贮积症可见角膜混浊、视网膜色素变性、视神经萎缩。

第十节　眼与全身免疫异常性疾病

全身以及局部免疫功能紊乱均可造成眼部严重的损害。许多自身免疫性疾病所引起的免疫应答常常累及眼部组织，往往表现为长期的、慢性的、反复发作的组织损害，严重者可使眼内组织损毁从而导致不可逆的失明。

一、系统性红斑狼疮

系统性红斑狼疮（systemic lupus erythematosus，SLE）为一种多系统损害的自身免疫性疾病，多见于 20~40 岁女性。偶见眼部损伤，眼睑皮肤可见微隆起或萎缩的红斑、色素沉着或脱失。睑缘干燥有鳞屑。可发生继发性干燥综合征、边缘性角膜溃疡。约 15% 的患者出现眼底改变，表现为视盘充血和水肿、缺血性视神经病变。在急性期，视网膜后极部因缺血还可见棉絮斑，缓解期消失；也可见视网膜出血和水肿，视网膜动脉或静脉阻塞。发生眼部损害者可影响视力，但如能及时抗狼疮治疗，多数可以逆转。

二、Sjögren 综合征

Sjögren 综合征是一种以侵犯唾液腺和泪腺为主的慢性炎症性自身免疫性疾病，分为原发性和继发性两类。眼部表现为眼干燥感、刺痛、异物感、灼热感、痒感及眼睑开启困难和少泪等症状；眼睑皮肤干燥或轻度水肿；结膜干燥、充血；角膜干燥，上皮剥脱，角膜点状、线状混浊，荧光素染色阳性；泪膜破裂时间变短；泪液分泌试验 ≤5mm/5min；阿迪（Adie）瞳孔等。

三、重症肌无力

重症肌无力(myasthenia gravis)眼部表现为上睑下垂、复视。可两眼同时或先后发病,晨起及睡眠后减轻,午后及疲劳时加重,双侧常不对称。可累及一眼的某些肌群,而另一眼累及其他肌群。严重者眼球固定不动,眼睑闭合不全。

四、强直性脊柱炎

强直性脊柱炎主要累及脊柱关节和骶髂关节,常并发急性非肉芽肿性虹膜炎、巩膜炎。

第十一节　获得性免疫缺陷综合征和眼病

获得性免疫缺陷综合征(acquired immune deficiency syndrome,AIDS)又称为艾滋病。常发生于性混乱、静脉注射毒品、输血及使用血液制品者,也可见于儿童。在本病的不同时期均可累及眼部,引起视力损害或丧失。

1. **微血管病变**　球结膜微血管管腔不规则、节段性血柱、毛细血管瘤、小动脉狭窄等;视网膜棉絮斑,后极部片状、火焰状出血及 Roth 斑,毛细血管瘤及血管白鞘等;黄斑区视网膜水肿和渗出。

2. **眼部感染**　①巨细胞病毒性视网膜炎;②弓形虫性视网膜脉络膜炎;③眼带状疱疹;④水痘-带状疱疹病毒性视网膜炎或急性视网膜坏死;⑤角膜炎;⑥眼内炎。

3. **眼部肿瘤**　①卡波西肉瘤(Kaposi sarcoma);②眼眶淋巴瘤(orbital lymphoma)。

4. **神经性眼部异常**　上睑下垂、眼肌麻痹、视盘水肿、视乳头炎、球后视神经炎、视神经萎缩;偶见巩膜炎、虹膜睫状体炎、葡萄膜炎或继发性青光眼。

5. **韦格纳肉芽肿病(Wegener granulomatosis)**　眼部表现为结膜炎、巩膜炎、周边部角膜溃疡、葡萄膜炎、眶假瘤、泪道阻塞、泪囊炎、视网膜周边动脉炎等,15%~20%有眼球突出,少数病例可有视网膜中央动脉阻塞和视网膜中央静脉阻塞。

第十二节　药源性眼病

许多全身药物可以引起眼部病变,称药源性眼病。眼科医生应该掌握全身用药对眼部的影响和干扰,从而更好地指导患者选择药物、合理用药。

1. **糖皮质激素**

(1) 继发性开角型青光眼:原发性开角型青光眼患者对局部应用糖皮质激素的反应更敏感,而全身应用糖皮质激素对于一些个体可以引起眼压的升高,但比局部应用者发生比例要少。糖皮质激素性青光眼(corticosteroid-induced glaucoma)的临床过程和表现与原发性开角型青光眼相似,但只有少数患者有临床意义的眼压升高。

(2) 皮质类固醇性白内障:局部或全身长期使用激素可引起白内障。晶状体混浊多见于后囊下皮质,严重者可以完全混浊。

(3) 单纯疱疹病毒性角膜炎:诱发或加重角膜炎。

(4) 泡状视网膜脱离:可加重"中浆"甚至发生大泡状视网膜脱离。

2. **安定药**　氯丙嗪长期(3~10 年)、大剂量(500~1 500mg/d)服用,可引起眼部损害。眼睑:蓝灰色或紫色,结膜暴露部分呈铜棕色;角膜:下半部内皮或实质层可见类似晶状体的混浊;白内障:表现为前囊、前囊下灰白色小点沉着或浅棕色混浊;视网膜:可见色素紊乱和黄斑色素变化。

3. **心血管系统药物**

(1) 洋地黄:服用后可出现视物模糊及视物变色;也可有畏光或闪光感;少见的尚有弱视和暗点。

(2) 乙胺碘呋酮:为抗心律失常药。可引起角膜上皮基底细胞层小点状沉着,呈旋涡状。

4. 抗结核药

（1）乙胺丁醇可出现视神经炎、视交叉受损。

（2）利福平眼部表现有：有色泪液，渗出性结膜炎，睑缘结膜炎等。

5. 抗惊厥药 托吡酯（topiramate，Topamax）可引起急性发生的高度近视和双眼急性闭角型青光眼。

6. 避孕药 可诱发或加速眼血管阻塞疾病或视神经损害。

7. 抗疟药

（1）氯喹：可引起角膜上皮或上皮下有细小的灰白色小点，呈环形沉着。严重的引起中心视力下降，周边视野向心性缩小。眼底表现为黄斑色素沉着，外围以环形脱色素区，外再围以色素沉着，呈"靶心"状，晚期血管变细、视神经萎缩呈蜡黄色。

（2）羟氯喹：可以引起与氯喹相同的眼部并发症，但较氯喹引起的不良反应轻。奎宁可引起双眼视力下降；视野改变为向心性缩小，偶可发生全盲，早期可发生视网膜水肿，晚期发生视神经萎缩。

（严 宏）

参 考 文 献

［1］卢海，金子兵．眼科学［M］．北京：中国医药科技出版社，2016．

［2］Konstantinidis L，Guex-Crosier Y. Hypertension and the Eye［J］. Curr Opin Ophthalmol，2016，27（6），514-521.

［3］Hendrick AM，Gibson MV，Kulshreshtha A. Diabetic Retinopathy［J］. Prim Care，2015，42（3），451-464.

［4］Tripathy K，Patel BC. Purtscher Retinopathy［M］//StatPearls. Treasure Island（FL）：StatPearls Publishing，2019.

［5］Tsang SH，Sharma T. Drug-Induced Retinal Toxicity［J］. Adv Exp Med Biol，2018，1085：227-232.

［6］Silpa-archa S，Lee JJ，Foster CS. Ocular manifestations in systemic lupus erythematosus［J］. Br J Ophthalmol，2016，100（1）：135-141.

［7］Port AD，Orlin A，Kiss S，et al. Cytomegalovirus Retinitis：A Review［J］. J Ocul Pharmacol Ther，2017，33（4）：224-234.

［8］Generali E，Cantarini L，Selmi C. Ocular Involvement in Systemic Autoimmune Diseases［J］. Clin Rev Allergy Immunol，2015，49（3）：263-270.

附录一 高级卫生专业技术资格考试大纲

（眼科学专业 副高级）

一、专业知识

（一）本专业知识

1. 熟练掌握眼科专业的基础理论，并掌握眼部有关解剖学、生理学、生化学、药理学、免疫学、微生物学、组织胚胎学、病理学、遗传学及医学统计学等基本理论。

2. 掌握影像诊断学、眼科视功能检查等眼科特殊检查的专业技术知识。

（二）相关专业知识

1. 熟悉与眼部疾病相关学科的知识。

2. 熟悉与眼病有关的常见全身病。

二、学科新进展

1. 了解本专业国内外现状及发展趋势，不断吸取新理论、新知识、新技术，如糖尿病视网膜病变、早产儿视网膜病变、年龄相关性黄斑变性、青光眼、白内障、斜弱视、角膜病等研究进展，并用于医疗实践和科学研究。

2. 对相关学科近年来的进展有一定了解。

三、专业实践能力

1. 熟练掌握眼科的常见病、多发病的病因、发病机制、诊断、鉴别诊断及治疗方法。对本专业的少见病和涉及其他学科的眼病应有一定了解，并能对其进行诊断、鉴别诊断和治疗。

2. 熟练掌握本专业急、重症病人，如视网膜中央动脉阻塞、严重眼外伤、急性闭角型青光眼、眼内炎、角膜溃疡等的诊断、鉴别诊断及治疗，能及时妥善处理出现的相应合并症。

3. 在疑难病例，如难诊治的青光眼、疑难的眼表疾病、眼内和眶内肿瘤等的诊断及鉴别诊断方面达到一定水平。

4. 熟练掌握本专业有关的检查诊断技术，包括房角镜、三面镜、间接眼底镜、压平眼压计及验光检影等。

5. 对眼科全身和局部常用药物的作用、副作用、药理及药代动力学应有必要的了解，在临床实践中做到合理用药。

6. 熟练掌握前房穿刺、眼内注药、结膜下、球后及球周注射等技术，并及时处理出现的相关并发症。

7. 基本掌握常见青光眼激发试验的基本原理、基本操作及意义。

8. 掌握眼及眼眶 X 线平片、CT、MRI 影像、超声图像（AB 超、彩色超声多普勒和超声生物显微镜）、OCT、眼底荧光血管造影、角膜内皮镜、角膜地形图等的图像及其临床意义。

9. 了解眼科激光治疗的种类和适应证。

10. 基本掌握视野检查结果的正确分析；熟悉视觉电生理 ERG、EOG、VEP 等电位波形及临床意义，了解视觉暗适应和对比敏感度检查及其临床意义。

11. 基本掌握常规白内障、青光眼及视网膜脱离手术适应证、手术操作、术中及术后并发症的预防及处理，掌握人工晶体的计算方法。

12. 熟悉穿孔性眼外伤及眼内异物的手术时机及手术适应证。

13. 了解玻璃体切除手术。

14. 了解眼科有关疾病在发生、发展中的细胞和分子生物学的变化机制。了解本专业几种经典动物模型的制作方法。

15. 了解眼病相关的综合征。

附本专业病种

常见病

1. 上睑下垂
2. 泪器疾病
3. 结膜炎
4. 干眼
5. 角膜炎
6. 白内障
7. 原发性青光眼
8. 继发性青光眼
9. 葡萄膜炎
10. 脉络膜脱离
11. 视网膜血管疾病
12. 黄斑疾病
13. 遗传性视网膜变性
14. 全身病与视网膜病变
15. 视网膜脱离
16. 玻璃体后脱离
17. 眼内炎
18. 病理性近视
19. 屈光不正
20. 斜视与弱视
21. 视神经疾病
22. 开放性眼外伤
23. 闭合性眼外伤
24. 眼睑外伤

少见病

1. 眼睑肿瘤(基底细胞瘤、睑板腺癌、鳞状上皮癌)
2. 眼眶炎症(炎症性和特发性)
3. 眼眶肿瘤
4. 甲状腺相关性眼病
5. 结膜肿瘤
6. 角膜变性和营养不良
7. 巩膜炎
8. 晶状体脱位
9. 发育性青光眼
10. 混合性青光眼
11. 低眼压
12. 葡萄膜肿瘤
13. 视乳头先天异常
14. 视网膜先天异常
15. 脉络膜先天异常
16. 视网膜劈裂症
17. 视网膜母细胞瘤

罕见病

1. ICE 综合征
2. 眼底血管样条纹
3. 视网膜血管瘤
4. 原始玻璃体增生症

附录二　高级卫生专业技术资格考试大纲

（眼科学专业　正高级）

一、专业理论知识

（一）基础理论知识

1. 熟练掌握眼科专业的基础理论，并掌握眼部有关解剖学、生理学、生化学、药理学、免疫学、微生物学、组织胚胎学、病理学、遗传学及医学统计学等基本理论。

2. 掌握影像诊断学、眼科视功能检查等眼科特殊检查的专业技术知识。

（二）相关理论知识

1. 熟悉与眼部疾病相关学科的知识。

2. 熟悉与眼病有关的常见全身病。

二、学科新进展

1. 熟悉本专业国内外现状及发展趋势，不断吸取新理论、新知识、新技术，如糖尿病视网膜病变、早产儿视网膜病变、年龄相关性黄斑变性、青光眼、白内障、斜弱视、角膜病等研究进展，并用于医疗实践和科学研究。

2. 对相关学科近年来的进展有一定了解。

三、专业实践能力

1. 熟练掌握眼科的常见病、多发病的病因、发病机制、诊断、鉴别诊断及治疗方法。对本专业的少见病和涉及其他学科的眼病应有一定了解，并能对其进行诊断、鉴别诊断和治疗。

2. 熟练掌握本专业急、重症病人，如视网膜中央动脉阻塞、严重眼外伤、急性闭角型青光眼、眼内炎、角膜溃疡等的诊断、鉴别诊断及治疗，能及时妥善处理出现的相应合并症。

3. 掌握疑难病例，如难诊治的青光眼、疑难的

眼表疾病、眼内和眶内肿瘤等的诊断及鉴别诊断。

4. 熟练掌握本专业有关的检查诊断技术，包括房角镜、三面镜、间接眼底镜、压平眼压计及验光检影等。

5. 对眼科全身和局部常用药物的作用、副作用、药理及药代动力学应有较深的了解，在临床实践中做到合理用药。

6. 熟练掌握前房穿刺、眼内注药、结膜下、球后及球周注射等技术，并及时处理出现的相关并发症。

7. 掌握常见青光眼激发试验的基本原理、基本操作及意义。

8. 熟练阅读眼及眼眶 X 线平片、CT、MRI 影像、超声图像（AB 超、彩色超声多普勒和超声生物显微镜）、OCT、眼底荧光血管造影、角膜内皮镜、角膜地形图等的图像及其临床意义。

9. 基本掌握眼科激光治疗的种类和适应证。

10. 掌握视野检查结果的正确分析；熟悉视觉电生理 ERG、EOG、VEP 等电位波形及临床意义，了解视觉暗适应和对比敏感度检查及其临床意义。

11. 掌握常规白内障、青光眼及视网膜脱离手术适应证、手术操作、术中及术后并发症的预防及处理，掌握人工晶体的计算方法。

12. 熟悉穿孔性眼外伤及眼内异物的手术时机及手术适应证。

13. 熟悉玻璃体切除手术。

14. 熟悉眼科有关疾病在发生、发展中的细胞和分子生物学的变化机制。了解本专业几种经典动物模型的制作方法。

15. 熟悉眼病有关的综合征。

附本专业病种

常见病

1. 上睑下垂
2. 泪器疾病
3. 结膜炎
4. 干眼
5. 角膜炎
6. 白内障
7. 原发性青光眼
8. 继发性青光眼
9. 葡萄膜炎
10. 脉络膜脱离
11. 视网膜血管疾病
12. 黄斑疾病
13. 遗传性视网膜变性
14. 全身病与视网膜病变
15. 视网膜脱离
16. 玻璃体后脱离
17. 眼内炎
18. 玻璃体积血
19. 病理性近视
20. 屈光不正
21. 斜视与弱视
22. 视神经疾病
23. 开放性眼外伤
24. 闭合性眼外伤
25. 眼睑外伤

少见病

1. 眼睑肿瘤(基底细胞瘤、睑板腺癌、鳞状上皮癌)
2. 眼眶炎症(炎症性和特发性)
3. 眼眶肿瘤
4. 甲状腺相关性眼病
5. 结膜肿瘤
6. 角膜变性和营养不良
7. 巩膜炎
8. 晶状体脱位
9. 发育性青光眼
10. 混合性青光眼
11. 低眼压
12. 葡萄膜肿瘤
13. 视乳头先天异常
14. 视网膜先天异常
15. 脉络膜先天异常
16. 视网膜劈裂症
17. 视网膜母细胞瘤

罕见病

1. ICE 综合征
2. 眼底血管样条纹
3. 视网膜血管瘤
4. 原始玻璃体增生症

中英文名词对照索引

Y

Z

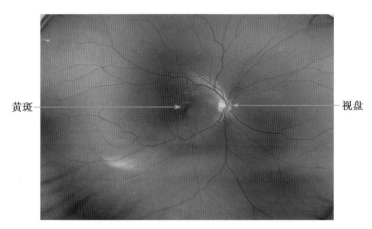

黄斑

视盘

图 1-1-2　正常眼底（广角）

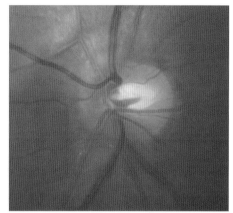

图 1-1-3　视盘

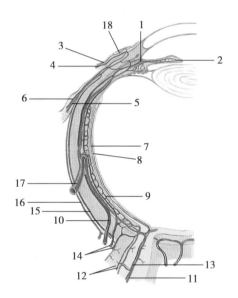

图 1-4-2　动脉和静脉在眼球内的分布（右眼球的水平切面示意图）

1. 虹膜动脉大环；2. 虹膜动脉小环；3. 结膜后动脉；4. 结膜静脉；5. 睫状静脉；6. 睫状前动脉；7. 视网膜鼻侧小静脉；8. 视网膜鼻侧小动脉；9. 脉络膜；10. 睫状后长动脉；11. 视网膜中央静脉；12. 视神经鞘的血管；13. 视网膜中央动脉；14. 睫状后短动脉；15. 巩膜表层动脉；16. 巩膜表层静脉；17. 涡静脉；18. 结膜前动脉

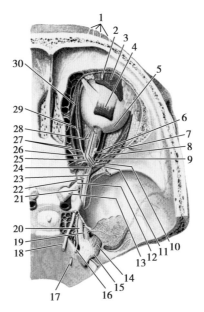

图 1-5-1　眼眶的神经

1.眶上神经的内侧支和外侧支;2.眶上神经;3.上睑提肌;4.上直肌;5.睫状短神经;6.动眼神经的下支;7.展神经;8.睫状神经节;9.动眼神经的分支(副交感支);10.视神经的眼内段;11.视神经的眶内段;12.视神经的管内段;13.视神经的颅内段;14.下颌神经;15.半月神经节;16.滑车神经;17.展神经;18.动眼神经;19.上颌神经;20.眼神经;21.滑车神经;22.额神经;23.泪腺神经;24.睫状神经节的交感支;25.鼻睫状神经的分支(感觉支);26.鼻睫状神经;27.筛后神经;28.睫状长神经;29.筛前神经;30.滑车下神经

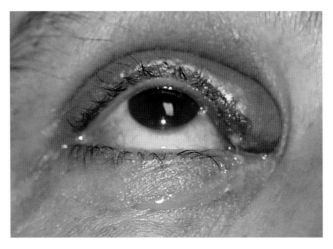

图 4-1-1　泪点栓塞继发上泪小管炎

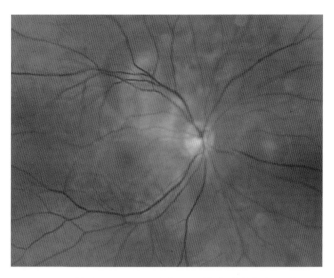

图 8-1-1　福格特-小柳-原田综合征后葡萄膜炎期视网膜丘陵样隆起

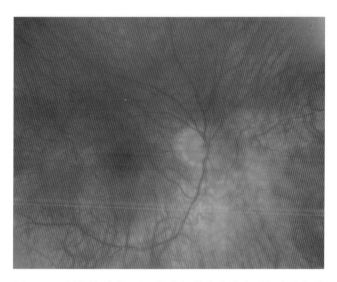

图 8-1-2　福格特-小柳-原田综合征前葡萄膜炎反复发作期晚霞样眼底

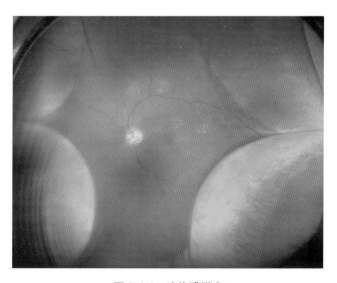

图 8-4-1　脉络膜脱离

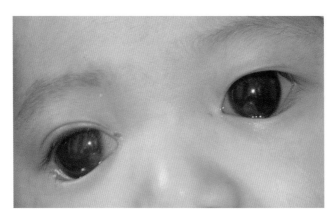

图 9-3-1　双眼婴幼儿型青光眼

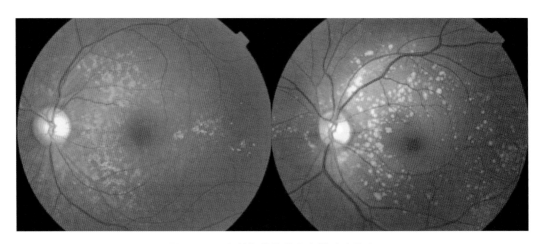

图 12-1-2　年龄相关性黄斑变性玻璃膜疣
左图:左眼后极部大量簇状玻璃膜疣;右图:左眼后极部大量软性玻璃膜疣

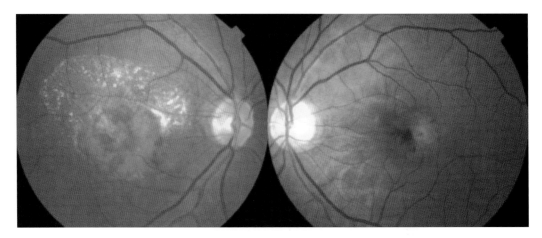

图 12-1-4　渗出性年龄相关性黄斑变性眼底表现
右图:右眼眼底黄斑区 2.5PD 大小黄白色膜样灶,上方散在大量硬性渗出,病灶两侧边缘片状出血;
左图:左眼黄斑区 1/3 PD 大小黄白色圆形新生血管灶,病灶鼻侧散在出血

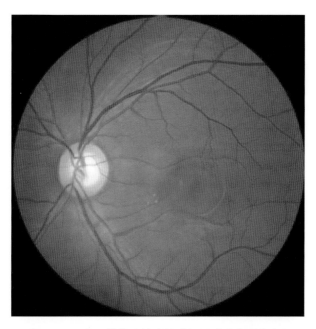

图 12-1-9　中心性浆液性脉络膜视网膜病变眼底表现
左眼黄斑区 1PD 大小类圆形视网膜神经上皮脱离,其内及
病灶鼻侧散在黄色点状病灶

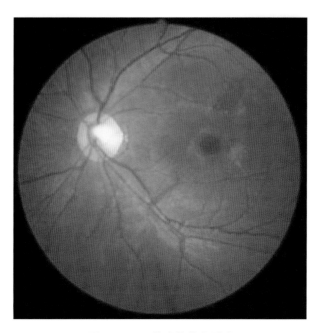

图 12-1-14　特发性黄斑裂孔

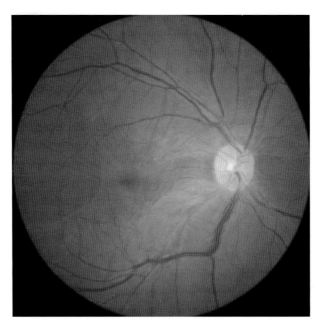

图 12-1-17　右眼黄斑前膜
黄斑区大量放射性皱褶,黄斑区血管扭曲,灰黄色膜

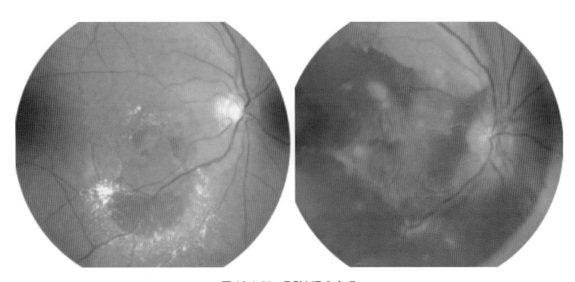

图 12-1-21　PCV 眼底表现
左图:黄斑下方片状视网膜下出血,黄斑区散在出血点,出血灶旁及黄斑区多量硬性渗出。右图:黄斑区及颞下方视网膜大面积视网膜下出血,黄斑区网膜皱褶

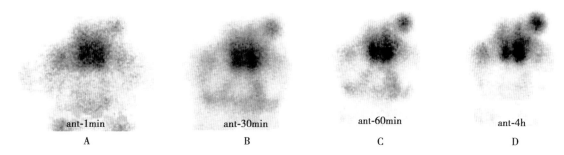

ant-1min　　　　　ant-30min　　　　　ant-60min　　　　　ant-4h

A　　　　　　　　　B　　　　　　　　　C　　　　　　　　　D

图 13-1-1　海绵状血管瘤^{99m}Tc 标记红细胞放射核素显像

注:注射显影剂后不同时间,肿瘤部位放射性浓集影逐渐增强。A.注射后 1 分钟;B.注射后 30 分钟;C.注射后 60 分钟;D.注射后 1 小时

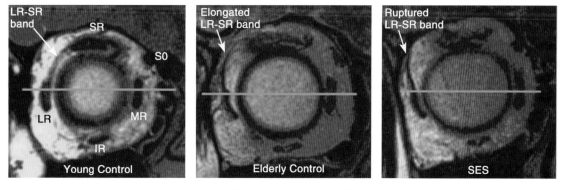

图 15-1-5　外直肌-上直肌之间的结缔组织带断裂